全国中药类专业技能大赛辅导教材

高等职业教育教学改革教材

实用
中药传统技能、中药调剂员
技能竞赛培训教程

第二版

赵珍东　蓝永锋　主编

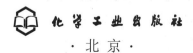

化学工业出版社

·北京·

内 容 简 介

《实用中药传统技能、中药调剂员技能竞赛培训教程》紧密结合中药传统技能竞赛、中药调剂员技能竞赛的要求，全面且精准地总结了中药类技能竞赛的精髓。自 2016 年出版第一版后，获得业内的广泛好评。第二版参照中药传统技能竞赛、中药调剂员技能竞赛的最新方案，精准选取内容，整合的内容更全面、更适合中药技能提升备赛的实际需要。本书主要包括 350 种常用中药材及饮片识别，127 味中药材及其饮片真伪鉴别，35 味常用中药显微鉴别，中药审方及中药调配 10 味中药（×3 付），37 种中药、40 种饮片炮制（文后彩插中附有 16 种中药生品、不及、适中、太过图片），90 种中成药介绍等核心技能项目。本书适合高职、中职在校生学习、参赛，医院药房、社会药店人员学习、参赛，医药卫生类职工技能提升，成人教育的技能培训等。对有志于中医药技能传承、中医药文化的爱好者，亦是一本不可多得的参考书。

图书在版编目（CIP）数据

实用中药传统技能、中药调剂员技能竞赛培训教程/赵珍东，蓝永锋主编. —2 版. —北京：化学工业出版社，2022.2（2024.9重印）
ISBN 978-7-122-40361-2

Ⅰ.①实⋯　Ⅱ.①赵⋯②蓝⋯　Ⅲ.①中药学-教材②中药制剂学-教材　Ⅳ.①R28

中国版本图书馆 CIP 数据核字（2021）第 249827 号

责任编辑：蔡洪伟　　　　　　　　　　文字编辑：丁　宁　陈小滔
责任校对：刘曦阳　　　　　　　　　　装帧设计：王晓宇

出版发行：化学工业出版社（北京市东城区青年湖南街 13 号　邮政编码 100011）
印　　装：大厂聚鑫印刷有限责任公司
787mm×1092mm　1/16　印张 19½　彩插 4　字数 498 千字　2024 年 9 月北京第 2 版第 3 次印刷

购书咨询：010-64518888　　售后服务：010-64518899
网　　址：http://www.cip.com.cn
凡购买本书，如有缺损质量问题，本社销售中心负责调换。

定　　价：59.00 元

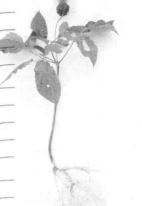

编审人员

主　编：赵珍东　广东食品药品职业学院

　　　　蓝永锋　北京同仁堂广州药业连锁有限公司

副主编：梁永枢　广东食品药品职业学院

　　　　顾炽源　广州医科大学附属中医医院

　　　　万　能　湖南食品药品职业学院

　　　　张立庆　山东药品食品职业学院

　　　　龙凤来　杨凌职业技术学院

　　　　刘荣珍　连云港华典科教设备有限公司

　　　　丁冬梅　广东省食品药品职业技术学校

　　　　郑培春　广东省执业药师注册中心

　　　　路立峰　山东药品食品职业学院

　　　　和　燕　铜川职业技术学院

主　审：徐纪文　佛山市美康信医药有限公司

参　编：（排名不分先后）

　　　　车韦莹　广东茂名健康职业学院

　　　　邓　戈　河南省医药学校

　　　　邓祥敏　江苏护理职业学院

　　　　甘柯林　肇庆医学高等专科学校

　　　　兰　慧　红河卫生职业学院

　　　　加春生　黑龙江农业工程职业学院

　　　　吕立铭　惠州卫生职业技术学院

　　　　吕建军　山西药科职业学院

　　　　朱　艳　辽宁经济职业技术学院

　　　　伍卫红　广东江门中医药职业学院

　　　　任旻琼　常德职业技术学院

　　　　刘相国　湛江中医学校

　　　　阳　敬　红河卫生职业学院

杨东方　山西药科职业学院

李卫先　湖南中医药高等专科学校

肖　巍　广州紫和堂国医有限公司

沈　伟　山东中医药高等专科学校

张　敏　河南医药健康技师学院

张　静　河北化工医药职业技术学院

张晓霞　郑州铁路职业技术学院

张黎黎　清远职业技术学院

陈少珍　广东岭南职业技术学院

郑慧芝　湖南食品药品职业学院

郑　佳　乐山职业技术学院

赵婵娟　重庆三峡职业学院

赵宝林　安徽中医药高等专科学校

姚东云　河北化工医药职业技术学院

段华琴　江苏省常州技师学院

顾明华　江苏省连云港中医药高等职业技术学校

郭延红　贵阳护理职业学院

唐当柱　昆明卫生职业学院

黄文华　江西中医药高等专科学校

黄昌杰　广州今典精方药业有限公司

梁巧文　广东茂名健康职业学院

梁丽萍　广东茂名健康职业学院

梁晓敏　北京同仁堂广州药业连锁有限公司

梁锦杰　广东省新兴中药学校

彭　刚　岭南中药饮片有限公司

景晓琦　山西药科职业学院

曾晓瑜　杭州轻工技师学院

路　芳　长春医学高等专科学校

蔡晓丹　汕头市卫生学校

戴传勇　广西农业职业技术学院

前　言

《国务院关于加快发展现代职业教育的决定》（国发〔2014〕19号）指出，"推进人才培养模式创新，强化教学、学习、实训相融合的教育教学活动，开展职业技能竞赛"。实践证明，组织学生参加各类技能比赛是高职院校培养技能型人才的有效途径之一。"普通教育有高考，职业院校有技能竞赛"的观念已经深入人心。《国务院关于印发国家职业教育改革实施方案的通知》（国发〔2019〕4号）指出：各行各业对技术技能人才的需求越来越紧迫，职业教育重要地位和作用越来越凸显。《国务院办公厅关于印发中医药健康服务发展规划（2015—2020年）的通知》（国办发〔2015〕32号）、《关于印发中医药发展战略规划纲要（2016—2030年）的通知》（国发〔2016〕15号）、《中共中央、国务院关于促进中医药传承创新发展的意见》（2019年10月）、《国务院办公厅印发关于加快中医药特色发展若干政策措施的通知》（国办发〔2021〕3号）强调，中医药作为我国独特的卫生资源、潜力巨大的经济资源、具有原创优势的科技资源、优秀的文化资源和重要的生态资源，在经济社会发展中发挥着重要的作用。2019年全国中医药大会上，中医药的发展备受关注。中医药学包含着中华民族几千年的健康养生理念及其实践经验，是中华文明的一个瑰宝，遵循中医药发展规律，传承精华，守正创新。中医药学是中华民族的伟大创造，发展中医药，要深入贯彻党中央、国务院决策部署，大力推动中医药人才培养、科技创新和药品研发，推动中医药在传承创新中高质量发展，让这一中华文明瑰宝焕发新的光彩！可见，中医药的发展受到了国家的高度重视，开展中医药技能竞赛就是促进中医药行业发展的重要举措之一。

2009年，中国医药教育协会职业技术教育委员会开展了中药调剂员技能竞赛；2012年，教育部首次将中药传统技能竞赛纳入国家顶级比赛。经过几年的宣传和开展，中医药技能竞赛在全国各相关院校中获得了巨大的影响力。但是，相关的技能竞赛教程尚未出版，教师指导与参赛选手赛前培训、复习内容标准不一，甚为不便。因此，我们结合新形势教育改革和发展的需要，以培养高素质技能型人才为核心，以就业为导向、能力为本位、学生为主体的指导思想和原则，联合校、政、企、行等各方力量，按照中药传统技能、中药调剂员技能竞赛的各个赛项细则，融合技能竞赛的培训、复习经验，充分考虑参赛选手备赛的实际需要，确定编写内容，编撰本教程。

本教程的编写，以中药传统技能、中药调剂员技能竞赛的核心赛项为主线，主要包括了技能竞赛方案的中药性状、真伪鉴别、中药显微鉴别、中药审方调配、中药炮制、中药制剂分析前处理操作和中成药介绍等内容。本教程内容以《中华人民共和国药典》（简称《中国药典》）（2020年版）为标准，全面且精准地总结了中医药技能竞赛的精髓，适合高职、中职在校生学习、参赛，医院药房、社会药店人员学习、参赛，医药卫生类职工技能提升，成人教育的培训等。对有志于传承中医药文化、技能的爱好者，亦是一本不可多得的参考书。

本教程在编写过程中，以全国50多家企事业单位的专家、学者、教师组成编审队伍，编写的内容力求贴近技能竞赛的标准，力保内容实用，有助于参赛选手的复习，减轻指导教师的负担。

本教程的编写是国家双高计划中药学专业群核心专业、教育部高等职业教育创新发展行动计划——骨干专业、中药制药技术国家创新团队、省一流高职院校高水平建设、广东省二类品牌、省现代学徒制试点、高本衔接试点、省优秀教学团队、广东特色专业——中药学、广东省高职院校专业领军人才培养计划等阶段性的建设成果。

本教程承佛山市美康信医药有限公司徐纪文副主任中药师的详细精准审核，并提出宝贵意见。编写过程中，参照了全国中医药职业教育教学指导委员会、中国医药教育协会职业技术教育委员会有关中药传统、中药调剂员等技能竞赛的方案，得到相关行业专家、同仁的大力支持和帮助；同时，广东省医药行业职业技能鉴定指导中心给予了大力支持。同时，本书得到了广东食品药品职业学院中药学、药品生产技术（中药制药方向）、药学、药品经营与管理等专业在校生、毕业生的大力支持，并从备赛角度提出了诸多宝贵建议，也是本书编写的力量源泉，在此一并衷心感谢！

本教程的编写基于编审人员全体专家的集体智慧，基于对相关专业学生所可能从事的职业岗位能力要求的分析，基于主编近几年对中药技能竞赛培训的不断积累和思考，选取内容精准，归纳全面，实用性强，定会使参赛选手的备赛效率得以提高。但限于编者水平，书中难免有不妥之处，恳请广大同仁和读者不吝赐教。联系邮箱：zhaozd2008@ 126. com。

本书由北京同仁堂广州药业连锁有限公司赞助出版，并得到广东省医药行业职业技能鉴定指导中心的大力支持，推荐作为广东省中药调剂员职业技能竞赛的主要参考用书。

《实用中药传统技能、中药调剂员技能竞赛培训教程》编写组
2021 年 11 月于广东广州

目　录

参考文献

绪 论

一、中药传统技能竞赛简介

中药传统技能竞赛是教育部组织的重要赛项之一，由全国中医药职业教育教学指导委员会负责方案申报。该赛项主要包括中药性状鉴别（中药识别、真伪鉴别）、中药显微鉴别、中药调剂（含审方理论考试）、中药炮制（含炮制理论考试）、中药制剂分析五个项目（不同年份项目有所调整）。其中，中药性状鉴别比赛范围为常用中药材及饮片350种；中药真伪鉴别比赛品种范围为80味中药材及其饮片；中药显微鉴别品种范围为35味常用中药；中药审方及中药调配范围为10味中药（×3付）；中药炮制范围包括炒黄、炒焦、炒炭、麸炒、砂炒、蛤粉炒、酒炙、醋炙、盐炙、蜜炙10类方法，共计37种中药、40种饮片规格；中药制剂分析前处理操作品种范围为10种中成药。

本赛项考察的职业能力包括中药性状和粉末鉴别能力、中药处方审查及调剂能力、中药炮制操作能力、中药制剂分析的前处理操作能力等高水平技艺技能与扎实的理论知识。所体现的职业精神有：精益求精、一丝不苟、追求卓越的工匠精神；爱岗敬业、创新创业、依法执业、开拓进取的责任感和使命感。

二、中药调剂员技能竞赛简介

全国医药行业特有职业技能竞赛中药调剂员技能竞赛，每两年举行一次，由中国医药教育协会职业技术教育委员会举办。设理论知识和技能操作两部分，其中理论知识竞赛采用百分制闭卷方式，时间为60分钟，题型为选择题（单项选择题、配伍选择题）、多选题，成绩按15％计入选手总成绩；技能操作竞赛，采用现场操作与技能答卷相结合的方式，现场操作选手随机抽题签或工位，按照要求在规定时间内完成竞赛项目，裁判员现场实时评分，各项目总分为100分，成绩按85％计入选手总成绩。

竞赛内容主要包括中药饮片识别、中药真伪鉴别、中药处方审核、中药处方调配、中成药介绍，相比中药传统技能赛项，本项目中成药介绍（荐药）比重增加，弱化了中药炮制赛项，改为在笔试中涉及。

通过以上竞赛，主要是检验中医药职业院校专业建设和教学改革成果，考核与展示各参赛院校学生的岗位通用核心技术、综合职业能力，引领和促进中医药职业院校中药专业教学改革，实现专业与产业对接、课程内容与职业标准对接、教学过程与生产过程对接，激发行业企业关注和参与中药学等相关专业教学改革的主动性和积极性，提升高职中药学等相关专业人才培养工作水平，提高中医药职业教育的社会认可度，促进中医药职业教育又好又快地发展，促进中药技能的传承。

第1章
中药性状鉴别

1.1 中药识别考核要求、技术要求

（1）考核要求

【中药传统技能竞赛】 考试范围为《中华人民共和国药典》（以下简称《中国药典》）（2020年版）收载的、临床常用的350种中药材及其饮片，参赛选手对随机抽取的20味中药饮片进行鉴别，并在规定时间内写出中药的名称及主要功效（每药2.5分，其中中药名称1.5分，主要功效1分，共50分）；同时，对10味中药材或饮片进行真伪鉴别（每药5分，总分50分），比赛限时13分钟。中药名称写对，未写或错写功效，扣1分；中药名称写错，不得分。每位选手判断10种中药材或饮片的真伪，判断正确得5分，错误扣5分。

【中药调剂员技能竞赛】 中药饮片品种共计260种，要求在规定时间内，完成30味中药饮片的识别，并按序号写出正名、科名、入药部位和主要功能，各0.25分（药典的所有功效均要写出）。比赛限时15分钟。

（2）技术要求

【中药传统技能竞赛】 中药名称以《中国药典》（2020年版）一部为准。同一中药不同炮制品写出中药名称即可。但药典作为单一品种收载的中药炮制品，必须按单列的名称书写。书写药名时，字迹必须清晰，整个药名或一个字太潦草，导致评委无法辨认，视为答错。中药的主要功效为《中国药典》（2020年版）一部收载的该药项下记载的功效。如果记载有两个以上功效，只写出其中的任意两个即可。每个功效0.5分。

【中药调剂员技能竞赛】 中药饮片正名正字（按药典名称，如系炮制品，应写炮制品名称，如炙甘草、炙黄芪、焦栀子、熟地黄、制何首乌等）；中药饮片功能以《中国药典》（2020年版）为准。

凡符合国家药品标准规定的品种及其特定的部位者为"正品"；不符合国家药品标准规定的品种及其特定的部位，或有掺杂、变质等现象者为"伪品"。按《中华人民共和国药品管理法》及《中国药典》（2020年版）的有关规定进行界定。

1.2 中药识别

标"*"的表示该中药在2021年全国职业院校技能大赛赛项规程中未收载；中药功效

及部分考核组合表见附录Ⅰ；中药调剂员竞赛范围见 2020 年全国医药行业特有职业技能竞赛大纲。

1.2.1　根及根茎类中药

细辛　Xixin

【来源】为马兜铃科植物北细辛 *Asarum heterotropoides* Fr. Schmidt var. *mandshuricum*（Maxim.）Kitag. 、汉城细辛 *Asarum sieboldii* Miq. var. *seoulense* Nakai 或华细辛 *Asarum sieboldii* Miq. 的干燥根和根茎。前两种习称"辽细辛"。

【采收加工】果熟期或初秋采挖，除净地上部分和泥沙，阴干。

【产地】辽细辛主产于辽宁、吉林、黑龙江；华细辛主产于陕西等地。

【炮制】切段。

【性状】

（1）北细辛　常卷曲成团。根茎呈不规则圆柱状，具短分枝，长 1～10cm，直径 0.2～0.4cm；表面灰棕色，粗糙，有环形的节，节间长 0.2～0.3cm。根细长，密生节上，长 10～20cm，直径 0.1cm；表面灰黄色，平滑或具纵皱纹；有须根和须根痕；质脆，易折断，断面平坦，黄白色或白色。气辛香，味辛辣、麻舌。

（2）汉城细辛　根茎直径 0.1～0.5cm，节间长 0.1～1cm。

（3）华细辛　根茎长 5～20cm，直径 0.1～0.2cm，节间长 0.2～1cm。气味较弱。

（4）细辛饮片　呈不规则的段。根茎外表皮灰棕色，有时可见环形的节。根表面灰黄色，平滑或具纵皱纹。切面黄白色或白色。气辛香，味辛辣、麻舌。

【性能】辛，温。解表散寒，祛风止痛，通窍，温肺化饮。

【用法与用量】1～3g。散剂每次服 0.5～1g。外用适量。

【注意事项】不宜与藜芦同用。

狗脊　Gouji

【来源】本品为蚌壳蕨科植物金毛狗脊 *Cibotium barometz*（L.）J. Sm. 的干燥根茎。

【采收加工】秋、冬二季采挖，除去泥沙，干燥；或去硬根、叶柄及金黄色绒毛，切厚片，干燥为"生狗脊片"；蒸后晒至六、七成干，切厚片，干燥，为"熟狗脊片"。

【产地】主产于云南、广西、浙江、福建等地。

【炮制】

（1）狗脊　切厚片。

（2）烫狗脊　照烫法，用砂烫至鼓起，放凉后除去残存绒毛。

【性状】

（1）狗脊　呈不规则的长块状。表面深棕色，残留金黄色绒毛；上面有数个红棕色的木质叶柄，下面残存黑色细根。质坚硬，不易折断。气微，味淡、微涩。生狗脊片呈不规则长条形或圆形。厚 0.15～0.5mm；切面浅棕色，较平滑，近边缘 0.1～0.4cm 处有 1 条棕黄色隆起的木质部环纹或条纹，边缘不整齐，偶有金黄色绒毛残留；质脆，易折断，有粉性。熟狗脊片呈黑棕色，质坚硬。

（2）烫狗脊　形如狗脊片，表面略鼓起。棕褐色。气微，味淡、微涩。

【性能】苦、甘，温。祛风湿，补肝肾，强腰膝。

【用法与用量】6～12g。

绵马贯众　Mianmaguanzhong

【来源】本品为鳞毛蕨科植物粗茎鳞毛蕨 *Dryopteris crassirhizoma* Nakai 的干燥根茎和叶柄残基。

【采收加工】秋季采挖，削去叶柄、须根，除去泥沙，晒干。

【产地】主产于黑龙江、吉林、辽宁等地。

【炮制】切厚片。

【性状】

（1）绵马贯众　呈长倒卵形，略弯曲，上端钝圆或截形，下端较尖，有的纵剖为两半。表面黄棕色至黑褐色，密被排列整齐的叶柄残基及鳞片，并有弯曲的须根。叶柄残基呈扁圆形；表面有纵棱线，质硬而脆，断面略平坦，棕色，有黄白色维管束5～13个，环列；每个叶柄残基的外侧常有3条须根，鳞片条状披针形，全缘，常脱落。质坚硬，断面略平坦，呈深绿色至棕色，有黄白色维管束5～13个，环列，其外散有较多的叶迹维管束。气特异，味初淡而微涩，后渐苦、辛。

（2）绵马贯众饮片　呈不规则的厚片或碎块，根茎外表皮黄棕色至黑褐色，多被有叶柄残基，有的可见棕色鳞片，切面淡棕色至红棕色，有黄白色维管束小点，环状排列。气特异，味初淡而微涩，后渐苦、辛。

【性能】苦，微寒；有小毒。清热解毒，驱虫。

【用法与用量】4.5～9g。

绵马贯众炭　Mianmaguanzhongtan

本品为绵马贯众的炮制加工品。

【炮制】取绵马贯众片，照炒炭法（通则0213）炒至表面焦黑色。

【性状】为不规则的厚片或碎片。表面焦黑色，内部焦褐色。味涩。

【性能】苦、涩，微寒。收涩止血。

【用法与用量】5～10g。

大黄　Dahuang

【来源】本品为蓼科植物掌叶大黄 *Rheum palmatum* L.、唐古特大黄 *Rheum tanguticum* Maxim. ex Balf. 或药用大黄 *Rheum officinale* Baill. 的干燥根及根茎。

【采收加工】秋末茎叶枯萎或次春发芽前采收，除去细根，刮去外皮，切瓣或段，绳穿成串干燥或直接干燥。

【产地】掌叶大黄和唐古特大黄药材称为"北大黄"或西大黄，主产于青海、甘肃等地；药用大黄药材称为"南大黄"或川大黄，主产于四川。

【炮制】

（1）大黄　切厚片或块。

（2）酒大黄　照酒炙法炒干。

（3）熟大黄 照酒炖或酒蒸法炖或蒸至内外均呈黑色。

（4）大黄炭 照炒炭法炒至表面焦黑色、内部焦褐色。

【性状】

（1）大黄 呈类圆柱形、圆锥形、卵圆形或不规则块状。除尽外皮表面黄棕色至红棕色，有的可见类白色网状纹理及星点（异型维管束）散在，残留的外皮棕褐色，多具绳孔及粗皱纹。质坚，有的中心稍松软，断面淡红棕色或黄棕色，显颗粒性；根茎髓部宽广，有星点环列或散在；根木部发达，具放射状纹理，形成层环明显，无星点。气清香，味苦而微涩，嚼之粘牙，有沙粒感。

（2）大黄饮片 呈不规则类圆形厚片或块，大小不等。外表皮黄棕色或棕褐色，有纵皱纹及疙瘩状隆起。切面黄棕色至淡红棕色，较平坦，有明显散在或排列成环的星点，有空隙。

（3）酒大黄 形如大黄片，表面深棕黄色，有的可见焦斑。微有酒香气。

（4）熟大黄 呈不规则的块片，表面黑色，断面中间隐约可见放射状纹理，质坚硬，气微香。

（5）大黄炭 形如大黄片，表面焦黑色，内部深棕色或焦褐色，焦香气。

【采收加工】 苦，寒。泻下攻积，清热泻火，凉血解毒，逐瘀通经，利湿退黄。酒大黄善清上焦血分热毒；熟大黄泻下力缓、泻火解毒；大黄炭凉血化瘀止血。

【用法与用量】 3～15g；用于泻下不宜久煎。外用适量，研末敷于患处。

【注意事项】 孕妇及月经、哺乳期慎用。

何首乌 Heshouwu

【来源】 本品为蓼科植物何首乌 *Polygonum multiflorum* Thunb. 的干燥块根。

【采收加工】 秋、冬二季叶枯萎时采挖，削去两端，洗净，个大的切成块，干燥。

【产地】 主产于河南、湖北、广西、广东、贵州、四川、江苏等地。

【炮制】 切厚片或块。

【性状】

（1）何首乌 呈团块状或不规则纺锤形。表面红棕色或红褐色，皱缩不平，有浅沟，并有横长皮孔样突起和细根痕。体重，质坚实，不易折断，断面浅黄棕色或浅红棕色，显粉性，皮部有4～11个类圆形异型维管束环列，形成云锦状花纹，中央木部较大，有的呈木心。气微，味微苦而甘涩。

（2）何首乌饮片 呈不规则的厚片或块。外表皮红棕色或红褐色，皱缩不平，有浅沟，并有横长皮孔样突起及细根痕。切面浅黄棕色或浅红棕色，显粉性；横切面有的皮部可见云锦状花纹，中央木部较大，有的呈木心，气微，味微苦而甘涩。

【性能】 苦、甘、涩，微温。解毒，消痈，截疟，润肠通便。

【用法与用量】 3～6g。

制何首乌 Zhiheshouwu

【来源】 为何首乌的炮制加工品。

【炮制】 取何首乌片或块，照炖法用黑豆汁拌匀，置非铁质的适宜容器内，炖至汁液吸尽；或照蒸法，清蒸或用黑豆汁拌匀后蒸，蒸至内外均呈棕褐色，或晒至半干，切片，干燥。

黑豆汁制法 取黑豆 10kg（何首乌的 10%），加水适量，煮约 4 小时，熬汁约 15kg，豆渣再加水煮约 3 小时，熬汁约 10kg，合并得黑豆汁约 25kg。

【性状】
呈不规则皱缩状的块片。表面黑褐色或棕褐色，凹凸不平。质坚硬，断面角质样，棕褐色或黑色。气微，味微甘而苦涩。

【性能】苦、甘、涩，微温。补肝肾，益精血，乌须发，强筋骨，化浊降脂。

【用法与用量】6～12g。

牛膝 Niuxi

【来源】本品为苋科植物牛膝 *Achyranthes bidentata* Bl. 的干燥根。

【采收加工】冬季茎叶枯萎时采挖，除去须根和泥沙，捆成小把，晒至干皱后，将顶端切齐，晒干。

【产地】主产于河南武陟、孟州、温县、博爱、沁阳、辉县等地，为"四大怀药"之一。

【炮制】

（1）牛膝 除去残留芦头，切段。

（2）酒牛膝 照酒炙法炒干。

【性状】

（1）牛膝 呈细长圆柱形，顺直或稍弯曲。表面灰黄色或淡棕色，有微扭曲的细纵皱纹、排列稀疏的侧根痕和横长皮孔样的突起。质硬脆，易折断，受潮变软，断面平坦，淡棕色，略呈角质样而油润，中心维管束木质部较大，黄白色，其外周散有多数黄白色点状维管束，断续排列成 2～4 轮。气微，味微甜而稍苦涩。

（2）牛膝饮片 呈圆柱形的段。外表皮灰黄色或淡棕色，有微细的纵皱纹及横长皮孔。质硬脆，易折断，受潮变软。切面平坦，淡棕色或棕色，略呈角质样而油润，中心维管束木部较大，黄白色，其外围散有多数黄白色点状维管束，断续排列成 2～4 轮。气微，味微甜而稍苦涩。

（3）酒牛膝 形如牛膝段，表面色略深，偶见焦斑。微有酒香气。

【性能】苦、甘、酸，平。逐瘀通经，补肝肾，强筋骨，利尿通淋，引血下行。

【用法与用量】5～12g。

【注意事项】孕妇慎用。

太子参 Taizishen

【来源】本品为石竹科植物孩儿参 *Pseudostellaria heterophylla*（Miq.）Pax ex Pax et Hoffm. 的干燥块根。

【采收加工】夏季茎叶大部分枯萎时采挖，洗净，除去须根，置沸水中略烫后晒干或直接晒干。

【产地】主产于江苏、安徽、山东等地。

【性状】
呈细长纺锤形或细长条形，稍弯曲。表面灰黄色至黄棕色，较光滑，微有纵皱纹，凹陷处有须根痕，顶端有茎痕。质硬而脆，断面较平坦，周边淡黄棕色，中心淡黄白色，角质样。气微，味微甘。

【性能】甘、微苦，平。益气健脾，生津润肺。

【用法与用量】9～30g。

◁ 威灵仙　Weilingxian ▷

【来源】本品为毛茛科植物威灵仙 *Clematis chinensis* Osbeck、棉团铁线莲 *Clematis. hexapetala* pall. 或东北铁线莲 *Clematis. manshurica* Rupr. 的干燥根及根茎。

【采收加工】秋季采挖，除去泥沙，晒干。

【产地】前一种主产于江苏、安徽、浙江等地；后两种主产于黑龙江、吉林、辽宁、河北、山东、山西、内蒙古等地。

【炮制】切段。

【性状】

（1）威灵仙　根茎呈柱状；表面淡棕黄色；顶端残留茎基；质较坚韧，断面纤维性；下侧着生多数细根。根呈细长圆柱形，稍弯曲；表面黑褐色，有细纵纹，有的皮部脱落，露出黄白色木部；质硬脆，易折断，断面皮部较广，木部淡黄色，略呈方形，皮部与木部间常有裂隙。气微，味淡。

（2）棉团铁线莲　根茎呈短柱状。表面棕褐色至棕黑色；断面木部圆形。味咸。

（3）东北铁线莲　根茎呈柱状，根较密集；表面棕黑色；断面木部近圆形。味辛辣。

（4）威灵仙饮片　呈不规则的段。外表皮黑褐色、棕褐色或棕黑色，有细纵纹，有的皮部脱落，露出黄白色木部。切面皮部较广，木部淡黄色，略呈方形或近圆形，皮部与木部间常有裂隙。

【性能】辛、咸，温。祛风湿，通经络。

【用法与用量】6～10g。

◁ *川乌　Chuanwu ▷

【来源】本品为毛茛科植物乌头 *Aconitum carmichaeli* Debx. 的干燥母根。

【采收加工】6月下旬至8月上旬采挖，除去子根、须根及泥沙，晒干。

【产地】主产于四川、云南、陕西、湖南等地。

【炮制】除去杂质。用时捣碎。

【性状】

呈不规则的圆锥形，稍弯曲，顶端常有残茎，中部多向一侧膨大。表面棕褐色或灰棕色，皱缩，有小瘤状侧根及子根脱离后的痕迹。质坚实，断面类白色或浅灰黄色，形成层环纹呈多角形。气微，味辛辣、麻舌。

【性能】辛、苦，热；有大毒。祛风除湿，温经止痛。

【用法与用量】一般炮制后用。

【注意事项】生品内服宜慎；孕妇禁用；不宜与半夏、瓜蒌、瓜蒌子、瓜蒌皮、天花粉、川贝母、浙贝母、平贝母、伊贝母、湖北贝母、白蔹、白及同用。

◁ 制川乌　Zhichuanwu ▷

【来源】本品为川乌的炮制加工品。

【炮制】取川乌，大小个分开，用水浸泡至内无干心，取出，加水煮沸 4～6 小时（或蒸 6～8 小时），至取大个及实心者切开内无白心，口尝微有麻舌感时，取出，晾至六成干，切片，干燥。

【性状】

呈不规则或长三角形的片。表面黑褐色或黄褐色，有灰棕色形成层环纹。体轻，质脆，断面有光泽。气微，微有麻舌感。

【性能】辛、苦，热；有毒。祛风除湿，温经止痛。

【用法与用量】1.5～3g，先煎、久煎。

【注意事项】孕妇慎用；不宜与半夏、瓜蒌、瓜蒌子、瓜蒌皮、天花粉、川贝母、浙贝母、平贝母、伊贝母、湖北贝母、白蔹、白及同用。

附子　Fuzi

【来源】本品为毛茛科植物乌头 *Aconitum carmichaeli* Debx. 的子根的加工品。

【采收加工】6 月下旬至 8 月上旬采挖，除去母根、须根及泥沙，习称"泥附子"，加工成下列规格。

（1）选择个大、均匀的泥附子，洗净，浸入胆巴的水溶液中过夜，再加食盐，继续浸泡，每日取出晒晾，并逐渐延长晒晾时间，直至附子表面出现大量结晶盐粒（盐霜）、体质变硬为止，习称"盐附子"。

（2）取泥附子，按大小分别洗净，浸入胆巴的水溶液中数日，连同浸液煮至透心，捞出，水漂，纵切成厚约 0.5cm 的片再用水浸漂，用调色液使附片染成浓茶色，取出，蒸至出现油面、光泽后，烘至半干，再晒干或继续烘干，习称"黑顺片"。

（3）选择大小均匀的泥附子，洗净，浸入胆巴的水溶液中数日，连同浸液煮至透心，捞出，剥去外皮，纵切成厚约 0.3cm 的片，用水浸漂，取出，蒸透，晒干，习称"白附片"。

【产地】主产于四川、湖北、湖南等地。

【炮制】

（1）附片（黑顺片、白附片）直接入药。

（2）淡附片　取盐附子，用清水浸漂，每日换水 2～3 次，至盐分漂尽，与甘草（盐附子的 5%）、黑豆（盐附子的 10%）加水共煮透心，至切开后口尝无麻苦感时，取出，除去甘草、黑豆，切薄片，晒干。

（3）炮附片　取附片，照烫法用砂烫至鼓起并微变色。

【性状】

（1）盐附子　呈圆锥形，表面灰黑色，被盐霜，顶端有凹陷的芽痕，周围有瘤状突起的支根或支根痕。体重，横切面灰褐色，可见充满盐霜的小空和多角形形成层环纹。气微，味咸而麻，刺舌。

（2）黑顺片　为纵切片，上宽下窄。外皮黑褐色，切面暗黄色，油润具光泽，半透明状。质硬而脆，断面角质样。气微，味淡。

（3）白附片　无外皮，黄白色，半透明。

（4）淡附片　呈纵切片，上宽下窄。外皮褐色。切面褐色，半透明。质硬，断面角质样；气微，味淡，口尝无麻舌感。

（5）炮附片　形如黑顺片或白附片，表面鼓起黄棕色，质松脆。气微，味淡。

【性能】辛、甘，有大毒。回阳救逆，补火助阳，散寒止痛。

【用法与用量】3～15g，先煎，久煎。

【注意事项】孕妇慎用；不宜与半夏、瓜蒌、瓜蒌子、瓜蒌皮、天花粉、川贝母、浙贝母、平贝母、伊贝母、湖北贝母、白蔹、白及同用。

‹　白芍　Baishao　›

【来源】本品为毛茛科植物芍药 *Paeonia lactiflora* Pall. 的干燥根。

【采收加工】夏、秋二季采挖，洗净，除去头尾和细根，置沸水中煮后除去外皮或去皮后再煮，晒干。

【产地】主产于浙江、安徽、四川等地。

【炮制】

（1）白芍　切薄片。

（2）炒白芍　照清炒法炒至微黄色。

（3）酒白芍　照酒炙法炒至微黄色。

【性状】

（1）白芍　呈圆柱形，平直或稍弯曲，两端平截。表面类白色或淡棕红色，光洁或有纵皱纹及细根痕，偶有残存的棕褐色外皮。质坚实，不易折断，断面较平坦，类白色或微带棕红色，形成层环明显，射线放射状。气微，味微苦、酸。

（2）白芍饮片　呈类圆形的薄片。表面淡棕红色或类白色，平滑，切面类白色或微带棕红色，形成层环明显，可见稍隆起的筋脉纹呈放射状排列。气微，味微苦、酸。

（3）炒白芍　形如白芍片，表面微黄色或淡棕黄色，有的可见焦斑。气微香。

（4）酒白芍　形如白芍片，表面微黄色或淡棕黄色，有的可见焦斑，微有酒香气。

【性能】苦、酸，微寒。养血调经，敛阴止汗，柔肝止痛，平抑肝阳。

【用法与用量】6～15g。

【注意事项】不宜与藜芦同用。

‹　黄连　Huanglian　›

【来源】本品为毛茛科植物黄连 *Coptis chinensis* Franch.、三角叶黄连 *Coptis deltoidea* C. Y. Cheng et Hsiao 或云连 *Coptis teeta* Wall. 的干燥根茎。以上三种分别习称"味连""雅连""云连"。

【采收加工】秋季采挖，除去须根和泥沙，干燥，撞去残留须根。

【产地】主产于四川、云南、湖北、陕西、贵州等地。

【炮制】

（1）黄连片　切薄片，晾干，或用时捣碎。

（2）酒黄连　照酒炙法炒干。黄酒为黄连的 12.5%。

（3）姜黄连　照姜汁炙法炒干。生姜为黄连的 12.5%。

（4）萸黄连　取吴茱萸加适量水煎煮，煎液与净黄连拌匀，待液吸尽，炒干。吴茱萸为黄连的 10%。

【性状】

（1）味连　多集聚成簇，常弯曲，形如鸡爪，单枝根茎长 3～6cm，直径 0.3～0.8cm。表面灰黄色或黄褐色，粗糙，有不规则结节状隆起、须根及须根残基，有的节间表面平滑如茎秆，习称"过桥"。上部多残留褐色鳞叶，顶端常留有残余的茎或叶柄。质硬，断面不整齐，皮部橙红色或暗棕色，木部鲜黄色或橙黄色，呈放射状排列，髓部有的中空。气微，味极苦。

（2）雅连　多为单枝，略呈圆柱形，微弯曲，形如蚕形，长4～8cm，直径0.5～1cm。"过桥"较长。顶端有少许残茎。

（3）云连　多为单枝，弯曲呈钩状，形如蝎尾，较细小，长1～5cm，直径0.2～0.4cm。

（4）黄连片　呈不规则的薄片。外表皮灰黄色或黄褐色，粗糙，有细小的须根。切面或碎断面鲜黄色或红黄色，具放射状纹理，气微，味极苦。

（5）酒黄连　形如黄连片，色泽加深。略有酒香气。

（6）姜黄连　形如黄连片，表面棕黄色。有姜的辛辣味。

（7）萸黄连　形如黄连片，表面棕黄色。有吴茱萸的辛辣香气。

【性能】苦，寒。清热燥湿，泻火解毒。姜黄连清胃和胃止呕。萸黄连舒肝和胃止呕。

【用法与用量】2～5g。外用适量。

防己　Fangji

【来源】本品为防己科植物粉防己 *Stephania tetrandra* S. Moore 的干燥根。

【采收加工】秋季采挖，洗净，除去粗皮，晒至半干，切段，个大者再纵切，干燥。

【产地】主产于浙江、安徽、江西、湖北等地。

【炮制】切厚片。

【性状】

（1）防己　呈不规则圆柱形、半圆柱形或块状，多弯曲。表面淡灰黄色，在弯曲处常有深陷横沟而成结节状的瘤块样。体重，质坚实，断面平坦，灰白色，富粉性，有排列较稀疏的放射状纹理。气微，味苦。

（2）防己饮片　呈类圆形或半圆形的厚片。外表皮淡灰黄色。切面灰白色，粉性，有稀疏的放射状纹理。气微，味苦。

【性能】苦，寒。祛风止痛，利水消肿。

【用法与用量】5～10g。

延胡索　Yanhusuo

【来源】本品为罂粟科植物延胡索 *Corydalis yanhusuo* W. T. Wang 的干燥块茎。

【采收加工】夏初茎叶枯萎时采挖，除去须根，洗净，置沸水中煮至恰无白心时，取出，晒干。

【产地】主产于浙江、江苏、湖北、湖南等地。

【炮制】

（1）延胡索　切厚片或用时捣碎。

（2）醋延胡索　照醋炙法炒干，或照醋煮法煮至醋吸尽，切厚片或用时捣碎。

【性状】

（1）延胡索　呈不规则的扁球形，直径0.5～1.5cm。表面黄色或黄褐色，有不规则网状皱纹。顶端有略凹陷的茎痕，底部常有疙瘩状突起。质硬而脆，断面黄色，角质样，有蜡样光泽。气微，味苦。

（2）延胡索饮片　呈不规则的圆形厚片。外表皮黄色或黄褐色，有不规则细皱纹。切面黄色，角质样，具蜡样光泽。气微，味苦。

（3）醋延胡索　形如延胡索或片，表面和切面黄褐色，质较硬。微具醋香气。

【性能】辛、苦，温。活血，行气，止痛。

【用法与用量】3～10g；研末吞服，一次 1.5～3g。

板蓝根　Banlangen

【来源】本品为十字花科植物菘蓝 *Isatis indigotica* Fort. 的干燥根。

【采收加工】秋季采挖，除去泥沙，晒干。

【产地】主产于河北、陕西、江苏、安徽等地。

【炮制】切厚片。

【性状】

（1）板蓝根　呈圆柱形，稍扭曲，长 10～20cm，直径 0.5～1cm。表面淡灰黄色或淡棕黄色，有纵皱纹、横长皮孔样突起及支根痕。根头略膨大，可见暗绿色或暗棕色轮状排列的叶柄残基和密集的疣状突起。体实，质略软，断面皮部黄白色，木部黄色。气微，味微甜后苦涩。

（2）板蓝根饮片　呈圆形的厚片。外表皮淡灰黄色至淡棕黄色，有纵皱纹。切面皮部黄白色，木部黄色。气微，味微甜后苦涩。

【性能】苦，寒。清热解毒，凉血利咽。

【用法与用量】9～15g。

甘草　Gancao

【来源】本品为豆科植物甘草 *Glycyrrhiza uralensis* Fisch.、胀果甘草 *Glycyrrhiza inflata* Bat. 或光果甘草 *Glycyrrhiza glabra* L. 的干燥根及根茎。

【采收加工】春、秋二季采挖，除去须根，晒干。

【产地】主产于内蒙古、山西、甘肃、新疆等地。

【炮制】切厚片。

【性状】

（1）甘草　根呈圆柱形，外皮松紧不一。表面红棕色或灰棕色，具显著的纵皱纹、沟纹、皮孔及稀疏的细根痕。质坚实，断面略显纤维性，黄白色，粉性，形成层环明显，射线放射状，有的有裂隙。根茎呈圆柱形，表面有芽痕，断面中部有髓。气微，味甜而特殊。

（2）胀果甘草　根和根茎木质粗壮，有的分枝，外皮粗糙，多灰棕色或灰褐色。质坚硬，木质纤维多，粉性小。根茎不定芽多而粗大。

（3）光果甘草　根和根茎质地较坚实，有的分枝，外皮不粗糙，多灰棕色，皮孔细而不明显。

（4）甘草片　呈类圆形或椭圆形的厚片。外表皮红棕色或灰棕色，具纵皱纹。切面略显纤维性，中心黄白色，有明显放射状纹理及形成层环。质坚实，具粉性。气微，味甜而特殊。

【性能】甘，平。补脾益气，清热解毒，祛痰止咳，缓急止痛，调和诸药。

【用法与用量】2～10g。

【注意事项】不宜与海藻、京大戟、红大戟、甘遂、芫花同用。

◁ 炙甘草 Zhigancao ▷

【来源】本品为甘草的炮制加工品。

【炮制】照蜜炙法炒至黄色至深黄色，不粘手时取出，晾凉。

【性状】呈类圆形或椭圆形切片。外表皮红棕色或灰棕色，微有光泽。切面黄色至深黄色，形成层环明显，射线放射状。略有黏性。具焦香气，味甜。

【性能】甘，平。补脾和胃，益气复脉。

【用法与用量】2～10g。

【注意事项】不宜与海藻、京大戟、红大戟、甘遂、芫花同用。

◁ 黄芪 Huangqi ▷

【来源】本品为豆科植物蒙古黄芪 *Astragalus membranaceus*（Fisch.）Bge. var. *mongholicus*（Bge.）Hsiao 或膜荚黄芪 *Astragalus membranaceus*（Fisch.）Bge. 的干燥根。

【采收加工】春、秋二季采挖，除去须根和根头，晒干。

【产地】主产于内蒙古、山西、黑龙江、甘肃等地。

【炮制】切厚片。

【性状】

（1）黄芪 呈圆柱形，有的有分枝，上端较粗。表面淡棕黄色或淡棕褐色，有不整齐的纵皱纹或纵沟。质硬而韧，不易折断，断面纤维性强，并显粉性，皮部黄白色，木部淡黄色，有放射状纹理和裂隙，老根中心偶呈枯朽状，黑褐色或呈空洞。气微，味微甜，嚼之微有豆腥味。

（2）黄芪饮片 呈类圆形或椭圆形的厚片，外表皮黄白色至淡棕褐色，可见纵皱纹或纵沟。切面皮部黄白色，木部淡黄色，有放射状纹理及裂隙，有的中心偶有枯朽状，黑褐色或呈空洞。气微，味微甜，嚼之有豆腥味。

【性能】甘，微温。补气升阳，固表止汗，利水消肿，生津养血，行滞通痹，托毒排脓，敛疮生肌。

【用法与用量】9～30g。

◁ 炙黄芪 Zhihuangqi ▷

本品为黄芪的炮制加工品。

【炮制】取黄芪片，照蜜炙法（通则0213）炒至不粘手。

【性状】本品呈圆形或椭圆形的厚片。外表皮淡棕黄色或淡棕褐色，略有光泽，可见纵皱纹或纵沟。切面皮部黄白色，木部淡黄色，有放射状纹理和裂隙，有的中心偶有枯朽状，黑褐色或呈空洞。具蜜香气，味甜，略带黏性，嚼之微有豆腥味。

【性能】甘，温。益气补中。

【用法与用量】9～30g。

人参　Renshen

【来源】本品为五加科植物人参 *panax ginseng* C. A. Mey. 的干燥根。

【采收加工】多于秋季采挖，洗净经晒干或烘干。栽培的俗称"园参"；播种在山林野生状态下自然生长的称"林下山参"，习称"籽海"。留有根茎并带茎基残痕，习称"芦头"，用作规格划分和鉴别用。

【产地】主产于吉林、辽宁、黑龙江等地。

【炮制】切薄片，或用时粉碎、捣碎。

【性状】

（1）人参　园参主根呈纺锤形或圆柱形，长 3～15cm，直径 1～2cm。表面灰黄色，上部或全体有疏浅断续的粗横纹及明显的纵皱，下部有支根 2～3 条，并着生多数细长的须根，须根上常有不明显的细小疣状突出（珍珠点）。根茎（芦头）长 1～4cm，直径 0.3～1.5cm，多干缩而弯曲，具不定根（艼）和稀疏的凹窝状茎痕（芦碗）。质较硬，断面淡黄白色，显粉性，形成层环纹棕黄色，皮部有黄棕色的点状树脂道及放射状裂隙。香气特异，味微苦、甘。

林下山参主根多与根茎近等长或较短，呈圆柱形、菱角形或人字形，长 1～6cm。表面灰黄色，具纵皱纹，上部或中下部有环纹，支根多为 2～3 条，须根少而细长，清晰不乱，有较明显的疣状突起。根茎细长，少数粗短，中上部具稀疏或密集而深陷的茎痕。不定根较细，多下垂。

（2）人参片　本品呈圆形或类圆形薄片。外表皮灰黄色。切面淡黄白色或类白色，显粉性，形成层环纹棕黄色，皮部有黄棕色的点状树脂道及放射性裂隙。在紫外光下观察，木质部现亮蓝色荧光，韧皮部现浅土黄色荧光。体轻，质脆。香气特异，味微苦、甘。

【性能】甘、微苦，微温。大补元气，复脉固脱，补脾益肺，生津养血，安神益智。

【用法与用量】3～9g，另煎兑服；也可研粉吞服，一次 2g，一日 2 次。

【注意事项】不宜与藜芦、五灵脂同用。

红参　Hongshen

【来源】本品为五加科植物人参 *Panax ginseng* C. A. Mey. 的栽培品经蒸制后的干燥根。

【采收加工】秋季采挖，洗净，蒸制后干燥。留有根茎并带茎基残痕，习称"芦头"，用作规格划分和鉴别用。

【炮制】切薄片，用时粉碎或捣碎。

【性状】

（1）红参　主根呈纺锤形、圆柱形或扁方柱形，长 3～10cm，直径 1～2cm。表面半透明，红棕色，偶有不透明的暗黄褐色斑块，具纵沟、皱纹及细根痕；上部有时具断续的不明显环纹；下部有 2～3 条扭曲交叉的支根，并带弯曲的须根或仅具须根残迹。根茎（芦头）长 1～2cm，上有数个凹窝状茎痕（芦碗），有的带有 1～2 条完整或折断的不定根（艼）。质硬而脆，断面平坦，角质样。气微香而特异，味甘、微苦。

（2）红参片　呈类圆形或椭圆形薄片。外表皮红棕色，半透明。切面平坦，角质样。质硬而脆。气微香而特异，甘、微苦

【性能】甘、微苦，温。大补元气，复脉固脱，益气摄血。

【用法与用量】3～9g，另煎兑服。

【注意事项】不宜与藜芦、五灵脂同用。

＜　西洋参　Xiyangshen　＞

【来源】本品为五加科植物西洋参 *panax quinquefolium* L. 的干燥根。

【采收加工】秋季采挖，洗净，晒干或低温干燥。

【产地】原产于美国（因此习称"花旗参"）、加拿大，我国东北、华北、西北等地区亦有栽培。

【炮制】切薄片，或用时捣碎。

【性状】

（1）西洋参　呈纺锤形、圆柱形或圆锥形，长 3～12cm，直径 0.8～2cm。表面浅黄褐色或黄白色，可见横向环纹和线形皮孔状突起，并有细密浅纵皱纹和须根痕，主根中下部有一至数条侧根，多已折断。有的上端有根茎（芦头），环节明显，茎痕（芦碗）圆形或半圆形。体重，质坚实，不易折断，断面平坦，浅黄白色，略显粉性，皮部可见黄棕色点状树脂道，形成层环纹棕黄色，木部略呈放射状纹理。气微而特异，味微苦、甘。

（2）西洋参饮片　呈长圆形或类圆形片。外表皮浅黄褐色。切面淡黄白至黄白色，形成层环棕黄色，皮部有黄棕色点状树脂道，近形成层环处较多而明显，木部略呈放射状纹理。气微而特异，味微苦、甘。

【性能】甘、微苦，凉。补气养阴，清热生津。

【用法与用量】3～6g，另煎兑服。

【注意事项】不宜与藜芦同用。

＜　三七　Sanqi　＞

【来源】本品为五加科植物三七 *Panax notoginseng* （Burk.） F. H. Chen 的干燥根和根茎。

【采收加工】秋季或次年花开前采挖，洗净，分开主根、支根及根茎，干燥。支根习称"筋条"，根茎习称"剪口"。在秋季采挖的习称"春七"，质好；在其后至次年花开前采挖的习称"冬七"，质差。

【产地】主产于云南、广西等地。

【炮制】三七粉　取三七，洗净，干燥，碾成细粉。

【性状】

（1）三七　主根呈类圆锥形或圆柱形，长 1～6cm，直径 1～4cm。表面灰褐色或灰黄色，有断续的纵皱纹和支根痕，顶端有茎痕，周围有瘤状突起。体重，质坚实，断面灰绿色、绿色或灰白色，木部微呈放射状排列。气微，味苦回甜。筋条呈圆柱形或圆锥形，长 2～6cm，上端直径约 0.8cm，下端直径约 0.3cm。剪口呈不规则的皱缩块状或条状，表面有数个明显的茎痕及环纹，断面中心灰绿色或白色，边缘深绿色或灰色。

（2）三七粉　为灰黄色的粉末。气微，味苦回甜。

【性能】甘、微苦，温。散瘀止血，消肿定痛。

【用法与用量】3～9g；研粉吞服，一次 1～3g。外用适量。

【注意事项】孕妇慎用。

白芷　Baizhi

【来源】本品为伞形科植物白芷 *Angelica dahurica*（Fisch. ex Hoffm.）Benth. et Hook f. 或杭白芷 *Angelica dahurica*（Fisch. ex Hoffm.）Benth. et Hook. f. var. *formosana*（Boiss.）Shan et Yuan 的干燥根。

【采收加工】夏、秋间叶黄时采挖，除去须根和泥沙，晒干或低温干燥。

【产地】主产于四川、浙江、河南、河北、安徽等地。

【炮制】切厚片。

【性状】

（1）白芷　呈长圆锥形，长 10～25cm，直径 1.5～2.5cm。表面灰棕色或黄棕色，根头部钝四棱形（杭白芷）或近圆形，具纵皱纹、支根痕及皮孔样的横向突起，有的排列成四纵行（杭白芷）。顶端有凹陷的茎痕。质坚实，断面白色或灰白色，粉性，形成层环棕色，近方形（杭白芷）或近圆形，皮部散有多数棕色油点。气芳香，味辛、微苦。

（2）白芷饮片　呈类圆形的厚片。外表皮灰棕色或黄棕色。切面白色或灰白色，具粉性，形成层环棕色，近方形或近圆形，皮部散有多数棕色油点。气芳香，味辛、微苦。

【性能】辛，温。解表散寒，祛风止痛，宣通鼻窍，燥湿止带，消肿排脓。

【用法与用量】3～10g。

当归　Danggui

【来源】本品为伞形科植物当归 *Angelica sinensis*（Oliv.）Diels 的干燥根。

【采收加工】秋末采挖，除去须根和泥沙，待水分稍蒸发后，捆成小把，上棚，用烟火慢慢熏干。

【产地】主产于甘肃、云南、四川、陕西、湖北等地。

【炮制】

（1）当归　切薄片。

（2）酒当归　照酒炙法炒干。

【性状】

（1）当归　略呈圆柱形，下部有支根 3～5 条或更多，长 15～25cm。表面浅棕色至棕褐色，具纵皱纹和横长皮孔样突起。根头（归头）直径 1.5～4cm，具环纹，上端圆钝，或具数个明显突出的根茎痕，有紫色或黄绿色的茎和叶鞘的残基；主根（归身）表面凹凸不平；支根（归尾）直径 0.3～1cm，上粗下细，多扭曲，有少数须根痕。质柔韧，断面黄白色或淡黄棕色，皮部厚，有裂隙和多数棕色点状分泌腔，木部色较淡，形成层环黄棕色。有浓郁的香气，味甘、辛、微苦。柴性大、干枯无油或断面呈绿褐色者不可供药用。

（2）当归饮片　呈类圆形、椭圆形或不规则薄片。外表皮浅棕色至棕褐色。切面浅棕黄色或黄白色，平坦，有裂隙，中间有浅棕色的形成层环，并有多数棕色的油点，香气浓郁，味甘、辛、微苦。

（3）酒当归　形如当归片。切面深黄色或浅棕黄色，略有焦斑。香气浓郁，并略有酒香气。

【性能】甘、辛；温。补血活血，调经止痛，润肠通便。酒当归活血通经。

【用法与用量】6～12g。

前胡　Qianhu

【来源】本品为伞形科植物白花前胡 *Peucedanum praeruptorum* Dunn 的干燥根。

【采收加工】冬季至次春茎叶枯萎或未抽花茎时采挖，除去须根，洗净，晒干或低温干燥。

【产地】主产于浙江、江西、四川等地。

【炮制】

（1）前胡　切薄片。

（2）蜜前胡　照蜜炙法炒至不粘手。

【性状】

（1）前胡　呈不规则的圆柱形、圆锥形或纺锤形，稍扭曲，下部常有分枝。表面黑褐色或灰黄色，根头部多有茎痕和纤维状叶鞘残基，上端有密集的细环纹，下部有纵沟、纵皱纹及横向皮孔样突起。质较柔软，干者质硬，可折断，断面不整齐，淡黄白色，皮部散有多数棕黄色油点，形成层环纹棕色，射线放射状。气芳香，味微苦、辛。

（2）前胡饮片　呈类圆形或不规则形的薄片。外表皮黑褐色或灰黄色。切面黄白色至淡黄色，皮部散有多数棕黄色油点，可见一棕色环纹及放射状纹理。气芳香，味微苦、辛。

（3）蜜前胡　形如前胡片，表面黄褐色，略具光泽，滋润。味微甜。

【性能】苦、辛，微寒。降气化痰，散风清热。

【用法与用量】3～10g。

川芎　Chuanxiong

【来源】本品为伞形科植物川芎 *Ligusticum chuanxiong* Hort. 的干燥根茎。

【采收加工】夏季当茎上的节盘显著突出，并略带紫色时采挖，除去泥沙，晒后烘干，再去须根。

【产地】主产于四川，福建、广东也有产。

【炮制】切厚片。

【性状】

（1）川芎　为不规则结节状拳形团块。表面灰褐色或褐色，粗糙皱缩，有多数平行隆起的轮节，顶端有凹陷的类圆形茎痕，下侧及轮节上有多数小瘤状根痕。质坚实，不易折断，断面黄白色或灰黄色，散有黄棕色的油室，形成层环呈波状。气浓香，味苦、辛，稍有麻舌感，微回甜。

（2）川芎饮片　为不规则厚片，外表皮灰褐色或褐色，有皱缩纹。切面黄白色或灰黄色，具有明显波状环纹或多角形纹理（习称"蝴蝶花纹"），散生黄棕色油点。质坚实。气浓香，味苦、辛，微甜。

【性能】辛，温。活血行气，祛风止痛。

【用法与用量】3～10g。

防风　Fangfeng

【来源】本品为伞形科植物防风 *Saposhnikovia divaricata* （Turcz.）Schischk. 的干

燥根。

【采收加工】春、秋二季采挖未抽花茎植株的根，除去须根和泥沙，晒干。

【产地】主产于东北、河北、四川、云南等地。

【炮制】切厚片。

【性状】

（1）防风　呈长圆锥形或长圆柱形，下部渐细，有的略弯曲，长 15～30cm，直径 0.5～2cm。表面灰棕色或棕褐色，粗糙，有纵皱纹、多数横长皮孔样突起及点状的细根痕。根头部有明显密集的环纹（习称"蚯蚓头"），有的环纹上残存棕褐色毛状叶基。体轻，质松，易折断，断面不平坦，皮部棕黄色至棕色，有裂隙，木部黄色。气特异，味微甘。

（2）防风饮片　呈圆形或椭圆形的厚片。外表皮灰棕色或棕褐色，有纵皱纹、有的可见横长皮孔样突起、密集的环纹或残存的毛状叶基。切面皮部棕黄色至棕色，有裂隙，木部黄色，具放射状纹理。气特异，味微甘。

【性能】辛、甘，微温。祛风解表，胜湿止痛，止痉。

【用法与用量】5～10g。

柴胡　Chaihu

【来源】本品为伞形科植物柴胡 *Bupleurum chinense* DC. 和狭叶柴胡 *Bupleurum scorzonerifolium* Willd. 的干燥根。按性状不同，分别习称"北柴胡"和"南柴胡"。

【采收加工】春、秋二季采挖，除去茎叶和泥沙，干燥。

【产地】北柴胡主产于辽宁、河北、河南、甘肃等地；南柴胡主产于湖北、江苏、四川、云南、贵州等地。

【炮制】

（1）北柴胡　切厚片。

（2）醋北柴胡　照醋炙法炒干。

（3）南柴胡　切厚片。

（4）醋南柴胡　照醋炙法炒干。

【性状】

（1）北柴胡　呈圆柱形或长圆锥形。根头膨大，顶端残留 3～15 个茎基或短纤维状叶基，下部分枝。表面黑褐色或浅棕色，具纵皱纹、支根痕及皮孔。质硬而韧，不易折断，断面显纤维性，皮部浅棕色，木部黄白色。气微香，味微苦。

（2）南柴胡　根较细，圆锥形，顶端有多数细毛状枯叶纤维，下部多不分枝或稍分枝。表面红棕色或黑棕色，靠近根头处多具细密环纹。质稍软，易折断，断面略平坦，不显纤维性具败油气。

（3）北柴胡饮片　呈不规则厚片。外表皮黑褐色或浅棕色，具纵皱纹和支根痕。切面淡黄白色，纤维性。质硬。气微香，味微苦。

（4）醋北柴胡　形如北柴胡片，表面淡棕黄色，微有醋香气，味微苦。

（5）南柴胡饮片　呈类圆形或不规则片。外表皮红棕色或黑褐色。切面黄白色，平坦。具败油气。

（6）醋南柴胡　形如南柴胡片，微有醋香气。

【性能】辛、苦，微寒。疏散退热，疏肝解郁，升举阳气。

【用法与用量】3～10g。

龙胆 Longdan

【来源】本品为龙胆科植物条叶龙胆 *Gentiana manshurica* Kitag.、龙胆 *Gentiana scabra* Bge.、三花龙胆 *Gentiana triflora* Pall. 或坚龙胆 *Gentiana rigescens* Franch. 的干燥根及根茎。前三种习称"龙胆",后一种习称"坚龙胆"。

【采收加工】春、秋二季采挖,洗净,干燥。

【产地】龙胆主产于东北地区;坚龙胆主产于云南、四川等地。

【炮制】切段。

【性状】

(1) 龙胆　根茎呈不规则的块状,长 1～3cm,直径 0.3～1cm;表面暗灰棕色或深棕色,上端有茎痕或残留茎基,周围和下端着生多数细长的根。根圆柱形,略扭曲,长 10～20cm,直径 0.2～0.5cm;表面淡黄色或黄棕色,上部多有显著的横皱纹,下部较细,有纵皱纹及支根痕。质脆,易折断,断面略平坦,皮部黄白色或淡黄棕色,木部色较浅,呈点状环列。气微,味甚苦。

(2) 坚龙胆　表面无横皱纹,外皮膜质,易脱落,木部黄白色,易与皮部分离。

(3) 龙胆饮片　呈不规则形的段。根茎呈不规则块片,表面暗灰棕色或深棕色。根圆柱形,表面淡黄色至黄棕色,有的有横皱纹,具纵皱纹。切面皮部黄白色至棕黄色,木部色较浅。气微,味甚苦。

(4) 坚龙胆饮片　呈不规则形的段。根表面无横皱纹,膜质外皮已脱落,表面黄棕色至深棕色。切面皮部黄棕色,木部色较浅。气微,味甚苦。

【性能】苦,寒。清热燥湿,泻肝胆火。

【用法与用量】3～6g。

紫草 Zicao

【来源】本品为紫草科植物新疆紫草 *Arnebia euchroma* (Royle) Johnst. 或内蒙紫草 *Arnebia guttata* Bunge 的干燥根。

【采收加工】春、秋二季采挖,除去泥沙,干燥。

【产地】新疆紫草主产于新疆、西藏;内蒙紫草主产于内蒙古、甘肃。

【炮制】

(1) 新疆紫草　切厚片或段。

(2) 内蒙紫草　切薄片。

【性状】

(1) 新疆紫草(软紫草)　呈不规则的长圆柱形,多扭曲。表面紫红色或紫褐色,皮部疏松,呈条形片状,常 10 余层重叠,易剥落。顶端有的可见分歧的茎残基。体轻,质松软,易折断,断面不整齐,木部较小,黄白色或黄色。气特异,味微苦、涩。

(2) 内蒙紫草　呈圆锥形或圆柱形,扭曲。根头部略粗大,顶端有残茎 1 或多个,被短硬毛。表面紫红色或暗紫色,皮部较薄,常数层相叠,易剥离。质硬而脆,易折断,断面较整齐,皮部紫红色,木部较小,黄白色。气特异,味涩。

(3) 新疆紫草饮片　呈不规则的圆柱形切片或条形片状。紫红色或紫褐色。皮部深紫色。圆柱形切片,木部小而不明显,黄白色或黄色。

（4）内蒙紫草饮片　呈不规则的圆柱形切片或条形片状，质硬而脆。紫红色或紫褐色。皮部深紫色。圆柱形切片，木部较小，黄白色或黄色。

【性能】甘、咸，寒。清热凉血，活血解毒，透疹消斑。

【用法与用量】5～10g。外用适量，熬膏或用植物油浸泡涂擦。

丹参　Danshen

【来源】本品为唇形科植物丹参 *Salvia miltiorrhiza* Bge. 的干燥根和根茎。

【采收加工】春、秋二季采挖，除去泥沙，干燥。

【产地】主产于河北、安徽、江苏、四川等地。

【炮制】

（1）丹参　切厚片。

（2）酒丹参　照酒炙法炒干。

【性状】

（1）丹参　根茎短粗，顶端有时残留茎基。根数条，长圆柱形，略弯曲，有的分枝并具须状细根，长 10～20cm，直径 0.3～1cm。表面棕红色或暗棕红色，粗糙，具纵皱纹。老根外皮疏松，多显紫棕色，常呈鳞片状剥落。质硬而脆，断面疏松，有裂隙或略平整而致密，皮部棕红色，木部灰黄色或紫褐色，导管束黄白色，呈放射状排列。气微，味微苦涩。

栽培品较粗壮，直径 0.5～1.5cm。表面红棕色，具纵皱纹，外皮紧贴不易剥落。质坚实，断面较平整，略呈角质样。

（2）丹参饮片　呈类圆形或椭圆形的厚片。外表皮棕红色或暗棕红色，粗糙，具纵皱纹。切面有裂隙或略平整而致密，有的呈角质样，皮部棕红色，木部灰黄色或紫褐色，有黄白色放射状纹理。气微，味微苦涩。

（3）酒丹参　形如丹参片，表面红褐色，略具酒香气。

【性能】苦，微寒。活血祛瘀，通经止痛，清心除烦，凉血消痈。

【用法与用量】10～15g。

【注意事项】不宜与藜芦同用。

黄芩　HuangQin

【来源】本品为唇形科植物黄芩 *Scutellaria baicalensis* Georgi. 的干燥根。

【采收加工】春、秋二季采挖，除去须根和泥沙，晒后撞去粗皮，晒干。

【产地】主产于河北、山西、河南、陕西、内蒙古等地。

【炮制】

（1）黄芩片　除去杂质，置沸水中煮 10 分钟，取出，闷透，切薄片，干燥；或蒸半小时，取出，切薄片，干燥（注意避免暴晒）。

（2）酒黄芩　照酒炙法炒干。

【性状】

（1）黄芩　呈圆锥形，扭曲。表面棕黄色或深黄色，有稀疏的疣状细根痕，上部较粗糙，有扭曲的纵皱纹或不规则的网纹，下部有顺纹和细皱纹。质硬而脆，易折断，断面黄色，中心红棕色；老根中心呈枯朽状或中空，暗棕色或棕黑色。气微，味苦。栽培品较细长，多有分枝。表面浅黄棕色，外皮紧贴，纵皱纹较细腻。断面黄色或浅黄色，略呈角质样。味微苦。

（2）黄芩片　为类圆形或不规则形薄片。外表皮黄棕色或棕褐色。切面黄棕色或偶有黄绿色，具放射状纹理。

（3）酒黄芩　形如黄芩片。略带焦斑，微有酒香气。

【性能】苦，寒。清热燥湿，泻火解毒，止血，安胎。

【用法与用量】3～10g。

玄参　Xuanshen

【来源】本品为玄参科植物玄参 *Scrophularia ningpoensis* Hemsl. 的干燥根。

【采收加工】冬季茎叶枯萎时采挖，除去根茎、幼芽、须根及泥沙，晒或烘至半干，堆放 3～6 天，反复数次至干燥。

【产地】主产于浙江、江苏、四川、湖北等地。

【炮制】除去残留根茎和杂质，切薄片，干燥；或微泡，蒸透，稍晾，切薄片，干燥。

【性状】

（1）玄参　呈类圆柱形，中间略粗或上粗下细，有的微弯曲，似羊角状。表面灰黄色或灰褐色，有不规则的纵沟、横长皮孔样突起和稀疏的横裂纹和须根痕。质坚实，不易折断，断面黑色，微有光泽。气特异似焦糖，味甘、微苦。

（2）玄参饮片　呈类圆形或椭圆形的薄片。外表皮灰黄色或灰褐色。切面黑色，微有光泽，有的具裂隙。气特异似焦糖，味甘、微苦。

【性能】甘、苦、咸，微寒。清热凉血，滋阴降火，解毒散结。

【用法与用量】9～15g。

【注意事项】不宜与藜芦同用。

地黄　Dihuang

【来源】本品为玄参科植物地黄 *Rehmannia glutinosa* Libosch. 的新鲜或干燥块根。

【采收加工】秋季采挖，除去芦头、须根及泥沙，鲜用；或将地黄缓缓烘焙至约八成干。前者习称"鲜地黄"，后者习称"生地黄"。

【产地】主产于河南，为"四大怀药"之一。

【炮制】切厚片。

【性状】

（1）鲜地黄　呈纺锤形或条状。外皮薄，表面浅红黄色，具弯曲的纵皱纹、芽痕、横长皮孔样突起及不规则疤痕。肉质，易断，断面皮部淡黄白色，可见橘红色油点，木部黄白色，导管呈放射状排列。气微，味微甜、微苦。

（2）生地黄　多呈不规则的团块状或长圆形，中间膨大，两端稍细；有的细小，长条状，稍扁而扭曲。表面棕黑色或棕灰色，极皱缩，具不规则的横曲纹。体重，质较软而韧，不易折断，断面棕黑色或乌黑色，有光泽，具黏性。气微，味微甜。

（3）地黄饮片　呈类圆形或不规则的厚片。外表皮棕黑色或棕灰色，极皱缩，具不规则的横曲纹。切面棕黑色或乌黑色，有光泽，具黏性。气微，味微甜。

【性能】

（1）鲜地黄　甘、苦，寒；清热生津，凉血，止血。

（2）生地黄 甘，寒；清热凉血，养阴生津。

【用法与用量】鲜地黄 12～30g；生地黄 10～15g。

熟地黄 Shudihuang

【来源】本品为生地黄的炮制加工品。

【炮制】

（1）取生地黄，照酒炖法（黄酒为生地黄的 30%～50%）炖至酒吸尽，取出，晾晒至外皮黏液稍干时，切厚片或块，干燥，即得。

（2）取生地黄，照蒸法蒸至黑润，取出，晒至约八成干时，切厚片或块，干燥，即得。

【性状】呈不规则的块片、碎块，大小、厚薄不一。表面乌黑色，有光泽，黏性大。质柔软而带韧性，不易折断，断面乌黑色，有光泽。气微，味甜。

【性能】甘，微温。补血滋阴，益精填髓。

【用法与用量】9～15g。

巴戟天 Bajitian

【来源】本品为茜草科植物巴戟天 *Morinda officinalis* How 的干燥根。

【采收加工】全年均可采挖，洗净，除去须根，晒至六七成干，轻轻捶扁，晒干。

【产地】主产于广东、广西、福建等地。

【炮制】

（1）巴戟天 除去杂质。

（2）巴戟肉 照蒸法蒸透，趁热除去木心，切段。

（3）盐巴戟天 照盐蒸法蒸透，趁热除去木心，切段。

（4）制巴戟天 取甘草（用量为巴戟天的 6%），捣碎，加水煎汤，去渣，加入净巴戟天拌匀，照煮法煮透，趁热除去木心，切段，干燥。

【性状】

（1）巴戟天 呈扁圆柱形，略弯曲，长短不一。表面灰黄色或暗灰色，具纵纹和横裂纹，有的皮部横向断离露出木部；质韧，断面皮部厚，紫色或淡紫色，易与木部剥离；木部坚硬，黄棕色或黄白色。气微，味甘而微涩。

（2）巴戟肉 呈扁圆柱形短段或不规则块。表面灰黄色或暗灰色，具纵纹和横裂纹。切面皮部厚，紫色或淡紫色，中空。气微，味甘而微涩。

（3）盐巴戟天 形如巴戟肉。气微，味甘、咸而微涩。

（4）制巴戟天 形如巴戟肉。气微，味甘而微涩。

【性能】甘、辛，微温。补肾阳，强筋骨，祛风湿。

【用法与用量】3～10g。

桔梗 Jiegeng

【来源】本品为桔梗科植物桔梗 *Platycodon grandiflorum*（Jacq.）A. DC. 的干燥根。

【采收加工】春、秋二季采挖，洗净，除去须根，趁鲜剥去外皮或不去外皮，干燥。

【产地】主产于东北、华北地区。

【炮制】切厚片。

【性状】

（1）桔梗 呈圆柱形或略呈纺锤形，下部渐细，有的有分枝，略扭曲。表面淡黄白色至黄色，不去外皮者表面黄棕色至灰棕色，具纵扭皱沟，并有横长的皮孔样斑痕及支根痕，上部有横纹。有的顶端有较短的根茎或不明显，其上有数个半月形茎痕（习称"芦碗"）。质脆，断面不平坦，形成层环棕色，皮部黄白色，有裂隙，木部淡黄色。气微，味微甜后苦。

（2）桔梗饮片 呈椭圆形或不规则厚片。外皮多已除去或偶有残留。切面皮部黄白色，较窄；形成层环纹明显，棕色；木部宽，有较多裂隙。气微，味微甜后苦。

【性能】苦、辛，平。宣肺，利咽，祛痰，排脓。

【用法与用量】3～10g。

党参 Dangshen

【来源】本品为桔梗科植物党参 *Codonopsis pilosula*（Franch.）Nannf.、素花党参 *Codonopsis pilosula Nannf. var. modesta*（Nannf.）L. T. Shen 或川党参 *Codonopsis tangshen* Oliv. 的干燥根。

【采收加工】秋季采挖，洗净，晒干。

【产地】主产于山西、甘肃、陕西、四川等地。

【炮制】

（1）党参片 切厚片。

（2）米炒党参 照炒法用米（用量为药物的 20%）拌炒至表面深黄色，取出，筛去米，放凉。

【性状】

（1）党参 呈长圆柱形，稍弯曲，长 10～35cm，直径 0.4～2cm。表面灰黄色、黄棕色至灰棕色，根头部有多数疣状突起的茎痕及芽，每个茎痕的顶端呈凹下的圆点状；根头下有致密的环状横纹，向下渐稀疏，有的达全长的一半，栽培品环状横纹少或无；全体有纵皱纹和散在的横长皮孔样突起，支根断落处常有黑褐色胶状物。质稍柔软或稍硬而略带韧性，断面稍平坦，有裂隙或放射状纹理，皮部淡棕黄色至黄棕色，木部淡黄色至黄色。有特殊香气，味微甜。

（2）素花党参（西党参） 长 10～35cm，直径 0.5～2.5cm。表面黄白色至灰黄色，根头下致密的环状横纹常达全长的一半以上。断面裂隙较多，皮部灰白色至淡棕色。

（3）川党参 长 10～45cm，直径 0.5～2cm。表面灰黄色至黄棕色，有明显不规则的纵沟。质较软而结实，断面裂隙较少，皮部黄白色。

（4）党参片 呈类圆形的厚片。外表皮灰黄色、黄棕色至灰棕色，有时可见根头部有多数疣状突起的茎痕和芽。切面皮部淡棕黄色至黄棕色，木部淡黄色至黄色，有裂隙或放射状纹理。有特殊香气，味微甜。

（5）米炒党参 形如党参片，表面深黄色，偶有焦斑。

【性能】甘，平。健脾益肺，养血生津。

【用法与用量】9～30g。

【注意事项】不宜与藜芦同用。

木香　Muxiang

【来源】 本品为菊科植物木香 *Aucklandia lappa* Decne 的干燥根。

【采收加工】 秋、冬二季采挖，除去泥沙和须根，切段，大的再纵剖成瓣，干燥后撞去粗皮。

【产地】 主产于云南。

【炮制】

（1）木香　切厚片。

（2）煨木香　取未干燥的木香片，在铁丝匾中，用一层草纸，一层木香片，间隔平铺数层，置炉火旁或烘干室内，烘煨至木香中所含的挥发油渗至纸上，取出。

【性状】

（1）木香　呈圆柱形或半圆柱形。表面黄棕色至灰褐色，有明显的皱纹、纵沟及侧根痕。质坚，不易折断，断面灰褐色至暗褐色，周边灰黄色或浅棕黄色，形成层环棕色，有放射状纹理及散在的褐色点状油室。气香特异，味微苦。

（2）木香饮片　呈类圆形或不规则的厚片。外表皮黄棕色至灰褐色，有纵皱纹。切面棕黄色至棕褐色，中部有明显菊花心状的放射纹理，形成层环棕色，褐色油点（油室）散在。气香特异，味微苦。

（3）煨木香　形如木香片。气微香，味微苦。

【性能】 辛、苦，温。行气止痛，健脾消食。

【用法与用量】 3～6g。

白术　Baizhu

【来源】 本品为菊科植物白术 *Atractylodes macrocephala* Koidz. 的干燥根茎。

【采收加工】 冬季下部叶枯黄、上部叶变脆时采挖，除去泥沙，烘干或晒干，再除去须根。

【产地】 主产于浙江、湖北、湖南、江西等地。

【炮制】

（1）白术　切厚片。

（2）麸炒白术　将蜜炙麸皮（用量为白术的 10％）撒入热锅内，待冒烟时加入白术片，炒至黄棕色、逸出焦香气，取出，筛去蜜炙麸皮。

【性状】

（1）白术　呈不规则的肥厚团块。表面灰黄色或灰棕色，有瘤状突起及断续的纵皱和沟纹，并有须根痕，顶端有残留茎基和芽痕。质坚硬不易折断，断面不平坦，黄白色至淡棕色，有棕黄色的点状油室散在；烘干者断面角质样，色较深或有裂隙。气清香，味甘、微辛，嚼之略带黏性。

（2）白术饮片　呈不规则的厚片。外表皮灰黄色或灰棕色。切面黄白色至淡棕色，散生棕黄色的点状油室，木部具放射状纹理；烘干者切面角质样，色较深或有裂隙。气清香，味甘、微辛，嚼之略带黏性。

（3）麸炒白术　形如白术片，表面黄棕色，偶见焦斑。略有焦香气。

【性能】 苦、甘，温。健脾益气，燥湿利水，止汗，安胎。

【用法与用量】6～12g。

◁ 苍术　Cangzhu ▷

【来源】本品为菊科植物茅苍术 *Atractylodes lancea* （Thunb.）DC. 或北苍术 *Atractylodes chinensis* （DC.）Koidz 的干燥根茎。

【采收加工】春、秋二季采挖，除去泥沙，晒干，撞去须根。

【产地】茅苍术主产于江苏、湖北、河南等地，以产于江苏茅山一带者质量最好，故名茅苍术。北苍术主产于内蒙古、山西、辽宁等地。

【炮制】

（1）苍术　切厚片。

（2）麸炒苍术　照麸炒法炒至表面深黄色。

【性状】

（1）茅苍术　呈不规则连珠状或结节状圆柱形，略弯曲，偶有分枝。表面灰棕色，有皱纹、横曲纹及残留须根，顶端具茎痕或残留茎基。质坚实，断面黄白色或灰白色，散有多数橙黄色或棕红色油室（习称"朱砂点"），暴露稍久，可析出白色细针状结晶（苍术醇）。气香特异，味微甘、辛、苦。

（2）北苍术　呈疙瘩块状或结节状圆柱形。表面黑棕色，除去外皮者黄棕色。质较疏松，断面散有黄棕色油室。香气较淡，味辛、苦。

（3）苍术饮片　呈不规则类圆形或条形厚片。外表皮灰棕色至黄棕色，有皱纹，有时可见根痕。切面黄白色或灰白色，散有多数橙黄色或棕红色油室，有的可析出白色细针状结晶。气香特异，味微甘、辛、苦。

（4）麸炒苍术　形如苍术片，表面深黄色，散有多数棕褐色油室。有焦香气。

【性能】辛、苦，温。燥湿健脾，祛风散寒，明目。

【用法与用量】3～9g。

◁ 泽泻　Zexie ▷

【来源】本品为泽泻科植物泽泻 *Alisma orientalis* （Sam.）Juzep. 的干燥块茎。

【采收加工】冬季茎叶开始枯萎时，采挖，洗净，干燥，除去须根和粗皮。

【产地】主产于福建、四川、江西等地。

【炮制】

（1）切厚片。

（2）盐泽泻　照盐水炙法炒干。

【性状】

（1）泽泻　呈类球形、椭圆形或卵圆形，长 2～7cm，直径 2～6cm。表面淡黄色至淡黄棕色，有不规则的横向环状浅沟纹和多数细小突起的须根痕，底部有的有瘤状芽痕。质坚实，断面黄白色，粉性，有多数细孔。气微，味微苦。

（2）泽泻饮片　呈圆形或椭圆形厚片。外表皮淡黄色至淡黄棕色，可见细小突起的须根痕。切面黄白至淡黄色，粉性，有多数细孔。气微，味微苦。

（3）盐泽泻　形如泽泻片，表面淡黄棕色或黄褐色，偶见焦斑。味微咸。

【性能】甘、淡，寒。利水渗湿，泄热，化浊降脂。

【用法与用量】6～10g。

[*] 半夏　Banxia

【来源】本品为天南星科植物半夏 *Pinellia ternata*（Thunb.）Breit 的干燥块茎。

【采收加工】夏、秋二季采挖，洗净，除去外皮和须根，晒干。

【产地】主产于四川、湖北、河南、贵州、安徽等地。

【性状】呈类球形，有的稍偏斜。表面白色或浅黄色，顶端有凹陷的茎痕，周围密布麻点状根痕；下面钝圆，较光滑。质坚实，断面洁白，富粉性。气微，味辛辣、麻舌而刺喉。

【性能】辛、温；有毒。燥湿化痰，降逆止呕，消痞散结。

【用法与用量】内服一般炮制后使用，3～9g。外用适量，磨汁涂或研末以酒调敷患处。

【注意事项】不宜与川乌、制川乌、草乌、制草乌、附子同用；生品内服宜慎。

法半夏　Fabanxia

本品为半夏的炮制加工品。

【炮制】取半夏，大小分开，用水浸泡至内无干心，取出；另取甘草适量，加水煎煮二次，合并煎液，倒入用适量水制的石灰液中，搅匀，加入上述已浸透的半夏，浸泡，每日搅拌 1～2 次，并保持浸液 pH 值 12 以上，至剖面黄色均匀，口尝微有麻舌感时，取出，洗净，阴干或烘干，即得。每 100kg 净半夏，用甘草 15kg、生石灰 10kg。

【性状】呈类球形或破碎成不规则颗粒状。表面淡黄白色、黄色或棕黄色。质较松脆或硬脆，断面黄色或淡黄色，颗粒者质稍硬脆。气微，味淡略甘、微有麻舌感。

【性能】辛，温。燥湿化痰。

【用法与用量】3～9g。

【注意事项】不宜与川乌、制川乌、草乌、制草乌、附子同用。

姜半夏　Jiangbanxia

本品为半夏的炮制加工品。

【炮制】取净半夏，大小分开，用水浸泡至内无干心时，取出；另取生姜切片煎汤，加白矾与半夏共煮透，取出，晾干，或晾至半干，干燥；或切薄片，干燥。每 100kg 净半夏，用生姜 25kg、白矾 12.5kg。

【性状】呈片状、不规则颗粒状或类球形。表面棕色至棕褐色。质硬脆，断面淡黄棕色，常具角质样光泽。气微香，味淡、微有麻舌感，嚼之略粘牙。

【性能】辛、温。温中化痰，降逆止呕。

【用法与用量】3～9g。

【注意事项】不宜与川乌、制川乌、草乌、制草乌、附子同用。

[*] 清半夏　Qingbanxia

本品为半夏的炮制加工品。

【炮制】取净半夏，大小分开，用 8% 白矾溶液浸泡或煮至内无干心，口尝微有麻舌感，取出，洗净，切厚片，干燥。每 100kg 净半夏，煮法用白矾 12.5kg，浸泡法用白矾 20kg。

【性状】呈椭圆形、类圆形或不规则的片。切面淡灰色至灰白色或黄白色至黄棕色，可见灰白色点状或短线状维管束迹，有的残留栓皮处下方显淡紫红色斑纹。质脆，易折断，断面略呈粉性或角质样。气微，味微涩、微有麻舌感。

【性能】辛、温。燥湿化痰。

【用法与用量】3～9g。

【注意事项】不宜与川乌、制川乌、草乌、制草乌、附子同用。

石菖蒲　Shichangpu

【来源】本品为天南星科植物石菖蒲 *Acorus tatarinowii* Schott. 的干燥根茎。

【采收加工】秋、冬二季采挖，除去须根和泥沙，晒干。

【产地】主产于四川、浙江、江苏等地。

【炮制】切厚片。

【性状】

（1）石菖蒲　呈扁圆柱形，多弯曲，常有分枝，长 3～20cm，直径 0.3～1cm。表面棕褐色或灰棕色，粗糙，有疏密不匀的环节，节间长 0.2～0.8cm，具细纵纹，一面残留须根或圆点状根痕；叶痕呈三角形，左右交互排列，有的其上有毛鳞状的叶基残余。质硬，断面纤维性，类白色或微红色，内皮层环明显，可见多数维管束小点及棕色油细胞。气芳香，味苦、微辛。

（2）石菖蒲饮片　呈扁圆形或长条形的厚片。外表皮棕褐色或灰棕色，有的可见环节及根痕。切面纤维性，类白色或微红色，有明显环纹及油点。气芳香，味苦、微辛。

【性能】辛、苦、温。开窍豁痰，醒神益智，化湿开胃。

【用法与用量】3～10g。

百部　Baibu

【来源】本品为百部科植物直立百部 *Stemona sessilifolia*（Miq.）Miq、蔓生百部 *Stemona japonica*（Bl.）Miq. 或对叶百部 *Stemona tuberosa* Lour. 的干燥块根。

【采收加工】春、秋二季采挖，除去须根，洗净，置沸水中略烫或蒸至无白心，取出，晒干。

【产地】主产于华东、中南、华南等地区

【炮制】

（1）切厚片。

（2）蜜百部　照蜜（用量为净百部的 12.5％）炙法炒至不粘手。

【性状】

（1）直立百部　呈纺锤形，上端较细长，皱缩弯曲，长 5～12cm，直径 0.5～1cm。表面黄白色或棕黄色，有不规则深纵沟，间或有横皱纹。质脆，易折断，断面平坦，角质样，淡黄棕色或黄白色，皮部较宽，中柱扁缩。气微，甘、苦。

（2）蔓生百部　两端稍狭细，表面多不规则皱褶和横皱纹。

（3）对叶百部　呈长纺锤形或长条形，长 8～24cm，直径 0.8～2cm。表面浅黄棕色至灰棕色，具浅纵皱纹或不规则纵槽。质坚实，断面黄白色至暗棕色，中柱较大，髓部类

白色。

（4）百部饮片　呈不规则厚片或不规则条形斜片。表面灰白色、棕黄色，有深纵皱纹；切面灰白色、淡棕色或黄白色，角质样；皮部较厚，中柱扁缩，质韧软。气微、味甘、苦。

（5）蜜百部　形同百部片，表面棕黄色或褐棕色，略带焦斑，稍有黏性，味甜。

【性能】甘、苦，微温。润肺下气止咳，杀虫灭虱。蜜百部润肺止咳。

【用法与用量】3～9g。外用适量，水煎或酒浸。

川贝母　Chuanbeimu

【来源】本品为百合科植物川贝母 *Fritillaria cirrhosa* D. Don、暗紫贝母 *Fritillaria. unibracteata* Hsiao et K. C. Hsia、甘肃贝母 *Fritillaria. przewalskii* Maxim. 或梭砂贝母 *Fritillaria. delavayi* Franch. 、太白贝母 *Fritillaria taipaiensis* P. Y. Li 或瓦布贝母 *Fritillaria taipaiensis* P. Y. Li 的干燥鳞茎。按性状不同分别习称"松贝""青贝""炉贝"和"栽培品"。

【采收加工】夏、秋二季或积雪融化后采挖，除去须根、粗皮及泥沙，晒干或低温干燥。

【产地】主产于四川、青海、云南、甘肃等地。

【性状】

（1）松贝　呈类圆锥形或近球形，高 0.3～0.8cm，直径 0.3～0.9cm。表面类白色。外层鳞叶 2 瓣大小悬殊，大瓣紧抱小瓣，未抱部分呈新月形，习称"怀中抱月"；顶部闭合，内有类圆柱形、顶端稍尖的心芽和小鳞叶 1～2 枚；先端钝圆或稍尖，底部平，微凹入，中心有一灰褐色的鳞茎盘，偶有残存须根。质硬而脆，断面白色，富粉性。气微，味微苦。

（2）青贝　呈类扁球形，高 0.4～1.4cm，直径 0.4～1.6cm。外层鳞叶 2 瓣，大小相近，相对抱合，顶部开裂，内有心芽和小鳞叶 2～3 枚及细圆柱形的残茎。

（3）炉贝　呈长圆锥形，高 0.7～2.5cm，直径 0.5～2.5cm。表面类白色或浅棕黄色，有的具棕色斑点。外层鳞叶 2 瓣，大小相近，顶部开裂而略尖，基部稍尖或较钝。

（4）栽培品　呈类扁球形或短圆柱形，高 0.5～2cm，直径 1～2.5cm。表面类白色或浅棕黄色，稍粗糙，有的具浅黄色斑点。外层鳞叶 2 瓣，大小相近，顶部多开裂而较平。

【性能】苦、甘，微寒。清热润肺，化痰止咳，散结消痈。

【用法与用量】3～10g；研粉冲服，一次 1～2g。

【注意事项】不宜与川乌、制川乌、草乌、制草乌、附子同用。

郁金　Yujin

【来源】本品为姜科植物温郁金 *Curcuma Wenyujin* Y. H. Chen et C. Ling、姜黄 *Curcuma longa* L. 、广西莪术 *Curcuma kwangsiensis* S. G. Lee et C. F. Liang 或蓬莪术 *Curcuma phaeocaulis* Val. 的干燥块根。前两者分别习称"温郁金"和"黄丝郁金"，其余按性状不同习称"桂郁金"或"绿丝郁金"。

【采收加工】冬季茎叶枯萎后采挖，除去泥沙和细根，蒸或煮至透心，干燥。

【产地】温郁金主产于浙江，姜黄主产于四川，广西莪术主产于广西，蓬莪术主产于四川。

【炮制】切薄片。

【性状】

（1）温郁金　呈长圆形或卵圆形，稍扁，有的微弯曲，两端渐尖，长 3.5～7cm，直径

1.2～2.5cm。表面灰褐色或灰棕色，具不规则的纵皱纹，纵纹隆起处色较浅。质坚实，断面灰棕色，角质样；内皮层环明显。气微香味微苦。

（2）黄丝郁金　呈纺锤形，有的一端细长，长 2.5～4.5cm，直径 1～1.5cm。表面棕灰色或灰黄色，具细皱纹。断面橙黄色，外周棕黄色至棕红色。气芳香，味辛辣。

（3）桂郁金呈长圆锥形或长圆形，长 2～6.5cm，直径 1～1.8cm。表面具疏浅纵纹或较粗糙网状皱纹。气微，味微辛、苦。

（4）绿丝郁金　呈长椭圆形，较粗壮，长 1.5～3.5cm，直径 1～1.2cm。气微，味淡。

（5）郁金饮片　呈椭圆形或长条形薄片。外表皮灰黄色、灰褐色至灰棕色，具不规则的纵皱纹。切面灰棕色、橙黄色至灰黑色。角质样，内皮层环明显。

【性能】辛、苦，寒。活血止痛，行气解郁，清心凉血，利胆退黄。

【用法与用量】3～10g。

【注意事项】不宜与丁香、母丁香同用。

天麻 Tianma

【来源】本品为兰科植物天麻 *Gastrodia elata* Bl. 的干燥块茎。

【采收加工】立冬后至次年清明前采挖，立即洗净，蒸透，敞开低温干燥。春季长出茎叶，易于采挖，习称"春麻"；冬季茎叶枯萎，不易采挖，质优，习称"冬麻"。

【产地】主产于四川、云南、贵州等地。

【炮制】切薄片。

【性状】

（1）天麻　呈椭圆形或长条形，略扁，皱缩而稍弯曲。表面黄白色至黄棕色，有纵皱纹及由潜伏芽排列而成的横环纹多轮（习称"芝麻点"），有时可见棕褐色菌索。顶端有红棕色至深棕色鹦嘴状的芽或残留茎基（习称"鹦哥嘴"）；另端有圆脐形疤痕（习称"肚脐眼"）。质坚硬，不易折断，断面较平坦，黄白色至淡棕色，角质样（习称"蜡质样"）。气微，味甘。

（2）天麻饮片　呈不规则的薄片。外表皮淡黄色至黄棕色，有时可见点状排成的横环纹。切面黄白色至淡棕色，角质样，半透明。气微，味甘。

【性能】甘，平。归肝经。息风止痉，平抑肝阳，祛风通络。

【用法与用量】3～10g。

虎杖 Huzhang

【来源】本品为蓼科植物虎杖 *Polygonum cuspidatum* Sieb. et Zucc. 的干燥根茎和根。

【采收加工】春、秋二季采挖，除去须根，洗净，趁鲜切短段或厚片，晒干。

【产地】主产江苏、江西、山东、四川等地。

【炮制】切厚片。

【性状】呈圆柱形短段或不规则厚片。外皮棕褐色，有纵皱纹和须根痕。切面皮部较薄，木部宽广，棕黄色，射线放射状，皮部与木部较易分离。根茎髓中有隔或呈空洞状。质坚硬。气微，味微苦、涩。

【性能】微苦，微寒。利湿退黄，清热解毒，散瘀止痛，止咳化痰。

【用法与用量】9～15g。外用适量，制成煎液或油膏涂敷。

【注意事项】孕妇慎用。

川牛膝　Chuanniuxi

【来源】本品为苋科植物川牛膝 *Cyathula officinalis* Kuan 的干燥根。

【采收加工】秋、冬二季采挖，除去芦头、须根及泥沙，烘或晒至半干，堆放回润，再烘干或晒干。

【产地】主产于四川、贵州等地。

【炮制】

（1）川牛膝　切薄片。

（2）酒川牛膝　照酒炙法炒干。

【性状】

（1）川牛膝　呈近圆柱形，微扭曲，向下略细或有少数分枝。表面黄棕色或灰褐色，具纵皱纹、支根痕和多数横长的皮孔样突起。质韧，不易折断，断面浅黄色或棕黄色，维管束点状，排列成数轮同心环。气微，味甜。

（2）川牛膝饮片　呈圆形或椭圆形薄片。外表皮黄棕色或灰褐色。切面浅黄色至棕黄色，可见多数排列成数轮同心环的黄色点状维管束。气微，味甜。

（3）酒川牛膝　形如川牛膝片，表面棕黑色。微有酒香气，味甜。

【性能】甘、微苦，平。逐瘀通经，通利关节，利尿通淋。

【用法与用量】5～10g。

【注意事项】孕妇慎用。

银柴胡　Yinchaihu

【来源】本品为石竹科植物银柴胡 *Stellaria dichotoma* L. var. *lanceolata* Bge. 干燥根。

【采收加工】春、夏间植株萌发或秋后莲叶枯萎时采挖；栽培品于种植后第三年9月中旬或第四年4月中旬采挖，除去残茎、须根及泥沙，晒干。

【产地】主产于宁夏、甘肃、内蒙古等地。

【炮制】切厚片。

【性状】呈类圆柱形，偶有分枝。表面浅棕黄色至浅棕色，有扭曲的纵皱纹和支根痕，多具孔窝状或盘状凹陷，习称"砂眼"，从砂眼处折断可见棕色裂隙中有细砂散出。根头部略膨大，有密集的呈疣状突起的芽苞、茎或根茎的残基，习称"珍珠盘"。质硬而脆，易折断，断面不平坦，较疏松，有裂隙，皮部甚薄，木部有黄、白色相间的放射状纹理。气微，味甘。

【性能】甘，微寒。清虚热，除疳热。

【用法与用量】3～10g。

白头翁　Baitouweng

【来源】本品为毛茛科植物白头翁 *Pulsatilla chinensis*（Bge.）Rege 的干燥根。

【采收加工】春、秋二季采挖，除去泥沙，干燥。

【产地】主产于东北、华北、华东等地。

【炮制】切薄片。

【性状】

（1）白头翁　呈类圆柱形或圆锥形，稍扭曲。表面黄棕色或棕褐色，具不规则纵皱纹或纵沟，皮部易脱落，露出黄色的木部，有的有网状裂纹或裂隙，近根头处常有朽状凹洞。根头部稍膨大，有白色绒毛，有的可见鞘状叶柄残基。质硬而脆，断面皮部黄白色或淡黄棕色，木部淡黄色。气微，味微苦涩。

（2）白头翁饮片　呈类圆形的片。外表皮黄棕色或棕褐色，具不规则纵皱纹或纵沟，近根头部有白色绒毛。切面皮部黄白色或淡黄棕色，木部淡黄色。气微，味微苦涩。

【性能】苦，寒。清热解毒，凉血止痢。

【用法与用量】9～15g。

* 草乌　Caowu

【来源】本品为毛茛科植物北乌头 *Aconitum kusnezoffii* Reichb. 的干燥块根。

【采收加工】秋季茎叶枯萎时采挖，除去须根和泥沙，干燥。

【产地】主产于东北、华北等地，为野生品。

【炮制】生草乌除去杂质，洗净，干燥。

【性状】呈不规则长圆锥形，略弯曲。顶端常有残茎和少数不定根残基，有的顶端一侧有一枯萎的芽，一侧有一圆形或扁圆形不定根残基。表面灰褐色或黑棕褐色，皱缩，有纵皱纹、点状须根痕及数个瘤状侧根。质硬，断面灰白色或暗灰色，有裂隙，形成层环纹多角形或类圆形，髓部较大或中空。气微，味辛辣、麻舌。

【性能】辛、苦，热；有大毒。祛风除湿，温经止痛。

【用法与用量】一般炮制后用。

【注意事项】生品内服宜慎；孕妇禁用；不宜与半夏、瓜蒌、瓜蒌子、瓜蒌皮、天花粉、川贝母、浙贝母、平贝母、伊贝母、湖北贝母、白蔹、白及同用。

制草乌　Zhicaowu

【来源】本品为草乌的炮制加工品。

【制法】取草乌，大小个分开，用水浸泡至内无干心，取出，加水煮至取大个切开内无白心、口尝微有麻舌感时，取出，晾至六成干后切薄片，干燥。

【性状】呈不规则圆形或近三角形的片。表面黑褐色，有灰白色多角形的形成层环和点状维管束，并有空隙，周边皱缩或弯曲。质脆。气微，味微辛辣，稍有麻舌感。

【性能】辛、苦，热；有毒。祛风除湿，温经止痛。

【用法与用量】1.5～3g，宜先煎、久煎。

【注意事项】同制川乌。

赤芍　Chishao

【来源】本品为毛茛科植物芍药 *Paeonia lactiflora*. Pall. 或川赤芍 *Paeonia veitchii* Lynch 的干燥根。

【采收加工】春、秋二季采挖，除去根茎、须根及泥沙，晒干。

【产地】芍药主产于内蒙古、东北等地；川赤芍主产于四川。

【炮制】切厚片。

【性状】

（1）赤芍　呈圆柱形，稍弯曲。表面棕褐色，粗糙，有纵沟和皱纹，并有须根痕和横长的皮孔样突起，有的外皮易脱落。质硬而脆，易折断，断面粉白色或粉红色，皮部窄，木部放射状纹理明显，有的有裂隙。气微香，味微苦、酸涩。

（2）赤芍饮片　呈类圆形切片。外表皮棕褐色。切面粉白色或粉红色，皮部窄，木部放射状纹理明显，有的有裂隙。

【性能】苦，微寒。清热凉血，散瘀止痛。

【用法与用量】6～12g。

【注意事项】不宜与藜芦同用。

升麻　Shengma

【来源】本品为毛茛科植物大三叶升麻 *Cimicifuga heracleifolia* Kom.、兴安升麻 *Cimicifuga dahurica*（Turcz.）Maxim. 或升麻 *Cimicifuga foetida* L. 的干燥根茎。

【采收加工】秋季采挖，除去泥沙，晒至须根干时，燎去或除去须根，晒干。

【产地】主产于黑龙江、辽宁、山西等地。

【炮制】切厚片。

【性状】呈不规则的长形块状，多分枝，呈结节状。表面黑褐色或棕褐色，粗糙不平，有坚硬的细须根残留，上面有数个圆形空洞的茎基痕，洞内壁显网状沟纹；下面凹凸不平，具须根痕。体轻，质坚硬，不易折断，断面不平坦，有裂隙，纤维性，黄绿色或淡黄白色。气微，味微苦而涩。

【性能】辛、微甘，微寒。发表透疹，清热解毒，升举阳气。

【用法与用量】3～10g。

北豆根　Beidougen

【来源】本品为防己科植物蝙蝠葛 *Menispermum dauricum* DC. 的干燥根茎。

【采收加工】春、秋二季采挖，除去须根和泥沙，干燥。

【产地】主产于东北、河北、山东及山西等地。

【炮制】切厚片。

【性状】

（1）北豆根　呈细长圆柱形，弯曲，有分枝。表面黄棕色至暗棕色，多有弯曲的细根，并可见突起的根痕和纵皱纹，外皮易剥落。质韧，不易折断，断面不整齐，纤维细，木部淡黄色，呈放射状排列，中心有髓。气微，味苦。

（2）北豆根饮片　呈不规则的圆形厚片。表面淡黄色至棕褐色，木部淡黄色，呈放射状排列，纤维性，中心有髓，白色。气微，味苦。

【性能】苦，寒；有小毒。清热解毒，祛风止痛。

【用法与用量】3～9g。

苦参 Kushen

【来源】本品为豆科植物苦参 *Sophora flavescens* Ait. 的干燥根。

【采收加工】春、秋二季采挖，除去根头和小支根，洗净，干燥，或趁鲜切片，干燥。

【产地】主产于山西、河南、河北等地。

【炮制】切厚片。

【性状】

(1) 苦参　呈长圆柱形，下部常有分枝，长 10～30cm，直径 1～6.5cm。表面灰棕色或棕黄色，具纵皱纹和横长皮孔样突起，外皮薄，多破裂反卷，易剥落，剥落处显黄色，光滑。质硬，不易折断，断面纤维性；切面黄白色，具放射状纹理和裂隙，有的具异型维管束呈同心性环列或不规则散在。气微，味极苦。

(2) 苦参饮片　呈类圆形或不规则形的厚片。外表皮灰棕色或棕黄色，有时可见横长皮孔样突起，外皮薄，常破裂反卷或脱落，脱落处显黄色或棕黄色，光滑。切面黄白色，纤维性，具放射状纹理和裂隙，有的可见同心性环纹。气微，味极苦。

【性能】苦，寒。清热燥湿，杀虫，利尿。

【用法与用量】4.5～9g。外用适量，煎汤洗患处。

【注意事项】不宜与藜芦同用。

山豆根 Shandougen

【来源】本品为豆科植物越南槐 *Sophora tonkinensis* Gapnep. 的干燥根和根茎。

【采收加工】秋季采挖，除去杂质，洗净，干燥。

【产地】主产于广西、广东、贵州、云南等地。

【炮制】切厚片。

【性状】

(1) 山豆根　根茎呈不规则的结节状，顶端常残存茎基，其下着生根数条。根呈长圆柱形，常有分枝，长短不一。表面棕色至棕褐色，有不规则的纵皱纹及横长皮孔样突起。质坚硬，难折断，断面皮部浅棕色，木部淡黄色。有豆腥气，味极苦。

(2) 山豆根饮片　呈不规则的类圆形厚片。外表皮棕色至棕褐色。切面皮部浅棕色，木部淡黄色。有豆腥气，味极苦。

【性能】苦，寒；有毒。清热解毒，消肿利咽。

【用法与用量】3～6g。

葛根 Gegen

【来源】本品为豆科植物野葛 *Pueraria lobata* （Willd.） Ohwi 的干燥根。习称野葛。

【采收加工】秋、冬二季采挖，趁鲜切成厚片或小块，干燥。

【产地】全国各地均产。

【炮制】切厚片。

【性状】

(1) 葛根　呈纵切的长方形厚片或小方块。外皮淡棕色至棕色，有纵皱纹，粗糙。切面黄白色至淡黄棕色，有的纹理明显。质韧，纤维性强。气微，味微甜。

（2）葛根饮片　呈不规则的厚片、粗丝或边长为 0.5～1.2cm 的方块。切面浅黄棕色至棕黄色。质韧，纤维性强。气微，味微甜。

【性能】甘、辛，凉。解肌退热，生津止渴，透疹，升阳止泻，通经活络，解酒毒。

【用法与用量】10～15g。

< ＊粉葛　Fenge >

【来源】为豆科植物甘葛藤 *Pueraria thomsonii* Benth. 的干燥根。

【采收加工】秋、冬二季采挖，除去外皮，稍干，截段或再纵切两半或斜切成厚片，干燥。

【产地】全国各地均产。

【炮制】切厚片或切块。

【性状】

（1）粉葛　呈圆柱形、类纺锤形或半圆柱形；有的为纵切或斜切的厚片，大小不一。表面黄白色或淡棕色，未去外皮的呈灰棕色。体重，质硬，富粉性，横切面可见由纤维形成的浅棕色同心性环纹，纵切面可见由纤维形成的数条纵纹。气微，味微甘。

（2）粉葛片　呈不规则的厚片或立方块状。外表面黄白色或淡棕色。切面黄白色，横切面有时可见由纤维形成的浅棕色同心性环纹，纵切面可见由纤维形成的数条纵纹。体重，质硬，富粉性。气微，味微甜。

【性能】甘、辛，凉。解肌退热，生津止渴，透疹，升阳止泻，通经活络，解酒毒。

【用法与用量】10～15g。

< 北沙参　Beishashen >

【来源】本品为伞形科植物珊瑚菜 *Glehnia littoralis* Fr. Schmidt ex Miq. 的干燥根。

【采收加工】夏、秋二季采挖，除去须根，洗净，稍晾，置沸水中烫后，除去外皮，干燥。或洗净直接干燥。

【产地】主产于江苏、山东、福建、广东等地。

【炮制】切段。

【性状】呈细长圆柱形，偶有分枝。表面淡黄白色，略粗糙，偶有残存外皮，不去外皮的表面黄棕色。全体有细纵皱纹和纵沟，并有棕黄色点状细根痕；顶端常留有黄棕色根茎残基；上端稍细，中部略粗，下部渐细。质脆，易折断，断面皮部浅黄白色，木部黄色。气特异，味微甘。

【性能】甘、微苦，微寒。养阴清肺，益胃生津。

【用法与用量】5～12g。

【注意事项】不宜与藜芦同用。

< 白薇　Baiwei >

【来源】本品为萝藦科植物白薇 *Cynanchum atratum* Bge. 或蔓生白薇 *Cynanchum versicolor* Bge. 的干燥根及根茎。

【采收加工】春、秋二季采挖，洗净，干燥。

【产地】主产于山东、安徽、辽宁、河南、河北等地。

【炮制】切段。

【性状】根茎粗短，有结节，多弯曲。上面有圆形的茎痕，下面及两侧簇生多数细长的根。表面棕黄色。质脆，易折断，断面皮部黄白色，木部黄色。气微，味微苦。

【性能】苦、咸，寒。清热凉血，利尿通淋，解毒疗疮。

【用法与用量】5～10g。

天花粉 Tianhuafen

【来源】本品为葫芦科植物栝楼 *Trichosanthes kirilowii* Maxm. 或双边栝楼 *Trichosanthes rosthornii* Harms 的干燥根。

【采收加工】秋、冬二季采挖，洗净，除去外皮，切段或纵剖成瓣，干燥。

【产地】主产于河南、山东、江苏、安徽、四川等地。

【炮制】切厚片。

【性状】

（1）天花粉 呈不规则圆柱形、纺锤形或瓣块状。表面黄白色或淡棕黄色，有纵皱纹、细根痕及略凹陷的横长皮孔，有的有黄棕色外皮残留。质坚实，断面白色或淡黄色，富粉性，横切面可见黄色木质部，略呈放射状排列，纵切面可见黄色条纹状木质部。气微，味微苦。

（2）天花粉饮片 呈类圆形、半圆形或不规则形的厚片。外表皮黄白色或淡棕黄色。切面可见黄色木质部小孔，略呈放射状排列。气微，味微苦。

【性能】甘、微苦，微寒。清热泻火，生津止渴，消肿排脓。

【用法与用量】10～15g。

【注意事项】孕妇慎用；不宜与川乌、制川乌、草乌、制草乌、附子同用。

南沙参 Nanshashen

【来源】本品为桔梗科植物轮叶沙参 *Adenophora tetraphylla*（Thunb.）Fisch. 或沙参 *Adenophora stricta* Miq. 的干燥根。

【采收加工】春、秋二季采挖，除去须根，洗后趁鲜刮去粗皮，洗净，干燥。

【产地】主产于安徽、江苏、浙江、贵州等地。

【炮制】切厚片。

【性状】

（1）南沙参 呈圆锥形或圆柱形，略弯曲。表面黄白色或淡棕黄色，凹陷处常有残留粗皮，上部多有深陷横纹，呈断续的环状，下部有纵纹和纵沟。顶端具1或2个根茎。体轻，质松泡，易折断，断面不平坦，黄白色，多裂隙。气微，味微甘。

（2）南沙参饮片 呈圆形、类圆形或不规则形厚片。外表皮黄白色或淡棕黄色，切面黄白色，有不规则裂隙。气微，味微甘。

【性能】甘，微寒。养阴清肺，益胃生津，化痰，益气。

【用法与用量】9～15g。

【注意事项】不宜与藜芦同用。

紫菀　Ziwan

【来源】为菊科植物紫菀 *Aster tataricus* L. f. 的干燥根和根茎。

【采收加工】春、秋二季采挖，除去有节的根茎（习称"母根"）和泥沙，编成辫状晒干，或直接晒干。

【产地】主产于河北、安徽、河南、黑龙江、江西等地。

【炮制】

（1）紫菀　切厚片或段。

（2）蜜紫菀　照蜜炙法炒至不粘手。

【性状】

（1）紫菀　根茎呈不规则块状，大小不一，顶端有茎、叶的残基；质稍硬。根茎簇生多数细根，多编成辫状；表面紫红色或灰红色，有纵皱纹；质较柔韧。气微香，味甜、微苦。

（2）紫菀饮片　呈不规则的厚片或段。根外表皮紫红色或灰红色，有纵皱纹。切面淡棕色，中心具棕黄色的木心。气微香，味甜，微苦。

（3）蜜紫菀　形如紫菀片（段），表面棕褐色或紫棕色。有蜜香气，味甜。

【性能】辛、苦，温。润肺下气，消痰止咳。

【用法与用量】5～10g。

三棱　Sanleng

【来源】本品为黑三棱科植物黑三棱 *Sparganium stoloniferum* Buch. -Ham. 的干燥块茎。

【采收加工】冬季至次春采挖，洗净，削去外皮，晒干。

【产地】主产于江苏、河南、山东、江西等地。

【炮制】

（1）三棱　切薄片。

（2）醋三棱　照醋（用量为净三棱的15％）炙法炒至色变深。

【性状】

（1）三棱　呈圆锥形，略扁。表面黄白色或灰黄色，有刀削痕，小点状须根痕，略呈横向环状排列。体重，质坚实。气微，味淡，嚼之微有麻辣感。

（2）三棱饮片　呈类圆形的薄片。外表皮灰棕色。切面灰白色或黄白色，粗糙，有多数明显的细筋脉点。气微，味淡，嚼之微有麻辣感。

（3）醋三棱　形如三棱片，切面黄色至黄棕色，偶见焦黄斑，微有醋香气。

【性能】辛、苦，平。破血行气，消积止痛。

【用法与用量】5～10g。

【注意事项】孕妇禁用；不宜与芒硝、玄明粉同用。

* 天南星　Tiannanxing

【来源】本品为天南星科植物天南星 *Arisaema erubescens*（Wall.）Schott、异叶天南星 *Arisaema. heterophyllum* Bl. 或东北天南星 *Arisaema amurense* Maxim. 的干燥块茎。

【采收加工】秋、冬二季茎叶枯萎时采挖，除去须根及外皮，干燥。

【产地】天南星主产于陕西、甘肃、四川等地；异叶天南星主产于湖北、湖南、四川等地；东北天南星主产于东北、内蒙古、河北等地。

【炮制】除去杂质，洗净，干燥。

【性状】呈扁球形。表面类白色或淡棕色，较光滑，顶端有凹陷的茎痕，周围有麻点状根痕，有的块茎周边有小扁球状侧芽。质坚硬，不易破碎，断面不平坦，白色，粉性。气微辛，味麻辣。

【性能】苦、辛，温；有毒。散结消肿。

【用法与用量】外用生品适量，研末以醋或酒调敷患处。

【注意事项】孕妇慎用；生品内服宜慎。

《 制天南星　Zhitiannanxing 》

【来源】本品为天南星的炮制加工品。

【制法】取净天南星，大小个分开，用水浸泡，每日换水 2～3 次，如起白沫时，换水后加白矾（用量为净天南星的 2%），泡一日后，再进行换水，至切开口尝微有麻舌感时取出。将生姜片、白矾（用量均为净天南星的 12.5%）置锅内加适量水煮沸后，倒入天南星共煮至内无干心时取出，除去姜片，晾至四至六成干，切薄片，干燥。

【性状】呈类圆形或不规则形的薄片。黄色或淡棕色，质脆易碎，断面角质状。气微，味涩，微麻。

【性能】苦、辛，温；有毒。燥湿化痰，祛风止痉，散结消肿。

【用法与用量】3～9g。

【注意事项】孕妇慎用。

《 浙贝母　Zhebeimu 》

【来源】本品为百合科植物浙贝母 *Fritillaria thunbergii* Miq. 的干燥鳞茎。

【采收加工】初夏植株枯萎时采挖，洗净。大小分开，大者除去芯芽，习称"大贝"；小者不去芯芽，习称"珠贝"。分别撞擦，除去外皮，拌以煅过的贝壳粉，吸去擦出的浆汁，干燥；或取鳞茎，大小分开，洗净，除去芯芽，趁鲜切成厚片，洗净，干燥，习称"浙贝片"。

【产地】主产于浙江宁波地区、杭州笕桥，为浙江道地药材。

【炮制】切厚片，或打成碎块。

【性状】

（1）大贝　为鳞茎外层的单瓣鳞叶，略呈新月形，高 1～2cm，直径 2～3.5cm。外表面类白色至淡黄色，内表面白色或淡棕色，被有白色粉末。质硬而脆，易折断，断面白色至黄白色，富粉性。气微，味微苦。

（2）珠贝　为完整的鳞茎，呈扁圆形，高 1～1.5cm，直径 1～2.5cm。表面类白色，外层鳞叶 2 瓣，肥厚，略似肾形，互相抱合，内有小鳞叶 2～3 枚和干缩的残茎。

（3）浙贝片　为鳞茎外层的单瓣鳞叶切成的片。椭圆形或类圆形，直径 1～2cm，边缘表面淡黄色，切面平坦，粉白色。质脆，易折断，断面粉白色，富粉性。

【性能】苦，寒。清热化痰止咳，解毒散结消痈。

【用法与用量】5～10g。

【注意】不宜与川乌、制川乌、草乌、制草乌、附子同用。

黄精　Huangjing

【来源】本品为百合科植物滇黄精 *Polygonatum kingianum* Coll. et Hemsl.、黄精 *Polygonatum sibiricum* Red. 或多花黄精 *Polygonatum cyrtonema* Hua 的干燥根茎。

【采收加工】按形状不同，习称"大黄精""鸡头黄精""姜形黄精"。春、秋二季采挖，除去须根，洗净，置沸水中略烫或蒸至透心，干燥。

【产地】黄精主产于河北、内蒙古、陕西等地，滇黄精主产于贵州、广西、云南等地，多花黄精主产于贵州、湖南、云南、安徽、浙江等地。

【炮制】

（1）切厚片。

（2）酒黄精　照酒（用量为黄精的 20%）炖法或酒蒸法炖透或蒸透，切厚片，干燥。

【性状】

（1）大黄精　呈肥厚肉质的结节块状，结节长可达 10cm 以上，宽 3～6cm，厚 2～3cm。表面淡黄色至黄棕色，具环节，有皱纹及须根痕，结节上侧茎痕呈圆盘状，圆周凹入中部突出。质硬而韧，不易折断，断面角质，淡黄色至黄棕色。气微，味甜，嚼之有黏性。

（2）鸡头黄精　呈结节状弯柱形，长 3～10cm，直径 0.5～1.5cm。结节长 2～4cm，略呈圆锥形，常有分枝。表面黄白色或灰黄色，半透明，有纵皱纹，茎痕圆形，直径 0.5～0.8cm。

（3）姜形黄精　呈长条结节块状，长短不一，常数个块状结节相连。表面灰黄色或黄褐色，粗糙，结节上侧有突出的圆盘状茎痕，直径 0.8～1.5cm。味苦者不可药用。

（4）黄精饮片　呈不规则的厚片。外表皮淡黄色至黄棕色。切面略呈角质样，淡黄色至黄棕色，可见多数淡黄色筋脉小点。质稍硬而韧。气微，味甜，嚼之有黏性。

（5）酒黄精　呈不规则的厚片。表面棕褐色至黑色，有光泽，中心棕色至浅褐色，可见筋脉小点。质较柔软。味甜，微有酒香气。

【性能】甘，平。补气养阴，健脾，润肺，益肾。

【用法与用量】9～15g。

玉竹　Yuzhu

【来源】本品为百合科植物玉竹 *Polygonatum odoratum*（Mill.）Druce 的干燥根茎。

【采收加工】秋季采挖，除去须根，洗净，晒至柔软后，反复揉搓、晾晒至无硬心，晒干；或蒸透后，揉至半透明，晒干。

【产地】主产于河北、江苏等地。

【炮制】切厚片或段。

【性状】

（1）玉竹　呈长圆柱形，略扁，少有分枝。表面黄白色或淡黄棕色，半透明，具纵皱纹和微隆起的环节，有白色圆点状的须根痕和圆盘状茎痕。质硬而脆或稍软，易折断，断面角质样或显颗粒性。气微，味甘，嚼之发黏。

（2）玉竹饮片　呈不规则厚片或段。外表皮黄白色至淡黄棕色，半透明，有时可见环节。切面角质样或显颗粒性。气微，味甘，嚼之发黏。

【性能】甘，微寒。养阴润燥，生津止渴。

【用法与用量】6～12g。

天冬 Tiandong

【来源】本品为百合科植物天冬 *Asparagus cochinensis*（Lour.）Merr. 的干燥块根。

【采收加工】秋、冬二季采挖，洗净，除去茎基和须根，置沸水中煮或蒸至透心，趁热除去外皮，洗净，干燥。

【产地】主产于贵州、四川、广西等地。

【炮制】切薄片。

【性状】呈长纺锤形，略弯曲。表面黄白色至淡黄棕色，半透明，光滑或具深浅不等的纵皱纹，偶有残存的灰棕色外皮。质硬或柔润，有黏性，断面角质样，中柱黄白色。气微，味甜、微苦。

【性能】甘、苦，寒。养阴润燥，清肺生津。

【用法与用量】6～12g。

麦冬 Maidong

【来源】本品为百合科植物麦冬 *Ophiopogon Japonicus*（Thunb.）Ker-Gawl. 的干燥块根。

【采收加工】夏季采挖，洗净，反复暴晒、堆置，至七八成干，除去须根，干燥。

【产地】主产于四川、浙江、江苏、湖北等地。

【炮制】润透，轧扁。

【性状】

（1）麦冬 呈纺锤形，两端略尖。表面淡黄色或灰黄色，有细纵纹。质柔韧，断面黄白色，半透明，中柱细小。气微香，味甘、微苦。

（2）麦冬饮片 形如麦冬，或为轧扁的纺锤形块片。

【性能】甘、微苦，微寒。养阴生津，润肺清心。

【用法与用量】6～12g。

知母 Zhimu

【来源】本品为百合科植物知母 *Anemarrhena asphodeloides* Bge. 的干燥根茎。

【采收加工】春、秋二季采挖，除去须根和泥沙，晒干，习称"毛知母"；或除去外皮，晒干。

【产地】主产于河北、山西、陕西、内蒙古等地。

【炮制】

（1）知母 切厚片。

（2）盐知母 照盐水炙法炒干。

【性状】

（1）知母 呈长条状，微弯曲，略扁，偶有分枝，一端有浅黄色的茎叶残痕。表面黄棕色至棕色，上面有一凹沟具紧密排列的环状节，节上密生黄棕色的残存叶基，由两侧向根茎上方生长；下面隆起而略皱缩，并有凹陷或突起的点状根痕。质硬，易折断，断面黄白色。气微，味微甜、略苦，嚼之带黏性。

（2）知母饮片　呈不规则类圆形的厚片。外表皮黄棕色或棕色，可见少量残存的黄棕色叶基纤维和凹陷或突起的点状根痕。切面黄白色至黄色。气微，味微甜、略苦，嚼之带黏性。

（3）盐知母　形如知母片，色黄或微带焦斑。味微咸。

【性能】苦、甘，寒。清热泻火，滋阴润燥。

【用法与用量】6～12g。

‹ 山药　Shanyao ›

【来源】本品为薯蓣科植物薯蓣 *Dioscorea opposita* Thunb. 的干燥根茎。

【采收加工】冬季茎叶枯萎后采挖，切去根头，洗净，除去外皮和须根，干燥，习称"毛山药"；或除去外皮，趁鲜切厚片，干燥，称为"山药片"；也有选择肥大顺直的干燥山药，置清水中，浸至无干心，闷透，切齐两端，用木板搓成圆柱状，晒干，打光，习称"光山药"。

【产地】主产于河南温县、武陟、博爱、孟州等地，为四大怀药之一；江苏、广西、湖南等地亦产。

【炮制】

（1）山药　切厚片。

（2）麸炒山药　照麸炒法炒至黄色。

【性状】

（1）毛山药　本品略呈圆柱形，弯曲而稍扁。表面黄白色或淡黄色，有纵沟、纵皱纹及须根痕，偶有浅棕色外皮残留。体重，质坚实，不易折断，断面白色，粉性。气微，味淡、微酸，嚼之发黏。

（2）山药片　呈不规则的厚片，皱缩不平。切面白色或黄白色，质坚脆，粉性。气微，味淡、微酸。

（3）光山药　呈圆柱形，两端平齐。表面光滑，白色或黄白色。

（4）麸炒山药　形如毛山药片或光山药片，切面黄白色或微黄色，偶见焦斑，略有焦香气。

【性能】甘，平。补脾养胃，生津益肺，补肾涩精。麸炒山药补脾健胃。

【用法与用量】15～30g。

‹ 仙茅　Xianmao ›

【来源】本品为石蒜科植物仙茅 *Curculigo orchioides* Gaertn. 的干燥根茎。

【采收加工】秋、冬二季采挖，除去根头和须根，洗净，干燥。

【产地】主产于四川、云南、贵州等地。

【炮制】切段。

【性状】

（1）仙茅　呈圆柱形，略弯曲。表面棕色至褐色，粗糙；有细孔状的须根痕和横皱纹。质硬而脆，易折断，断面不平坦，灰白色至棕褐色，近中心处色较深。气微香，味微苦、辛。

（2）仙茅饮片 呈类圆形或不规则形的厚片或段。外表皮棕色至褐色，粗糙，有的可见纵横皱纹和细孔状的须根痕。切面灰白色至棕褐色，有多数棕色小点，中间有深色环纹。气微香，味微苦、辛。

【性能】辛，热；有毒。补肾阳，强筋骨，祛寒湿。

【用法与用量】3～10g。

莪术 Ezhu

【来源】本品为姜科植物蓬莪术 *Curcuma phaeocaulis* Val.、广西莪术 *Curcuma kwangsien sis* S. G. Lee et C. F. Liang 或温郁金 *Curcuma wenyujin* Y. H. Chen et C. Ling 的干燥根茎。后者习称"温莪术"。

【采收加工】冬季茎叶枯萎后采挖，洗净，蒸或煮至透心，晒干或低温干燥后除去须根和杂质。

【产地】主产于广西、四川、浙江等地。

【炮制】

（1）莪术 切厚片。

（2）醋莪术 照醋煮法煮至透心取出，稍凉，切厚片。

【性状】

（1）蓬莪术 呈卵圆形、长卵形、圆锥形或长纺锤形，顶端多钝尖，基部钝圆。表面灰黄色至灰棕色，上部环节突起，有圆形微凹的须根痕或残留的须根，有的两侧各有 1 列下陷的芽痕和类圆形的侧生根茎痕，有的可见刀削痕。体重，质坚实，断面灰褐色至蓝褐色，蜡样，常附有灰棕色粉末，皮层与中柱易分离，内皮层环纹棕褐色。气微香，味微苦而辛。

（2）广西莪术 环节稍突起，断面黄棕色至棕色，常附有淡黄色粉末，内皮层环纹黄白色。

（3）温莪术 断面黄棕色至棕褐色，常附有淡黄色至黄棕色的粉末。气香或微香。

（4）莪术片 呈类圆形或椭圆形的厚片。外表皮灰黄色或灰棕色，有时可见环节或须根痕。切面黄绿色、黄棕色或棕褐色，内皮层环纹明显，散在"筋脉"小点。气微香，味微苦而辛。

（5）醋莪术 形如莪术片，色泽加深，角质样，微有醋香气。

【性能】辛、苦，温。行气破血，消积止痛。

【用法与用量】6～9g。

【注意事项】孕妇禁用。

姜黄 Jianghuang

【来源】本品为姜科植物姜黄 *Curcuma longa* L. 的干燥根茎。

【采收加工】冬季茎叶枯萎时采挖，洗净，煮或蒸至透心，晒干，除去须根。

【产地】主产于四川、福建等地。

【炮制】切厚片。

【性状】

（1）姜黄 呈不规则卵圆形、圆柱形或纺锤形，常弯曲，有的具短叉状分枝。表面深黄色，粗糙，有皱缩纹理和明显环节，并有圆形分枝痕及须根痕。质坚实，不易折断，断面棕黄色至金黄色，角质样，有蜡样光泽，内皮层环纹明显，维管束呈点状散在。气香特异，味苦、辛。

（2）姜黄片　呈不规则或类圆形的厚片。外表皮深黄色，有时可见环节。切面棕黄色至金黄色，角质样，内皮层环纹明显，维管束呈点状散在。气香特异，味苦、辛。

【性能】辛、苦，温。破血行气，通经止痛。

【用法与用量】3～10g。外用适量。

远志　Yuanzhi

【来源】本品为远志科植物远志 *Polygala tenuifolia* Willd. 或卵叶远志 *Polygala sibirica* L. 的干燥根。

【采收加工】春、秋二季采挖，除去须根和泥沙，晒干。

【产地】主产于山西、陕西、吉林、河南等地。

【炮制】

（1）切段。

（2）制远志　取甘草（用量为远志的6%），加适量水煎汤，去渣，加入净远志，用文火煮至汤吸尽，取出，干燥。

【性状】

（1）远志　呈圆柱形，略弯曲。表面灰黄色至灰棕色，有较密并深陷的横皱纹、纵皱纹及裂纹，老根的横皱纹较密更深陷，略呈结节状。质硬而脆，易折断，断面皮部棕黄色，木部黄白色，皮部易与木部剥离。气微，味苦、微辛，嚼之有刺喉感。

（2）远志饮片　呈圆柱形的段。外表皮灰黄色至灰棕色，有横皱纹。切面棕黄色，中空。气微，味苦、微辛，嚼之有刺喉感。

（3）制远志　形如远志段，表面黄棕色。味微甜。

【性能】苦、辛，温。安神益智，交通心肾，祛痰，消肿。

【用法与用量】3～10g。

拳参　Quanshen

【来源】本品为蓼科植物拳参 *Polygonum historta* L. 的干燥根茎。

【采收加工】春初发芽时或秋季茎叶将枯萎时采挖，除去泥沙，晒干去须根。

【产地】主产于华北、西北及山东、江苏、湖北等地。

【炮制】切薄片。

【性状】

（1）拳参　呈扁长条形或扁圆柱形，弯曲，有的对卷弯曲，两端略尖，或一端渐细。表面紫褐色或紫黑色，粗糙，一面隆起，一面稍平坦或略具凹槽，全体密具粗环纹，有残留须根或根痕。质硬，断面浅棕红色或棕红色，维管束呈黄白色点状，排列成环。气微，味苦、涩。

（2）拳参饮片　呈类圆形或近肾形的薄片。外表皮紫褐色或紫黑色。切面棕红色或浅棕红色，平坦，近边缘有一圈黄白色小点（维管束）。气微，味苦、涩。

【性能】苦、涩，微寒。清热解毒，消肿，止血。

【用法与用量】5～10g。外用适量。

白蔹　Bailian

【来源】本品为葡萄科植物白蔹 *Ampelopsis japonica*（Thunb.）Makino 的干燥块根。

【采收加工】春、秋二季采挖，除去泥沙和细根，切成纵瓣或斜片，晒干。

【产地】主产于华东、华北及中南等地。

【炮制】切厚片。

【性状】纵瓣呈长圆形或近纺锤形。切面周边常向内卷曲，中部有一突起的棱线。外皮红棕色或红褐色，有纵皱纹、细横纹及横长皮孔，易层层脱落，脱落处呈淡红棕色。斜片呈卵圆形。切面类白色或浅红棕色，可见放射状纹理，周边较厚，微翘起或略弯曲。体轻，质硬脆，易折断，折断时，有粉尘飞出。气微，味甘。

【性能】苦，微寒。清热解毒，消痈散结，敛疮生肌。

【用法与用量】5～10g。外用适量，煎汤洗或研成极细粉敷患处。

【注意事项】不宜与川乌、制川乌、草乌、制草乌、附子同用。

独活　Duhuo

【来源】本品为伞形科植物重齿毛当归 *Angelica pubescens* Maxim. f. *biserrata* Shan et Yuan 的干燥根。

【采收加工】春初苗刚发芽或秋末茎叶枯萎时采挖，除去须根和泥沙，烘至半干，堆置2～3 天，发软后再烘至全干。

【产地】主产于四川、湖北、安徽等地。

【炮制】切薄片。

【性状】

（1）独活　根略呈圆柱形，下部 2～3 分枝或更多，长 10～30cm。根头部膨大，圆锥状，多横皱纹，直径1.5～3cm，顶端有茎、叶的残基或凹陷。表面灰褐色或棕褐色，具纵皱纹，有横长皮孔样突起及稍突起的细根痕。质较硬，受潮则变软，断面皮部灰白色，有多数散在的棕色油室，木部灰黄色至黄棕色，形成层环棕色。有特异香气，味苦、辛、微麻舌。

（2）独活片　呈类圆形薄片。外表皮灰褐色或棕褐色，具皱纹。切面皮部灰白色至灰褐色，有多数散在的棕色油点，木部灰黄色至黄棕色，形成层环棕色。有特异香气。味苦、辛、微麻舌。

【性能】辛、苦，微温。祛风除湿，通痹止痛。

【用法与用量】3～10g。

羌活　Qianghuo

【来源】本品为伞形科植物羌活 *Notopterygium incisum* Ting ex H. T. Chang 或宽叶羌活 *Notopterygium forbesii* Boiss. 的干燥根茎和根。

【采收加工】春、秋二季采挖，除去须根及泥沙，晒干。

【产地】主产于四川、甘肃、青海及云南等地。

【炮制】切厚片。

【性状】

（1）羌活　为圆柱状略弯曲的根茎，长 4～13cm，直径 0.6～2.5cm，顶端具茎痕。表面棕褐色至黑褐色，外皮脱落处呈黄色。节间缩短，呈紧密隆起的环状，形似蚕，习称"蚕羌"；节间延长，形如竹节状，习称"竹节羌"。节上有多数点状或瘤状突起的根痕及棕色破碎鳞片。体轻，质脆，易折断，断面不平整，有多数裂隙，皮部黄棕色至暗棕色，油润，有棕色油点，木部黄白色，射线明显，髓部黄色至黄棕色。气香，味微苦而辛。

（2）宽叶羌活　为根茎和根。根茎类圆柱形，顶端具茎和叶鞘残基，根类圆锥形，有纵皱纹和皮孔；表面棕褐色，近根茎处有较密的环纹，长 8～15cm，直径 1～3cm，习称"条羌"。有的根茎粗大，不规则结节状，顶部具数个茎基，根较细，习称"大头羌"。质松脆，易折断，断面略平坦，皮部浅棕色，木部黄白色，气味较淡。

（3）羌活片　呈类圆形、不规则形横切或斜切片。外表皮棕褐色至黑褐色。切面外侧棕褐色，木部黄白色，有的可见放射状纹理。体轻，质脆。气香，味微苦而辛。

【性能】辛、苦，温。解表散寒，祛风除湿，止痛。

【用法与用量】3～10g。

藁本　Gaoben

【来源】本品为伞形科植物藁本 *Ligusticum sinense* Oliv. 和辽藁本 *Ligusticum jeholense* Nakai et Kitag. 的干燥根茎和根。

【采收加工】秋季茎叶枯萎或次春出苗时采挖，除去泥沙，晒干或烘干。

【产地】主产于四川、湖南、辽宁、河北等地。

【炮制】切厚片。

【性状】

（1）藁本　根茎呈不规则结节状圆柱形，稍扭曲，有分枝，长 3～10cm，直径 1～2cm。表面棕褐色或暗棕色，粗糙，有纵皱纹，上侧残留数个凹陷的圆形茎基，下侧有多数点状突起的根痕和残根。体轻，质较硬，易折断，断面黄色或黄白色，纤维状。气浓香，味辛、苦、微麻舌。

（2）辽藁本　较小，根茎呈不规则的团块状或柱状，长 1～3 cm，直径 0.6～2cm。有多数细长弯曲的根。

（3）藁本片　呈不规则的厚片。外表皮棕褐色至黑褐色，粗糙。切面黄白色至浅黄褐色，具裂隙或孔洞，具纤维性。气浓香，味辛、苦、微麻舌。

（4）辽藁本片　外表皮可见根痕和残根突起呈毛刺状，或有呈枯朽空洞的老茎残基。切面木部有放射状纹理和裂隙。

【性能】辛，温。祛风，散寒，除湿，止痛。

【用法与用量】3～10g。

秦艽　Qinjiao

【来源】本品为龙胆科植物秦艽 *Gentiana macrophylla* Pall. 、麻花秦艽 *Gentiana straminea* Maxim. 、粗茎秦艽 *Gentiana crassicaulis* Duthie ex Burk. 或小秦艽 *Gentiana dahurica* Fisch. 的干燥根。前三种按性状不同分别习称"秦艽"和"麻花艽"，后一种习称"小

秦艽"。

【采收加工】春、秋二季采挖，除去泥沙；秦艽和麻花艽晒软，堆置"发汗"至表面呈红黄色或灰黄色时，摊开晒干，或不经"发汗"直接晒干；小秦艽趁鲜时搓去黑皮，晒干。

【产地】主产于陕西、甘肃、内蒙古、四川等地。

【炮制】切厚片。

【性状】

（1）秦艽　呈类圆柱形，上粗下细，扭曲不直，长10～30cm，直径1～3cm。表面黄棕色或灰黄色，有纵向或扭曲的纵皱纹，顶端有残存茎基纤维状叶鞘。质硬而脆，易折断，断面略显油性，皮部黄色或棕黄色，木部黄色。气特异，味苦、微涩。

（2）麻花艽　呈类圆锥形，多由数个小根扭曲合聚而膨大，直径可达7cm。表面棕褐色，粗糙，有裂隙呈网状孔纹。质松脆，易折断，断面多呈枯朽状。

（3）小秦艽　呈类圆锥形或类圆柱形，长8～15cm，直径0.2～1cm。表面棕黄色。主根通常1个，残存的茎基有纤维状叶鞘，下部多分枝。断面黄白色。

（4）秦艽片　呈类圆形的厚片。外表皮黄棕色、灰黄色或棕褐色，粗糙，有扭曲纵纹或网状孔纹。切面皮部黄色或棕黄色，木部黄色，有的中心呈枯朽状。气特异，味苦、微涩。

【性能】辛、苦，平。祛风湿，清湿热，止痹痛，退虚热。

【用法与用量】3～10g。

漏芦 Loulu

【来源】本品为菊科植物祁州漏芦 *Rhaponticum uniflorum*（L.）DC. 的干燥根。

【采收加工】春、秋二季采挖，除去须根和泥沙，晒干。

【产地】主产于河北、辽宁、山西等地。

【炮制】切厚片。

【性状】

（1）漏芦　呈圆锥形或扁片块状，多扭曲，长短不一，直径1～2.5cm。表面暗棕色、灰褐色或黑褐色，粗糙，具纵沟及菱形的网状裂隙。外层易剥落，根头部膨大，有残茎和鳞片状叶基，顶端有灰白色绒毛。体轻，质脆，易折断，断面不整齐，灰黄色，有裂隙，中心处裂隙有的呈星状，灰黑色或棕黑色。气特异，味微苦。

（2）漏芦片　呈类圆形或不规则的厚片。外表皮暗棕色至黑褐色，粗糙，有网状裂纹。切面黄白色至灰黄色，有放射状裂隙。气特异，味微苦

【性能】苦，寒。清热解毒，消痈，下乳，舒筋通脉。

【用法与用量】5～9g。

【注意事项】孕妇慎用。

香附 Xiangfu

【来源】本品为莎草科植物莎草 *Cyperus rotundus* L. 的干燥根茎。

【采收加工】秋季采挖，燎去毛须，置沸水中略煮或蒸透后晒干，或燎后直接晒干。

【产地】全国大部分地区均产，其中产于山东者称"东香附"。

【炮制】

（1）香附　切厚片或碾碎。

（2）醋香附　照醋炙法炒干。

【性状】

（1）香附　多呈纺锤形，有的略弯曲。表面棕褐色或黑褐色，有纵皱纹，并有 6~10 个略隆起的环节，节上有未除净的棕色毛须和须根断痕；去净毛须者较光滑，环节不明显。质硬，经蒸煮者断面黄棕色或红棕色，角质样；生晒者断面色白而显粉性，内皮层环纹明显，中柱色较深，点状维管束散在。气香，味微苦。

（2）香附饮片　呈不规则厚片或颗粒状。外表皮棕褐色或黑褐色，有时可见环节。切面色白或黄棕色，质硬，内皮层环纹明显。气香，味微苦。

（3）醋香附　形如香附片（粒），表面黑褐色。微有醋香气，味微苦。

【性能】辛、微苦、微甘，平。疏肝解郁，理气宽中，调经止痛。

【用法与用量】6~10g。

千年健　Qiannianjian

【来源】本品为天南星科植物千年健 *Homalomena occulta*（Lour.）Schott 的干燥根茎。

【采收加工】春、秋二季采挖，洗净，除去外皮，晒干。

【产地】主产于云南、广西等地。

【炮制】切片。

【性状】

（1）千年健　本品呈圆柱形，稍弯曲，有的略扁。表面黄棕色或红棕色，粗糙，可见多数扭曲的纵沟纹、圆形根痕及黄色针状纤维束。质硬而脆，断面红褐色，黄色针状纤维束多而明显，相对另一断面呈多数针眼状小孔及有少数黄色针状纤维束，可见深褐色具光泽的油点。气香，味辛、微苦。

（2）千年健饮片　呈类圆形或不规则形的片。外表皮黄棕色至红棕色，粗糙，有的可见圆形根痕。切面红褐色，具有众多黄色纤维束，有的呈针刺状。气香，味辛、微苦。

【性能】苦、辛，温。祛风湿，壮筋骨。

【用法与用量】5~10g。

高良姜　Gaoliangjiang

【来源】本品为姜科植物高良姜 *Alpinia officinarum* Hance 的干燥根茎。

【采收加工】夏末秋初采挖，除去须根和残留的鳞片，洗净，切段，晒干。

【产地】主产于广东、广西、台湾等地。

【炮制】切薄片。

【性状】

（1）高良姜　呈圆柱形，多弯曲，有分枝。表面棕红色至暗褐色，有细密的纵皱纹和灰棕色的波状环节，节间长 0.2~1cm，一面有圆形的根痕。质坚韧，不易折断，断面灰棕色或红棕色，纤维性，中柱约占 1/3。气香，味辛辣。

（2）高良姜片　呈类圆形或不规则形的薄片。外表皮棕红色至暗棕色，有的可见环节和须根痕。切面灰棕色至红棕色，外周色较淡，具多数散在的筋脉小点，中心圆形，约占 1/3。气香，味辛辣。

【性能】辛，热。温胃止呕，散寒止痛。

【用法与用量】3～6g。

胡黄连　Huhuanglian

【来源】本品为玄参科植物胡黄连 *Picrorhiza scrophulariiflora* Pennell 的干燥根茎。
【采收加工】秋季采挖，除去须根和泥沙，晒干。
【产地】主产于印度、尼泊尔等国。我国西藏、云南、四川等地有产。
【炮制】切薄片干燥或用时捣碎。
【性状】
(1) 胡黄连　呈圆柱形，略弯曲，偶有分枝。表面灰棕色至暗棕色，粗糙，有较密的环状节，具稍隆起的芽痕或根痕，上端密被暗棕色鳞片状的叶柄残基。体轻，质硬而脆，易折断，断面略平坦，淡棕色至暗棕色，木部有4～10个类白色点状维管束排列成环。气微，味极苦。
(2) 胡黄连饮片　呈不规则的圆形薄片。外表皮灰棕色至暗棕色。切面灰黑色或棕黑色，木部有4～10个类白色点状维管束排列成环。气微，味极苦。
【性能】苦，寒。退虚热，除疳热，清湿热。
【用法与用量】3～10g。

茜草　Qiancao

【来源】本品为茜草科植物茜草 *Rubia cordifolia* L. 的干燥根和根茎。
【采收加工】春、秋二季采挖，除去泥沙，干燥。
【产地】主产于陕西、安徽、江苏、山东、河南、陕西等地。
【炮制】
(1) 茜草　切厚片或段。
(2) 茜草炭　照炒炭法炒至表面焦黑色。
【性状】
(1) 茜草　根茎呈结节状，丛生粗细不等的根。根呈圆柱形，略弯曲；表面红棕色或暗棕色，具细纵皱纹和少数细根痕；皮部脱落处呈黄红色。质脆，易折断，断面平坦皮部菲薄，紫红色，木部宽广，浅黄红色，导管孔多数。气微，味微苦，久嚼刺舌。
(2) 茜草饮片　呈不规则的厚片或段。根呈圆柱形，外表皮红棕色或暗棕色，具细纵纹；皮部脱落处呈黄红色。切面皮部菲薄，紫红色，木部宽广，浅黄红色，导管孔多数。气微，味微苦，久嚼刺舌。
(3) 茜草炭　形如茜草片或段。表面黑褐色，内部棕褐色。气微，味苦、涩。
【性能】苦，寒。凉血，祛瘀，止血，通经。
【用法与用量】6～10g。

续断　Xuduan

【来源】本品为川续断科植物川续断 *Dipsacus asper* Wall. ex Henry 的干燥根。
【采收加工】秋季采挖，除去根头和须根，用微火烘至半干，堆置"发汗"至内部变绿色时，再烘干。

【产地】主产于四川、湖北、湖南、贵州等地。

【炮制】

（1）续断片　切厚片。

（2）酒续断　照酒炙法炒至微带黑色。

（3）盐续断　照盐炙法炒干。

【性状】

（1）续断　呈圆柱形，略扁，有的微弯曲。表面灰褐色或黄褐色，有稍扭曲或明显扭曲的纵皱及沟纹，可见横列的皮孔样斑痕和少数须根痕。质软，久置后变硬，易折断，断面不平坦，皮部墨绿色或棕色，外缘褐色或淡褐色，木部黄褐色，导管束呈放射状排列。气微香，味苦、微甜而后涩。

（2）续断片　呈类圆形或椭圆形的厚片。外表皮灰褐色至黄褐色，有纵皱。切面皮部墨绿色或棕褐色，木部灰黄色或黄褐色，可见放射状排列的导管束纹，形成层部位多有深色环。气微，味苦、微甜而涩。

（3）酒续断　形如续断片，表面浅黑色或灰褐色，略有酒香气。

（4）盐续断　形如续断片，表面黑褐色，味微咸。

【性能】苦、辛，微温。补肝肾，强筋骨，续折伤，止崩漏。

【用法与用量】9～15g。

射干　Shegan

【来源】本品为鸢尾科植物射干 *Belamcanda chinensis*（L.）DC. 的干燥根茎。

【采收加工】春初刚发芽或秋末茎叶枯萎时采挖，除去须根和泥沙，干燥。

【产地】主产于湖北、河南、江苏、安徽等地。

【炮制】切薄片。

【性状】

（1）射干　呈不规则结节状。表面黄褐色、棕褐色或黑褐色，皱缩，有较密的环纹。上面有数个圆盘状凹陷的茎痕，偶有茎基残存；下面有残留细根及根痕。质硬，断面黄色，颗粒性。气微，味苦、微辛。

（2）射干饮片　呈不规则形或长条形的薄片。外表皮黄褐色、棕褐色或黑褐色，皱缩，可见残留的须根和须根痕，有的可见环纹。切面淡黄色或鲜黄色，具散在筋脉小点或筋脉纹，有的可见环纹。气微，味苦、微辛。

【性能】苦，寒。清热解毒，消痰，利咽。

【用法与用量】3～10g。

芦根　Lugen

【来源】本品为禾本科植物芦苇 *Phragmites communis* Trin. 的新鲜或干燥根茎。

【采收加工】全年均可采挖，除去芽、须根及膜状叶，鲜用或晒干。

【产地】主产于安徽、江苏、浙江、湖北等地。

【炮制】

（1）鲜芦根　切段。

（2）芦根　切段。

【性状】

（1）鲜芦根　呈长圆柱形，有的略扁，长短不一，直径 1～2cm。表面黄白色，有光泽，外皮疏松可剥离，节呈环状，有残根和芽痕。体轻，质韧，不易折断。切断面黄白色，中空，壁厚 0.1～0.2cm，有小孔排列成环。气微，味甘。

（2）芦根　呈扁圆柱形。节处较硬，节间有纵皱纹。

（3）鲜芦根段　呈圆柱形段。表面黄白色，有光泽，节呈环状。切面黄白色，中空，有小孔排列成环。气微，味甘。

（4）芦根段　呈扁圆柱形段。表面黄白色，节间有纵皱纹。切面中空，有小孔排列成环。

【性能】甘，寒。清热泻火，生津止渴，除烦，止呕，利尿。

【用法与用量】15～30g；鲜品用量加倍，或捣汁用。

干姜　Ganjiang

【来源】本品为姜科植物姜 *Zingiber officinale* Rosc. 的干燥根茎。

【采收加工】冬季采挖，除去须根和泥沙，晒干或低温干燥。趁鲜切片晒干或低温干燥者称为"干姜片"。

【产地】主产于四川、广东、广西、湖北、贵州、福建等地。

【炮制】

（1）干姜　切厚片或块。

（2）姜炭　照炒炭法炒至表面黑色、内部棕褐色。

（3）炮姜　照烫法用砂烫至鼓起，表面棕褐色。

【性状】

（1）干姜　呈扁平块状，具指状分枝。表面灰黄色或浅灰棕色，粗糙，具纵皱纹和明显的环节。分枝处常有鳞叶残存，分枝顶端有茎痕或芽。质坚实，断面黄白色或灰白色，粉性或颗粒性，内皮层环纹明显，维管束及黄色油点散在。气香特异，味辛辣。

（2）干姜片　呈不规则纵切片或斜切片，具指状分枝。外表皮灰黄色或浅黄棕色，粗糙，具纵皱纹及明显的环节。切面灰黄色或灰白色，略显粉性，可见较多的纵向纤维，有的呈毛状。质坚实，断面纤维性。气香异，味辛辣。

（3）姜炭　形如干姜片块，表面焦黑色，内部棕褐色。体轻，质松脆。味微苦，微辣。

（4）炮姜　呈不规则膨胀的块状，具指状分枝。表面棕黑色或棕褐色。质轻泡，断面边缘处显棕黑色，中心棕黄色，细颗粒性，维管束散在。气香特异，味微辛、辣。

【性能】辛，热。温中散寒，回阳通脉，温肺化饮。

【用法与用量】3～10g。

重楼　Chonglou

【来源】本品为百合科植物云南重楼 *Paris polyphylla* Smith var. *yunnanensis* (Franch.) Hand.-Mazz. 或七叶一枝花 *Paris polyphylla* Smith var. *chinensis* (Franch.) Hara 的干燥根茎。

【采收加工】秋季采挖，除去须根，洗净，晒干。

【产地】主产于广西、云南、广东、华东等地。

【炮制】切薄片。

【性状】呈结节状扁圆柱形，略弯曲。表面黄棕色或灰棕色，外皮脱落处呈白色；密具层状突起的粗环纹，一面结节明显，结节上具椭圆形凹陷茎痕，另一面有疏生的须根或疣状须根痕。顶端具鳞叶和茎的残基。质坚实，断面平坦，白色至浅棕色，粉性或角质。气微，味微苦、麻。

【性能】苦，微寒；有小毒。清热解毒，消肿止痛，凉肝定惊。

【用法与用量】3～9g。外用适量，研末调敷。

土茯苓　Tufuling

【来源】本品为百合科植物光叶菝葜 *Smilax glabra* Roxb. 的干燥根茎。

【采收加工】夏、秋二季采挖，除去须根，洗净，干燥；或趁鲜切成薄片，干燥。

【产地】主产于广东、湖南、湖北、浙江、江西等地。

【炮制】未切片者，切薄片。

【性状】

（1）土茯苓　略呈圆柱形，稍扁或呈不规则条块，有结节状隆起，具短分枝。表面黄棕色或灰褐色，凹凸不平，有坚硬的须根残基，分枝顶端有圆形芽痕，有的外皮有不规则裂纹，并有残留的鳞叶。质坚硬。切片呈长圆形或不规则，边缘不整齐；切面类白色至淡红棕色，粉性，可见点状维管束及多数小亮点；质略韧，折断时有粉尘飞扬，以水湿润后有黏滑感。气微，味微甘、涩。

（2）土茯苓饮片　呈长圆形或不规则的薄片，边缘不整齐。切面黄白色或红棕色，粉性，可见点状维管束及多数小亮点；以水湿润后有黏滑感。气微，味微甘、涩。

【性能】甘、淡，平。解毒，除湿，通利关节。

【用法与用量】15～60g。

骨碎补　Gusuibu

【来源】本品为水龙骨科植物槲蕨 *Drynaria fortunei*（Kunze）J. Sm. 的干燥根茎。

【采收加工】全年均可采挖，除去泥沙，干燥，或再燎去茸毛（鳞片）。

【产地】主产于中南、西南及浙江、福建、台湾等地。

【炮制】

（1）骨碎补　切厚片。

（2）烫骨碎补　照烫法用砂烫至鼓起，撞去毛。

【性状】

（1）骨碎补　呈扁平长条状，多弯曲，有分枝，长 5～15cm，宽 1～1.5cm，厚 0.2～0.5cm。表面密被深棕色至暗棕色的小鳞片，柔软如毛，经火燎者呈棕褐色或暗褐色，两侧及上表面均具突起或凹下的圆形叶痕，少数有叶柄残基和须根残留。体轻，质脆，易折断，断面红棕色，维管束呈黄色点状，排列成环。气微，味淡、微涩。

（2）骨碎补片　呈不规则厚片。表面深棕色至棕褐色，常残留细小棕色的鳞片，有的可见圆形的叶痕。切面红棕色，黄色的维管束点状排列成环。气微，味淡、微涩。

（3）烫骨碎补　形如骨碎补或片，体膨大鼓起，质轻、酥松。

【性能】苦，温。疗伤止痛，补肾强骨；外用消风祛斑。

【用法与用量】3～9g。

白附子　Baifuzi

【来源】本品为天南星科植物独角莲 *Typhonium giganteum* Engl. 的干燥块茎。

【采收加工】秋季采挖，除去须根和外皮，晒干。

【产地】主产于河南、甘肃、湖北等地。

【炮制】

（1）生白附子　除去杂质。

（2）制白附子　取净白附子，分开大小个，浸泡，每日换水 2～3 次，数日后如起黏沫，换水后加白矾（用量为白附子的 2%），泡 1 日后再进行换水，至口尝微有麻舌感为度，取出。将生姜片、白矾粉（用量均为白附子的 12.5%）置锅内加适量水，煮沸后，倒入白附子共煮至无白心，捞出，除去生姜，晾至六七成干，切厚片，干燥。

【性状】

（1）生白附子　呈椭圆形或卵圆形。表面白色至黄白色，略粗糙，有环纹及须痕，顶端有茎痕或芽痕。质坚硬，断面白色，粉性。气微，味淡、麻辣刺舌。

（2）制白附子　呈圆形或椭圆形厚片。外表皮淡棕色，切面黄色，角质。味淡，微有麻舌感。

【性能】辛，温；有毒。祛风痰，定惊搐，解毒散结，止痛。

【用法与用量】3～6g。一般炮制后用，外用生品适量捣烂熬膏或研末以酒调敷患处。

【注意事项】孕妇慎用；生品内服宜慎。

乌药　Wuyao

【来源】本品为樟科植物乌药 *Lindera aggregata*（Sims）Kosterm. 的干燥块根。

【采收加工】全年均可采挖，除去细根，洗净，趁鲜切片，晒干，或直接晒干。

【产地】主产于浙江、安徽、江西、陕西等地。

【炮制】未切片者，切薄片。

【性状】

（1）乌药　多呈纺锤状，略弯曲，有的中部收缩成连珠状。表面黄棕色或黄褐色，有纵皱纹及稀疏的细根痕。质坚硬。切面黄白色或淡黄棕色，射线放射状，可见年轮环纹，中心颜色较深。气香，味微苦、辛，有清凉感。

质老、不呈纺锤状的直根，不可供药用。

（2）乌药片　呈类圆形的薄片。外表皮黄棕色或黄褐色。切面黄白色或淡黄棕色，射线放射状，可见年轮环纹。质脆。气香，味微苦、辛，有清凉感。

【性能】辛，温。行气止痛，温肾散寒。

【用法与用量】6～10g。

白前　Baiqian

【来源】本品为萝藦科植物柳叶白前 *Cynanchum stauntonii*（Decne.）Schltr. ex Levl. 或芫花叶白前 *Cynanchum glaucescens*（Decne.）Hand. - Mazz. 的干燥根茎和根。

【采收加工】秋季采挖，洗净，晒干。

【产地】主产于浙江、江苏、安徽等地。

【炮制】

(1) 白前　切段。

(2) 蜜白前　照蜜炙法炒至不粘手。

【性状】

(1) 柳叶白前　根茎呈细长圆柱形，有分枝，稍弯曲，长 4～15cm，直径 0.15～0.4cm。表面黄白色或黄棕色，节明显，节间长 1.5～4.5cm，顶端有残茎。质脆，断面中空。节处生纤细弯曲的根，长可达 10cm，直径不及 0.1cm，有多次分枝呈毛须状，常盘曲。气微，味微甜。

(2) 芫花叶白前　根茎较短小或略呈块状；表面灰绿色或灰黄色，节间长 1～2cm。质较硬。根稍弯曲，直径约 0.1cm，分枝少。

【性能】辛、苦，微温。降气，消痰，止咳。

【用法与用量】3～10g。

徐长卿　Xuchangqing

【来源】本品为萝摩科植物徐长卿 *Cynanchum paniculatum* （Bge.）Kitag. 的干燥根和根茎。

【产地】主产于江苏、安徽、河北、湖南等地。

【采收加工】秋季采挖，除去杂质，阴干。

【炮制】切段。

【性状】

(1) 徐长卿　根茎呈不规则柱状，有盘节，长 0.5～3.5cm，直径 0.2～0.4cm；有的顶端带有残茎，细圆柱形，断面中空；根茎节处周围着生多数根。根呈细长圆柱形，弯曲，长 10～16cm，直径 0.1～0.15cm。表面淡黄白色至淡棕黄色或棕色，具微细的纵皱纹，并有纤细的须根。质脆，易折断，断面粉性，皮部类白色或黄白色，形成层环淡棕色，木部细小。气香，味微辛凉。

(2) 徐长卿段　呈不规则的段。根茎有节，四周着生多数根。根圆柱形，表面淡黄白色至淡棕黄色或棕色，有细纵皱纹。切面粉性，皮部类白色或黄白色，形成层环淡棕色，木部细小。气香，味微辛凉。

【性能】辛，温。祛风，化湿，止痛，止痒。

【用法与用量】3～12g，后下。

商陆　Shanglu

【来源】本品为商陆科植物商陆 *Phytolacca acinosa* Roxb. 或垂序商陆 *Phytolacca americana* L. 的干燥根。

【采收加工】秋季至次春采挖，除去须根和泥沙，切成块或片，晒干或阴干。

【产地】商陆主产于河南、安徽、湖北等地；垂序商陆主产于山东、浙江、江西等地。

【炮制】

(1) 生商陆　切厚片或块。

（2）醋商陆　照醋（用量为商陆的 30％）炙法炒干。

【性状】

（1）生商陆　呈横切或纵切的不规则块片。外皮灰黄色或灰棕色。横切片弯曲不平，边缘皱缩，直径 2～8cm；切面浅黄棕色或黄白色，木部隆起，形成数个突起的同心性环轮（习称"罗盘纹"）。纵切片弯曲或卷曲，宽 1～2cm，木部呈平行条状突起。质硬。气微，味稍甜，久嚼麻舌。

（2）醋商陆　形如商陆片（块）。表面黄棕色，微有醋香气，味稍甜，久嚼麻舌。

【性能】苦，寒；有毒。逐水消肿，通利二便，外用解毒散结。

【用法与用量】3～9g。外用适量，煎汤熏洗。

【注意事项】孕妇禁用。

山慈菇　Shancigu

【来源】本品为兰科植物杜鹃兰 *Crmastra appendiculata*（D. Don）Makino、独蒜兰 *Pleione bulbocodioides*（Franch.）Rolfe 或云南独蒜兰 *Pleione yunnanensis* Rolfe 的干燥假鳞茎。前者习称"毛慈菇"，后二者习称"冰球子"。

【采收加工】夏、秋二季采挖，除去地上部分及泥沙，分开大小，置沸水锅中蒸煮至透心，干燥。

【产地】主产于四川、贵州等地。

【炮制】切薄片，或洗净干燥，用时捣碎。

【性状】

（1）毛慈菇　呈不规则扁球形或圆锥形，顶端渐突起，基部有须根痕。长 1.8～3cm，膨大部直径 1～2cm。表面黄棕色或棕褐色，有纵皱纹或纵沟，中部有 2～3 条微突起的环节，节上有鳞片叶干枯腐烂后留下的丝状纤维。质坚硬，难折断，断面灰白色或黄白色，略呈角质。气微，味淡，带黏性。

（2）冰球子　呈圆锥形、瓶颈状或不规则团块，直径 1～2cm，高 1.5～2.5cm。顶端渐尖，尖端断头处呈盘状，基部膨大且圆平，中央凹入，有 1～2 条环节，多偏向一侧。撞去外皮者表面黄白色，带表皮者浅棕色，光滑，有不规则皱纹。断面浅黄色，角质半透明。

【性能】甘、微辛，凉。清热解毒，化痰散结。

【用法与用量】3～9g。外用适量。

白及　Baiji

【来源】本品为兰科植物白及 *Bletilla striata*（Thunb.）Reichb. f. 的干燥块茎。

【采收加工】夏、秋二季采挖，除去须根，洗净，置沸水煮或蒸至无白心，晒至半干，除去外皮，晒干。

【产地】主产于贵州、四川、湖南、湖北、河南、浙江等地。

【炮制】切薄片。

【性状】

（1）白及　不规则扁圆形，多有 2～3 个爪状分枝。表面灰白色或黄白色，有数圈同心环节和棕色点状须痕，上面有突起的茎痕，下面有连接另一块茎的痕迹。质坚硬，不易折断，断面类白色，角质样。气微，味苦，嚼之有黏性。

（2）白及饮片　呈不规则的薄片。外表皮灰白色或黄白色。切面类白色，角质样，半透明，维管束小点状，散生。质脆。气微，味苦，嚼之有黏性。

【性能】苦、甘、涩，微寒。收敛止血，消肿生肌。

【用法与用量】6～15g；研末吞服 3～6g。外用适量。

【注意事项】不宜与川乌、制川乌、草乌、制草乌、附子同用。

金果榄　Jinguolan

【来源】本品为防己科植物青牛胆 Tinospora sagitata（Oliv.）Gagn. 或金果榄 Tinospora.capillipes Gagn. 的干燥块根。

【采收加工】秋、冬二季采挖，除去须根，洗净，晒干。

【产地】主产于广西、湖南、四川、贵州等地。

【炮制】切厚片。

【性状】

（1）金果榄　呈不规则圆块状。表面棕黄色或淡褐色，粗糙不平，有深皱纹。质坚硬，不易击碎、破开，横断面淡黄白色，导管束略呈放射状排列，色较深。气微，味苦。

（2）金果榄片　呈类圆形或不规则形的厚片。外表皮棕黄色至暗褐色，皱缩，凹凸不平。切面淡黄白色，有时可见灰褐色排列稀疏的放射状纹理，有的具裂隙。气微，味苦。

【性能】苦，寒。清热解毒，利咽，止痛。

【用法与用量】3～9g。外用适量，研末吹喉或醋磨涂敷患处。

红景天　Hongjingtian

【来源】本品为景天科植物大花红景天 Rhodiola crenulata（Hook. f. et Thoms.）H. Ohba 的干燥根和根茎。

【采收加工】秋季花茎凋枯后采挖，除去粗皮，洗净，晒干。

【产地】主产于西藏、四川、吉林等地。

【炮制】切片。

【性状】根茎呈圆柱形，粗短，略弯曲，少数有分枝，长 5～20cm，直径 2.9～4.5cm；表面棕色或褐色，粗糙有褶皱，剥开外表皮有一层膜质黄色表皮且具粉红色花纹；宿存部分老花茎，断面粉红色至紫红色，有一环纹；质轻，疏松。主根呈圆柱形，粗短，长约20cm，上部直径约1.5cm，侧根长10～30cm；断面橙红色或紫红色，有时具裂隙。气香，味微苦涩、后甜。

【性能】甘、苦，平。益气活血，通脉平喘。

【用法与用量】3～6g。

白茅根　Baimaogen

【来源】本品为禾本科植物白茅 Imperata cylindrica Beauv. var. major（Nees）C. E. Hubb. 的干燥根茎。

【采收加工】春、秋二季采挖，洗净，晒干，除去须根和膜质叶鞘，捆成小把。

【产地】全国大部分地区均产。

【炮制】

（1）白茅根　切段。

（2）茅根炭　照炒炭法炒至焦褐色。

【性状】

（1）白茅根　呈长圆柱形，表面黄白色或淡黄白色，微有光泽，具纵皱纹，节明显，稍突起，节间长短不等，约1.5～3cm。体轻，质略脆，断面皮部白色，多有裂隙，放射状排列，中柱淡黄色，易与皮部剥离。气微，味微甜。

（2）白茅根饮片　呈圆柱形的段。外表皮黄白色或淡黄色，微有光泽，具纵皱纹，有的可见稍隆起的节。切面皮部白色，多有裂隙，放射状排列，中柱淡黄色或中空，易与皮部剥离。气微，味微甜。

（3）茅根炭　形如白茅根段。表面黑褐色至黑色，具纵皱纹，有的可见淡棕色稍隆起的节。略具焦香气，味苦。

【性能】甘，寒。凉血止血，清热利尿。

【用法与用量】9～30g。

百合　Baihe

【来源】本品为百合科植物卷丹 *Lilium lancifolium* Thunb.、百合 *Lilium brownii* F. E. Brown var. *viridulum* Baker 或细叶百合 *Lilium pumilum* DC. 的干燥鳞叶。

【采收加工】秋季采挖，洗净，剥取鳞叶，置沸水略烫，干燥。

【产地】主产于湖南、浙江等地。

【炮制】

（1）百合　除去杂质。

（2）蜜百合　照蜜（用量为百合的5%）炙法炒至不粘手。

【性状】

呈长椭圆形，长2～5cm，宽1～2cm，中部厚0.13～0.4cm。表面黄白色至淡棕黄色，有的微带紫色，有数条纵直平行的白色维管束。顶端稍尖，基部较宽，边缘薄，微波状，略向内弯曲。质硬而脆，断面较平坦，角质样。气微，味微苦。

【性能】甘，寒。养阴润肺，清心安神。

【用法与用量】6～12g。

薤白　Xiebai

【来源】本品为百合科植物小根蒜 *Allium macrostemon* Bge. 或薤 *Allium chinensis* G. Don 的干燥鳞茎。

【采收加工】夏、秋二季采挖，洗净，除去须根，蒸透或置沸水中烫透，晒干。

【产地】主产于江苏、浙江等地。

【性状】

（1）小根蒜　呈不规则卵圆形，高0.5～1.5cm，直径0.5～1.8cm。表面黄白色或淡黄棕色，皱缩，半透明，有类白色膜质鳞片包被，底部有突起的鳞茎盘。质硬，角质样。有蒜臭，味微辣。

（2）薤　呈略扁的长卵形，高1～3cm，直径0.3～1.2cm。表面淡黄棕色或棕褐色，具浅纵皱纹。质较软，断面可见鳞叶 2～3 层。嚼之粘牙。

【性能】辛、苦，温。通阳散结，行气导滞。

【用法与用量】5～10g。

甘遂　Gansui

【来源】本品为大戟科植物甘遂 *Euphorbia kansui* T. N. Liou ex T. P. Wang 的干燥块根。

【采收加工】春季开花前或秋末茎叶枯萎后采挖，撞去外皮，晒干。

【产地】主产于陕西、山西、河南等地。

【炮制】

（1）生甘遂　除去杂质，洗净，干燥。

（2）醋甘遂　照醋（用量为甘遂的 30%）炙法炒干。

【性状】

（1）生甘遂　呈椭圆形、长圆柱形或连珠形。表面类白色或黄白色，凹陷处有棕色外皮残留。质脆，易折断，断面粉性，白色，木部微显放射状纹理；长圆柱状者纤维性较强。气微，味微甘而辣。

（2）醋甘遂　形如甘遂。表面黄色至棕黄色，有的可见焦斑。微有醋香气，味微酸而辣。

【性能】苦，寒；有毒。泻水逐饮，消肿散结。

【用法与用量】0.5～1.5g，炮制后多入丸散用。外用适量，生用。

【注意事项】孕妇禁用；不宜与甘草同用。

地榆　Diyu

【来源】本品为蔷薇科植物地榆 *Sanguisorba officinalis* L. 或长叶地榆 *Sanguisorba officinalis* L. var. *longifolia*（Bert.）Yu et Li 的干燥根。后者习称"绵地榆"。

【采收加工】春季发芽时或秋季植株枯萎后采挖，除去须根，洗净，干燥，或趁鲜切片，干燥。

【产地】地榆主产于东北及内蒙古、山西、陕西等地；长叶地榆主产于安徽、浙江、江苏、江西等地。

【炮制】

（1）地榆　未切片者，切厚片。

（2）地榆炭　照炒炭法炒至表面焦黑色、内部棕褐色。

【性状】

（1）地榆　呈不规则纺锤形或圆柱形，稍弯曲。表面灰褐色至暗棕色，粗糙，有纵纹。质硬，断面较平坦，粉红色或淡黄色，木部略呈放射状排列。气微，味微苦涩。

（2）绵地榆　呈长圆柱形，稍弯曲，着生于短粗的根茎上。表面红棕色或棕紫色，有细纵纹。质坚韧，断面黄棕色或红棕色，皮部有多数黄白色或黄棕色绵状纤维。气微，味微苦涩。

（3）地榆饮片　呈不规则的类圆形片或斜切片。外表皮灰褐色至深褐色。切面较平坦，粉红色、淡黄色或黄棕色，木部略呈放射状排列；皮部有多数黄棕色绵状纤维。气微，味微苦涩。

（4）地榆炭　形如地榆片。表面焦黑色，内部棕褐色。具焦香气，味微苦涩。

【性能】苦、酸、涩，微寒。凉血止血，解毒敛疮。

【用法与用量】9～15g。外用适量，研末涂敷患处。

＜　麻黄根　Mahuanggen　＞

【来源】本品为麻黄科植物草麻黄 *Ephedra sinica* Stapf 或中麻黄 *Ephedra intermedia* Schrenk et C. A. Mey. 的干燥根和根茎。

【采收加工】秋末采挖，除去残茎、须根和泥沙，干燥。

【产地】主产于河北、内蒙古、甘肃、山西等地。

【炮制】切厚片。

【性状】

（1）麻黄根　呈圆柱形，略弯曲。表面红棕色或灰棕色，有纵皱纹和支根痕。外皮粗糙，易成片状剥落。根茎具节，表面有横长突起的皮孔。体轻，质硬而脆，断面皮部黄白色，木部淡黄色或黄色，射线放射状，中心有髓。气微，味微苦。

（2）麻黄根饮片　呈类圆形的厚片。外表面红棕色或灰棕色，有纵皱纹及支根痕。切面皮部黄白色，木部淡黄色或黄色，纤维性，具放射状纹，有的中心有髓。气微，味微苦。

【性能】甘、涩，平。固表止汗。

【用法与用量】3～9g。外用适量，研粉撒扑。

＜　*　金荞麦　Jinqiaomai　＞

【来源】本品为蓼科植物金荞麦 *Fagopyrum dibotrys*（D. Don）Hara 的干燥根茎。

【采收加工】冬季采挖，除去茎和须根，洗净，晒干。

【产地】主产于河南、河北、山西等地。

【炮制】切厚片。

【性状】

（1）金荞麦　呈不规则团块或圆柱状，常有瘤状分枝，顶端有的有茎残基。表面棕褐色，有横向环节和纵皱纹，密布点状皮孔，并有凹陷的圆形根痕和残存须根。质坚硬，不易折断，断面淡黄白色或淡棕红色，有放射状纹理，中央髓部色较深。气微，味微涩。

（2）金荞麦片　呈不规则的厚片。外表皮棕褐色，或有时脱落。切面淡黄白色或淡棕红色，有放射状纹理，有的可见髓部，颜色较深。气微，味微涩。

【性能】微辛、涩，凉。清热解毒，排脓祛瘀。

【用法与用量】15～45g，用水或黄酒隔水密闭炖服。

＜　*　粉萆薢　Fenbixie　＞

【来源】本品为薯蓣科植物粉背薯蓣 *Dioscorea hypoglauca* Palibin 的干燥根茎。

【采收加工】秋、冬二季采挖，除去须根，洗净，切片，晒干。

【产地】主产于四川、湖北、安徽、浙江等地。

【性状】呈不规则的薄片，边缘不整齐，大小不一。有的有棕黑色或灰棕色的外皮。切面黄白色或淡灰棕色，维管束呈小点状散在。质松，略有弹性，易折断，新断面近外皮处显淡黄色。气微，味辛、微苦。

【性能】苦，平。利湿去浊，祛风除痹。

【用法与用量】9～15g。

1.2.2 皮类、茎木类中药

⟨ 苏木 Sumu ⟩

【来源】本品为豆科植物苏木 *Caesalpinia sappan* L. 的干燥心材。

【采收加工】多于秋季采伐，除去白色边材，干燥。

【产地】主产于广西、云南；海南、贵州、台湾等地亦产。

【炮制】锯成长约 3cm 的段，再劈成片或碾成粗粉。

【性状】呈长圆柱形或对剖半圆柱形。表面黄红色至棕红色，具刀削痕，常见纵向裂缝。质坚硬。断面略具光泽，横切面年轮明显，有的可见暗棕色、质松、带亮星的髓部；纵切面有细纵向条纹，伴有带闪亮光泽的横格纹。气微，味微涩。

经验鉴别：取苏木碎片置热水中浸泡，水呈桃红色，加酸（如醋）则变黄色，加碱（如石灰水）则呈猩红色。将苏木用火烧，灰烬为白色。

【性能】甘、咸，平。活血祛瘀，消肿止痛。

【用法与用量】3～9g。

【注意事项】孕妇慎用。

⟨ 钩藤 Gouteng ⟩

【来源】本品为茜草科植物钩藤 *Uncaria rhynchophylla*（Miq.）Miq. ex Havil.、大叶钩藤 *Uncaria macrophylla* Wall.、毛钩藤 *Uncaria hirsuta* Havil.、华钩藤 *Uncaria sinensis*（Oliv.）Havil. 或无柄果钩藤 *Uncaria sessilifructus* Roxb. 的干燥带钩茎枝

【采收加工】秋、冬二季采收，去叶，切段，晒干。

【产地】主产于长江以南各地。

【性状】茎枝呈圆柱形或类方柱形，直径 0.2～0.5cm。表面红棕色至紫红色者具细纵纹，光滑无毛；黄绿色至灰褐色者有的可见白色点状皮孔，被黄褐色柔毛。多数枝节上对生两个向下弯曲的钩（不育花序梗），或仅一侧有钩，另一侧为突起的疤痕；钩略扁或稍圆，先端细尖，基部较阔；钩基部的枝上可见叶柄脱落后的窝点状痕迹和环状的托叶痕。质坚韧，断面黄棕色，皮部纤维性，髓部黄白色或中空。气微，味淡。

【性能】甘，凉。息风定惊，清热平肝。

【用法与用量】3～12g，后下。

⟨ 槲寄生 Hujisheng ⟩

【来源】本品为桑寄生科植物槲寄生 *Viscum coloratum*（Komar.）Nakai 的干燥带叶茎枝。

【采收加工】冬季至次春采割，除去粗茎，切段，干燥，或蒸后干燥。

【产地】主产于东北、华北等各地。

【炮制】切厚片。

【性状】

(1) 槲寄生　茎枝呈圆柱形，2～5叉状分枝，直径0.3～1cm；表面黄绿色、金黄色或黄棕色，有纵皱纹；节膨大，节上有分枝或枝痕；体轻，质脆，易折断，断面不平坦，皮部黄色，木部色较浅，射线放射状，髓部常偏向一边。叶对生于枝梢，易脱落，无柄；叶片呈长椭圆状披针形，长2～7cm，宽0.5～1.5cm；先端钝圆，基部楔形，全缘；表面黄绿色，有细皱纹，主脉5出，中间3条明显，革质。气微，味微苦，嚼之有黏性。

(2) 槲寄生片　呈不规则的厚片。茎外皮黄绿色、黄棕色或棕褐色；切面皮部黄色，木部浅黄色，有放射状纹理，髓部常偏向一边。叶片黄绿色或黄棕色，全缘，有细皱纹；革质。气微，味微苦，嚼之有黏性。

【性能】苦，平。祛风湿，补肝肾，强筋骨，安胎元。

【用法与用量】9～15g。

川木通　Chuanmutong

【来源】本品为毛茛科植物小木通 *Clematis armandii* Franch. 或绣球藤 *Clematis montana* Buch.-Ham. 的干燥藤茎。

【采收加工】春、秋二季采收，除去粗皮，晒干，或趁鲜切薄片，晒干。

【产地】主产于四川、湖北、湖南等地。

【炮制】切厚片。

【性状】

(1) 川木通　本品呈长圆柱形，略扭曲。表面黄棕色或黄褐色，有纵向凹沟及棱线；节处多膨大，有叶痕及侧枝痕。残存皮部易撕裂。质坚硬，不易折断。切片边缘不整齐，残存皮部黄棕色，木部浅黄棕色或浅黄色，有黄白色放射状纹理及裂隙，其间布满导管孔，髓部较小，类白色或黄棕色，偶有空腔。气微，味淡。

(2) 川木通片　呈类圆形厚片。切面边缘不整齐，残存皮部黄棕色，木部浅黄棕色或浅黄色，有黄白色放射状纹理及裂隙，其间密布细孔状导管，髓部较小，类白色或黄棕色，偶有空腔。气微，味淡。

【性能】苦，寒。利尿通淋，清心除烦，通经下乳。

【用法与用量】3～6g。

降香　Jiangxiang

【来源】本品为豆科植物降香檀 *Dalbergia odorifera* T. Chen 树干和根的干燥心材。

【采收加工】全年均可采收，除去边材，阴干。

【产地】主产于海南、广东、广西、云南等地。

【炮制】劈成小块、碾成细粉或镑片。

【性状】呈类圆柱形或不规细块状。表面紫红色或红褐色，切面有致密的纹理。质硬，有油性。气微香，味微苦。

经验鉴别：取降香碎块置水中，能沉于水。将降香用火烧，火烧时冒黑烟，香气浓，灰烬为白色。

【性能】辛，温。化瘀止血，理气止痛。

【用法与用量】9～15g，后下。外用适量，研细末敷患处。

通草　Tongcao

【来源】本品为五加科植物通脱木 *Tetrapanax papyrifer*（Hook.）K. Koch 的干燥茎髓。

【采收加工】秋季割取茎，截成段，趁鲜取出髓部，理直，晒干。

【产地】主产于贵州、云南、四川、广西、台湾等地。

【炮制】切厚片。

【性状】呈圆柱形，直径 1～2.5cm。表面白色或淡黄色，有浅纵沟纹。体轻，质松软，稍有弹性，易折断，断面平坦，显银白色光泽，中部有直径 0.3～1.5cm 的空心或半透明的薄膜，纵剖面呈梯状排列，实心者少见。气微，味淡。

【性能】甘、淡，微寒。清热利尿，通气下乳。

【用法与用量】3～5g。

【注意事项】孕妇慎用。

大血藤　Daxueteng

【来源】本品为木通科植物大血藤 *Sargentodoxa cuneata*（Oliv.）Rehd. et Wils. 的干燥藤茎。

【采收加工】秋、冬二季采收，除去侧枝，截段，干燥。

【产地】主产于河南、浙江、安徽、湖北、福建、广东等地。

【炮制】切厚片。

【性状】

（1）大血藤　呈圆柱形，略弯曲，直径 1～3cm。表面灰棕色，粗糙，外皮常呈鳞片状剥落，剥落处显暗红棕色，有的可见膨大的节和略凹陷的枝痕或叶痕。质硬，断面皮部红棕色，有数处向内嵌入木部，木部黄白色，有多数细孔状导管，射线放射状。气微，味微涩。

（2）大血藤片　呈类椭圆形的厚片。外表皮灰棕色，粗糙。切面皮部红棕色，有数处向内嵌入木部，木部黄白色，有多数导管孔，射线呈放射状排列。气微，味微涩。

【性能】苦，平。清热解毒，活血，祛风止痛。

【用法与用量】9～15g。

鸡血藤　Jixueteng

【来源】本品为豆科植物密花豆 *Spatholobus suberectus* Dunn 的干燥藤茎。

【采收加工】秋、冬二季采收，除去枝叶，切片，晒干。

【产地】主产于广西、广东、云南等地。

【性状】呈椭圆形、长矩圆形或不规则的斜切片。栓皮灰棕色，有的可见灰白色斑，栓皮脱落处显红棕色。质坚硬。切面木部红棕色或棕色，导管孔多数；韧皮部有树脂状分泌物呈红棕色至黑棕色，与木部相间排列呈数个同心性椭圆形环或偏心性半圆形环；髓部偏向一侧。气微，味涩。

【性能】苦、甘，温。活血补血，调经止痛，舒筋活络。

【用法与用量】9～15g。

忍冬藤 Rendongteng

【来源】本品为忍冬科植物忍冬 *Lonicera japonica* Thunb. 的干燥茎枝。

【采收加工】秋、冬二季采割，晒干。

【产地】主产于河南、山东、江西、浙江、湖南等地。

【炮制】切段。

【性状】

（1）忍冬藤　呈长圆柱形，多分枝，常缠绕成束，直径 0.15～0.6cm。表面棕红色至暗棕色，有的灰绿色，光滑或被茸毛；外皮易剥落。枝上多节，节间长 6～9cm，有残叶和叶痕。质脆，易折断，断面黄白色，中空。气微，老枝味微苦，嫩枝味淡。

（2）忍冬藤段　呈不规则的段。表面棕红色（嫩枝），有的灰绿色，光滑或被茸毛；外皮易脱落。切面黄白色，中空。偶有残叶，暗绿色，略有茸毛。气微，老枝味微苦，嫩枝味淡。

【性能】甘，寒。清热解毒，疏风通络。

【用法与用量】9～30g。

海风藤 Haifengteng

【来源】本品为胡椒科植物风藤 *Piper kadsura* (Choisy) Ohwi 的干燥藤茎。

【采收加工】夏、秋二季采割，除去根、叶，晒干。

【产地】主产于广东、福建、浙江等地。

【炮制】切厚片。

【性状】呈扁圆柱形，微弯曲，直径 0.3～2cm。表面灰褐色或褐色，粗糙，有纵向棱状纹理及明显的节，节间长 3～12cm，节膨大，生有不定根。体轻，质脆，易折断，断面不整齐，皮部窄，木部宽广，灰黄色，导管孔多数，射线灰白色，放射状排列，皮部与木部交界处常有裂隙，中心有灰褐色髓。气香，味微苦、辛。

【性能】辛、苦，微温。祛风湿，通经络，止痹痛。

【用法与用量】6～12g。

青风藤 Qingfengteng

【来源】本品为防己科植物青藤 *Sinomenium acutum* (Thunb.) Rehd. et Wils. 和毛青藤 *Sinomenium acutum* (Thunb.) Rehd. et Wils. var. *cinereum* Rehd. et Wils. 的干燥藤茎。

【采收加工】秋末冬初采割，扎把或切长段，晒干。

【产地】主产于江苏、浙江、湖北等地。

【炮制】切厚片。

【性状】

（1）青风藤　呈长圆柱形，常微弯曲。表面绿褐色至棕褐色，有的灰褐色，有细纵纹和皮孔。节稍膨大，有分枝。体轻，质硬而脆，易折断，断面不平坦，灰黄色或淡灰棕色，皮部窄，木部射线呈放射状排列，髓部淡黄白色或黄棕色。气微，味苦。

（2）青风藤片　呈类圆形的厚片。外表面绿褐色至棕褐色，有的灰褐色，有纵纹，有的可见皮孔。切面灰黄色至淡灰黄色，皮部窄，木部有明显的放射状纹理，其间具有多数小孔，髓部淡黄白色至棕黄色。气微，味苦。

【性能】苦、辛，平。祛风湿，通经络，利小便。

【用法与用量】6～12g。

桂枝　Guizhi

【来源】本品为樟科植物肉桂 *Cinnamomum cassia* Presl 的干燥嫩枝。

【采收加工】春、夏二季采收，除去叶，晒干，或切片晒干。

【产地】主产于广西、广东、云南、福建等地。

【炮制】切厚片。

【性状】

（1）桂枝　呈长圆柱形，多分枝。表面红棕色至棕色，有纵棱线、细皱纹及小疙瘩状的叶痕、枝痕和芽痕，皮孔点状。质硬而脆，易折断。切面皮部红棕色，木部黄白色至浅黄棕色，髓部略呈方形。有特异香气，味甜、微辛，皮部味较浓。

（2）桂枝饮片　呈类圆形或椭圆形的厚片。表面红棕色至棕色，有时可见点状皮孔或纵棱线。切面皮部红棕色，木部黄白色或浅黄棕色，髓部类圆形或略呈方形，有特异香气，味甜、微辛。

【性能】辛、甘，温。发汗解肌，温通经脉，助阳化气，平冲降气。

【用法与用量】3～10g。

【注意事项】孕妇慎用。

桑枝　Sangzhi

【来源】本品为桑科植物桑 *Morus alba* L. 的干燥嫩枝。

【采收加工】春末夏初采收，去叶，晒干，或趁鲜切片，晒干。

【产地】主产于江苏、河南、山东等地。

【炮制】切厚片。

【性状】

（1）桑枝　呈长圆柱形，少有分枝，长短不一，直径 0.5～1.5cm。表面灰黄色或黄褐色，有多数黄褐色点状皮孔及细纵纹，并有灰白色略呈半圆形的叶痕和黄棕色的腋芽。质坚韧，不易折断，断面纤维性，皮部较薄，木部黄白色，射线放射状，髓部白色或黄白色。气微，味淡。

（2）桑枝片　呈类圆形或椭圆形的厚片。外表皮灰黄色或黄褐色，有点状皮孔。切面皮部较薄，木部黄白色，射线放射状，髓部白色或黄白色。气微，味淡。

【性能】微苦，平。祛风湿，利关节。

【用法与用量】9～15g。

牡丹皮　Mudanpi

【来源】本品为毛茛科植物牡丹 *Paeonia suffruticosa* Andr. 的干燥根皮。

【采收加工】秋季采挖根部，除去细根和泥沙，剥取根皮，晒干或刮去粗皮，除去木心，晒干。前者习称"连丹皮"，后者习称"刮丹皮"。

【产地】主产于安徽、河南、四川、湖南、湖北等地。

【炮制】切薄片。

【性状】

（1）连丹皮 呈筒状或半筒状，有纵剖开的裂缝，略向内卷曲或张开。外表面灰褐色或黄褐色，有多数横长皮孔样突起和细根痕，栓皮脱落处粉红色；内表面淡灰黄色或浅棕色，有明显的细纵纹，常见发亮的结晶（丹皮酚）。质硬而脆，易折断，断面较平坦，淡粉红色，粉性。气芳香，味微苦而涩。

（2）刮丹皮 外表面有刮刀削痕，外表面红棕色或淡灰黄色，有时可见灰褐色斑点状残存外皮。

（3）牡丹皮饮片 呈圆形或卷曲形的薄片。连丹皮外表面灰褐色或黄褐色，栓皮脱落处粉红色；刮丹皮外表面红棕色或淡灰黄色。内表面有时可见发亮的结晶。切面淡粉红色，粉性。气芳香，味微苦而涩。

【性能】苦、辛，微寒。清热凉血，活血化瘀。

【用法与用量】6～12g。

【注意事项】孕妇慎用。

◀ 厚朴 Houpo ▶

【来源】本品为木兰科植物厚朴 *Magnolia officinalis* Rehd. et Wils. 或凹叶厚朴 *Magnolia officinalis* Rehd. et Wils. var. *biloba* Rehd. et Wils. 的干燥干皮、根皮及枝皮。

【产地】主产于四川、湖北、安徽、浙江、福建等地。

【采收加工】4～6月剥取，根皮和枝皮直接阴干；干皮置沸水中微煮后，堆置阴湿处，"发汗"至内表面变紫褐色或棕褐色时，蒸软，取出，卷成筒状，干燥。

【炮制】

（1）切丝。

（2）姜厚朴 照姜汁炙法炒干。

【性状】

（1）厚朴 干皮 呈卷筒状或双卷筒状，习称"筒朴"；近根部的干皮一端展开如喇叭口，习称"靴筒朴"。外表面灰棕色或灰褐色，粗糙，有时呈鳞片状，较易剥落，有明显椭圆形皮孔和纵皱纹，刮去粗皮者显黄棕色。内表面紫棕色或深紫褐色，较平滑，具细密纵纹，划之显油痕。质坚硬，不易折断，断面颗粒性，外层灰棕色，内层紫褐色或棕色，有油性，有的可见多数小亮星。气香，味辛辣、微苦。

根皮（根朴）呈单筒状或不规则块片；有的弯曲似鸡肠，习称"鸡肠朴"。质硬，较易折断，断面纤维性。

枝皮（枝朴）呈单筒状。质脆，易折断，断面纤维性。

（2）厚朴饮片 呈弯曲的丝条状或单、双卷筒状。外表面灰褐色，有时可见椭圆形皮孔或纵皱纹。内表面紫棕色或深紫褐色，较平滑，具细密纵纹，划之显油痕。切面颗粒性，有油性，有的可见小亮星。气香，味辛辣、微苦。

（3）姜厚朴 形如厚朴丝，表面灰褐色，偶见焦斑。略有姜辣气。

【性能】苦、辛，温。燥湿消痰，下气除满。

【用法与用量】3～10g。

肉桂　Rougui

【来源】本品为樟科植物肉桂 *Cinnamomum cassia* Presl 的干燥树皮。

【采收加工】多于秋季剥取，阴干。

【产地】主产于广西、广东、海南、云南等地。

【炮制】除去杂质及粗皮。用时捣碎。

【性状】呈槽状或卷筒状。外表面灰棕色，稍粗糙，有不规则的细皱纹和横向突起的皮孔，有的可见灰白色的斑纹；内表面红棕色，略平坦，有细纵纹，划之显油痕。质硬而脆，易折断，断面不平坦，外层棕色而较粗糙，内层红棕色而油润，两层间有 1 条黄棕色的线纹。气香浓烈，味甜、辣。

【性能】辛、甘，大热。补火助阳，引火归元，散寒止痛，温通经脉。

【用法与用量】1～5g。

【注意事项】有出血倾向者及孕妇慎用；不宜与赤石脂同用。

杜仲　Duzhong

【来源】本品为杜仲科植物杜仲 *Eucommia ulmoides* Oliv. 的干燥树皮。

【采收加工】4～6 月剥取，刮去粗皮，堆置"发汗"至内皮呈紫褐色，晒干。

【产地】主产于四川、云南、贵州、湖北等地。

【炮制】

(1) 杜仲　刮去残留粗皮，洗净，切块或丝。

(2) 盐杜仲　照盐炙法炒至断丝、表面焦黑色。

【性状】

(1) 杜仲　呈板片状或两边稍向内卷，大小不一。外表面淡棕色或灰褐色，有明显的皱纹或纵裂槽纹，有的树皮较薄，未去粗皮，可见明显的斜方形横裂的灰白色皮孔。内表面暗紫色，光滑。质脆，易折断，折断处有细密、银白色、富弹性的橡胶丝相连，可拉长 1～3cm 以上才断丝。气微，味稍苦。

(2) 杜仲饮片　呈小方块或丝状。外表面淡棕色或灰褐色，有明显的皱纹。内表面暗紫色，光滑。折断时断面有细密、银白色、富弹性的橡胶丝相连。气微，味稍苦。

(3) 盐杜仲　形如杜仲块或丝，表面黑褐色，内表面褐色，折断时胶丝弹性较差。味微咸。

【性能】甘，温。补肝肾，强筋骨，安胎。

【用法与用量】6～10g。

黄柏　Huangbo

【来源】本品为芸香科植物黄皮树 *Phellodendron chinense* Schneid. 的干燥树皮。习称"川黄柏"。

【采收加工】剥取树皮后，除去粗皮，晒干。

【产地】主产于四川、贵州、云南等地。

【炮制】

（1）黄柏　切丝。

（2）盐黄柏　照盐水炙法炒干。

（3）黄柏炭　照炒炭法炒至表面焦黑色。

【性状】

（1）黄柏　呈板片状或浅槽状，长宽不一。外表面黄褐色或黄棕色，平坦或具纵沟纹，有的可见皮孔痕及残存的灰褐色粗皮；内表面暗黄色或淡棕色，具细密的纵棱纹。体轻，质硬，断面纤维性，呈裂片状分层，深黄色。气微，味极苦，嚼之有黏性。

（2）黄柏饮片　呈丝条状。外表面黄褐色或黄棕色。内表面暗黄色或淡棕色，具纵棱纹。切面纤维性，呈裂片状分层，深黄色。味极苦。

（3）盐黄柏　形如黄柏丝，表面深黄色，偶有焦斑。味极苦，微咸。

（4）黄柏炭　形如黄柏丝，表面焦黑色，内部深褐色或棕黑色。体轻，质脆，易折断。味苦涩。

【性能】苦，寒。清热燥湿，泻火除蒸，解毒疗疮。盐黄柏滋阴降火。黄柏炭止血。

【用法与用量】3～12g。外用适量。

白鲜皮　Baixianpi

【来源】本品为芸香科植物白鲜 *Dictamnus dasycarpus* Turcz. 的干燥根皮。

【采收加工】春、秋二季采挖根部，除去泥沙和粗皮，剥取根皮，干燥。

【产地】主产于辽宁、河北、山东、江苏、山西等地。

【炮制】切厚片。

【性状】

（1）白鲜皮　呈卷筒状。外表面灰白色或淡灰黄色，具细纵皱纹和细根痕，常有突起的颗粒状小点；内表面类白色，有细纵纹。质脆，折断时有粉尘飞扬，断面不平坦，略呈层片状，剥去外层，迎光可见闪烁的小亮点。有羊膻气，味微苦。

（2）白鲜皮饮片　呈不规则的厚片。外表皮灰白色或淡灰黄色，具细纵皱纹及细根痕，常有突起的颗粒状小点；内表面类白色，有细纵纹。切面类白色，略呈层片状。有羊膻气，味微苦。

【性能】苦，寒。清热燥湿，祛风解毒。

【用法与用量】5～10g。外用适量，煎汤洗或研粉敷。

秦皮　Qinpi

【来源】本品为木犀科植物苦枥白蜡树 *Fraxinus rhynchophylla* Hance 、白蜡树 *Fraxinus. chinensis* Roxb. 或尖叶白蜡树 *Fraxinus. szaboana* Lingelsh. 、宿柱白蜡树 *Fraxinus stylosa* Lingesh. 的干燥枝皮或干皮。

【采收加工】春、秋二季剥取，晒干。

【产地】主产于辽宁、河南、陕西等地。

【炮制】切丝。

【性状】

（1）枝皮　呈卷筒状或槽状。外表面灰白色、灰棕色至黑棕色或相间呈斑状，平坦或稍粗糙，并有灰白色圆点状皮孔及细斜皱纹，有的具分枝痕。内表面黄白色或棕色，平滑。质硬而脆，断面纤维性，黄白色。气微，味苦。

（2）干皮　呈长条状块片。外表面灰棕色，具龟裂状沟纹及红棕色圆形或横长的皮孔。质坚硬，断面纤维性较强。

（3）秦皮饮片　呈长短不一的丝条状。外表面灰白色、灰棕色或黑棕色。内表面黄白色或棕色，平滑。切面纤维性。质硬。气微，味苦。

【性能】苦、涩，寒。清热燥湿，收涩止痢，止带，明目。

【用法与用量】6～12g。外用适量，煎洗患处。

香加皮　Xiangjiapi

【来源】本品为萝摩科植物杠柳 *Periploca sepium* Bge. 的干燥根皮。

【采收加工】春、秋二季采挖，剥取根皮，晒干。

【产地】主产于吉林、辽宁、山西、内蒙古、河南、河北、山东等地。

【炮制】切厚片。

【性状】

（1）香加皮　呈卷筒状或槽状，少数呈不规则的块片状。外表面灰棕色或黄棕色，栓皮松软，常呈鳞片状，易剥落。内表面淡黄色或淡黄棕色，较平滑，有细纵纹。体轻，质脆，易折断，断面不整齐，黄白色。有特异香气，味苦。

（2）香加皮饮片　呈不规则的厚片。外表面灰棕色或黄棕色，栓皮常呈鳞片状。内表面淡黄色或淡黄棕色，有细纵纹。切面黄白色。有特异香气，味苦。

【性能】辛、苦，温；有毒。利水消肿，祛风湿，强筋骨。

【用法与用量】3～6g。

【注意事项】不宜过量服用。

地骨皮　Digupi

【来源】本品为茄科植物枸杞 *Lycium chinense* Mill. 或宁夏枸杞 *Lycium barbarum* L. 的干燥根皮。

【采收加工】春初或秋后采挖根部，洗净，剥取根皮，晒干。

【产地】枸杞主产于河南、山西、江苏、浙江等地；宁夏枸杞主产于宁夏、甘肃等地。

【炮制】除去杂质及残余木心，洗净，晒干或低温干燥。

【性状】地骨皮　呈筒状或槽状。外表面灰黄色至棕黄色，粗糙，有不规则纵裂纹，易成鳞片状剥落。内表面黄白色至灰黄色，较平坦，有细纵纹。体轻，质脆，易折断，断面不平坦，外层黄棕色，内层灰白色。气微，味微甘而后苦。

【性能】甘，寒。凉血除蒸，清肺降火。

【用法与用量】9～15g。

合欢皮　Hehuanpi

【来源】本品为豆科植物合欢 *Albizia julibrissin* Durazz. 的干燥树皮。

【采收加工】夏、秋二季剥取，晒干。

【产地】主产于湖北、江苏、安徽、浙江等地。

【炮制】切丝或块。

【性状】

（1）合欢皮 呈卷曲筒状或半筒状。外表面灰棕色至灰褐色，稍有纵皱纹，有的成浅裂纹，密生明显的椭圆形横向皮孔，棕色或棕红色，偶有突起的横棱或较大的圆形枝痕，常附有地衣斑；内表面淡黄棕色或黄白色，平滑，有细密纵纹。质硬而脆，易折断，断面呈纤维性片状，淡黄棕色或黄白色。气微香，味淡、微涩、稍刺舌，而后喉头有不适感。

（2）合欢皮饮片 呈弯曲的丝或块片状。外表面灰棕色至灰褐色，稍有纵皱纹，密生明显的椭圆形横向皮孔，棕色或棕红色。内表面淡黄棕色或黄白色，平滑，具细密纵纹。切面呈纤维性片状，淡黄棕色或黄白色。气微香，味淡、微涩、稍刺舌，而后喉头有不适感。

【性能】甘，平。解郁安神，活血消肿。

【用法与用量】6～12g。外用适量，研末调敷。

桑白皮 Sangbaipi

【来源】本品为桑科植物桑 *Morus alba* L. 的干燥根皮。

【采收加工】秋末叶落时至次春发芽前采挖根部，刮去黄棕色粗皮，纵向剖开，剥取根皮，晒干。

【产地】全国多地有产，多为栽培品。

【炮制】

（1）切丝。

（2）蜜桑白皮 照蜜炙法炒至不粘手。

【性状】

（1）桑白皮 呈扭曲的卷筒状、槽状或板片状，长短宽窄不一。外表面白色或淡黄白色，较平坦，有的残留橙黄色或棕黄色鳞片状粗皮；内表面黄白色或灰黄色，有细纵纹。体轻，质韧，纤维性强，难折断，易纵向撕裂，撕裂时有粉尘飞扬。气微，味微甘。

（2）桑白皮饮片 呈不规则的丝条状。外表面白色或淡黄白色，较平坦。内表面黄白色或灰黄色，有细纵纹。质韧，纤维性强，撕裂时有粉尘飞扬。气微，味微甘。

（3）蜜桑白皮 呈不规则的丝条状。表面深黄色或棕黄色，略具光泽，滋润，纤维性强，易纵向撕裂。气微，味甜。

【性能】甘，寒。泻肺平喘，利水消肿。

【用法与用量】6～12g。

首乌藤 Shouwuteng

【来源】本品为蓼科植物何首乌 *Polygonum multiflorum* Thunb. 的干燥藤茎。

【采收加工】秋、冬二季采割，除去残叶，捆成把或趁鲜切段，干燥。

【产地】主产于河南、湖北、广西、广东、贵州、四川、江苏等地。

【炮制】切段。

【性状】

（1）首乌藤 呈圆柱形，稍扭曲，具分枝，长短不一。表面紫红色或紫褐色，粗糙，具扭曲的纵皱纹，节部略膨大，有侧枝痕，外皮菲薄，可剥离。质脆，易折断，断面皮部紫红色，木部黄白色或淡棕色，导管孔明显，髓部疏松，类白色。气微，味微苦涩。

（2）首乌藤饮片　呈圆柱形的段。外表面紫红色或紫褐色。切面皮部紫红色，木部黄白色或淡棕色，导管孔明显，髓部疏松，类白色。气微，味微苦涩。

【性能】甘，平。养血安神，祛风通络。

【用法与用量】9～15g。外用适量，煎水洗患处。

皂角刺　Zaojiaoci

【来源】本品为豆科植物皂荚 *Gleditsia sinensis* Lam. 的干燥棘刺。

【采收加工】全年均可采收，干燥，或趁鲜切片，干燥。

【产地】主产于四川、河北、陕西、河南等地。

【炮制】切厚片。

【性状】为主刺和1～2次分枝的棘刺。主刺长圆锥形，分枝刺刺端锐尖。表面紫棕色或棕褐色。体轻，质坚硬，不易折断。切片常带有尖细的刺端；木部黄白色，髓部疏松，淡红棕色；质脆，易折断。气微，味淡。

【性能】辛，温。消肿托毒，排脓，杀虫。

【用法与用量】3～10g。外用适量，醋蒸取汁涂患处。

木通　Mutong

【来源】本品为木通科植物木通 *Akebia quinata*（Thunb.）Decne. 三叶木通 *Akebia trifoliata*（Thunb.）Koidz. 或白木通 *Akebia trifoliata*（Thunb.）Koidz. var. australis（Diels）Rehd. 的干燥藤茎。

【采收加工】秋季采收，截取茎部，除去细枝，阴干。

【产地】木通主产于江苏、浙江、安徽、江西等地；三叶木通主产于浙江；白木通主产于四川。

【炮制】切片。

【性状】

（1）木通　呈圆柱形，常稍扭曲。表面灰棕色至灰褐色，外皮粗糙而有许多不规则的裂纹或纵沟纹，具突起的皮孔。节部膨大或不明显，具侧枝断痕。体轻，质坚实，不易折断，断面不整齐，皮部较厚，黄棕色，可见淡黄色颗粒状小点，木部黄白色，射线放射状，髓小或有时中空，黄白色或黄棕色。气微，味微苦而涩。

（2）木通饮片　呈圆形、椭圆形或不规则形片。外表皮灰棕色或灰褐色。切面射线呈放射状排列，髓小或有时中空。气微，味微苦而涩。

【性能】苦，寒。利尿通淋，清心除烦，通经下乳。

【用法与用量】3～6g。

络石藤　Luoshiteng

【来源】本品为夹竹桃科植物络石 *Trachelospermum jasminoides*（Lindi.）Lem. 的干燥带叶藤茎。

【采收加工】冬季至次春采割，除去杂质，晒干。

【产地】主产于江苏、湖北、山东等地。

【炮制】切段。

【性状】

（1）络石藤　茎呈圆柱形，弯曲，多分枝，长短不一；表面红褐色，有点状皮孔和不定根；质硬，断面淡黄白色，常中空。叶对生，有短柄；展平后叶片呈椭圆形或卵状披针形；全缘，略反卷，上表面暗绿色或棕绿色，下表面色较淡；革质。气微，味微苦。

（2）络石藤段　呈不规则的段。茎圆柱形，表面红褐色，可见点状皮孔。切面黄白色，中空。叶全缘，略反卷；革质。气微，味微苦。

【性能】苦，微寒。祛风通络，凉血消肿。

【用法与用量】6～12g

◀ 灯心草　Dengxincao ▶

【来源】本品为灯心草科植物灯心草 *Juncus effusus* L. 的干燥茎髓。

【采收加工】夏末至秋季割取茎，晒干，取出茎髓，理直，扎成小把。

【产地】主产于江苏、四川、云南、贵州等地。

【炮制】

（1）灯心草　剪段。

（2）灯心炭　照煅炭法制炭。

【性状】

（1）灯心草　呈细圆柱形。表面白色或淡黄白色，有细纵纹。体轻，质软，略有弹性，易拉断，断面白色。气微，味淡。

（2）灯心炭　呈细圆柱形的段。表面黑色。体轻，质松脆，易碎。气微，味微涩。

【性能】甘、淡，微寒。清心火，利小便。

【用法与用量】1～3g。

◀ 竹茹　Zhuru ▶

【来源】本品为禾本科植物青秆竹 *Bambusa tuldoides* Munro、大头典竹 *Sinocalamus beecheyanus*（Munro）Mc Clure var. *pubescens* P. F. Li 或淡竹 *Phyllostachys nigra*（Lodd.）Munro var. *henonis*（Mitf.）Stapf *ex* Rendle 的茎秆的干燥中间层。

【采收加工】全年均可采制，取新鲜茎，除去外皮，将稍带绿色的中间层刮成丝条，或削成薄片，捆扎成束，阴干。前者称"散竹茹"，后者称"齐竹茹"。

【产地】主产于长江流域和南方各省等地。

【炮制】

（1）竹茹　切段或揉成小团。

（2）姜竹茹　照姜汁炙法炒至黄色。

【性状】

（1）竹茹　为卷曲成团的不规则丝条或呈长条形薄片状。宽窄厚薄不一，浅绿色、黄绿色或黄白色。纤维性，体轻松，质柔韧，有弹性。气微，味淡。

（2）姜竹茹　形如竹茹，表面黄色。微有姜香气。

【性能】甘，微寒。清热化痰，除烦，止呕。

【用法与用量】5～10g。

◁　苦楝皮　Kulianpi　▷

【来源】本品为楝科植物川楝 *Melia toosendan* Sieb. et Zucc. 或楝 *Melia azedarach* L. 的干燥树皮和根皮。

【采收加工】春、秋二季剥取，晒干，或除去粗皮，晒干。

【产地】主产于四川、云南、湖南、湖北等地。

【炮制】切丝。

【性状】

(1) 苦楝皮　呈不规则板片状、槽状或半卷筒状，长宽不一。外表面灰棕色或灰褐色，粗糙，有交织的纵皱纹和点状灰棕色皮孔，除去粗皮者淡黄色；内表面类白色或淡黄色。质韧，不易折断，断面纤维性，呈层片状，易剥离。气微，味苦。

(2) 苦楝皮饮片　呈不规则的丝状。外表面灰棕色或灰褐色，除去粗皮者呈淡黄色。内表面类白色或淡黄色。切面纤维性，略呈层片状，易剥离。气微，味苦。

【性能】苦，寒；有毒。杀虫，疗癣。

【用法与用量】3～6g。外用适量，研末，用猪脂调敷患处。

【注意事项】孕妇及肝肾功能不全者慎用。

◁　五加皮　Wujiapi　▷

【来源】本品为五加科植物细柱五加 *Acanthoppanax gracilistylus* W. W. Smith. 的干燥根皮。

【采收加工】夏、秋二季采挖根部，洗净，剥取根皮，晒干。

【产地】主产于湖北、河南、安徽等地。

【炮制】切厚片。

【性状】

(1) 五加皮　呈不规则卷筒状。外表面灰褐色，有稍扭曲的纵皱纹和横长皮孔样斑痕；内表面淡黄色或灰黄色，有细纵纹。体轻，质脆，易折断，断面不整齐，灰白色。气微香，味微辣而苦。

(2) 五加皮饮片　呈不规则的厚片。外表面灰褐色，有纵皱纹和横长皮孔样斑痕；内表面淡黄色或灰黄色，有细纵纹，切面灰白色。气微香，味微辣而苦。

【性能】辛、苦，温。祛风除湿，补益肝肾，强筋壮骨，利水消肿。

【用法与用量】5～10g。

1.2.3　花、叶类中药

◁　淫羊藿　Yinyanghuo　▷

【来源】本品为小檗科植物淫羊藿 *Epimedium brevicornu* Maxim. 、箭叶淫羊藿 *Epimedium sagittatum*（Sieb. et Zucc. ）Maxim. 、柔毛淫羊藿 *Epimedium pubescens* Maxim. 或

朝鲜淫羊藿 *Epimedium koreanum* Nakai 的干燥叶。

【采收加工】夏、秋季茎叶茂盛时采收，晒干或阴干。

【产地】主产于陕西、辽宁、山西、四川等地。

【炮制】

（1）淫羊藿　切丝。

（2）炙淫羊藿　取羊脂油（淫羊藿的 20%）加热熔化，加入淫羊藿丝，用文火炒至均匀有光泽，取出，放凉。

【性状】

（1）淫羊藿　三出复叶；小叶片卵圆形；先端微尖，顶生小叶基部心形，两侧小叶较小，偏心形，外侧较大，呈耳状，边缘具黄色刺毛状细锯齿；上表面黄绿色，下表面灰绿色，主脉 7～9 条，基部有稀疏细长毛，细脉两面突起，网脉明显；小叶柄长 1～5cm。叶片近革质。气微，味微苦。

（2）箭叶淫羊藿　三出复叶，小叶片长卵形至卵状披针形；先端渐尖，两侧小叶基部明显偏斜，外侧呈箭形。下表面疏被粗短伏毛或近无毛。叶片革质。

（3）柔毛淫羊藿　叶下表面及叶柄密被绒毛状柔毛。

（4）朝鲜淫羊藿　小叶较大，先端长尖。叶片较薄。

（5）淫羊藿饮片　呈丝片状。上表面绿色、黄绿色或浅黄色，下表面灰绿色，网脉明显，中脉及细脉凸出，边缘具黄色刺毛状细锯齿。近革质。气微，味微苦。

（6）炙淫羊藿　形如淫羊藿丝。表面浅黄色显油亮光泽。微有羊脂油气。

【性能】辛、甘，温。补肾阳，强筋骨，祛风湿。

【用法与用量】6～10g。

大青叶　Daqingye

【来源】本品为十字花科植物菘蓝 *Isatis indigotica*.Fort. 的干燥叶。

【采收加工】夏、秋二季分 2～3 次采收，除去杂质，晒干。

【产地】主产于河北、陕西、江苏、安徽等地。

【炮制】切碎。

【性状】

（1）大青叶　多皱缩卷曲，有的破碎。完整叶片展平后呈长椭圆形至长圆状倒披针形；上表面暗灰绿色，有的可见色较深稍突起的小点；先端钝，全缘或微波状，基部狭窄下延至叶柄呈翼状；叶柄淡棕黄色。质脆。气微，味微酸、苦、涩。

（2）大青叶饮片　为不规则的碎段。叶片暗灰绿色，叶上表面有的可见色较深稍突起的小点；叶柄碎片淡棕黄色。质脆。气微，味微酸、苦、涩。

【性能】苦，寒。清热解毒，凉血消斑。

【用法与用量】9～15g。

番泻叶　Fanxieye

【来源】本品为豆科植物狭叶番泻 *Cassia angustifolia* Vahl 或尖叶番泻 *Cassia acutifolia* Delile 的干燥小叶。

【采收加工】狭叶番泻叶于花开前采摘，阴干；尖叶番泻叶于 9 月间果实将成熟时采摘，晒干。

【产地】狭叶番泻主产于印度、埃及和苏丹，尖叶番泻主产于埃及。我国广东、海南及云南亦有栽培。

【性状】

（1）狭叶番泻　呈长卵形或卵状披针形，叶端急尖，叶基稍不对称，全缘。上表面黄绿色，下表面浅黄绿色，无毛或近无毛，叶脉稍隆起。革质。气微弱而特异，味微苦，稍有黏性。

（2）尖叶番泻　呈披针形或长卵形，略卷曲，叶端短尖或微凸，叶基不对称，两面均有细短毛茸。

【性能】甘、苦，寒。泻热行滞，通便，利水。

【用法与用量】2～6g，后下，或开水泡服。

【注意事项】孕妇慎用。

石韦 Shiwei

【来源】本品为水龙骨科植物庐山石韦 *Pyrrosia sheareri*（Bak.）Ching、石韦 *Pyrrosia lingua*（Thunb.）Farwell 或有柄石韦 *Pyrrosia petiolosa*（Christ）Ching 的干燥叶。

【采收加工】全年均可采收，除去根茎和根，晒干或阴干。

【产地】主产于浙江、江苏、湖北、河北、河南等地。

【炮制】切段。

【性状】

（1）庐山石韦　叶片略皱缩，展平后呈披针形。先端渐尖，基部耳状偏斜，全缘，边缘常向内卷曲；上表面黄绿色或灰绿色，散布有黑色圆形小凹点；下表面密生红棕色星状毛，有的侧脉间布满棕色圆点状的孢子囊群。叶柄具四棱，略扭曲，有纵槽。叶片革质。气微，味微涩苦。

（2）石韦　叶片披针形或长圆披针形。基部楔形，对称。孢子囊群在侧脉间，排列紧密而整齐。

（3）有柄石韦　叶片多卷曲呈筒状，展平后呈长圆形或卵状长圆形。基部楔形，对称；下表面侧脉不明显，布满孢子囊群。

（4）石韦饮片　呈丝条状。上表面黄绿色或灰褐色，下表面密生红棕色星状毛。孢子囊群着生侧脉间或下表面布满孢子囊群。叶全缘。叶片革质。气微，味微涩苦。

【性能】甘、苦，微寒。利尿通淋，清肺止咳，凉血止血。

【用法与用量】6～12g。

枇杷叶 Pipaye

【来源】本品为蔷薇科植物枇杷 *Eriobotrya japonica*（Thunb.）Lindl. 的干燥叶。

【采收加工】全年均可采收，晒至七、八成干时，扎成小把，再晒干。

【产地】主产于广东、江苏、浙江、福建、湖北等地。

【炮制】

（1）切丝。

（2）蜜枇杷叶　取枇杷叶丝，照蜜（为枇杷叶用量的20%）炙法炒至不粘手。

【性状】

(1) 枇杷叶　呈长圆形或倒卵形。先端尖，基部楔形，边缘有疏锯齿，近基部全缘。上表面灰绿色、黄棕色或红棕色，较光滑；下表面密被黄色绒毛，主脉于下表面显著突起，侧脉羽状；叶柄极短，被棕黄色绒毛。革质而脆，易折断。气微，味微苦。

(2) 枇杷叶饮片　呈丝条状。表面灰绿色、黄棕色或红棕色，较光滑。下表面可见绒毛，主脉突出。革质而脆。气微，味微苦。

(3) 蜜枇杷叶　形如枇杷叶丝，表面黄棕色或红棕色，微显光泽，略带黏性。具蜜香气，味微甜。

【性能】苦，微寒。清肺止咳，降逆止呕。

【用法与用量】6～10g。

紫苏叶　Zisuye

【来源】本品为唇形科植物紫苏 *Perilla frutescens*（L.）Britt. 的干燥叶（或带嫩枝）。

【采收加工】夏季枝叶茂盛时采收，除去杂质，晒干。

【产地】全国各地均产。

【炮制】切碎。

【性状】

(1) 紫苏叶　叶片多皱缩卷曲、破碎，完整者展平后呈卵圆形。先端长尖或急尖，基部圆形或宽楔形，边缘具圆锯齿。两面紫色或上表面绿色，下表面紫色，疏生灰白色毛，下表面有多数凹点状的腺鳞。叶柄紫色或紫绿色。质脆。带嫩枝者，紫绿色，断面中部有髓。气清香，味微辛。

(2) 紫苏叶饮片　呈不规则的段或叶。未切叶多皱缩卷曲、破碎，完整者展平后呈卵圆形。边缘具圆锯齿。两面紫色或上表面绿色，下表面紫色，疏生灰白色毛。叶柄紫色或紫绿色。嫩枝紫绿色，切面中部有髓。气清香，味微辛。

【性能】辛，温。解表散寒，行气和胃。

【用法与用量】5～10g。

罗布麻叶　Luobumaye

【来源】本品为夹竹桃科植物罗布麻 *Apocynum venetum* L. 的干燥叶。

【采收加工】夏季采收，除去杂质，干燥。

【产地】主产于东北、西北、华北等地。

【性状】多皱缩卷曲，有的破碎，完整叶片展平后呈椭圆状披针形或卵圆状披针形。淡绿色或灰绿色，先端钝，有小芒尖，基部钝圆或楔形，边缘具细齿，常反卷，两面无毛，叶脉于下表面突起；叶柄细，长约0.4cm。质脆。气微，味淡。

【性能】甘、苦，凉。平肝安神，清热利水。

【用法与用量】6～12g。

桑叶　Sangye

【来源】本品为桑科植物桑 *Morus alba* L. 的干燥叶。

【采收加工】初霜后采收，除去杂质，晒干。

【产地】全国大部分地区均产，以江南居多。

【炮制】搓碎，去柄，筛去灰屑。

【性状】多皱缩、破碎。完整者有柄，叶片展平后呈卵形或宽卵形。先端渐尖，基部截形、圆形或心形，边缘有锯齿或钝锯齿，有的不规则分裂。上表面黄绿色或浅黄棕色，有的有小疣状突起；下表面颜色稍浅，叶脉突出，小脉网状，脉上被疏毛，脉基具簇毛。质脆。气微，味淡、微苦涩。

【性能】甘、苦，寒。疏散风热，清肺润燥，清肝明目。

【用法与用量】5～10g。

辛夷　Xinyi

【来源】本品为木兰科植物望春花 *Magnolia biondii* Pamp.、玉兰 *Magnolia denudata* Desr. 或武当玉兰 *Magnolia sprengeri* Pamp. 的干燥花蕾。

【采收加工】冬末春初花未开放时采收，除去枝梗，阴干。

【产地】主产于湖北、河南、安徽、四川等地。

【性状】

（1）望春花　呈长卵形，似毛笔头。基部常具短梗，梗上有类白色点状皮孔。苞片2～3层，每层2片，两层苞片间有小鳞芽，苞片外表面密被灰白色或灰绿色茸毛，内表面类棕色，无毛。雄蕊和雌蕊多数，螺旋状排列。体轻，质脆。气芳香，味辛凉而稍苦。

（2）玉兰　基部枝梗较粗壮，皮孔浅棕色。苞片外表面密被灰白色或灰绿色茸毛。

（3）武当玉兰　基部枝梗粗壮，皮孔红棕色。苞片外表面密被淡黄色或淡黄绿色茸毛，有的最外层苞片茸毛已脱落而呈黑褐色。

【性能】辛，温。散风寒，通鼻窍。

【用法与用量】3～10g，包煎。外用适量。

丁香　Dingxiang

【来源】本品为桃金娘科植物丁香 *Eugenia caryophyllata* Thunb. 的干燥花蕾。

【采收加工】当花蕾由绿色转红时采摘，晒干。

【产地】主产于坦桑尼亚、马来西亚、印度尼西亚，我国海南也有栽培。

【炮制】用时捣碎。

【性状】略呈研棒状。花冠圆球形，花瓣4枚，覆瓦状抱合，棕褐色或褐黄色，花瓣内为雄蕊和花柱，搓碎后可见众多黄色细粒状的花药。萼筒圆柱状，略扁，有的稍弯曲，红棕色或棕褐色，上部有4枚三角状的萼片，十字状分开。质坚实，富油性。气芳香浓烈，味辛辣、有麻舌感。

经验鉴别：用指甲刻划萼筒，有油渗出；入水后，球形花蕾浮于水面，萼管能垂直下沉。

【性能】辛，温。温中降逆，补肾助阳。

【用法与用量】1～3g，内服或研末外敷。

【注意事项】不宜与郁金同用。

‹ 金银花　Jinyinhua ›

【来源】本品为忍冬科植物忍冬 *Lonicera japonica* Thunb. 的干燥花蕾或带初开的花。

【采收加工】夏初花开放前采收，干燥。

【产地】主产于河南、山东等地；产于河南者习称"密银花"，产于山东者，习称"济银花"。

【性状】呈棒状，上粗下细，略弯曲。表面黄白色或绿白色（贮久色渐深），密被短柔毛。偶见叶状苞片。花萼绿色，先端5裂，裂片有毛。开放者花冠筒状，先端二唇形；雄蕊5枚，附于筒壁，黄色；雌蕊1枚，子房无毛。气清香，味淡、微苦。

【性能】甘，寒。清热解毒，疏散风热。

【用法与用量】6～15g。

‹ 款冬花　Kuandonghua ›

【来源】本品为菊科植物款冬 *Tussilago farfara* L. 的干燥花蕾。

【采收加工】12月或地冻前当花尚未出土时采挖，除去花梗和泥沙，阴干。

【产地】主产于河南、甘肃、山西、陕西等地。

【炮制】

（1）款冬花　除去杂质及残梗。

（2）蜜款冬花　照蜜炙法用蜜水炒至不粘手。

【性状】

（1）款冬花　长圆棒状。单生或2～3个基部连生（习称"连三朵"）。上端较粗，下端渐细或带有短梗，外面被有多数鱼鳞状苞片。苞片外表面紫红色或淡红色，内表面密被白色絮状茸毛。体轻，撕开后可见白色茸毛。气香，味微苦而辛。

（2）蜜款冬花　形如款冬花，表面棕黄色或棕褐色，稍带黏性。具蜜香气，味微甜。

【性能】辛、微苦，温。润肺下气，止咳化痰。

【用法与用量】5～10g。

‹ 红花　Honghua ›

【来源】本品为菊科植物红花 *Carthamus tinctorius* L. 的干燥花。

【采收加工】夏季花由黄变红时采摘，阴干或晒干。

【产地】主产于河南、湖北、四川、云南等地。

【性状】为不带子房的管状花。表面红黄色或红色。花冠筒细长，先端5裂，裂片呈狭条形；雄蕊5枚，花药聚合成筒状，黄白色；柱头长圆柱形，顶端微分叉。质柔软。气微香，味微苦。

经验鉴别：水试花冠不脱色，水呈橙红色。

【性能】辛，温。活血通经，散瘀止痛。

【用法与用量】3～10g。

【注意事项】孕妇慎用。

合欢花　Hehuanhua

【来源】本品为豆科植物合欢 *Albizia julibrissin* Durazz. 的干燥花序或花蕾。

【采收加工】夏季花开放时择晴天采收或花蕾形成时采收，及时晒干。前者习称"合欢花"，后者习称"合欢米"。

【产地】主产于湖北、江苏、安徽、浙江等地。

【性状】

（1）合欢花　头状花序，皱缩成团。总花梗有时与花序脱离，黄绿色，有纵纹，被稀疏毛茸。花全体密被毛茸，细长而弯曲，淡黄色或黄褐色，无花梗或几无花梗。花萼筒状，先端有 5 小齿；花冠筒长约为萼筒的 2 倍，先端 5 裂，裂片披针形；雄蕊多数，花丝细长，黄棕色至黄褐色，下部合生，上部分离，伸出花冠筒外。气微香，味淡。

（2）合欢米　呈棒槌状，膨大部分直径约 0.2cm，淡黄色至黄褐色，全体被毛茸，花梗极短或无。花萼筒状，先端有 5 小齿；花冠未开放；雄蕊多数，细长并弯曲，基部连合，包于花冠内。气微香，味淡。

【性能】甘，平。解郁安神。

【用法与用量】5～10g。

旋覆花　Xuanfuhua

【来源】本品为菊科植物旋覆花 *Inula japonica* Thunb 或欧亚旋覆花 *Inula Britannica* L. 的干燥头状花序。

【产地】主产于河南、河北、江苏、浙江、安徽等地。

【采收加工】夏、秋二季花开放时采收，除去杂质，阴干或晒干。

【炮制】

（1）旋覆花　除去梗、叶及杂质。

（2）蜜旋覆花　照蜜炙法炒至不粘手。

【性状】

（1）旋覆花　呈扁球形或类球形。总苞由多数苞片组成，呈覆瓦状排列，苞片披针形或条形，灰黄色；总苞基部有时残留花梗，苞片及花梗表面被白色茸毛，舌状花 1 列，黄色，长约 1cm，多卷曲，常脱落，先端 3 齿裂；管状花多数，棕黄色，长约 0.5cm，齿裂；子房顶端有多数白色冠毛。有的可见椭圆形小瘦果。体轻，易散碎。气微，味微苦。

（2）蜜旋覆花　形如旋覆花，深黄色。手捻稍粘手。具蜜香气，味甜。

【性能】苦、辛、咸，微温。降气，消痰，行水，止呕。

【用法与用量】3～9g，包煎。

菊花　Juhua

【来源】本品为菊科植物菊 *Chrysanthemum morifolium* Ramat. 的干燥头状花序。

【采收加工】9～11 月花盛开时分批采收，阴干或焙干，或熏、蒸后晒干。药材按产地和加工方法不同，分为"亳菊""滁菊""贡菊""杭菊""怀菊"。

【产地】亳菊、滁菊、贡菊主产于安徽，杭菊主产于浙江，怀菊主产于河南，山东、四川等地亦产。

【性状】

（1）亳菊　呈倒圆锥形或圆筒形，有时稍压扁呈扇形，直径 1.5～3cm，离散。总苞碟状；总苞片 3～4 层，卵形或椭圆形，草质，黄绿色或褐绿色，外面被柔毛，边缘膜质。花托半球形，无托片或托毛。舌状花数层，雌性，位于外围，类白色，劲直，上举，纵向折缩，散生金黄色腺点；管状花多数，两性，位于中央，为舌状花所隐藏，黄色，顶端 5 齿裂。体轻，质柔润，干时松脆。气清香，味甘、微苦。

（2）滁菊　呈不规则球形或扁球形，直径 1.5～2.5cm。舌状花类白色，不规则扭曲，内卷，边缘皱缩，有时可见淡褐色腺点；管状花大多隐藏。

（3）贡菊　呈扁球形或不规则球形，直径 1.5～2.5cm。舌状花白色或类白色，斜升，上部反折，边缘稍内卷而皱缩，通常无腺点；管状花少，外露。

（4）杭菊　呈碟形或扁球形，直径 2.5～4cm，常数个相连成片。舌状花类白色或黄色，平展或微折叠，彼此粘连，通常无腺点；管状花多数，外露。

（5）怀菊　呈不规则球形或扁球形，直径 1.5～2.5cm。多数为舌状花，舌状花类白色或黄色，不规则扭曲，内卷，边缘皱缩，有时可见腺点；管状花大多隐藏。

【性能】甘、苦，微寒。散风清热，平肝明目，清热解毒。

【用法与用量】5～10g。

蒲黄　Puhuang

【来源】本品为香蒲科植物水烛香蒲 *Typha angustifolia* L.、东方香蒲 *Typha orientalis* Presl 或同属植物的干燥花粉。

【采收加工】夏季采收蒲棒上部的黄色雄花序，晒干后碾轧，筛取花粉。剪取雄花后，晒干，成为带有雄花的花粉，即为草蒲黄。

【产地】主产于江苏、浙江、安徽、山东等地。

【炮制】

（1）生蒲黄　揉碎结块，过筛。

（2）蒲黄炭　照炒炭法炒至棕褐色。

【性状】

（1）生蒲黄　呈黄色粉末。体轻，放水中则飘浮水面。手捻有滑腻感，易附着手指上。气微，味淡。

（2）蒲黄炭　形如蒲黄，表面棕褐色或黑褐色。具焦香气，味微苦、涩。

【性能】甘，平。止血，化瘀，通淋。

【用法与用量】5～10g，包煎。外用适量，敷患处。

【注意事项】孕妇慎用。

密蒙花　Mimenghua

【来源】本品为马钱科植物密蒙花 *Buddleja officinalis* Maxim. 的干燥花蕾和花序。

【采收加工】春季花未开放时采收，除去杂质，干燥。

【产地】主产于湖北、四川、河南、陕西、云南等地。

【性状】多为花蕾密聚的花序小分枝，呈不规则圆锥状。表面灰黄色或棕黄色，密被茸毛。花蕾呈短棒状，上端略大；花萼钟状，先端 4 齿裂；花冠筒状，与萼等长或稍长，先端 4 裂，裂片卵形；雄蕊 4 枚，着生在花冠管中部。质柔软。气微香，味微苦、辛。

【性能】甘，微寒。清热泻火，养肝明目，退翳。

【用法与用量】3～9g。

荷叶 Heye

【来源】本品为睡莲科植物莲 *Nelumbo nucifera* Gaertn. 的干燥叶。

【采收加工】夏、秋二季采收，晒至七八成干时，除去叶柄，折成半圆形或折扇形，干燥。

【产地】主产于湖南、福建、江苏、浙江等地。

【炮制】

（1）荷叶 切丝。

（2）荷叶炭 照煅炭法煅成炭。

【性状】

（1）荷叶 呈半圆形或折扇形，展开后呈类圆形，全缘或稍呈波状。上表面深绿色或黄绿色，较粗糙；下表面淡灰棕色，较光滑，有粗脉 21～22 条，自中心向四周射出；中心有突起的叶柄残基。质脆，易破碎。稍有清香气，味微苦。

（2）荷叶饮片 呈不规则的丝状。上表面深绿色或黄绿色，较粗糙；下表面淡灰棕色，较光滑，叶脉明显突起。质脆，易破碎。稍有清香气，味微苦。

（3）荷叶炭 呈不规则的片状，表面棕褐色或黑褐色。气焦香，味涩。

【性能】苦，平。清暑化湿，升发清阳，凉血止血。

【用法与用量】3～10g；荷叶炭 3～6g。

侧柏叶 Cebaiye

【来源】本品为柏科植物侧柏 *Platycladus orientalis*（L.）Franco 的干燥枝梢和叶。

【产地】除新疆、西藏外，全国各地均产。

【采收加工】多在夏、秋二季采收，阴干。

【炮制】

（1）侧柏叶 除去硬梗及杂质。

（2）侧柏炭 照炒炭法炒至表面黑褐色，内部焦黄色。

【性状】

（1）侧柏叶 多分枝，小枝扁平。叶细小鳞片状，交互对生，贴伏于枝上，深绿色或黄绿色。质脆，易折断。气清香，味苦涩、微辛。

（2）侧柏炭 形如侧柏叶，表面黑褐色。质脆，易折断，断面焦黄色。气香，味微苦涩。

【性能】苦、涩，寒。凉血止血，化痰止咳，生发乌发。

【用法与用量】6～12g。外用适量。

艾叶 Aiye

【来源】本品为菊科植物艾 *Artemisia argyi* Levl. et Vant. 的干燥叶。

【采收加工】夏季花未开时采摘，除去杂质，晒干。

【产地】主产于湖北、山东、安徽、河北等地。

（1）艾叶　除去杂质及梗，筛去灰屑。

（2）醋艾炭　照炒炭法炒至表面焦黑色，喷醋（用量为艾叶的15%），炒干。

【性状】

（1）艾叶　多皱缩、破碎，有短柄。完整叶片展平后呈卵状椭圆形，羽状深裂，裂片椭圆状披针形，边缘有不规则的粗锯齿；上表面灰绿色或深黄绿色，有稀疏的柔毛和腺点；下表面密生灰白色绒毛。质柔软。气清香，味苦。

（2）醋艾炭　呈不规则的碎片，表面黑褐色，有细条状叶柄。具醋香气。

【性能】辛、苦，温；有小毒。温经止血，散寒止痛；外用祛湿止痒。醋艾炭温经止血。

【用法与用量】3～9g。外用适量，供灸治或熏洗用。

❮ 玫瑰花　Meiguihua ❯

【来源】本品为蔷薇科植物玫瑰 *Rosa rugosa* Thunb. 的干燥花蕾。

【采收加工】春末夏初花将开放时分批采摘，及时低温干燥。

【产地】主产于江苏、浙江、福建、山东、四川等地。

【性状】略呈半球形或不规则团状。残留花梗上被细柔毛，花托半球形，与花萼基部合生；萼片5，披针形，黄绿色或棕绿色，被有细柔毛；花瓣多皱缩，展平后宽卵形，呈覆瓦状排列，紫红色，有的黄棕色；雄蕊多数，黄褐色；花柱多数，柱头在花托口集成头状，略突出，短于雄蕊。体轻，质脆。气芳香浓郁，味微苦涩。

【性能】甘、微苦，温。行气解郁，和血，止痛。

【用法与用量】3～6g。

❮ 野菊花　Yejuhua ❯

【来源】本品为菊科植物野菊 *Chrysanthemum indicum* L. 的干燥头状花序。

【采收加工】秋、冬二季花初开放时采摘，晒干，或蒸后晒干。

【产地】全国大部分地区均产。

【性状】呈类球形，棕黄色。总苞由4～5层苞片组成，外层苞片卵形或条形，外表面中部灰绿色或浅棕色，通常被白毛，边缘膜质；内层苞片长椭圆形，膜质，外表面无毛。总苞基部有的残留总花梗。舌状花1轮，黄色至棕黄色，皱缩卷曲；管状花多数，深黄色。体轻。气芳香，味苦。

【性能】苦、辛，微寒。清热解毒，泻火平肝。

【用法与用量】9～15g。外用适量，煎汤外洗或制膏外涂。

❮ 谷精草　Gujingcao ❯

【来源】本品为谷精草科植物谷精草 *Eriocaulon buergerianum* Koern. 的干燥带花茎的头状花序。

【产地】主产于江苏、浙江、湖北、安徽、广东、贵州、云南等地。

【采收加工】秋季采收，将花序连同花茎拔出，晒干。

【炮制】切段。

【性状】头状花序呈半球形。底部有苞片层层紧密排列，苞片淡黄绿色，有光泽，上部边缘密生白色短毛；花序顶部灰白色。揉碎花序，可见多数黑色花药和细小黄绿色未成熟的果实。花茎纤细，长短不一，淡黄绿色，有数条扭曲的棱线。质柔软。气微，味淡。

【性能】辛、甘，平。疏散风热，明目退翳。

【用法与用量】5～10g。

槐花　Huaihua

【来源】本品为豆科植物槐 *Sophora japonica* L. 的干燥花及花蕾。

【采收加工】夏季花开放或花蕾形成时采收，及时干燥，除去枝、梗及杂质。前者习称"槐花"，后者习称"槐米"。

【产地】主产于辽宁、河北、河南、山东、安徽等地。

【炮制】

（1）槐花　除去杂质及灰屑。

（2）炒槐花　照清炒法炒至表面深黄色。

（3）槐花炭　照炒炭法炒至表面焦褐色。

【性状】

（1）槐花　皱缩而卷曲，花瓣多散落。完整者花萼钟状，黄绿色，先端 5 浅裂；花瓣 5 枚，黄色或黄白色，1 片较大，近圆形，先端微凹，其余 4 片长圆形。雄蕊 10 枚，其中 9 个基部连合，花丝细长。雌蕊圆柱形，弯曲。体轻。气微，味微苦。

（2）槐米　呈卵形或椭圆形。花萼下部有数条纵纹。萼的上方为黄白色未开放的花瓣。花梗细小。体轻，手捻即碎。气微，味微苦涩。

【性能】苦，微寒。凉血止血，清肝泻火。

【用法与用量】5～10g。

月季花　Yuejihua

【来源】本品为蔷薇科植物月季 *Rosa chinensis* Jacq. 的干燥花。

【采收加工】全年均可采收，花微开时采摘，阴干或低温干燥。

【产地】全国大部分地区有产。

【炮制】除去梗、杂质及灰屑。

【性状】呈类球形。花托长圆形，萼片 5 枚，暗绿色，先端尾尖；花瓣呈覆瓦状排列，有的散落，长圆形，紫红色或淡紫红色；雄蕊多数，黄色。体轻，质脆。气清香，味淡、微苦。

【性能】甘，温。活血调经，疏肝解郁。

【用法与用量】3～6g。

* 鸡冠花　Jiguanhua

【来源】本品为苋科植物鸡冠花 *Celosia cristata* L. 的干燥花序。

【采收加工】秋季花盛开时采收，晒干。

【产地】全国大部分地区均产。

【炮制】

（1）鸡冠花　除去杂质和残茎，切段。

（2）鸡冠花炭　照炒炭法炒至焦黑色。

【性状】

（1）鸡冠花　为穗状花序，多扁平而肥厚，呈鸡冠状，上缘宽，具皱褶，密生线状鳞片，下端渐窄，常残留扁平的茎。表面红色、紫红色或黄白色。中部以下密生多数小花，每花宿存的苞片和花被片均呈膜质。果实盖裂，种子扁圆肾形，黑色，有光泽。体轻，质柔韧。气微，味淡。

（2）鸡冠花饮片　为不规则的块段。扁平，有的呈鸡冠状。表面红色、紫红色或黄白色。可见黑色扁圆肾形的种子。气微，味淡。

（3）鸡冠花炭　形如鸡冠花。表面黑褐色，内部焦褐色。可见黑色种子。具焦香气，味苦。

【性能】甘、涩，凉。收敛止血，止带，止痢。

【用法与用量】6～12g。

1.2.4　果实、种子类中药

‹　五味子　Wuweizi　›

【来源】本品为木兰科植物五味子 *Schisandra chinensis*（Turcz.）Baill. 的干燥成熟果实。习称"北五味子"。

【采收加工】秋季果实成熟时采摘，晒干或蒸后晒干，除去果梗和杂质。

【产地】主产于东北及河北等地。

【炮制】

（1）五味子　除去杂质。用时捣碎。

（2）醋五味子　照醋蒸法蒸至黑色。用时捣碎。

【性状】

（1）五味子　呈不规则的球形或扁球形。表面红色、紫红色或暗红色，皱缩，显油润；有的表面呈黑红色或出现"白霜"。果肉柔软，种子1～2枚，肾形，表面棕黄色，有光泽，种皮薄而脆。果肉气微，味酸；种子破碎后，有香气，味辛、微苦。

（2）醋五味子　形如五味子，表面乌黑色，油润，稍有光泽。有醋香气。

【性能】酸、甘，温。收敛固涩，益气生津，补肾宁心。

【用法与用量】2～6g。

‹　木瓜　Mugua　›

【来源】本品为蔷薇科植物贴梗海棠 *Chaenomeles speciosa*（Sweet）Nakai 的干燥近成熟果实。

【采收加工】夏、秋二季果实绿黄时采收，置沸水中烫至外皮灰白色，对半纵剖，晒干。

【产地】主产于安徽、四川、湖北等地。安徽宣城产者称"宣木瓜"，质量较好。

【炮制】切薄片。

【性状】

（1）木瓜　长圆形，多纵剖成两半。外表面紫红色或红棕色，有不规则的深皱纹；剖面边缘向内卷曲，果肉红棕色，中心部分凹陷，棕黄色；种子扁长三角形，多脱落。质坚硬。气微清香，味酸。

（2）木瓜饮片　呈类月牙形薄片。外表面紫红色或棕红色，有不规则的深皱纹。切面棕红色。气微清香，味酸。

【性能】酸，温。舒筋活络，和胃化湿。

【用法与用量】6～9g。

山楂　Shanzha

【来源】本品为蔷薇科植物山里红 *Crataegus pinnatifida* Bge. var. *major* N. E. Br. 或山楂 *Crataegus pinnatifida* Bge. 的干燥成熟果实。

【采收加工】秋季果实成熟时采收，切片干燥。

【产地】主产于河南、江苏、浙江、安徽、湖北等地。

【炮制】

（1）净山楂　除去杂质及脱落的核。

（2）炒山楂　照清炒法炒至色变深。

【性状】

（1）山楂　呈圆形片，皱缩不平。外皮红色，具皱纹，有灰白色小斑点。果肉深黄色至浅棕色。中部横切片具 5 粒浅黄色果核，但核多脱落而中空。有的片上可见短而细的果梗或花萼等残迹。气微清香，味酸、微甜。

（2）炒山楂　形如山楂片，果肉黄褐色，偶见焦斑。气清香，味酸、微甜。

【性能】酸、甘，微温。消食健胃，行气散瘀，化浊降脂。炒山楂消食导滞作用增强。

【用法与用量】9～12g。

苦杏仁　Kuxingren

【来源】本品为蔷薇科植物山杏 *Prunus armeniaca* L. var. *ansu* Maxim.、西伯利亚杏 *Prunus sibirica* L.、东北杏 *Prunus mandshurica*（Maxim.）Koehne 或杏 *Prunus armeniaca* L. 的干燥成熟种子。

【采收加工】夏季采收成熟果实，除去果肉和核壳，取出种子，晒干。

【产地】主产于东北、华北、西北等地区。

【炮制】

（1）苦杏仁用时捣碎。

（2）焯苦杏仁　照焯法去皮。用时捣碎。

（3）炒苦杏仁　照清炒法炒至黄色。用时捣碎。

【性状】

（1）苦杏仁　呈扁心形。表面黄棕色至深棕色，一端尖，另端钝圆，肥厚，左右不对称，尖端一侧有短线形种脐，圆端合点处向上具多数深棕色的脉纹。种皮薄，子叶 2 枚，乳白色，富油性。气微，味苦。

（2）焯苦杏仁　呈扁心形。表面乳白色或黄白色，一端尖，另端钝圆，肥厚，左右不对称，富油性。有特异的香气，味苦。

（3）炒苦杏仁　形如焯苦杏仁，表面黄色至棕黄色，微带焦斑。有香气，味苦。

【性能】苦，微温；有小毒。降气止咳平喘，润肠通便。

【用法与用量】5～10g，生品入煎剂后下。

【注意事项】内服不宜过量，以免中毒。

决明子　Juemingzi

【来源】本品为豆科植物决明 *Cassia obtusifolia* L. 或小决明 *Cassia tora* L. 的干燥成熟种子。

【采收加工】秋季采收成熟果实，晒干，打下种子，除去杂质。

【产地】主产于安徽、广西、四川、浙江、广东等地。

【炮制】

（1）决明子　除去杂质，洗净，干燥。用时捣碎。

（2）炒决明子　照清炒法炒至微鼓起、有香气。用时捣碎。

【性状】

（1）决明　略呈菱方形或短圆柱形，两端平行倾斜。表面绿棕色或暗棕色，平滑有光泽，一端较平坦，另端斜尖，背腹面各有1条突起的棱线，棱线两侧各有1条斜向对称而色较浅的线形凹纹。质坚硬，不易破碎。种皮薄，子叶2枚，黄色，呈"S"形折曲并重叠。气微，味微苦。

（2）小决明　呈短圆柱形，较小。表面棱线两侧各有1片宽广的浅黄棕色带。

（3）炒决明子　形如决明子，微鼓起，表面绿褐色或暗棕色，偶见焦斑。微有香气。

【性能】甘、苦、咸，微寒。清热明目，润肠通便。

【用法与用量】9～15g。

补骨脂　Buguzhi

【来源】本品为豆科植物补骨脂 *Psoralea corylifolia* L. 的干燥成熟果实。

【采收加工】秋季果实成熟时采收果序，晒干，搓出果实，除去杂质。

【产地】主产于河南、四川、陕西等地。

【炮制】

（1）补骨脂　除去杂质。

（2）盐补骨脂　照盐炙法炒至微鼓起。

【性状】

（1）补骨脂　本品呈肾脏形，略扁。表面黑色、黑褐色或灰褐色，具细微网状皱纹。顶端圆钝，有一小突起，凹侧有果梗痕。质硬。果皮薄，与种子不易分离；种子1枚，子叶2枚，黄白色，有油性。气香，味辛、微苦。

（2）盐补骨脂　形如补骨脂，表面黑色或黑褐色，微鼓起。气微香，味微咸。

【性能】辛、苦，温。温肾助阳，纳气平喘，温脾止泻；外用消风祛斑。

【用法与用量】6～10g。外用20%～30%酊剂涂患处。

枳壳 Zhiqiao

【来源】本品为芸香科植物酸橙 *Citrus aurantium* L. 及其栽培变种的干燥未成熟果实。

【采收加工】7 月果皮尚绿时采收，自中部横切为两半，晒干或低温干燥。

【产地】主产于四川、江西、福建、浙江、江苏、湖南等地。

【炮制】

（1）枳壳　切薄片，干燥后筛去碎落的瓤核。

（2）麸炒枳壳　照麸炒法炒至色变深。

【性状】

（1）枳壳　呈半球形。外果皮棕褐色至褐色，有颗粒状突起，突起的顶端有凹点状油室；有明显的花柱残迹或果梗痕。切面中果皮黄白色，光滑而稍隆起，边缘散有 1～2 列油室，瓤囊 7～12 瓣，少数至 15 瓣，汁囊干缩呈棕色至棕褐色，内藏种子。质坚硬，不易折断。气清香，味苦、微酸。

（2）枳壳饮片　呈不规则弧状条形薄片。切面外果皮棕褐色至褐色，中果皮黄白色至黄棕色，近外缘有 1～2 列点状油室，内侧有的有少量紫褐色瓤囊。

（3）麸炒枳壳　形如枳壳片，色较深，偶有焦斑。

【性能】苦、辛、酸，微寒。理气宽中，行滞消胀。

【用法与用量】3～10g。

【注意事项】孕妇慎用。

吴茱萸 Wuzhuyu

【来源】本品为芸香科植物吴茱萸 *Evodia rutaecarpa* （Juss.）Benth.、石虎 *Evodia rutaecarpa* （Juss.）Benth. var. *officinalis* （Dode）Huang 或疏毛吴茱萸 *Evodia rutaecarpa* （Juss.）Benth. var. *bodinieri* （Dode）Huang 的干燥近成熟果实。

【采收加工】8～11 月果实尚未开裂时，剪下果枝，晒干或低温干燥，除去枝、叶、果梗等杂质。

【产地】主产于贵州、广西、湖南、浙江、四川等地。

【炮制】

（1）吴茱萸　除去杂质。

（2）制吴茱萸　取甘草（用量为吴茱萸的 6%）捣碎，加适量水，煎汤，去渣，加入净吴茱萸，闷润吸尽汤汁后，炒至微干，取出，干燥。

【性状】

（1）吴茱萸　呈球形或略呈五角状扁球形。表面暗黄绿色至褐色，粗糙，有多数点状突起或凹下的油点。顶端有五角星状的裂隙，基部残留被有黄色茸毛的果梗。质硬而脆，横切面可见子房 5 室，每室有淡黄色种子 1 粒。气芳香浓郁，味辛辣而苦。

（2）制吴茱萸　形如吴茱萸，表面棕褐色至暗褐色。

【性能】辛、苦，热；有小毒。散寒止痛，降逆止呕，助阳止泻。

【用法与用量】2～5g。外用适量。

◁ 小茴香 Xiaohuixiang ▷

【来源】本品为伞形科植物茴香 *Foeniculum vulgare* Mill. 的干燥成熟果实。

【采收加工】秋季果实初熟时采割植株，晒干，打下果实，除去杂质。

【产地】全国各地均产。

【炮制】

（1）小茴香 除去杂质。

（2）盐小茴香 照盐水炙法炒至微黄色。

【性状】

（1）小茴香 为双悬果，呈圆柱形，有的稍弯曲。表面黄绿色或淡黄色，两端略尖，顶端残留有黄棕色突起的柱基，基部有时有细小的果梗。分果呈长椭圆形，背面有纵棱 5 条，接合面平坦而较宽。横切面略呈五边形，背面的四边约等长。有特异香气，味微甜、辛。

（2）盐小茴香 形如小茴香，微鼓起，色泽加深，偶有焦斑。味微咸。

【性能】辛，温。散寒止痛，理气和胃。盐小茴香暖肾散寒止痛。

【用法与用量】3～6g。

◁ 山茱萸 Shanzhuyu ▷

【来源】本品为山茱萸科植物山茱萸 *Cornus officinalis* Sieb. et Zucc. 的干燥成熟果肉。

【采收加工】秋末冬初果皮变红时采收果实，用文火烘或置沸水中略烫后，及时除去果核，干燥。

【产地】主产于浙江、安徽、河南、陕西、山东等地。

【炮制】

（1）山萸肉 除去杂质和残留果核。

（2）酒萸肉 照酒炖法或酒蒸法炖或蒸至酒吸尽。

【性状】

（1）山茱萸 呈不规则的片状或囊状。表面紫红色至紫黑色，皱缩，有光泽。顶端有的有圆形宿萼痕，基部有果梗痕。质柔软。气微，味酸、涩、微苦。

（2）酒萸肉 形如山茱萸，表面紫黑色或黑色，质滋润柔软。微有酒香气。

【性能】酸、涩，微温。补益肝肾，收涩固脱。

【用法与用量】6～12g。

◁ 连翘 Lianqiao ▷

【来源】本品为木犀科植物连翘 *Forsythia suspensa* (Thunb.) Vahl 的干燥果实。

【采收加工】秋季果实初熟尚带绿色时采收，除去杂质，蒸熟，晒干，习称"青翘"；果实熟透时采收，晒干，除去杂质，习称"老翘"。

【产地】主产于山西、河南、陕西、山东等地。

【性状】呈长卵形至卵形，稍扁。表面有不规则的纵皱纹和多数突起的小斑点，两面各有 1 条明显的纵沟。顶端锐尖，基部有小果梗或已脱落。青翘多不开裂，表面绿褐色，突起的灰白色小斑点较少；质硬；种子多数，黄绿色，细长，一侧有翅。老翅自顶端开裂或裂成两瓣，表面黄棕色或红棕色，内表面多为浅黄棕色，平滑，具一纵隔；质脆；种子棕色，多已脱落。气微香，味苦。

【性能】苦，微寒。清热解毒，消肿散结，疏散风热。

【用法与用量】6～15g。

枸杞子　Gouqizi

【来源】本品为茄科植物宁夏枸杞 *Lycium barbarum* L. 的干燥成熟果实。

【采收加工】夏、秋二季果实呈红色时采收，热风烘干，除去果梗，或晾至皮皱后，晒干，除去果梗。

【产地】主产于宁夏、甘肃等地。

【性状】呈类纺锤形或椭圆形。表面红色或暗红色，顶端有小突起状的花柱痕，基部有白色的果梗痕。果皮柔韧，皱缩；果肉肉质，柔润。种子20～50粒，类肾形，扁而翘，表面浅黄色或棕黄色。气微，味甜。

【性能】甘，平。滋补肝肾，益精明目。

【用法与用量】6～12g。

栀子　Zhizi

【来源】本品为茜草科植物栀子 *Gardenia jasminoides* Ellis 的干燥成熟果实。

【采收加工】9～11月果实成熟呈红黄色时采收，除去果梗和杂质，蒸至上气或置沸水中略烫，取出，干燥。

【产地】主产于浙江、湖南、江西、湖北、福建、四川等地。

【炮制】

（1）栀子　碾碎。

（2）炒栀子　照清炒法炒至黄褐色。

【性状】

（1）栀子　呈长卵圆形或椭圆形。表面红黄色或棕红色，具6条翅状纵棱，棱间常有1条明显的纵脉纹，并有分枝。顶端残存萼片，基部稍尖，有残留果梗。果皮薄而脆，略有光泽；内表面色较浅，有光泽，具2～3条隆起的假隔膜。种子多数，扁卵圆形，集结成团，深红色或红黄色，表面密具细小疣状突起。气微，味微酸而苦。

（2）栀子饮片　呈不规则的碎块。果皮表面红黄色或棕红色，有的可见翅状纵棱。种子多数，扁卵圆形，深红色或红黄色。气微，味微酸而苦。

（3）炒栀子　如栀子碎块，黄褐色。

【性能】苦，寒。泻火除烦，清热利湿，凉血解毒；外用消肿止痛。

【用法与用量】6～10g。外用生品适量，研末调敷。

焦栀子　Jiaozhizi

【来源】本品为栀子的炮制加工品。

【炮制】取栀子，或碾碎，照清炒法用中火炒至表面焦褐色或焦黑色，果皮内表面和种子表面为黄棕色或棕褐色，取出，放凉。

【性状】形状如栀子或为不规则的碎块，表面焦褐色或焦黑色。果皮内表面棕色，种子表面为黄棕色或棕褐色。气微，味微酸而苦。

【性能】苦，寒。凉血止血。

【用法与用量】6～9g。

<h1 style="text-align:center">瓜蒌 Gualou</h1>

【来源】本品为葫芦科植物栝楼 *Trichosanthes kirilowii* Maxim. 或双边栝楼 *Trichosanthes rosthornii* Harms 的干燥成熟果实。

【采收加工】秋季果实成熟时，连果梗剪下，置通风处阴干。

【产地】主产于河北、河南、安徽、浙江、山东、江苏等地。

【炮制】压扁，切丝或切块。

【性状】

（1）瓜蒌　呈类球形或宽椭圆形。表面橙红色或橙黄色，皱缩或较光滑，顶端有圆形的花柱残基，基部略尖，具残存的果梗。轻重不一。质脆，易破开，内表面黄白色，有红黄色丝络，果瓤橙黄色，黏稠，与多数种子黏结成团。具焦糖气，味微酸、甜。

（2）瓜蒌饮片　呈不规则的丝或块状。外表面橙红色或橙黄色，皱缩或较光滑；内表面黄白色，有红黄色丝络，果瓤橙黄色，与多数种子黏结成团。具焦糖气，味微酸、甜。

【性能】甘、微苦，寒。清热涤痰，宽胸散结，润燥滑肠。

【用法与用量】9～15g。

【注意事项】不宜与川乌、制川乌、草乌、制草乌、附子同用。

<h1 style="text-align:center">槟榔 Binglang</h1>

【来源】本品为棕榈科植物槟榔 *Areca catechu* L. 的干燥成熟种子。

【采收加工】春末至秋初采收成熟果实，用水煮后，干燥，除去果皮，取出种子，干燥。

【产地】主产于海南、福建、云南、广西、台湾等地。

【炮制】

（1）槟榔　切薄片。

（2）炒槟榔　照清炒法炒至微黄色。

【性状】

（1）槟榔　呈扁球形或圆锥形。表面淡黄棕色或淡红棕色，具稍凹下的网状沟纹，底部中心有圆形凹陷的珠孔，其旁有一明显疤痕状种脐。质坚硬，不易破碎，断面可见棕色种皮与白色胚乳相间的大理石样花纹。气微，味涩、微苦。

（2）槟榔片　呈类圆形的薄片。切面可见棕色种皮与白色胚乳相间的大理石样花纹。气微，味涩、微苦。

（3）炒槟榔　形如槟榔片，表面微黄色，可见大理石样花纹。

【性能】苦、辛，温。杀虫，消积，行气，利水，截疟。

【用法与用量】3～10g；驱绦虫、姜片虫 30～60g。

＜　焦槟榔　Jiaobinglang　＞

本品为槟榔的炮制加工品。

【炮制】取槟榔片，照清炒法（通则 0213），炒至焦黄色。

【性状】呈类圆形薄片。表面焦黄色，可见大理石样花纹。质脆，易碎。气微，味涩、微苦。

【性能】苦、辛，温。消食导滞。

【用法与用量】3～10g。

＜　砂仁　Sharen　＞

【来源】本品为姜科植物阳春砂 *Amomum villosum* Lour.、绿壳砂 *Amomum villosum* Lour. var. *xanthioides* T. L. Wu. et Senjen 或海南砂 *Amomum longiligulare* T. L. Wu 的干燥成熟果实。

【采收加工】夏、秋二季果实成熟时采收，晒干或低温干燥。

【产地】阳春砂主产于广东，以阳春为道地产区。海南砂主产于海南、广东湛江等地。绿壳砂国内主产于广东、海南、云南、广西等地，国外主产于越南、泰国、印度尼西亚等国。以阳春砂质量为优。

【炮制】除去杂质。用时捣碎。

【性状】

（1）阳春砂、绿壳砂　呈椭圆形或卵圆形，有不明显的三棱。表面棕褐色，密生刺状突起，顶端有花被残基，基部常有果梗。果皮薄而软。种子集结成团，具三钝棱，中有白色隔膜，将种子团分成 3 瓣，每瓣有种子 5～26 粒。种子为不规则多面体；表面棕红色或暗褐色，有细皱纹，外被淡棕色膜质假种皮；质硬，胚乳灰白色。气芳香而浓烈，味辛凉、微苦。

（2）海南砂　呈长椭圆形或卵圆形，有明显的三棱。表面被片状、分枝的软刺，基部具果梗痕。果皮厚而硬。种子团较小，每瓣有种子 3～24 粒；种子直径 0.15～0.2cm。气味稍淡。

【性能】辛，温。化湿开胃，温脾止泻，理气安胎。

【用法与用量】3～6g，后下。

＜　豆蔻　Doukou　＞

【来源】本品为姜科植物白豆蔻 *Amomun kravanh* Pirre ex Gagnep. 或爪哇白豆蔻 *Amomum compactum* Soland ex Maton 的干燥成熟果实。按产地不同分为"原豆蔻"和"印尼白蔻"。

【产地】主产于柬埔寨、老挝、越南、斯里兰卡等国。我国云南、广东、广西等地亦有栽培。

【炮制】除去杂质。用时捣碎。

【性状】

（1）原豆蔻　呈类球形。表面黄白色至淡黄棕色，有 3 条较深的纵向槽纹，顶端有突起的柱基，基部有凹下的果柄痕，两端均具浅棕色绒毛。果皮体轻，质脆，易纵向裂开，内分3室，每室含种子约10粒；种子呈不规则多面体，背面略隆起，表面暗棕色，有皱纹，并被有残留的假种皮。气芳香，味辛凉略似樟脑。

（2）印尼白蔻　个略小。表面黄白色，有的微显紫棕色。果皮较薄，种子瘦瘪。气味较弱。

【性能】辛，温。化湿行气，温中止呕，开胃消食。

【用法与用量】3～6g，后下。

葶苈子　Tinglizi

【来源】本品为十字花科植物播娘蒿 *Descurainia sophia*（L.）Webb ex Prantl. 或独行菜 *Lepidium apetalum* Willd. 的干燥成熟种子。前者习称"南葶苈子"，后者习称"北葶苈子"。

【采收加工】夏季果实成熟时采割植株，晒干，搓出种子，除去杂质。

【产地】南葶苈子主产于华东、中南等地；北葶苈主产于华北、东北等地。夏季采收。

【炮制】

（1）葶苈子　除去杂质和灰屑。

（2）炒葶苈子　照清炒法炒至有爆声。

【性状】

（1）南葶苈子　呈长圆形略扁。表面棕色或红棕色，微有光泽，具纵沟2条，其中1条较明显。一端钝圆，另端微凹或较平截，种脐类白色，位于凹入端或平截处。气微，味微辛、苦，略带黏性。

（2）北葶苈子 呈扁卵形。一端钝圆，另端尖而微凹，种脐位于凹入端。味微辛辣，黏性较强。

（3）炒葶苈子　形如葶苈子，微鼓起，表面棕黄色。有油香气，不带黏性。

【性能】辛、苦，大寒。泻肺平喘，行水消肿。

【用法与用量】3～10g，包煎。

桃仁　Taoren

【来源】本品为蔷薇科植物桃 *Prunus persica*（L.）Batsch 或山桃 *Prunus davidiana*（Carr.）Franch. 的干燥成熟种子。

【采收加工】果实成熟后采收，除去果肉和核壳，取出种子，晒干。

【产地】主产于四川、陕西、河北、山东等地。

【炮制】

（1）桃仁　除去杂质。用时捣碎。

（2）燀桃仁　照燀法去皮。用时捣碎。

（3）炒桃仁　照清炒法炒至黄色。用时捣碎。

【性状】

（1）桃仁　呈扁长卵形。表面黄棕色至红棕色，密布颗粒状突起。一端尖，中部膨大，另端钝圆稍偏斜，边缘较薄。尖端侧有短线形种脐，圆端有颜色略深不甚明显的合点，自合点处散出多数纵向维管束。种皮薄，子叶2枚，类白色，富油性。气微，味微苦。

（2）山桃仁　呈类卵圆形，较小而肥厚。

（3）焯桃仁　形如桃仁，表面浅黄白色。

（4）焯山桃仁　形如山桃仁，表面浅黄白色。

（5）炒桃仁　形如桃仁，表面黄色，可见焦斑。

（6）炒山桃仁　形如山桃仁，表面黄色。

【性能】苦、甘，平。活血祛瘀，润肠通便，止咳平喘。

【用法与用量】5～10g。

【注意事项】孕妇慎用。

火麻仁　Huomaren

【来源】本品为桑科植物大麻 *Cannabis sativa* L. 的干燥成熟果实。

【采收加工】秋季果实成熟时采收，除去杂质，晒干。

【产地】主产于东北及山东、河北、江苏等地。

【炮制】

（1）火麻仁　除去杂质及果皮。

（2）炒火麻仁　照清炒法炒至微黄色，有香气。

【性状】呈卵圆形。表面灰绿色或灰黄色，有微细的白色或棕色网纹，两边有棱，顶端略尖，基部有一圆形果梗痕。果皮薄而脆，易破碎。种皮绿色，子叶 2 枚，乳白色，富油性。气微，味淡。

【性能】甘，平。润肠通便。

【用法与用量】10～15g。

郁李仁　Yuliren

【来源】本品为蔷薇科植物欧李 *Prunus humilis* Bge.、郁李 *Prunus japonica* Thunb. 或长柄扁桃 *Prunus pedunculata* Maxim. 的干燥成熟种子。前二种习称"小李仁"，后一种习称"大李仁"。

【采收加工】夏、秋二季采收成熟果实，除去果肉和核壳，取出种子，干燥。

【产地】小李仁主产于东北、华东及河北、河南、山西等地；大李仁主产于内蒙古。

【炮制】除去杂质。用时捣碎。

【性状】

（1）小李仁　呈卵形，长 0.5～0.8cm，直径 0.3～0.5cm。表面黄白色或浅棕色，一端尖，另端钝圆。尖端一侧有线形种脐，圆端中央有深色合点，自合点处向上具多条纵向维管束脉纹。种皮薄，子叶 2 枚，乳白色，富油性。气微，味微苦。

（2）大李仁　长 0.6～1cm，直径 0.5～0.7cm。表面黄棕色。

【性能】辛、苦、甘，平。润肠通便，下气利水。

【用法与用量】6～10g。

【注意事项】孕妇慎用。

乌梅　Wumei

【来源】本品为蔷薇科植物梅 *Prunus mume*（Sieb.）Sieb. et Zucc. 的干燥近成熟果实。

【采收加工】夏季果实近成熟时采收，低温烘干后闷至色变黑。

【产地】主产于福建、四川、浙江、云南等地。

【炮制】

（1）乌梅　除去杂质。

（2）乌梅肉　去核。

（3）乌梅炭　照炒炭法炒至皮肉鼓起。

【性状】

（1）乌梅　呈类球形或扁球形。表面乌黑色或棕黑色，皱缩不平，基部有圆形果梗痕。果核坚硬，椭圆形，棕黄色，表面有凹点；种子扁卵形，淡黄色。气微，味极酸。

（2）乌梅炭　形如乌梅，皮肉鼓起，表面焦黑色。味酸，略有苦味。

【性能】酸、涩，平。敛肺，涩肠，生津，安蛔。

【用法与用量】6～12g。

金樱子　Jinyingzi

【来源】本品为蔷薇科植物金樱子 *Rosa laevigata* Michx. 的干燥成熟果实。

【采收加工】10～11月果实成熟变红时采收，干燥，除去毛刺。

【产地】主产于广东、江西、浙江、广西、江苏等地。

【炮制】金樱子肉　取净金樱子，略浸，润透，纵切两瓣，除去毛、核，干燥。

【性状】

（1）金樱子　为花托发育而成的假果，呈倒卵形。表面红黄色或红棕色，有突起的棕色小点，系毛刺脱落后的残基。顶端有盘状花萼残基，中央有黄色柱基，下部渐尖。质硬。切开后，内有多数坚硬的小瘦果，内壁及瘦果均有淡黄色绒毛。气微，味甘、微涩。

（2）金樱子肉　呈倒卵形纵剖瓣。表面红黄色或红棕色，有突起的棕色小点。顶端有花萼残基，下部渐尖。花托内面淡黄色，残存淡黄色绒毛。气微，味甘、微涩。

【性能】酸、甘、涩，平。固精缩尿，固崩止带，涩肠止泻。

【用法与用量】6～12g。

沙苑子　Shayuanzi

【来源】本品为豆科植物扁茎黄芪 *Astragalus complanatus* R. Br. 的干燥成熟种子。

【采收加工】秋末冬初果实成熟尚未开裂时采割植株，晒干，打下种子，除去杂质，晒干。

【产地】主产于陕西、山西等地。

【炮制】

（1）沙苑子　除去杂质，洗净，干燥。

（2）盐沙苑子　照盐水炙法炒干。

【性状】

（1）沙苑子　略呈肾形而稍扁。表面光滑，褐绿色或灰褐色，边缘一侧微凹处具圆形种脐。质坚硬，不易破碎。子叶2枚，淡黄色，胚根弯曲。气微，味淡，嚼之有豆腥味。

（2）盐沙苑子　形如沙苑子，表面鼓起，深褐绿色或深灰褐色。气微，味微咸，嚼之有豆腥味。

【性能】甘，温。补肾助阳，固精缩尿，养肝明目。

【用法与用量】9～15g。

枳实　Zhishi

【来源】本品为芸香科植物酸橙 *Citrus aurantium* L. 及其栽培变种或甜橙 *Citrus sinensis* Osbeck 的干燥幼果。

【采收加工】5～6 月收集自落的果实，除去杂质，自中部横切为两半，晒干或低温干燥，较小者直接晒干或低温干燥。

【产地】主产于四川、江西、福建、浙江、江苏、湖南等省。

【炮制】

（1）枳实　切薄片。

（2）麸炒枳实　照麸炒法炒至色变深。

【性状】

（1）枳实　呈半球形，少数为球形。外果皮黑绿色或棕褐色，具颗粒状突起和皱纹，有明显的花柱残迹或果梗痕。切面中果皮略隆起，黄白色或黄褐色，边缘有 1～2 列油室，瓢囊棕褐色。质坚硬。气清香，味苦、微酸。

（2）枳实饮片　呈不规则弧状条形或圆形薄片。切面外果皮黑绿色至暗棕绿色，中果皮部分黄白色至黄棕色，近外缘有 1～2 列点状油室，条片内侧或圆片中央具棕褐色瓢囊。气清香，味苦、微酸。

（3）麸炒枳实　形如枳实片，色较深，有的有焦斑。气焦香，味微苦，微酸。

【性能】苦、辛、酸，微寒。破气消积，化痰散痞。

【用法与用量】3～10g。

【注意事项】孕妇慎用。

陈皮　Chenpi

【来源】本品为芸香科植物橘 *Citrus reticulata* Blanco 及其栽培变种的干燥成熟果皮。药材分为"陈皮"和"广陈皮"。

【采收加工】采摘成熟果实，剥取果皮，晒干或低温干燥。

【产地】主产于广东、福建、四川、江苏等地，均为栽培品。

【炮制】切丝。

【性状】

（1）陈皮　常剥成数瓣，基部相连，有的呈不规则的片状。外表面橙红色或红棕色，有细皱纹和凹下的点状油室；内表面浅黄白色，粗糙，常见黄白色或黄棕色筋络状维管束。质稍硬而脆。气香，味辛、苦。

（2）广陈皮　常 3 瓣相连，形状整齐，厚度均匀，约 0.1cm。点状油室较大，对光照视，透明清晰。质较柔软。

（3）陈皮饮片　呈不规则的条状或丝状。外表面橙红色或红棕色，有细皱纹和凹下的点状油室。内表面浅黄白色，粗糙，可见黄白色或黄棕色筋络状维管束。气香，味辛、苦。

【性能】苦、辛，温。理气健脾，燥湿化痰。

【用法与用量】3～10g。

注：栽培变种主要有茶枝柑 *Citrus reticulata* 'Chachi'（广陈皮）、大红袍 *Citrus reticulata* 'Dahongpao'、温州蜜柑 *Citrus reticulate* 'Unshiu'、福橘 *Citrus reticulatai* 'Tangerina'。

‹ 酸枣仁　Suanzaoren ›

【来源】本品为鼠李科植物酸枣 *Ziziphus Jujuba* Mill. var. *spinosa*（Bunge）Hu ex H. F. Chou 的干燥成熟种子。

【采收加工】秋末冬初采收成熟果实，除去果肉和核壳，收集种子，晒干。

【产地】主产于河北、陕西、山西、山东等地。

【炮制】

（1）酸枣仁　除去残留核壳。用时捣碎。

（2）炒酸枣仁　照清炒法炒至鼓起，色微变深。用时捣碎。

【性状】

（1）酸枣仁　呈扁圆形或扁椭圆形。表面紫红色或紫褐色，平滑有光泽，有的有裂纹。有的两面均呈圆隆状突起；有的一面较平坦，中间有 1 条隆起的纵线纹；另一面稍突起。一端凹陷，可见线形种脐；另端有细小突起的合点。种皮较脆，胚乳白色，子叶 2 枚，浅黄色，富油性。气微，味淡。

（2）炒酸枣仁　形如酸枣仁。表面微鼓起，微具焦斑。略有焦香气，味淡。

【性能】甘、酸，平。养心补肝，宁心安神，敛汗，生津。

【用法与用量】10～15g。

‹ 使君子　Shijunzi ›

【来源】本品为使君子科植物使君子 *Quisqualis indica* L. 的干燥成熟果实。

【采收加工】秋季果皮变紫黑色时采收，除去杂质，干燥。

【产地】主产于四川、广东、广西、云南、贵州等地。

【炮制】

（1）使君子　除去杂质。用时捣碎。

（2）使君子仁　取净使君子，除去外壳。

（3）炒使君子仁　照清炒法炒至有香气。

【性状】

（1）使君子　呈椭圆形或卵圆形，具 5 条纵棱。表面黑褐色至紫黑色，平滑，微具光泽。顶端狭尖，基部钝圆，有明显圆形的果梗痕。质坚硬，横切面多呈五角星形，棱角处壳较厚，中间呈类圆形空腔。种子长椭圆形或纺锤形；表面棕褐色或黑褐色，有多数纵皱纹；种皮薄，易剥离；子叶 2 枚，黄白色，有油性，断面有裂隙。气微香，味微甜。

（2）使君子仁　呈长椭圆形或纺锤形。表面棕褐色或黑褐色，有多数纵皱纹。种皮易剥离，子叶 2 枚，黄白色，有油性，断面有裂隙。气微香，味微甜。

（3）炒使君子仁　形如使君子仁，表面黄白色，有多数纵皱纹；有时可见残留有棕褐色种皮。气香，味微甜。

【性能】甘，温。杀虫消积。

【用法与用量】使君子 9～12g，捣碎入煎剂；使君子仁 6～9g，多入丸散或单用，作

1～2 次分服。小儿每岁 1～1.5 粒，炒香嚼服，1 日总量不超过 20 粒。

【注意事项】服药时忌饮浓茶。

‹ 蛇床子 Shechuangzi ›

【来源】本品为伞形科植物蛇床 *Cnidium monnieri*（L.）Cuss. 的干燥成熟果实。

【采收加工】夏、秋二季果实成熟时采收，除去杂质，晒干。

【产地】主产于河北、山东、广东、广西、江苏、安徽等地。

【性状】为双悬果，呈椭圆形。表面灰黄色或灰褐色，顶端有 2 枚向外弯曲的柱基，基部偶有细梗。分果的背面有薄而突起的纵棱 5 条，接合面平坦，有 2 条棕色略突起的纵棱线。果皮松脆，揉搓易脱落。种子细小，灰棕色，显油性。气香，味辛凉，有麻舌感。

【性能】辛、苦，温；有小毒。燥湿祛风，杀虫止痒，温肾壮阳。

【用法与用量】3～10g。外用适量，多煎汤熏洗，或研末调敷。

‹ 菟丝子 Tusizi ›

【来源】本品为旋花科植物南方菟丝子 *Cuscuta australis* R.Br. 或菟丝子 *Cuscuta chinensis* Lam. 的干燥成熟种子。

【采收加工】秋季果实成熟时采收植株，晒干，打下种子，除去杂质。

【产地】主产于江苏、辽宁、吉林、河北、山东等地。

【炮制】

（1）菟丝子　除去杂质，洗净，干燥。

（2）盐菟丝子　照盐炙法炒至微鼓起。

【性状】

（1）菟丝子　呈类球形。表面灰棕色至棕褐色，粗糙，种脐线形或扁圆形。质坚实，不易以指甲压碎。气微，味淡。

（2）盐菟丝子　形如菟丝子，表面棕黄色，裂开，略有香气。

【性能】辛、甘，平。补益肝肾，固精缩尿，安胎，明目，止泻；外用消风祛斑。

【用法与用量】6～12g。外用适量。

‹ 牵牛子 Qianniuzi ›

【来源】本品为旋花科植物裂叶牵牛 *Pharbitis nil*（L.）Choisy 或圆叶牵牛 *Pharbitis purpurea*（L.）Voigt 的干燥成熟种子。

【采收加工】秋末果实成熟、果壳未开裂时采割植株，晒干，打下种子，除去杂质。

【产地】主产于河南、山东、浙江、江苏、安徽等地。

【炮制】

（1）牵牛子　除去杂质。用时捣碎。

（2）炒牵牛子　照清炒法炒至稍鼓起。用时捣碎。

【性状】

（1）牵牛子　呈卵状扁三棱形，似橘瓣状。表面灰黑色（习称为"黑丑"）或淡黄白色（习称为"白丑"），背面有一条浅纵沟，腹面棱线的下端有一点状种脐，微凹。质硬，横切面可见淡黄色或黄绿色皱缩折叠的子叶，微显油性。气微，味辛、苦，有麻感。

经验鉴别：用水浸后，种皮显龟裂纹，有明显的黏液质渗出，手捻之有黏滑感。

（2）炒牵牛子　形如牵牛子，表面黑褐色或黄棕色，稍鼓起。微具香气。

【性能】苦，寒；有毒。泻水通便，消痰涤饮，杀虫攻积。

【用法与用量】3～6g。入丸散服，每次1.5～3g。

【注意事项】孕妇禁用；不宜与巴豆、巴豆霜同用。

◀ 夏枯草　Xiakucao ▶

【来源】本品为唇形科植物夏枯草 *Prunella vulgaris* L. 的干燥果穗。

【采收加工】夏季果穗呈棕红色时采收，除去杂质，晒干。

【产地】主产于江苏、浙江、安徽、河南、湖北等地。

【性状】呈圆柱形，略扁；淡棕色至棕红色。全穗由数轮至10数轮宿萼与苞片组成，呈半覆瓦状排列似"宝塔"形，每轮有对生苞片2片，呈扇形，先端尖尾状，脉纹明显，外表面有白毛。每一苞片内有花3朵，花冠多已脱落，宿萼二唇形，内有小坚果4枚，卵圆形，棕色，尖端有白色突起。体轻。气微，味淡。

【性能】辛、苦，寒。清肝泻火，明目，散结消肿。

【用法与用量】9～15g。

◀ 鹤虱　Heshi ▶

【来源】本品为菊科植物天名精 *Carpesium abrotanoides* L. 的干燥成熟果实。

【采收加工】秋季果实成熟时采收，晒干，除去杂质。

【产地】主产于山西、河南、贵州、陕西、甘肃等地。

【性状】呈圆柱状，细小。表面黄褐色或暗褐色，具多数纵棱。顶端收缩呈细喙状，先端扩展成灰白色圆环；基部稍尖，有着生痕迹。果皮薄，纤维性，种皮菲薄透明，子叶2枚，类白色，稍有油性。气特异，味微苦。

【性能】苦、辛，平；有小毒。杀虫消积。

【用法与用量】3～9g。

◀ 王不留行　Wangbuliuxing ▶

【来源】本品为石竹科植物麦蓝菜 *Vaccaria segetalis*（Neck.）Garcke 的干燥成熟种子。

【采收加工】夏季果实成熟、果皮尚未开裂时采割植株，晒干，打下种子，除去杂质，再晒干。

【产地】除华南地区外，国各地均产。

【炮制】

（1）王不留行　除去杂质。

（2）炒王不留行　照清炒法炒至大多数爆开白花。

【性状】

（1）王不留行　呈球形。表面黑色，少数红棕色，略有光泽，有细密颗粒状突起，一侧有一凹陷的纵沟。质硬。胚乳白色，胚弯曲成环，子叶2枚。气微，味微涩、苦。

（2）炒王不留行　呈类球形爆花状，表面白色，质松脆。

【性能】苦，平。活血通经，下乳消肿，利尿通淋。

【用法与用量】5～10g。

【注意事项】孕妇慎用。

肉豆蔻　Roudoukou

【来源】本品为肉豆蔻科植物肉豆蔻 *Myristica fragrans* Houtt. 的干燥种仁。

【产地】主产于印度尼西亚、马来西亚、斯里兰卡等国。

【炮制】

（1）肉豆蔻　除去杂质，洗净，干燥。

（2）麸煨肉豆蔻　取净肉豆蔻，加入麸皮（用量为肉豆蔻的 40％），麸煨温度 150～160℃，约 15 分钟，至麸皮呈焦黄色，肉豆蔻呈棕褐色，表面有裂隙时取出，筛去麸皮，放凉。用时捣碎。

【性状】

（1）肉豆蔻　呈卵圆形或椭圆形。表面灰棕色或灰黄色，有时外被白粉（石灰粉末）。全体有浅色纵向行沟纹和不规则网状沟纹。种脐位于宽端，呈浅色圆形突起，合点呈暗凹陷。种脊呈纵沟状，连接两端。质坚，断面显棕黄色相杂的大理石花纹，宽端可见干燥皱缩的胚，富油性。气香浓烈，味辛。

（2）煨肉豆蔻　形如肉豆蔻，表面为棕褐色，有裂隙。气香，味辛。

【性能】辛，温。温中行气，涩肠止泻。

【用法与用量】3～10g。

芥子　Jiezi

【来源】本品为十字花科植物白芥 *Sinapis alba* L. 或芥 *Brassica juncea*（L.）Czern. et Coss 的干燥成熟种子。前者习称"白芥子"，后者习称"黄芥子"。

【采收加工】夏末秋初果实成熟时采割植株，晒干，打下种子，除去杂质。

【产地】主产于安徽、河南等地。

【炮制】

（1）芥子　除去杂质。用时捣碎。

（2）炒芥子　照清炒法炒至淡黄色至深黄色（炒白芥子）或深黄色至棕褐色（炒黄芥子），有香辣气。用时捣碎。

【性状】

（1）白芥子　呈球形。表面灰白色至淡黄色，具细微的网纹，有明显的点状种脐。种皮薄而脆，破开后内有白色折叠的子叶，有油性。气微，味辛辣。

（2）黄芥子　较小。表面黄色至棕黄色，少数呈暗红棕色。研碎后加水浸湿，则产生辛烈的特异臭气。

（3）炒芥子　形如芥子，表面淡黄色至深黄色（炒白芥子）或深黄色至棕褐色（炒黄芥子），偶有焦斑。有香辣气。

【性能】辛，温。温肺豁痰利气，散结通络止痛。

【用法与用量】3～9g。外用适量。

覆盆子 Fupenzi

【来源】本品为蔷薇科植物华东覆盆子 *Rubus chingii* Hu 的干燥果实。

【采收加工】夏初果实由绿变绿黄时采收，除去梗、叶，置沸水中略烫或略蒸，取出，干燥。

【产地】主产于浙江、福建、四川、安徽、陕西等地。

【性状】为聚合果，由多数小核果聚合而成，呈圆锥形或扁圆锥形。表面黄绿色或淡棕色，顶端钝圆，基部中心凹入（似覆盆状）。宿萼棕褐色，下有果梗痕。小果易剥落，每个小果呈半月形，背面密被灰白色茸毛，两侧有明显的网纹，腹部有突起的棱线。体轻，质硬。气微，味微酸涩。

【性能】甘、酸，温。益肾固精缩尿，养肝明目。

【用法与用量】6～12g。

槐角 Huaijiao

【来源】本品为豆科植物槐 *Sophora japonica* L. 的干燥成熟果实。

【采收加工】冬季采收，除去杂质，干燥。

【产地】主产于辽宁、河北、河南、山东、安徽等地。

【炮制】

（1）槐角　除去杂质。

（2）蜜槐角　照蜜（用量为槐角的5%）炙法炒至外皮光亮、不粘手。

【性状】

（1）槐角　呈连珠状。表面黄绿色或黄褐色，皱缩而粗糙，背缝线一侧呈黄色。质柔润，干燥皱缩，易在收缩处折断，断面黄绿色，有黏性。种子1～6粒，肾形，表面光滑，棕黑色，一侧有灰白色圆形种脐；质坚硬，子叶2枚，黄绿色。果肉气微，味苦，种子嚼之有豆腥气。

（2）蜜槐角　形如槐角，表面稍隆起呈黄棕色至黑褐色，有光泽，略有黏性。具蜜香气，味微甜、苦。

【性能】苦，寒。清热泻火，凉血止血。

【用法与用量】6～9g。

马兜铃 Madouling

【来源】本品为马兜铃科植物北马兜铃 *Aristolochia contorta* Bge. 或马兜铃 *Aristolochia debilis* Sieb. et Zucc. 的干燥成熟果实。

【采收加工】秋季果实由绿变黄时采收，干燥。

【产地】北马兜铃主产于东北地区及河北等地，马兜铃主产于江苏、安徽、浙江等地。

【炮制】

（1）马兜铃　除去杂质，筛去灰屑。

（2）蜜马兜铃　取净马兜铃，搓碎，照蜜炙法炒至不粘手。

【性状】呈卵圆形。表面黄绿色、灰绿色或棕褐色，有纵棱线 12 条，由棱线分出多数横向平行的细脉纹。顶端平钝，基部有细长果梗。果皮轻而脆，易裂为 6 瓣，果梗也分裂为 6 条。果皮内表面平滑而带光泽，有较密的横向脉纹。果实分 6 室，每室种子多数，平叠整齐排列。种子扁平而薄，钝三角形或扇形，边缘有翅，淡棕色。气特异，味微苦。

【性能】苦，微寒。清肺降气，止咳平喘，清肠消痔。

【用法与用量】3～9g。

【注意事项】本品含马兜铃酸，可引起肾脏损害等不良反应；儿童及老年人慎用；孕妇、婴幼儿及肾功能不全者禁用。

地肤子　Difuzi

【来源】本品为藜科植物地肤 *Kochia scoparia*（L.）Schrad. 的干燥成熟果实。

【采收加工】秋季果实成熟时采收植株，晒干，打下果实，除去杂质。

【产地】全国大部分地区均产。

【性状】呈扁球状五角星形。外被宿存花被，表面灰绿色或浅棕色，周围具膜质小翅 5 枚，背面中心有微突起的点状果梗痕及放射状脉纹 5～10 条；剥离花被，可见膜质果皮，半透明。种子扁卵形，黑色。气微，味微苦。

【性能】辛、苦，寒。清热利湿，祛风止痒。

【用法与用量】9～15g。外用适量，煎汤熏洗。

化橘红　Huajuhong

【来源】本品为芸香科植物化州柚 *Citrus grandis* 'Tomentosay' 或柚 *Citrus grandis* L. Osbeck 的未成熟或近成熟的干燥外层果皮。前者习称"毛橘红"，后者习称"光七爪""光五爪"。

【采收加工】夏季果实未成熟时采收，置沸水中略烫后，将果皮割成 5 或 7 瓣，除去果瓤和部分中果皮，压制成形，干燥。

【产地】主产于广东化州。

【炮制】切丝或块。

【性状】

（1）化州柚　呈对折的七角或展平的五角星状，单片呈柳叶形。外表面黄绿色，密布茸毛，有皱纹及小油室；内表面黄白色或淡黄棕色，有脉络纹。质脆，易折断，断面不整齐，外缘有 1 列不整齐的下凹的油室，内侧稍柔而有弹性。气芳香，味苦、微辛。

（2）柚　外表面黄绿色至黄棕色，无毛。

【性能】辛、苦，温。理气宽中，燥湿化痰。

【用法与用量】3～6g。

鸦胆子　Yadanzi

【来源】本品为苦木科植物鸦胆子 *Brucea javanica*（L.）Merr. 的干燥成熟果实。

【采收加工】秋季果实成熟时采收，除去杂质，晒干。

【产地】主产于广东、广西、云南、福建、贵州等地。

【炮制】除去果壳及杂质。

【性状】呈卵形。表面黑色或棕色，有隆起的网状皱纹，网眼呈不规则的多角形，两侧有明显的棱线，顶端渐尖，基部有凹陷的果梗痕。果壳质硬而脆，种子卵形，表面类白色或黄白色，具网纹；种皮薄，子叶乳白色，富油性。气微，味极苦。

【性能】苦，寒；有小毒。清热解毒，截疟，止痢；外用腐蚀赘疣。

【用法与用量】0.5～2g，用龙眼肉包裹或装入胶囊吞服。外用适量。

胡芦巴　Huluba

【来源】本品为豆科植物胡芦巴 *Trigonella foenum-graecum* L. 的干燥成熟种子。

【采收加工】夏季果实成熟时采割植株，晒干，打下种子，除去杂质。

【产地】主产于安徽、四川、河南等地。

【炮制】

（1）胡芦巴　除去杂质，洗净，干燥。

（2）盐胡芦巴　照盐水炙法炒至鼓起，微具焦斑，有香气。用时捣碎。

【性状】

（1）胡芦巴　略呈斜方形或矩形。表面黄绿色或黄棕色，平滑，两侧各具一深斜沟，相交处有点状种脐。质坚硬，不易破碎。种皮薄，胚乳呈半透明状，具黏性；子叶 2 枚，淡黄色，胚根弯曲，肥大而长。气香，味微苦。

（2）盐胡芦巴　形如胡芦巴，表面黄棕色至棕色，偶见焦斑。略具香气，味微咸。

【性能】苦，温。温肾助阳，祛寒止痛。

【用法与用量】5～10g。

白果　Baiguo

【来源】本品为银杏科植物银杏 *Ginkgo biloba* L. 的干燥成熟种子。

【采收加工】秋季种子成熟时采收，除去肉质外种皮，洗净，稍蒸或略煮后，烘干。

【产地】主产于广西、四川、河南、山东、湖北、辽宁等地。

【炮制】

（1）白果仁　除去杂质及硬壳，用时捣碎。

（2）炒白果仁　照清炒法炒至有香气。用时捣碎。

【性状】略呈椭圆形，一端稍尖，另端钝。表面黄白色或淡棕黄色，平滑，具 2～3 条棱线。中种皮（壳）骨质，坚硬。内种皮膜质，种仁宽卵球形或椭圆形，一端淡棕色，另一端金黄色，横断面外层黄色，胶质样，内层淡黄色或淡绿色，粉性，中间有空隙。气微，味甘、微苦。

【性能】甘、苦、涩，平；有毒。敛肺定喘，止带缩尿。

【用法与用量】5～10g。

【注意事项】生食有毒。

柏子仁　Baiziren

【来源】本品为柏科植物侧柏 *Platycladus orientalis* (L.) Franco 的干燥成熟种仁。

【采收加工】秋、冬二季采收成熟种子，晒干，除去种皮，收集种仁。

【产地】主产于山东、河南、河北、陕西、湖北、甘肃、云南等地。

【炮制】

（1）柏子仁　除去杂质和残留的种皮。

（2）柏子仁霜　照制霜法制霜。

【性状】

（1）柏子仁　呈长卵形或长椭圆形。表面黄白色或淡黄棕色，外包膜质内种皮，顶端略尖，有深褐色的小点，基部钝圆。质软，富油性。气微香，味淡。

（2）柏子仁霜　为均匀、疏松的淡黄色粉末，微显油性，气微香。

【性能】甘，平。养心安神，润肠通便，止汗。

【用法与用量】3～10g。

女贞子　Nvzhenzi

【来源】本品为木犀科植物女贞 *Ligustrum lucidum* Ait. 的干燥成熟果实。

【采收加工】冬季果实成熟时采收，除去枝叶，稍蒸或置沸水中略烫后，干燥；或直接干燥。

【产地】主产于浙江、江苏、湖南、福建、四川等地。

【炮制】

（1）女贞子　除去杂质，洗净，干燥。

（2）酒女贞子　照酒炖法或酒蒸法炖至酒吸尽或蒸透。

【性状】

（1）女贞子　呈卵形、椭圆形或肾形。表面黑紫色或灰黑色，皱缩不平，基部有果梗痕或具宿萼及短梗。体轻。外果皮薄，中果皮较松软，易剥离，内果皮木质，黄棕色，具纵棱，破开后种子通常为1粒，肾形，紫黑色，油性。气微，味甘、微苦涩。

（2）酒女贞子　形如女贞子，表面黑褐色或灰黑色，常附有白色粉霜。微有酒香气。

【性能】甘、苦，凉。滋补肝肾，明目乌发。

【用法与用量】6～12g。

蔓荆子　Manjingzi

【来源】本品为马鞭草科植物单叶蔓荆 *Vitex trifolia* L. var. *simplicifolia* Cham. 或蔓荆 *Vitex trifolia* L. 的干燥成熟果实。

【采收加工】秋季果实成熟时采收，除去杂质，晒干。

【产地】主产于山东、江西、浙江、福建等地。

【炮制】

（1）蔓荆子　除去杂质。

（2）炒蔓荆子　照清炒法微炒。用时捣碎。

【性状】

（1）蔓荆子　呈球形。表面灰黑色或黑褐色，被灰白色粉霜状茸毛，有纵向浅沟4条，相互交叉于顶端形成十字形，顶端微凹，基部有灰白色宿萼及短果梗。萼长为果的1/3～2/3，5齿裂，其中2裂较深，密被茸毛。体轻，质坚韧，不易破碎，横切面可见4室，每室有种子1枚。气特异而芳香，味淡、微辛。

（2）炒蔓荆子　形如蔓荆子，表面黑色或黑褐色，基部有的可见残留宿萼和短果梗。气特异而芳香，味淡、微辛。

【性能】辛、苦，微寒。疏散风热，清利头目。

【用法与用量】5～10g。

韭菜子　Jiucaizi

【来源】本品为百合科植物韭菜 *Allium tuberosum* Rottl. ex Spreng. 的干燥成熟种子。

【采收加工】秋季果实成熟时采收果序，晒干，搓出种子，除去杂质。

【产地】全国各地均产。

【炮制】

（1）韭菜子　除去杂质。

（2）盐韭菜子　照盐水炙法炒干。

【性状】

（1）韭菜子　呈半圆形或半卵圆形，略扁。表面黑色，一面突起，粗糙，有细密的网状皱纹，另一面微凹，皱纹不甚明显。顶端钝，基部稍尖，有点状突起的种脐。质硬。气特异，味微辛。

（2）盐韭菜子　形如韭菜子，气香，味咸。

【性能】辛、甘，温。温补肝肾，壮阳固精。

【用法与用量】3～9g。

牛蒡子　Niubangzi

【来源】本品为菊科植物牛蒡 *Arctium lappa* L. 的干燥成熟果实。

【采收加工】秋季果实成熟时采收果序，晒干，打下果实，除去杂质，再晒干。

【产地】全国各地均产。

【炮制】

（1）牛蒡子　除去杂质，洗净，干燥。用时捣碎。

（2）炒牛蒡子　照清炒法炒至略鼓起、微有香气。用时捣碎。

【性状】

（1）牛蒡子　呈长倒卵形，略扁，微弯曲。表面灰褐色，带紫黑色斑点，有数条纵棱，通常中间1～2条较明显。顶端钝圆，稍宽，顶面有圆环，中间具点状花柱残迹；基部略窄，着生面色较淡。果皮较硬，子叶2枚，淡黄白色，富油性。气微，味苦后微辛而稍麻舌。

（2）炒牛蒡子　形如牛蒡子，色泽加深，略鼓起。微有香气。

【性能】辛、苦，寒。疏散风热，宣肺透疹，解毒利咽。

【用法与用量】6～12g。

大腹皮　Dafupi

【来源】本品为棕榈科植物槟榔 *Areca catechu* L. 的干燥果皮。

【采收加工】冬季至次春采收未成熟的果实，煮后干燥，纵剖两瓣，剥取果皮，习称"大腹皮"；春末至秋初采收成熟果实，煮后干燥，剥取果皮，打松，晒干，习称"大腹毛"。

【产地】主产于海南、云南、广西等地。

【炮制】

(1) 大腹皮　切段。

(2) 大腹毛　洗净，干燥。

【性状】

(1) 大腹皮　略呈椭圆形或长卵形瓢状。外果皮深棕色至近黑色，具不规则的纵皱纹及隆起的横纹，顶端有花柱残痕，基部有果梗及残存萼片。内果皮凹陷，褐色或深棕色，光滑呈硬壳状。体轻，质硬，纵向撕裂后可见中果皮纤维。气微，味微涩。

(2) 大腹毛　略呈椭圆形或瓢状。外果皮多已脱落或残存。中果皮棕毛状，黄白色或淡棕色，疏松质柔。内果皮硬壳状，黄棕色或棕色，内表面光滑，有时纵向破裂。气微，味淡。

【性能】辛，微温。行气宽中，行水消肿。

【用法与用量】5～10g。

草果　Caoguo

【来源】本品为姜科植物草果 *Amomum tsao-ko* Crevost *et* Lemaire 的干燥成熟果实。

【采收加工】秋季果实成熟时采收，除去杂质，晒干或低温干燥。

【产地】主产于云南、广西、贵州等地。

【炮制】

(1) 草果仁　取草果，照清炒法炒至焦黄色并微鼓起，去壳，取仁。用时捣碎。

(2) 姜草果仁　照姜汁炙法炒干。用时捣碎。

【性状】

(1) 草果　呈长椭圆形，具三钝棱。表面灰棕色至红棕色，具纵沟及棱线，顶端有圆形突起的柱基，基部有果梗或果梗痕。果皮质坚韧，易纵向撕裂。剥去外皮，中间有黄棕色隔膜，将种子团分成 3 瓣，每瓣有种子多为 8～11 粒。种子呈圆锥状多面体，直径约 0.5cm；表面红棕色，外被灰白色膜质的假种皮，种脊为一条纵沟，尖端有凹状的种脐；质硬，胚乳灰白色。有特异香气，味辛、微苦。

(2) 草果仁　呈圆锥状多面体。表面棕色至红棕色，有的可见外被残留灰白色膜质的假种皮。种脊为一条纵沟，尖端有凹状的种脐。胚乳灰白色至黄白色。有特异香气，味辛、微苦。

(3) 姜草果仁　形如草果仁，棕褐色，偶见焦斑。有特异香气，味辛辣、微苦。

【性能】辛，温。燥湿温中，截疟除痰。

【用法与用量】3～6g。

草豆蔻　Caodoukou

【来源】本品为姜科植物草豆蔻 *Alpinia katsumadai* Hayata 的干燥近成熟种子。

【采收加工】夏、秋二季采收，晒至九成干，或用水略烫，晒至半干，除去果皮，取出种子团，晒干。

【产地】主产于广西、广东等地。

【炮制】除去杂质。用时捣碎。

【性状】为类球形的种子团。表面灰褐色，中间有黄白色的隔膜，将种子团分成 3 瓣，每瓣有种子多数，粘连紧密，种子团略光滑。种子为卵圆状多面体，外被淡棕色膜质假种皮，种脊为一条纵沟，一端有种脐；质硬，将种子沿种脊纵剖两瓣，纵断面观呈斜心形，种皮沿种脊向内伸入部分约占整个表面积的 1/2；胚乳灰白色。气香，味辛、微苦。

【性能】辛，温。燥湿行气，温中止呕。

【用法与用量】3～6g。

益智　Yizhi

【来源】本品为姜科植物益智 *Alpinia oxyphylla* Miq. 的干燥成熟果实。

【采收加工】夏秋间果实由绿变红时采收，晒干或低温干燥。

【产地】主产于海南、广东、广西等地。

【炮制】

(1) 益智仁　除去杂质及外壳。用时捣碎。

(2) 盐益智仁　照盐水炙法炒干。用时捣碎。

【性状】

(1) 益智仁　呈椭圆形，两端略尖。表面棕色或灰棕色，有纵向凹凸不平的突起棱线 13～20 条，顶端有花被残基，基部常残存果梗。果皮薄而稍韧，与种子紧贴，种子集结成团，中有隔膜将种子团分为 3 瓣，每瓣有种子 6～11 粒。种子呈不规则的扁圆形，略有钝棱，直径约 0.3cm，表面灰褐色或灰黄色，外被淡棕色膜质的假种皮；质硬，胚乳白色。有特异香气，味辛、微苦。

(2) 盐益智仁　呈不规则的扁圆形，略有钝棱。外表棕褐至黑褐色，质硬，胚乳白色。有特异香气。味辛、微咸。

【性能】辛，温。暖肾固精缩尿，温脾止泻摄唾。

【用法与用量】3～10g。

胡椒　Hujiao

【来源】本品为胡椒科植物胡椒 *Piper nigrum* L. 的干燥近成熟或成熟果实。

【采收加工】秋末至次春果实呈暗绿色时采收，晒干，为黑胡椒；果实变红时采收，用水浸渍数日擦去果肉，晒干，为白胡椒。

【产地】主产于海南、广东、广西、云南等地。

【性状】

(1) 黑胡椒　呈球形，表面黑褐色，具隆起网状皱纹，顶端有细小花柱残迹，基部有自果轴脱落的疤痕。质硬，外果皮可剥离，内果皮灰白色或淡黄色。断面黄白色，粉性，中有小空隙。气芳香，味辛辣。

(2) 白胡椒　表面灰白色或淡黄白色，平滑，顶端与基部间有多数浅色线状条纹。

【性能】辛，热。温中散寒，下气，消痰。

【用法与用量】0.6～1.5g，研粉吞服。外用适量。

蒺藜　Jili

【来源】本品为蒺藜科植物蒺藜 *Tribulus terrestris* L. 的干燥成熟果实。

【采收加工】秋季果实成熟时采割植株，晒干，打下果实，除去杂质。

【产地】主产于东北、华北及西北等地。

【炮制】

（1）蒺藜　除去杂质。

（2）炒蒺藜　照清炒法炒至微黄色。

【性状】

（1）蒺藜　由 5 个分果瓣组成，呈放射状排列。常裂为单一的分果瓣，分果瓣呈斧状；背部黄绿色，隆起，有纵棱和多数小刺，并有对称的长刺和短刺各 1 对，两侧面粗糙，有网纹，灰白色。质坚硬。气微，味苦、辛。

（2）炒蒺藜　多为单一的分果瓣，分果瓣呈斧状；背部棕黄色，隆起，有纵棱，两侧面粗糙，有网纹。气微香，味苦、辛。

【性能】辛、苦，微温。平肝解郁，活血祛风，明目，止痒。

【用法与用量】6～10g。

佛手　Foshou

【来源】本品为芸香科植物佛手 *Citrus medica* L. var. *sarcodactylis* Swingle 的干燥果实。

【采收加工】秋季果实尚未变黄或变黄时采收，纵切成薄片，晒干或低温干燥。

【产地】主产于广东、四川、浙江、福建等地。广东产习称"广佛手"，果大质优，为广东著名道地药材。

【性状】呈类椭圆形或卵圆形的薄片，常皱缩或卷曲。顶端稍宽，常有 3～5 个手指状的裂瓣，基部略窄，有的可见梗痕。外皮黄绿色或橙黄色，有皱纹和油点。果肉浅黄白色或浅黄色，散有凹凸不平的线状或点状维管束。质硬而脆，受潮后柔软。气香，味微甜后苦。

【性能】辛、苦、酸，温。疏肝理气，和胃止痛，燥湿化痰。

【用法与用量】3～10g。

胖大海　Pangdahai

【来源】本品为梧桐科植物胖大海 *Sterculia lychnophora* Hance 的干燥成熟种子。

【采收加工】4～6 月果实成熟开裂时采收，晒干，生用。

【产地】主产于泰国、越南、马来西亚、印度等国。

【性状】呈纺锤形或椭圆形，似橄榄状。先端钝圆，基部略尖而歪，具浅色的圆形种脐。表面棕色或暗棕色，微有光泽，具不规则的干缩皱纹。外层种皮极薄，质脆，易脱落。中层种皮较厚，黑褐色，质松易碎，遇水膨胀成海绵状，可膨大 5 倍以上。断面可见散在的树脂状小点。内层种皮可与中层种皮剥离，稍革质，内有 2 片肥厚胚乳，广卵形；子叶 2 枚，菲薄，紧贴于胚乳内侧，与胚乳等大。气微，味淡，嚼之有黏性。

【性能】甘，寒。清热润肺，利咽开音，润肠通便。

【用法与用量】2～3枚，沸水泡服或煎服。

薏苡仁 Yiyiren

【来源】本品为禾本科植物薏苡 Coix lacryma-jobi L. var. ma-yuen（Roman.）Stapf 的干燥成熟种仁。

【采收加工】秋季果实成熟时采割植株，晒干，打下果实，再晒干，除去外壳、黄褐色种皮和杂质，收集种仁。

【产地】主产于福建、河北、辽宁等地。

【炮制】

（1）薏苡仁　除去杂质。

（2）麸炒薏苡仁　照麸炒法炒至微黄色。

【性状】

（1）薏苡仁　呈宽卵形或长椭圆形。表面乳白色，光滑，偶有残存的黄褐色种皮；一端钝圆，另端较宽而微凹，有一淡棕色点状种脐；背面圆凸，腹面有1条较宽而深的纵沟。质坚实，断面白色，粉性。气微，味微甜。

（2）麸炒薏苡仁　形如薏苡仁，微鼓起，表面微黄色。

【性能】甘、淡，凉。利水渗湿，健脾止泻，除痹，排脓，解毒散结。

【用法与用量】9～30g。

【注意事项】孕妇慎用。

青葙子 Qingxiangzi

【来源】本品为苋科植物青葙 Celosia argentea L. 的干燥成熟种子。

【采收加工】秋季果实成熟时采割植株或摘取果穗，晒干，收集种子，除去杂质。

【产地】全国大部分地区均产。

【性状】呈扁圆形，少数呈圆肾形。表面黑色或红黑色，光亮，中间微隆起，侧边微凹处有种脐。种皮薄而脆。气微，味淡。

【性能】苦，微寒。清肝泻火，明目退翳。

【用法与用量】9～15g。

【注意事项】本品有扩散瞳孔作用，青光眼患者禁用。

车前子 Cheqianzi

【来源】本品为车前科植物车前 Plantago asiatica L. 或平车前 Plantago depressa Willd. 的干燥成熟种子。

【采收加工】夏、秋二季种子成熟时采收果穗，晒干，搓出种子，除去杂质。

【产地】车前主产于江西、河南，全国各地均产；平车前主产于河北、辽宁、山西、四川等地。

【炮制】

（1）车前子　除去杂质。

（2）盐车前子　照盐水炙法炒至起爆裂声时，喷洒盐水，炒干。

【性状】

（1）车前子　呈椭圆形、不规则长圆形或三角状长圆形，略扁。表面黄棕色至黑褐色，有细皱纹，一面有灰白色凹点状种脐。质硬。气微，味淡。

（2）盐车前子　形如车前子，表面黑褐色。气微香，味微咸。

【性能】甘，寒。清热利尿通淋，渗湿止泻，明目，祛痰。

【用法与用量】9～15g，包煎。

莱菔子　Laifuzi

【来源】本品为十字花科植物萝卜 *Raphanus sativus* L. 的干燥成熟种子。

【采收加工】夏季果实成熟时采割植株，晒干，搓出种子，除去杂质，再晒干。

【产地】全国各地均产。

【炮制】

（1）莱菔子　除去杂质，洗净，干燥。用时捣碎。

（2）炒莱菔子　照清炒法炒至微鼓起。用时捣碎。

【性状】

（1）莱菔子　呈类卵圆形或椭圆形，稍扁。表面黄棕色、红棕色或灰棕色。一端有深棕色圆形种脐，一侧有数条纵沟。种皮薄而脆，子叶 2 枚，黄白色，有油性。气微，味淡、微苦辛。

（2）炒莱菔子　形如莱菔子，表面微鼓起，色泽加深，质酥脆，气微香。

【性能】辛，甘，平。消食除胀，降气化痰。

【用法与用量】5～12g。

紫苏子　Zisuzi

【来源】本品为唇形科植物紫苏 *Perilla frutescens*（L.）Britt. 的干燥成熟果实。

【采收加工】秋季果实成熟时采收，除去杂质，晒干。

【产地】主产于江苏、安徽、河南等地。

【炮制】

（1）紫苏子　除去杂质，洗净，干燥。

（2）炒紫苏子　照清炒法炒至有爆声。

【性状】

（1）紫苏子　呈卵圆形或类球形。表面灰棕色或灰褐色，有微隆起的暗紫色网纹，基部稍尖，有灰白色点状果梗痕。果皮薄而脆，易压碎。种子黄白色，种皮膜质，子叶 2 枚，类白色，有油性。压碎有香气，味微辛。

（2）炒紫苏子　形如紫苏子，表面灰褐色，有细裂口，有焦香气。

【性能】辛，温。降气化痰，止咳平喘，润肠通便。

【用法与用量】3～10g。

青皮　Qingpi

【来源】本品为芸香科植物橘 *Citrus reticulata* Blanco 及其栽培变种的干燥幼果或未成熟果实的果皮。

【采收加工】5～6 月收集自落的幼果，晒干，习称"个青皮"；7～8 月采收未成熟的果实，在果皮上纵剖成四瓣至基部，除尽瓤瓣，晒干，习称"四花青皮"。

【产地】主产于广东、福建、四川、江苏等地。

【炮制】

（1）青皮　切厚片或丝。

（2）醋青皮　照醋（用量为青皮的 15%）炙法炒至微黄色。

【性状】

（1）四花青皮　果皮剖成 4 裂片，裂片长椭圆形。外表面灰绿色或黑绿色，密生多数油室；内表面类白色或黄白色，粗糙，常见黄白色或黄棕色小筋络。质稍硬，易折断，断面外缘有油室 1～2 列。气香，味苦、辛。

（2）个青皮　呈类球形。表面灰绿色或黑绿色，微粗糙，有细密凹下的油室，顶端有稍突起的柱基，基部有圆形果梗痕。质硬，断面果皮黄白色或淡黄棕色，外缘有油室 1～2 列。瓤囊 8～10 瓣，淡棕色。气清香，味酸、苦、辛。

（3）青皮饮片　呈类圆形厚片或不规则丝状。表面灰绿色或黑绿色，密生多数油室，切面黄白色或淡黄棕色，有时可见瓤囊 8～10 瓣，淡棕色。气香，味苦、辛。

（4）醋青皮　形如青皮片或丝，色泽加深，略有醋香气，味苦、辛。

【性能】苦、辛，温。疏肝破气，消积化滞。

【用法与用量】3～10g。

川楝子　Chuanlianzi

【来源】本品为楝科植物川楝 *Melia toosendan* Sieb. et Zucc. 的干燥成熟果实。

【采收加工】冬季果实成熟时采收，除去杂质，干燥。

【产地】主产于四川、云南、甘肃、贵州等地。

【炮制】

（1）川楝子　除去杂质。用时捣碎。

（2）炒川楝子　切厚片或碾碎，照清炒法炒至表面焦黄色。

【性状】

（1）川楝子　呈类球形。表面金黄色至棕黄色，微有光泽，少数凹陷或皱缩，具深棕色小点。顶端有花柱残痕，基部凹陷，有果梗痕。外果皮革质，与果肉间常成空隙，果肉松软，淡黄色，遇水润湿显黏性。果核球形或卵圆形，质坚硬，两端平截，有 6～8 条纵棱，内分 6～8 室，每室含黑棕色长圆形的种子 1 粒。气特异，味酸、苦。

（2）炒川楝子　呈半球状、厚片或不规则的碎块，表面焦黄色，偶见焦斑。气焦香，味酸、苦。

【性能】苦，寒；有小毒。疏肝泄热，行气止痛，杀虫。

【用法与用量】5～10g。外用适量，研末调涂。

千金子　Qianjinzi

【来源】本品为大戟科植物续随子 *Euphorbia lathyris* L. 的干燥成熟种子。

【采收加工】夏、秋二季果实成熟时采收，除去杂质，干燥。

【产地】主产于河北、河南、浙江、四川等地。

【炮制】洗净，干燥，用时打碎。

【性状】呈椭圆形或倒卵形。表面灰棕色或灰褐色，具不规则网状皱纹，网孔凹陷处灰黑色，形成细斑点。一侧有纵沟状种脊，顶端为突起的合点，下端为线形种脐，基部有类白色突起的种阜或具脱落后的疤痕。种皮薄脆，种仁白色或黄白色，富油质。气微，味辛。

【性能】辛，温；有毒。泻下逐水，破血消癥；外用疗癣蚀疣。

【用法与用量】1～2g，去壳，去油用，多入丸散服。外用适量，捣烂敷患处。

【注意事项】孕妇禁用。以免中毒。

诃子　Hezi

【来源】本品为使君子科植物诃子 *Terminalia chebula* Retz. 或绒毛诃子 *Terminalra chebula* Retz. var. *tomentella* kurt. 的干燥成熟果实。

【采收加工】秋、冬二季果实成熟时采收，除去杂质，晒干。

【产地】诃子主产于我南、广东、广西等地；绒毛诃子主产于云南、西藏等地。

【炮制】

（1）诃子　洗净，干燥。用时打碎。

（2）诃子肉　取净诃子，稍浸，闷润，去核，干燥。

【性状】呈长圆形或卵圆形。表面黄棕色或暗棕色，略具光泽，有5～6条纵棱线和不规则的皱纹，基部有圆形果梗痕。质坚实。果肉黄棕色或黄褐色。果核浅黄色，粗糙，坚硬。种子狭长纺锤形，种皮黄棕色，子叶2枚，白色，相互重叠卷旋。气微，味酸涩后甜。

【性能】苦、酸、涩，平。涩肠止泻，敛肺止咳，降火利咽。

【用法与用量】3～10g。

瓜蒌皮　Gualoupi

【来源】本品为葫芦科植物栝楼 *Trichosanthes kirilowii* Maxim. 或双边栝楼 *Trichosanthes rosthornii* H arms 的干燥成熟果皮。

【采收加工】秋季采摘成熟果实，剖开，除去果瓤及种子，阴干。

【产地】主产于河北、河南、安徽、浙江、山东、江苏等地。

【炮制】切丝。

【性状】

（1）瓜蒌皮　常切成2至数瓣，边缘向内卷曲。外表面橙红色或橙黄色，皱缩，有的有残存果梗；内表面黄白色。质较脆，易折断。具焦糖气，味淡、微酸。

（2）瓜蒌饮片　呈丝片状。

【性能】甘，寒。清热化痰，利气宽胸。

【用法与用量】6～10g。

【注意事项】不宜与川乌、制川乌、草乌、制草乌、附子同用。

瓜蒌子　Gualouzi

【来源】本品为葫芦科植物栝楼 *Trichosanthes kirilowii* Maxim. 或双边栝楼 *Trichosanthes rosthornii* H arms 的干燥成熟种子。

【采收加工】秋季采摘成熟果实，剖开，取出种子，洗净，晒干。

【产地】主产于河北、河南、安徽、浙江、山东、江苏等地。

【炮制】除去杂质和干瘪的种子，洗净，晒干，用时捣碎。

【性状】

（1）栝楼　呈扁平椭圆形。表面浅棕色至棕褐色，平滑，沿边缘有 1 圈沟纹。顶端较尖，有种脐，基部钝圆或较狭。种皮坚硬；内种皮膜质，灰绿色，子叶 2 枚，黄白色，富油性。气微，味淡。

（2）双边栝楼　较大而扁，表面棕褐色，沟纹明显而环边较宽。顶端平截。

【性能】甘，寒。润肺化痰，滑肠通便。

【用法与用量】9～15g。

【注意事项】不宜与川乌、制川乌、草乌、制草乌、附子同用。

◀ 炒瓜蒌子　Chaogualouzi ▶

【炮制】照炒法（通则 0213）用文火炒至微鼓起，取出，放凉。

【性状】呈扁平椭圆形。表面浅褐色至棕褐色，平滑，偶有焦斑，沿边缘有 1 圈沟纹，顶端较尖，有种脐，基部钝圆或较狭。种皮坚硬；内种皮膜质，灰绿色，子叶 2 枚，黄白色，富油性。气略焦香，味淡。

【性能】甘，寒。润肺化痰，滑肠通便。

【用法与用量】9～15g。

【注意事项】不宜与川乌、制川乌、草乌、制草乌、附子同用。

◀ 苍耳子　Cang'erzi ▶

【来源】本品为菊科植物苍耳 *Xanthium sibiricum* Patr. 的干燥成熟带总苞的果实。

【采收加工】秋季果实成熟时采收，干燥，除去梗、叶等杂质。

【产地】全国各地均产，野生，主产于广东、广西、山东、江西、湖北、江苏等地。

【炮制】

（1）苍耳子　除去杂质。

（2）炒苍耳子　取净苍耳子，照清炒法炒至黄褐色，去刺，筛净。

【性状】

（1）苍耳子　呈纺锤形或卵圆形，表面黄棕色或黄绿色，全体有钩刺，顶端有 2 枚较粗的刺，分离或相连，基部有果梗痕。质硬而韧，横切面中央有纵隔膜，2 室，各有 1 枚瘦果。瘦果略呈纺锤形，一面较平坦，顶端具 1 突起的花柱基，果皮薄，灰黑色，具纵纹。种皮膜质，浅灰色，子叶 2 枚，有油性。气微，味微苦。

（2）炒苍耳子　形如苍耳子，表面黄褐色，有刺痕。微有香气。

【性能】辛、苦，温；有毒。散风寒，通鼻窍，祛风湿。

【用法与用量】3～10g。

◀ 芡实　Qianshi ▶

【来源】本品为睡莲科植物芡 *Euryale ferox* Salisb. 的干燥成熟种仁。

【采收加工】秋末冬初采收成熟果实，除去果皮，取出种子，洗净，再除去硬壳（外种皮），晒干。

【产地】主产于湖南、江苏、安徽、山东等地。

【炮制】

（1）芡实　除去杂质。

（2）麸炒芡实　照麸炒法炒至微黄色。

【性状】

（1）芡实　呈类球形，多为不完整或开两片。表面有棕红色或红褐色内种皮，一端黄白色，约占全体1/3，有凹点状的种脐痕，除去内种皮显白色。质较硬，断面白色，粉性。气微，味淡。

（2）麸炒芡实　形如芡实，表面黄色或微黄色。味淡、微酸。

【性能】甘、涩，平。益肾固精，补脾止泻，除湿止带。

【用法与用量】9～15g。

罗汉果　Luohanguo

【来源】本品为葫芦科植物罗汉果 *Siraitia grosvenorii* （Swingle）C. Jeffrey ex Lu et Z. Y. Zhang 的干燥果实。

【采收加工】秋季果实由嫩绿色变深绿色时采收晾数天后，低温干燥。

【产地】主产于广西、广东、江西等地。

【性状】呈卵形、椭圆形或球形。表面褐色、黄褐色或绿褐色，有深色斑块和黄色柔毛，有的具6～11条纵纹。顶端有花柱残痕，基部有果梗痕。体轻，质脆，果皮薄，易破。果瓤（中、内果皮）海绵状，浅棕色。种子扁圆形，多数；浅红色至棕红色，两面中间微凹陷，四周有放射状沟纹，边缘有槽。气微，味甜。

【性能】甘，凉。清热润肺，利咽开音，滑肠通便。

【用法与用量】9～15g。

丝瓜络　Sigualuo

【来源】本品为葫芦科植物丝瓜 *Luffa cylindrica* （L.）Roem. 的干燥成熟果实的维管束。

【采收加工】夏、秋二季果实成熟、果皮变黄、内部干枯时采摘，除去外皮和果肉，洗净，晒干，除去种子。

【产地】全国各地均产。

【炮制】除去残留种子及外皮，切段。

【性状】为丝状维管束交织而成，多呈长棱形或长圆筒形，略弯曲。表面黄白色。体轻，质韧，有弹性，不能折断。横切面可见子房3室，呈空洞状。气微，味淡。

【性能】甘，平。祛风，通络，活血，下乳。

【用法与用量】5～12g。

莲子　Lianzi

【来源】本品为睡莲科植物莲 *Nelumbo nucifera* Gaertn. 的干燥成熟种子。

【采收加工】秋季果实成熟时采割莲房，取出果实，除去果皮，干燥。

【产地】主产于湖南、福建、江苏、浙江等地。

【炮制】切开，去心。

【性状】

（1）莲子　略呈椭圆形或类球形。表面红棕色，有细纵纹和较宽的脉纹。一端中心呈乳头状突起，棕褐色，多有裂口，其周边略下陷。质硬，种皮薄，不易剥离。子叶 2 枚，黄白色，肥厚，中有空隙，具绿色莲子心。气微，味甘、微涩；莲子心味苦。

（2）莲子饮片　略呈类半球形。气微，味微甘、微涩。

【性能】甘、涩，平。补脾止泻，止带，益肾涩精，养心安神。

【用法与用量】6～15g。

白扁豆　Baibiandou

【来源】本品为豆科植物扁豆 *Dolichos lablab* L. 的干燥成熟种子。

【采收加工】秋、冬二季采收成熟果实，晒干，取出种子，再晒干。

【产地】主产于江苏、河南、安徽、浙江等地。

【炮制】

（1）白扁豆　除去杂质。用时捣碎。

（2）炒白扁豆　照清炒法炒至微黄色具焦斑。用时捣碎。

【性状】

（1）白扁豆　呈扁椭圆形或扁卵圆形。表面淡黄白色或淡黄色，平滑，略有光泽，侧边缘有隆起的白色眉状种阜。质坚硬。种皮薄而脆，子叶 2 枚，肥厚，黄白色。气微，味淡，嚼之有豆腥气。

（2）炒白扁豆　形如白扁豆，大多数裂口，表面微黄色，有香气。

【性能】甘，微温。健脾化湿，和中消暑。炒白扁豆健脾化湿。

【用法与用量】9～15g。

木鳖子　Mubiezi

【来源】本品为葫芦科植物木鳖 *Momordica cochinchinensis* （Lour.） Spreng. 的干燥成熟种子。

【采收加工】冬季采收成熟果实，剖开，晒至半干，除去果肉，取出种子，干燥。

【产地】主产于广东、广西、贵州、四川、湖南、湖北等地。

【炮制】木鳖子仁　去壳取仁，用时捣碎。

【性状】

（1）木鳖子　呈扁平圆板状，中间稍隆起或微凹陷。表面灰棕色至黑褐色，有网状花纹，在边缘较大的一个齿状突起上有浅黄色种脐。外种皮质硬而脆，内种皮灰绿色，绒毛样。子叶 2 枚，黄白色，富油性。有特殊的油腻气，味苦。

（2）木鳖子仁　内种皮灰绿色，绒毛样。子叶 2 枚，黄白色，富油性。有特殊的油腻气，味苦。

【性能】苦、微甘，凉；有毒。散结消肿，攻毒疗疮。

【用法与用量】0.9～1.2g。外用适量，研末，用油或醋调涂患处。

【注意事项】孕妇慎用。

◁ **青果　Qingguo** ▷

【来源】本品为橄榄科植物橄榄 *Canarium album* Raeusch. 的干燥成熟果实。

【采收加工】秋季果实成熟时采收，干燥。

【产地】主产于广东、广西、福建、四川等地。

【炮制】除去杂质，洗净，干燥。用时打碎。

【性状】呈纺锤形，两端钝尖。表面棕黄色或黑褐色，有不规则皱纹。果肉灰棕色或棕褐色，质硬。果核梭形，暗红棕色，具纵棱；内分 3 室，各有种子 1 粒。气微，果肉味涩，久嚼微甜。

【性能】甘、酸，平。清热解毒，利咽，生津。

【用法与用量】5～10g。

◁ * **淡豆豉　Dandouchi** ▷

【来源】本品为豆科植物大豆 *Glycine max*（L.）Merr. 的成熟种子的发酵加工品。

【产地】全国各地均产。

【炮制】取桑叶、青蒿各 70～100g，加水煎煮，滤过，煎液拌入净大豆 1000g 中，待吸尽后，蒸透，取出，稍晾，再置容器内，用煎过的桑叶、青蒿渣覆盖，闷使发酵至全部生黄衣时，取出，除去药渣，洗净，置容器内再闷 15～20 天，至充分发酵、香气溢出时，取出，略蒸，干燥，即得。

【性状】呈椭圆形，略扁。表面黑色，皱缩不平。质柔软，断面棕黑色。气香，味微甘。

【性能】苦、辛，凉。解表除烦，宣发郁热。

【用法与用量】6～12g。

1.2.5　全草类中药

◁ **麻黄　Mahuang** ▷

【来源】本品为麻黄科植物草麻黄 *Ephedra sinica* Stapf、中麻黄 *Ephedra intermedia* Schrenk et C. A. Mey. 或木贼麻黄 *Ephedra equisetina* Bge. 的干燥草质茎。

【采收加工】秋季采割绿色的草质茎，晒干。

【产地】主产于河北、内蒙古、甘肃、山西等地。

【炮制】

（1）麻黄　切段。

（2）蜜麻黄　照蜜（用量为麻黄药量的 20％）炙法炒至不粘手。

【性状】

（1）草麻黄　呈细长圆柱形，少分枝，直径 0.1～0.2cm。有的带少量棕色木质茎。表面淡绿色至黄绿色，有细纵脊线，触之微有粗糙感。节明显，节间长 2～6cm。节上有膜质鳞叶，长 0.3～0.4cm；裂片 2（稀 3），锐三角形，先端灰白色，反曲，基部联合成筒状，红棕色。体轻，质脆，易折断，断面略呈纤维性，周边绿黄色，髓部红棕色（习称"朱芯麻黄"），近圆形。气微香，味涩、微苦。

(2) 中麻黄　多分枝，直径0.15~0.3cm，有粗糙感。节上膜质鳞叶长0.2~0.3cm，裂片3（稀2），先端锐尖。断面髓部呈三角状圆形。

(3) 木贼麻黄　较多分枝，直径0.1~0.15cm，无粗糙感。节间长1.5~3cm。膜质鳞叶长0.1~0.2cm；裂片2（稀3），上部为短三角形，灰白色，先端多不反曲，基部棕红色至棕黑色。

(4) 麻黄饮片　呈圆柱形的段。表面淡黄绿色至黄绿色，粗糙，有细纵脊线，节上有细小鳞叶。切面中心显红棕色。气微香，味涩、微苦。

(5) 蜜麻黄　形如麻黄段。表面深黄色，微有光泽，略具黏性。有蜜香气，味甜。

【性能】辛、微苦，温。发汗散寒，宣肺平喘，利水消肿。

【用法与用量】2~10g。

金钱草　Jinqiancao

【来源】本品为报春花科植物过路黄 *Lysimachia christinae* Hance 的干燥全草。

【采收加工】夏、秋二季采收，除去杂质，晒干。

【产地】主产于四川。

【炮制】切段。

【性状】

(1) 金钱草　常缠结成团，无毛或被疏柔毛。茎扭曲，表面棕色或暗棕红色，有纵纹，下部茎节上有时具须根，断面实心。叶对生，多皱缩，展平后呈宽卵形或心形，长宽相近，约1~4cm，基部微凹，全缘；上表面灰绿色或棕褐色，下表面色较浅，主脉明显突起，用水浸后，对光透视可见黑色或褐色条纹，叶柄长约1~4cm。有的带花，花黄色，单生叶腋，具长梗。蒴果球形。气微，味淡。

(2) 金钱草饮片　为不规则的段。茎棕色或暗棕红色，有纵纹，实心。叶对生，上表面灰绿色或棕褐色，下表面色较浅，主脉明显突出，用水浸后，对光透视可见黑色或褐色的条纹。偶见黄色花，单生叶腋。气微，味淡。

【性能】甘、咸，微寒。利湿退黄，利尿通淋，解毒消肿。

【用法与用量】15~60g。

广藿香　Guanghuoxiang

【来源】本品为唇形科植物广藿香 *Pogostemon cablin* （Blanco）Benth. 的干燥地上部分。

【采收加工】枝叶茂盛时采割，日晒夜闷，反复至干。

【产地】主产于广东，为广东道地药材。

【炮制】除去残根和杂质，先抖下叶，筛净另放；茎洗净，润透，切段，晒干，再与叶混匀。

【性状】

(1) 广藿香　茎略呈方柱形，多分枝，枝条稍曲折；表面被柔毛；质脆，易折断，断面中部有髓；老茎类圆柱形，被灰褐色栓皮。叶对生，皱缩成团，展平后叶片呈卵形或椭圆形；两面均被灰白色绒毛，先端短尖或钝圆，基部楔形或钝圆，边缘具大小不规则的钝齿；

叶柄细，被柔毛。气香特异，味微苦。

（2）广藿香饮片　呈不规则的段。茎略呈方柱形，表面灰褐色、灰黄色或带红棕色，被柔毛。切面有白色髓。叶破碎或皱缩成团，完整者展平后呈卵形或椭圆形，两面均被灰白色绒毛；基部楔形或钝圆，边缘具大小不规则的钝齿；叶柄细，被柔毛。气香特异，味微苦。

【性能】辛，微温。芳香化浊，和中止呕，发表解暑。

【用法与用量】3～10g。

荆芥　Jingjie

【来源】本品为唇形科植物荆芥 *Schizonepeta tenuifolia* Bria. 的干燥地上部分。

【采收加工】夏、秋二季花开到顶、穗绿时采割，除去杂质，晒干。

【产地】主产于江苏、浙江、江西、湖北等地。

【炮制】切段。

【性状】

（1）荆芥　茎呈方柱形，上部有分枝；表面淡黄绿色或淡紫红色，被短柔毛；体轻，质脆，断面类白色。叶对生，多已脱落，叶片3～5羽状深裂，裂片细长。穗状轮伞花序顶生。花冠多脱落，宿萼钟状，先端5齿裂，淡棕色或黄绿色，被短柔毛；小坚果棕黑色。气芳香，味微涩而辛凉。

（2）荆芥饮片　呈不规则的段。茎呈方柱形，表面淡黄绿色或淡紫红色，被短柔毛。切面类白色。叶多已脱落。穗状轮伞花序。气芳香，味微涩而辛凉。

【性能】辛，微温。解表散风，透疹，消疮。

【用法与用量】5～10g。

车前草　Cheqiancao

【来源】本品为车前科植物车前 *Plantago asiatica* L. 或平车前 *Plantago depressa* Willd. 的干燥全草。

【采收加工】夏季采挖，除去泥沙，晒干。

【产地】前主产于江西、河南，全国各地均产；平车前主产于河北、辽宁、山西、四川等地。

【炮制】切段。

【性状】

（1）车前　根丛生，须状。叶基生，具长柄；叶片皱缩，展平后呈卵状椭圆形或宽卵形；表面灰绿色或污绿色，具明显弧形脉5～7条；先端钝或短尖，基部宽楔形，全缘或有不规则波状浅齿。穗状花序数条，花茎长。蒴果盖裂，萼宿存。气微香，味微苦。

（2）平车前　主根直而长。叶片较狭，长椭圆形或椭圆状披针形。

（3）车前草饮片　为不规则的段。根须状或直而长。叶片皱缩，多破碎，表面灰绿色或污绿色，脉明显。可见穗状花序。气微，味微苦。

【性能】甘，寒。清热利尿通淋，祛痰，凉血，解毒。

【用法与用量】9～30g。

❮ 薄荷 Bohe ❯

【来源】本品为唇形科植物薄荷 *Mentha haplocalyx* Briq. 的干燥地上部分。

【采收加工】夏、秋二季茎叶茂盛或花开至三轮时，选晴天，分次采割，晒干或阴干。

【产地】主产于江苏、浙江、江西、河北、湖南等地。

【炮制】切短段，及时低温干燥。

【性状】

(1) 薄荷　茎呈方柱形，有对生分枝；表面紫棕色或淡绿色，棱角处具茸毛；质脆，断面白色，髓部中空。叶对生，有短柄；叶片皱缩卷曲，完整者展平后呈宽披针形、长椭圆形或卵形；上表面深绿色，下表面灰绿色，稀被茸毛，有凹点状腺鳞。轮伞花序腋生，花萼钟状，先端5齿裂，花冠淡紫色。揉搓后有特殊清凉香气，味辛凉。

(2) 薄荷饮片　呈不规则的段。茎方柱形，表面紫棕色或淡绿色，具纵棱线，棱角处具茸毛。切面白色，中空。叶多破碎，上表面深绿色，下表面灰绿色，稀被茸毛。轮伞花序腋生，花萼钟状，先端5齿裂，花冠淡紫色。揉搓后有特殊清凉香气，味辛凉。

【性能】辛，凉。疏散风热，清利头目，利咽，透疹，疏肝行气。

【用法与用量】3～6g，后下。

❮ 穿心莲 Chuanxinlian ❯

【来源】本品为爵床科植物穿心莲 *Andrographis paniculata*（Burm. f.）Nees 的干燥地上部分。

【采收加工】秋初茎叶茂盛时采割，晒干。

【产地】主产于广东、广西、福建等地。

【炮制】切段。

【性状】

(1) 穿心莲　茎呈方柱形，多分枝，节稍膨大；质脆，易折断。单叶对生，叶柄短或近无柄；叶片皱缩、易碎，完整者展平后呈披针形或卵状披针形，先端渐尖，基部楔形下延，全缘或波状；上表面绿色，下表面灰绿色，两面光滑。气微，味极苦。

(2) 穿心莲饮片　呈不规则的段。茎方柱形，节稍膨大；切面不平坦，具类白色髓。叶片多皱缩或破碎，完整者展平后呈披针形或卵状披针形，先端渐尖，基部楔形下延，全缘或波状；上表面绿色，下表面灰绿色，两面光滑。气微，味极苦。

【性能】苦，寒。清热解毒，凉血，消肿。

【用法与用量】6～9g。外用适量。

❮ 青蒿 Qinghao ❯

【来源】本品为菊科植物黄花蒿 *Artemisia annua* L. 的干燥地上部分。

【采收加工】秋季花盛开时采割，除去老茎，阴干。

【产地】全国大部分地区有产。

【炮制】切段。

【性状】茎呈圆柱形，上部多分枝，表面黄绿色或棕黄色，具纵棱线；质略硬，易折断，断面中部有髓。叶互生，暗绿色或棕绿色，卷缩易碎，完整者展平后为三回羽状深裂，裂片和小裂片矩圆形或长椭圆形，两面被短毛。气香特异，味微苦。

【性能】苦、辛，寒。清虚热，除骨蒸，解暑热，截疟，退黄。

【用法与用量】6～12g，后下。

石斛　Shihu

【来源】本品为兰科植物金钗石斛 *Dendrobium nobile* Lindl.、鼓槌石斛 *Dctidrobium chrysotoxum* Lindl. 或流苏石斛 *Dendrobium fimbriatum* Hook. 的栽培品及其同属植物近似种的新鲜或干燥茎。

【采收加工】全年均可采收，鲜用者除去根和泥沙；干用者采收后，除去杂质，用开水略烫或烘软，再边搓边烘晒，至叶鞘搓净，干燥。

【产地】主产于广西、贵州、广东、云南、四川等地。

【炮制】

（1）干石斛　切段。

（2）鲜石斛　鲜品洗净，切段。

【性状】

（1）鲜石斛　呈圆柱形或扁圆柱形，长约 30cm，直径 0.4～1.2cm。表面黄绿色，光滑或有纵纹，节明显，色较深，节上有膜质叶鞘。肉质多汁，易折断。气微，味微苦而回甜，嚼之有黏性。

（2）金钗石斛　呈扁圆柱形，长 20～40cm，直径 0.4～0.6cm，节间长 2.5～3cm。表面金黄色或黄中带绿色，有深纵沟。质硬而脆，断面较平坦而疏松。气微，味苦。

（3）鼓槌石斛　呈粗纺锤形，中部直径 1～3cm，具 3～7 节。表面光滑，金黄色，有明显凸起的棱。质轻而松脆，断面海绵状。气微，味淡，嚼之有黏性。

（4）流苏石斛　呈长圆柱形，长 20～150cm，直径 0.4～1.2cm，节明显，节间长 2～6cm。表面黄色至暗黄色，有深纵槽。质疏松，断面平坦或呈纤维性。味淡或微苦，嚼之有黏性。

（5）干石斛饮片　呈扁圆柱形或圆柱形的段。表面金黄色、绿黄色或棕黄色，有光泽，有深纵沟或纵棱，有的可见棕褐色的节。切面黄白色至黄褐色，有多数散在的筋脉点。气微，味淡或微苦，嚼之有黏性。

（6）鲜石斛饮片　呈圆柱形或扁圆柱形的段。表面黄绿色，光滑或有纵纹，肉质多汁。气微，味微苦而回甜，嚼之有黏性。

【性能】甘，微寒。益胃生津，滋阴清热。

【用法与用量】6～12g；鲜品 15～30g。

伸筋草　Shenjincao

【来源】本品为石松科植物石松 *Lycopodium japonicum* Thunb. 的干燥全草。

【采收加工】夏、秋二季茎叶茂盛时采收，除去杂质，晒干。

【产地】主产于浙江、湖北、江苏、湖南、四川等地。

【炮制】切段。

【性状】

（1）伸筋草　匍匐茎呈细圆柱形，略弯曲，长可达 2m，其下有黄白色细根；直立茎作二叉状分枝。叶密生茎上，螺旋状排列，皱缩弯曲，线形或针形，黄绿色至淡黄棕色，无毛，先端芒状，全缘，易碎断。质柔软，茎断面皮部浅黄色，木部类白色。气微，味淡。

（2）伸筋草饮片　呈不规则的段，茎呈圆柱形，略弯曲。叶密生茎上，螺旋状排列，皱缩弯曲，线形或针形，黄绿色至淡黄棕色，先端芒状，全缘。茎切面皮部浅黄色，木部类白色。气微，味淡。

【性能】微苦、辛，温。祛风除湿，舒筋活络。

【用法与用量】3～12g。

木贼　Muzei

【来源】本品为木贼科植物木贼 *Equisetum hiemale* L. 的干燥地上部分。

【采收加工】夏、秋二季采割，除去杂质，晒干或阴干。

【产地】主产于东北、华北、内蒙古及长江流域各地。

【炮制】切段。

【性状】

（1）木贼　呈长管状，不分枝。表面灰绿色或黄绿色，有 18～30 条纵棱，棱上有多数细小光亮的疣状突起；节明显，节上着生筒状鳞叶，叶鞘基部和鞘齿黑棕色，中部淡棕黄色。体轻，质脆，易折断，断面中空，周边有多数圆形的小空腔。气微，味甘淡、微涩，嚼之有沙粒感。

（2）木贼饮片　呈管状的段。

【性能】甘、苦，平。疏散风热，明目退翳。

【用法与用量】3～9g。

紫花地丁　Zihuadiding

【来源】本品为堇菜科植物紫花地丁 *Viold yedoensis* Makino 的干燥全草。

【采收加工】春、秋二季采收，除去杂质，晒干。

【产地】主产于江苏、浙江、安徽、福建、河南、山东、江西等地。

【炮制】切碎。

【性状】多皱缩成团。主根长圆锥形；淡黄棕色，有细纵皱纹。叶基生，灰绿色，展平后叶片呈披针形或卵状披针形；先端钝，基部截形或稍心形，边缘具钝锯齿，两面有毛；叶柄细，上部具明显狭翅。花茎纤细；花瓣 5 枚，紫堇色或淡棕色；花距细管状。蒴果椭圆形或 3 裂，裂开如谷壳样，黄色，种子多数，淡棕色。气微，味微苦而稍黏。

【性能】苦、辛，寒。清热解毒，凉血消肿。

【用法与用量】15～30g。

半枝莲　Banzhilian

【来源】本品为唇形科植物半枝莲 *Scutellaria barbata* D. Don 的干燥全草。

【采收加工】夏、秋二季茎叶茂盛时采挖，洗净，晒干。

【产地】主产于华北、中南、华东、华南、西南等地。

【炮制】切段。

【性状】

（1）半枝莲　全体无毛或花轴上疏被毛。根纤细。茎丛生，较细，方柱形；表面暗紫色或棕绿色。叶对生，有短柄；叶片多皱缩，展平后呈三角状卵形或披针形；先端钝，基部宽楔形，全缘或有少数不明的钝齿；上表面暗绿色，下表面灰绿色。花生于茎枝上部叶腋，常2朵并生集成偏于一侧的总状花序，多脱落，残留的花萼裂片钝或较圆，花萼附属体呈耳挖状。气微，味微苦。

（2）半枝莲饮片　呈不规则的段。茎方柱形，中空，表面暗紫色或棕绿色。叶对生，多破碎，上表面暗绿色，下表面灰绿色。残留的花萼2朵并生偏于同一侧，花萼附属体呈耳挖状。气微，味微苦。

【性能】辛、苦，寒。清热解毒，化瘀利尿。

【用法与用量】15～30g。

益母草　Yimucao

【来源】本品为唇形科植物益母草 *Leonurus japonicus* Houtt. 的新鲜或干燥地上部分。

【采收加工】鲜品春季幼苗期至初夏花前期采割；干品夏季茎叶茂盛、花未开或初开时采割，晒干，或切段晒干。

【产地】全国各地均产。

【炮制】

（1）鲜益母草　除去杂质，迅速洗净。

（2）干益母草　除去杂质，迅速洗净，略润，切段。

【性状】

（1）鲜益母草　幼苗期无茎，基生叶圆心形，5～9浅裂，每裂片有2～3钝齿。花前期茎呈方柱形，上部多分枝，四面凹下成纵沟；表面青绿色；质鲜嫩，断面中部有髓。叶交互对生，有柄；叶片青绿色，质鲜嫩，揉之有汁；下部茎生叶掌状3裂，上部叶羽状深裂或浅裂成3片，裂片全缘或具少数锯齿。气微，味微苦。

（2）干益母草　茎表面灰绿色或黄绿色；体轻，质韧，断面中部有髓。叶片灰绿色，多皱缩、破碎，易脱落。轮伞花序腋生，小花淡紫色，花萼筒状，花冠二唇形。切段者长约2cm。

（3）干益母草饮片　呈不规则的段。茎方形，四面凹下成纵沟，灰绿色或黄绿色。切面中部有白髓。叶片灰绿色，多皱缩、破碎。轮伞花序腋生，花黄棕色，花萼筒状，花冠二唇形。气微，味微苦。

【性能】苦、辛，微寒。活血调经，利尿消肿，清热解毒。

【用法与用量】9～30g；鲜品12～40g。

泽兰　Zelan

【来源】本品为唇形科植物毛叶地瓜儿苗 *Lycopus lucidus* Turcz. var. *hirtus* Regel 的干燥地上部分。

【采收加工】夏、秋二季茎叶茂盛时采割，晒干。

【产地】全国各地均产。

【炮制】切段。

【性状】

（1）泽兰　茎呈方柱形，少分枝，四面均有浅纵沟；表面黄绿色或带紫色，节处紫色明显，有白色茸毛；质脆，断面黄白色，髓部中空。叶对生，有短柄或近无柄；叶片多皱缩，展平后呈披针形或长圆形；上表面黑绿色或暗绿色，下表面灰绿色，密具腺点，两面均有短毛；先端尖，基部渐狭，边缘有锯齿。轮伞花序腋生，花冠多脱落，苞片和花萼宿存。气微，味淡。

（2）泽兰饮片　呈不规则的段。茎方柱形，四面均有浅纵沟，表面黄绿色或带紫色，节处紫色明显，有白色茸毛。切面黄白色，中空。叶多破碎，展平后呈披针形或长圆形，边缘有锯齿。有时可见轮伞花序。气微，味淡。

【性能】苦、辛，微温。活血调经，祛瘀消痈，利水消肿。

【用法与用量】6～12g。

香薷　Xiangru

【来源】本品为唇形科植物石香薷 *Mosla chinensis* Maxim. 或江香薷 *Moda chinensis* 'Jiangxiangru' 的干燥地上部分。前者习称"青香薷"，后者习称"江香薷"。

【采收加工】夏季茎叶茂盛、花盛时择晴天采割，除去杂质，阴干。

【产地】主产于江西、安徽、河北、河南等地。

【炮制】切段。

【性状】

（1）青香薷　全草基部紫红色，上部黄绿色或淡黄色，全体密被白色茸毛。茎方柱形，基部类圆形，节明显，节间长 4～7cm；质脆，易折断。叶对生，多皱缩或脱落，叶片展平后呈长卵形或披针形，暗绿色或黄绿色，边缘有 3～5 疏浅锯齿。穗状花序顶生及腋生，苞片圆卵形或圆倒卵形，脱落或残存；花萼宿存，钟状，淡紫红色或灰绿色，先端 5 裂，密被茸毛。小坚果 4 枚，近圆球形，具网纹。气清香而浓，味微辛而凉。

（2）江香薷　表面黄绿色，质较柔软。边缘有 5～9 疏浅锯齿。果实表面具疏网纹。

【性能】辛，微温。发汗解表，化湿和中。

【用法与用量】3～10g。

肉苁蓉　Roucongrong

【来源】本品为列当科植物肉苁蓉 *Cistanche deserticola* Y.C.Ma 或管花肉苁蓉 *Cistanche tubulosa* (Schenk) Wight 的干燥带鳞叶的肉质茎。

【采收加工】春季苗刚出土时或秋季冻土之前采挖，除去茎尖。切段，晒干。

【产地】主产于内蒙古、甘肃、新疆、青海等地。

【炮制】

（1）肉苁蓉片　切厚片。

（2）酒苁蓉　照酒炖或酒蒸法炖或蒸至酒吸尽。

【性状】

(1) 肉苁蓉　呈扁圆柱形，稍弯曲，长 3～15cm，直径 2～8cm。表面棕褐色或灰棕色，密被覆瓦状排列的肉质鳞叶，通常鳞叶先端已断。体重，质硬，微有柔性，不易折断，断面棕褐色，有淡棕色点状维管束，排列成波状环纹。气微，味甜、微苦。

(2) 管花肉苁蓉　呈类纺锤形、扁纺锤形或扁柱形，稍弯曲，长 5～5cm，直径 2.5～9cm。表面棕褐色至黑褐色。断面颗粒状，灰棕色至灰褐色，散生点状维管束。

(3) 肉苁蓉片　呈不规则形的厚片。表面棕褐色或灰棕色。有的可见肉质鳞叶。肉苁蓉切面有淡棕色或棕黄色点状维管束，排列成波状环纹；管花肉苁蓉切面散生点状维管束。气微，味甜、微苦。

(4) 酒苁蓉　形如肉苁蓉片。表面黑棕色，切面点状维管束，排列成波状环纹或散生。质柔润，略有酒香气，味甜，微苦。

【性能】 甘、咸，温。补肾阳，益精血，润肠通便。

【用法与用量】 6～10g。

茵陈　Yinchen

【来源】 本品为菊科植物滨蒿 *Artemisia scoparia* Waldst. et kit. 或茵陈蒿 *Artemisia capillaris* Thunb. 的干燥地上部分。

【采收加工】 春季幼苗高 6～10cm 时采收或秋季花蕾长成至花初开时采割，除去杂质和老茎，晒干。春季采收的习称"绵茵陈"，秋季采割的习称"花茵陈"。

【产地】 主产于陕西、山西、安徽等地。

【炮制】 搓碎或切碎。绵茵陈筛去灰屑。

【性状】

(1) 绵茵陈　多卷曲成团状，灰白色或灰绿色，全体密被白色茸毛，绵软如绒。茎细小，除去表面白色茸毛后可见明显纵纹；质脆，易折断。叶具柄；展平后叶片呈一至三回羽状分裂；小裂片卵形或稍呈倒披针形、条形，先端锐尖。气清香，味微苦。

(2) 花茵陈　茎呈圆柱形，多分枝；表面淡紫色或紫色，有纵条纹，被短柔毛；体轻，质脆，断面类白色。叶密集，或多脱落；下部叶二至三回羽状深裂，裂片条形或细条形，两面密被白色柔毛；茎生叶一至二回羽状全裂，基部抱茎，裂片细丝状。头状花序卵形，多数集成圆锥状，有短梗。瘦果长圆形，黄棕色。气芳香，味微苦。

【性能】 苦、辛，微寒。清利湿热，利胆退黄。

【用法与用量】 6～15g。外用适量，煎汤熏洗。

淡竹叶　Danzhuye

【来源】 本品为禾本科植物淡竹叶 *Lophatherum gracile* Brongn. 的干燥茎叶。

【采收加工】 夏季未抽花穗前采割，晒干。

【产地】 主产于浙江、江苏、安徽、湖南、湖北、广东、江西等地，以浙江产量大、质量优。

【炮制】 除去杂质，切段。

【性状】 茎呈圆柱形，有节，表面淡黄绿色，断面中空。叶鞘开裂。叶片披针形，有的皱缩卷曲；表面浅绿色或黄绿色。叶脉平行，具横行小脉，形成长方形的网格状，下表面尤为明显。体轻，质柔韧。气微，味淡。

【性能】甘、淡，寒。清热泻火，除烦止渴，利尿通淋。

【用法与用量】6～10g。

佩兰　Peilan

【来源】本品为菊科植物佩兰 *Eupatorium fortunei* Turcz. 的干燥地上部分。

【采收加工】夏、秋二季分两次采割，除去杂质，晒干。

【产地】主产于江苏、河北、山东等地。

【炮制】切段。

【性状】

（1）佩兰　茎呈圆柱形；表面黄棕色或黄绿色，有的带紫色，有明显的节和纵棱线；质脆，断面髓部白色或中空。叶对生，有柄，叶片多皱缩、破碎，绿褐色；完整叶片 3 裂或不分裂，分裂者中间裂片较大，展平后呈披针形或长圆状披针形，基部狭窄，边缘有锯齿；不分裂者展平后呈卵圆形、卵状披针形或椭圆形。气芳香，味微苦。

（2）佩兰饮片　呈不规则的段。茎圆柱形，表面黄棕色或黄绿色，有的带紫色，有明显的节和纵棱线。切面髓部白色或中空。叶对生，叶片多皱缩、破碎，绿褐色。气芳香，味微苦。

【性能】辛，平。芳香化湿，醒脾开胃，发表解暑。

【用法与用量】3～10g。

豨莶草　Xixiancao

【来源】本品为菊科植物豨莶 *Siegesbeckia orientalis* L.、腺梗豨莶 *Siegesbeckia pubescens* Makino 或毛梗豨莶 *Siegesbeckia glabrescens* Makino 的干燥地上部分。

【采收加工】夏、秋二季花开前和花期均可采割，除去杂质，晒干。

【产地】全国大部地区均产，以湖南、湖北、江苏等地产量较大。

【炮制】

（1）豨莶草　切段。

（2）酒豨莶草　照酒（用量为豨莶草的 20%）蒸法蒸透。

【性状】

（1）豨莶草　茎略呈方柱形，多分枝；表面灰绿色、黄棕色或紫棕色，有纵沟和细纵纹，被灰色柔毛；节明显，略膨大；质脆，易折断，断面黄白色或带绿色，髓部宽广，类白色，中空。叶对生，叶片多皱缩、卷曲，展平后呈卵圆形，灰绿色，边缘有钝锯齿，两面皆有白色柔毛，主脉 3 出。有的可见黄色头状花序，总苞片匙形。气微，味微苦。

（2）豨莶草饮片　呈不规则的段。茎略呈方柱形，表面灰绿色、黄棕色或紫棕色，有纵沟和细纵纹，被灰色柔毛。切面髓部类白色。叶多破碎，灰绿色，边缘有钝锯齿，两面皆具白色柔毛。有时可见黄色头状花序。气微，味微苦。

（3）酒豨莶草　形如豨莶草段，表面褐绿色或黑绿色。微具酒香气。

【性能】辛、苦，寒。祛风湿，利关节，解毒。

【用法与用量】9～12g。

瞿麦　Qumai

【来源】本品为石竹科植物瞿麦 *Dianthus superbus* L. 或石竹 *Dianthus chinensis* L. 的干燥地上部分。

【采收加工】夏、秋二季花果期采割，除去杂质，干燥。

【产地】主产于河北、河南、辽宁、江苏等地。

【炮制】切段。

【性状】

（1）瞿麦　茎圆柱形，上部有分枝；表面淡绿色或黄绿色，光滑无毛，节明显，略膨大，断面中空。叶对生，多皱缩，展平叶片呈条形至条状披针形。枝端具花及果实，花萼筒状，长 2.7～3.7cm；苞片 4～6，宽卵形，长约为萼筒的 1/4；花瓣棕紫色或棕黄色，卷曲，先端深裂成丝状。蒴果长筒形，与宿萼等长。种子细小，多数。气微，味淡。

（2）石竹　萼筒长 1.4～1.8cm，苞片长约为萼筒的 1/2；花瓣先端浅齿裂。

（3）瞿麦饮片　呈不规则段。茎圆柱形，表面淡绿色或黄绿色，节明显，略膨大。切面中空。叶多破碎。花萼筒状，苞片 4～6。蒴果长筒形，与宿萼等长。种子细小，多数。气微，味淡。

【性能】苦，寒。利尿通淋，活血通经。

【用法与用量】9～15g。

【注意事项】孕妇慎用。

半边莲　Banbianlian

【来源】本品为桔梗科植物半边莲 *Lobelia chinensis* Lour. 的干燥全草。

【采收加工】夏季采收，除去泥沙，洗净，晒干。

【产地】主产于长江以南各省等地。

【炮制】切段。

【性状】

（1）半边莲　常缠结成团。根茎极短；表面淡棕黄色，平滑或有细纵纹。根细小，黄色，侧生纤细须根。茎细长，有分枝，灰绿色，节明显，有的可见附生的细根。叶互生，无柄，叶片多皱缩，绿褐色，展平后叶片呈狭披针形，边缘具疏而浅的齿或全缘。花梗细长，花小，单生于叶腋，花冠基部筒状，上部 5 裂，偏向一边，浅紫红色，花冠筒内有白色茸毛。气微特异，有刺鼻感，味微甘而辛。

（2）半边莲饮片　呈不规则的段。根及根茎细小，表面淡棕黄色或黄色。茎细，灰绿色，节明显。叶无柄，叶片多皱缩，绿褐色，狭披针形，边缘具疏而浅的齿或全缘。气味特异，有刺鼻感，味微甘而辛。

【性能】辛，平。清热解毒，利尿消肿。

【用法与用量】9～15g。

锁阳　Suoyang

【来源】本品为锁阳科植物锁阳 *Cynomorium songaricum* Rupr. 的干燥肉质茎。

【采收加工】春季采挖，除去花序，切段，晒干。

【产地】主产于内蒙古、甘肃、青海、新疆等地。

【炮制】切薄片。

【性状】

(1) 锁阳　呈扁圆柱形，微弯曲。表面棕色或棕褐色，粗糙，具明显纵沟和不规则凹陷，有的残存三角形的黑棕色鳞片。体重，质硬，难折断，断面浅棕色或棕褐色，有黄色三角状维管束。气微，味甘而涩。

(2) 锁阳饮片　呈规则形或类圆形的片。外表皮棕色或棕褐色，粗糙，具明显纵沟及不规则凹陷。切面浅棕色或棕褐色，散在黄色三角状维管束。气微，味甘而涩。

【性能】甘，温。补肾阳，益精血，润肠通便。

【用法与用量】5～10g。

蒲公英　Pugongying

【来源】本品为菊科植物蒲公英 *Taraxacum mongolicum* Hand. Mazz.、碱地蒲公英 *Taraxacum Sinicum Kitag.* 或同属数种植物的干燥全草。

【采收加工】春至秋季花初开时采挖，除去杂质，洗净，晒干。

【产地】全国各地均产。

【炮制】切段。

【性状】

(1) 蒲公英　呈皱缩卷曲的团块。根呈圆锥状，多弯曲；表面棕褐色，抽皱；根头部有棕褐色或黄白色的茸毛，有的已脱落。叶基生，多皱缩破碎，完整叶片呈倒披针形，绿褐色或暗灰绿色，先端尖或钝，边缘浅裂或羽状分裂，基部渐狭，下延呈柄状，下表面主脉明显。花茎1至数条，每条顶生头状花序，总苞片多层，内面一层较长，花冠黄褐色或淡黄白色。有的可见多数具白色冠毛的长椭圆形瘦果。气微，味微苦。

(2) 蒲公英饮片　为不规则的段。根表面棕褐色，黄白色的茸毛，有的已脱落。叶多皱缩破碎，绿褐色或暗灰绿色。头状花序，总苞片多层，花冠黄褐色或淡黄白色。有时可见具白色冠毛的长椭圆形瘦果。气微，味微苦。

【性能】苦、甘，寒。清热解毒，消肿散结，利尿通淋。

【用法与用量】10～15g。

马齿苋　Machixian

【来源】本品为马齿苋科植物马齿苋 *Portulaca oleracea* L. 的干燥地上部分。

【采收加工】夏、秋二季采收，除去残根和杂质，洗净，略蒸或烫后晒干。

【产地】全国大部分地区均产。

【炮制】切段。

【性状】

(1) 马齿苋　多皱缩卷曲，常结成团。茎圆柱形，表面黄褐色，有明显纵沟纹。叶对生或互生，易破碎，完整叶片倒卵形，形如瓜子；绿褐色，先端钝平或微缺，全缘。花小，3～5朵生于枝端，花瓣5枚，黄色。蒴果圆锥形，内含多数细小种子。气微，味微酸。

(2) 马齿苋饮片　呈不规则的段。茎圆柱形，表面黄褐色，有明显纵沟纹。叶多破碎，绿褐色。气微，味微酸。

【性能】酸，寒。清热解毒，凉血止血，止痢。

【用法与用量】9～15g。外用适量捣敷患处。

小蓟　Xiaoji

【来源】本品为菊科植物刺儿菜 *Cirsium setosum*（Willd.）MB. 的干燥地上部分。

【采收加工】夏、秋二季花开时采割，除去杂质，晒干。

【产地】全国大部分地区均产。

【炮制】

（1）小蓟　切段。

（2）小蓟炭　照炒炭法炒至黑褐色。

【性状】

（1）小蓟　茎呈圆柱形，有的上部分枝；表面灰绿色或带紫色，具纵棱及白色柔毛；质脆，易折断，断面中空。叶互生，无柄或有短柄；叶片皱缩或破碎，完整者展平后呈长椭圆形或长圆状披针形；全缘或微齿裂至羽状深裂，齿尖具针刺；上表面绿褐色，下表面灰绿色，两面均具白色柔毛。头状花序单个或数个顶生；总苞钟状，苞片5～8层，黄绿色；花紫红色。气微，味微苦。

（2）小蓟饮片　呈不规则的段。茎呈圆柱形，表面灰绿色或带紫色，具纵棱和白色柔毛；切面中空。叶片多皱缩或破碎，叶齿尖具针刺；两面均具白色柔毛。头状花序，总苞钟状；花紫红色。气微，味苦。

（3）小蓟炭　形如小蓟段。表面黑褐色，内部焦褐色。

【性能】甘、苦，凉。凉血止血，散瘀解毒消痈。

【用法与用量】5～12g。

紫苏梗　Zisugeng

【来源】本品为唇形科植物紫苏 *Perilla frutescens*（L.）Britt. 的干燥茎。

【采收加工】秋季果实成熟后采割，除去杂质，晒干，或趁鲜切片，晒干。

【产地】全国各地均产。

【炮制】切厚片。

【性状】

（1）紫苏梗　呈方柱形，四棱钝圆，长短不一。表面紫棕色或暗紫色，四面有纵沟和细纵纹，节部稍膨大，有对生的枝痕和叶痕。体轻，质硬，断面裂片状。切片常呈斜长方形，木部黄白色，射线细密，呈放射状，髓部白色，疏松或脱落。气微香，味淡。

（2）紫苏梗饮片　呈类方形的厚片。

【性能】辛，温。理气宽中，止痛，安胎。

【用法与用量】5～10g。

垂盆草　Chuipencao

【来源】本品为景天科植物垂盆草 *Sedum sarmentosum* Bunge 的干燥全草。

【采收加工】夏、秋二季采收，除去杂质，干燥。

【产地】全国各地均产。

【炮制】除去杂质，切段。

【性状】

（1）垂盆草　茎纤细，长可达 20cm 以上，部分节上可见纤细的不定根。3 叶轮生，叶片倒披针形至矩圆形，绿色，肉质，先端近急尖，基部急狭，有距。气微，味微苦。

（2）垂盆草饮片　呈不规则的段。茎部分节上可见纤细的不定根。叶片肉质，绿色。气微，味微苦。

【性能】甘、淡，凉。利湿退黄，清热解毒。

【用法与用量】15～30g。

◁ 萹蓄　Bianxu ▷

【来源】本品为蓼科植物萹蓄 *Polygonum aviculare* L. 的干燥地上部分。

【采收加工】夏季叶茂盛时采收，除去根和杂质，晒干。

【产地】全国各地均产。

【炮制】切段。

【性状】

（1）萹蓄　茎呈圆柱形而略扁，有分枝。表面灰绿色或棕红色，有细密微突起的纵纹；节部稍膨大，有浅棕色膜质的托叶鞘；质硬，易折断，断面髓部白色。叶互生，近无柄或具短柄，叶片多脱落或皱缩、破碎，完整者展平后呈披针形，全缘，两面均呈棕绿色或灰绿色。气微，味微苦。

（2）萹蓄饮片　呈不规则的段。茎呈圆柱形而略扁，表面灰绿色或棕红色，有细密微突起的纵纹；节部稍膨大，有浅棕色膜质的托叶鞘。切面髓部白色。叶片多破碎，完整者展平后呈披针形，全缘。气微，味微苦。

【性能】苦，微寒。利尿通淋，杀虫，止痒。

【用法与用量】9～15g。外用适量，煎洗患处。

◁ 鱼腥草　Yuxingcao ▷

【来源】本品为三白草科植物蕺菜 *Houttynia cordata* Thunb. 的新鲜全草或干燥地上部分。

【采收加工】鲜品全年均可采割；干品夏季茎叶茂盛花穗多时采割，除去杂质，晒干。

【产地】主产于长江以南各省等地。

【炮制】

（1）鲜鱼腥草　除去杂质。

（2）干鱼腥草　切段。

【性状】

（1）鲜鱼腥草　茎呈圆柱形，上部绿色或紫红色，下部白色，节明显，下部节上生有须根，无毛或被疏毛。叶互生，叶片心形；先端渐尖，全缘；上表面绿色，密生腺点，下表面常紫红色；叶柄细长，基部与托叶合生成鞘状。穗状花序顶生。具鱼腥气，味涩。

（2）干鱼腥草 茎呈扁圆柱形，扭曲，表面黄棕色，具纵棱数条；质脆，易折断。叶片卷折皱缩，展平后呈心形，上表面暗黄绿色至暗棕色，下表面灰绿色或灰棕色。穗状花序黄棕色。搓碎具鱼腥气，味涩。

（3）干鱼腥草饮片 呈不规则的段。茎呈扁圆柱形，表面淡红棕色至黄棕色，有纵棱。叶片多破碎，黄棕色至暗棕色。穗状花序黄棕色。搓碎具鱼腥气，味涩。

【性能】辛，微寒。清热解毒，消痈排脓，利尿通淋。

【用法与用量】15～25g，不宜久煎；鲜品用量加倍，水煎或捣汁服。外用适量，捣敷或煎汤熏洗患处。

＜ 仙鹤草　Xianhecao ＞

【来源】本品为蔷薇科植物龙芽草 *Agrimonia pilosa* Ledeb. 的干燥地上部分。

【采收加工】夏、秋二季茎叶茂盛时采割，除去杂质，干燥。

【产地】主产于浙江、江苏、湖北等地。

【炮制】切段。

【性状】

（1）仙鹤草 全体被白色柔毛。茎下部圆柱形，红棕色，上部方柱形，四面略凹陷，绿褐色，有纵沟和棱线，有节；体轻，质硬，易折断，断面中空。单数羽状复叶互生，暗绿色，皱缩卷曲；质脆，易碎；叶片有大小 2 种，相间生于叶轴上，顶端小叶较大，完整小叶片展平后虽卵形或长椭圆形，先端尖，基部楔形，边缘有锯齿；托叶 2，抱茎，斜卵形。总状花序细长，花萼下部呈筒状，萼筒上部有钩刺，先端 5 裂，花瓣黄色。气微，味微苦。

（2）仙鹤草饮片 呈不规则的段。茎多数方柱形，有纵沟和棱线，有节。切面中空。叶多破碎，暗绿色，边缘有锯齿；托叶抱茎。有时可见黄色花或带钩刺的果实。气微，味微苦。

【性能】苦、涩，平。收敛止血，截疟，止痢，解毒，补虚。

【用法与用量】6～12g。外用适量。

＜ 广金钱草　Guangjinqiancao ＞

【来源】本品为豆科植物广金钱草 *Desmodium styracifolium*（Osbeck）Merr. 的干燥地上部分。

【采收加工】夏、秋二季采割，除去杂质，晒干。

【产地】主产于广东、广西等地。

【炮制】切段。

【性状】茎呈圆柱形，长可达 1m；密被黄色伸展的短柔毛；质稍脆，断面中部有髓。叶互生，小叶 1 或 3 枚，圆形或矩圆形；先端微凹，基部心形或钝圆，全缘；上表面黄绿色或灰绿色，无毛，下表面具灰白色紧贴的绒毛，侧脉羽状；叶柄长 1～2cm，托叶 1 对，披针形，长约 0.8cm。气微香，味微甘。

【性能】甘、淡，凉。利湿退黄，利尿通淋。

【用法与用量】15～30g。

墨旱莲 Mohanlian

【来源】本品为菊科植物鳢肠 *Eclipta prostrata*（L.）L. 的干燥地上部分。

【采收加工】花开时采割，晒干。

【产地】主产于江苏、江西、浙江、广东等地。

【炮制】切段。

【性状】

（1）墨旱莲 全体被白色茸毛。茎呈圆柱形，有纵棱；表面绿褐色或墨绿色。叶对生，近无柄，叶片皱缩卷曲或破碎，完整者展平后呈长披针形，全缘或具浅齿，墨绿色。头状花序直径 0.2～0.6cm。瘦果椭圆形而扁，棕色或浅褐色。气微，味微咸。

（2）墨旱莲饮片 呈不规则的段。茎圆柱形，表面绿褐色或墨绿色，具纵棱，有白毛，切面中空或有白色髓。叶多皱缩或破碎，墨绿色，密生白毛，展平后，可见边缘全缘或具浅锯齿。头状花序。气微，味微咸。

【性能】甘、酸，寒。滋补肝肾，凉血止血。

【用法与用量】6～12g。

荆芥穗 Jingjiesui

【来源】本品为唇形科植物荆芥 *Schizonepeta tenuifolia* Bria. 的干燥花穗。

【采收加工】夏、秋二季花开到顶、穗绿时采摘，除去杂质，晒干。

【产地】主产于江苏、浙江、江西、湖北等地。

【性状】穗状轮伞花序呈圆柱形。花冠多脱落，宿萼黄绿色，钟形，质脆易碎，内有棕黑色小坚果。气芳香，味微涩而辛凉。

【性能】辛，微温。解表散风，透疹，消疮。

【用法与用量】5～10g。

马鞭草 Mabiancao

【来源】本品为马鞭草科植物马鞭草 *Verbena officinatis* L. 的干燥地上部分。

【采收加工】6～8 月花开时采割，除去杂质，晒干。

【产地】主产于山西、陕西、甘肃、江苏等地。

【炮制】切段。

【性状】

（1）马鞭草 茎呈方柱形，多分枝，四面有纵沟；表面绿褐色，粗糙；质硬而脆，断面有髓或中空。叶对生，皱缩，多破碎，绿褐色，完整者展平后叶片 3 深裂，边缘有锯齿。穗状花序细长，有小花多数。气微，味苦。

（2）马鞭草饮片 呈不规则的段。

【性能】苦，凉。活血散瘀，解毒，利水，退黄，截疟。

【用法与用量】5～10g。

‹　地锦草　Dijincao　›

【来源】本品为大戟科植物地锦 *Euphorbia humifusa* Willd. 或斑地锦 *Euphorbia maculate* L. 的干燥全草。

【采收加工】夏、秋二季采收，除去杂质，晒干。

【产地】主产于长江流域及南方各省等地。

【炮制】切段。

【性状】

（1）地锦　全草常皱缩卷曲。根细小。茎细，呈叉状分枝，表面带紫红色，光滑无毛或疏生白色细柔毛；质脆，易折断，断面黄白色，中空。单叶对生，具淡红色短柄或几无柄；叶片多皱缩或已脱落，展平后呈长椭圆形；绿色或带紫红色，通常无毛或疏生细柔毛；先端钝圆，基部偏斜，边缘具小锯齿或呈微波状。杯状聚伞花序腋生，细小。蒴果三棱状球形，表面光滑。种子细小，卵形，褐色。气微，味微涩。

（2）斑地锦　叶上表面具红斑。蒴果被稀疏白色短柔毛。

【性能】辛，平。清热解毒，凉血止血，利湿退黄。

【用法与用量】9～20g。外用适量。

1.2.6　其他类中药

‹　茯苓　Fuling　›

【来源】本品为多孔菌科真菌茯苓 *Poria cocos*（Schw.）Wolf 的干燥菌核。

【采收加工】多于 7～9 月采挖，挖出后除去泥沙，堆置"发汗"后，摊开晾至表面干燥，再"发汗"，反复数次至现皱纹、内部水分大部散失后，阴干，称为"茯苓个"；或将鲜茯苓按不同部位切制，阴干，分别称为"茯苓块"和"茯苓片"。

【产地】主产于云南、湖北、安徽、四川等地。

【炮制】取茯苓个，浸泡，洗净，润后稍蒸，及时削去外皮，切制成块或切厚片，晒干。

【性状】

（1）茯苓个　呈类球形、椭圆形、扁圆形或不规则团块，大小不一。外皮薄而粗糙，棕褐色至黑褐色，有明显的皱缩纹理。体重，质坚实，断面颗粒性，有的具裂隙，外层淡棕色，内部白色，少数淡红色，有的中间抱有松根。气微，味淡，嚼之粘牙。

（2）茯苓块　为去皮后切制的茯苓，呈立方块状或方块状厚片，大小不一。白色、淡红色或淡棕色。

（3）茯苓片　为去皮后切制的茯苓，呈不规则厚片，厚薄不一。白色、淡红色或淡棕色。

【性能】甘、淡，平。利水渗湿，健脾，宁心。

【用法与用量】10～15g。

‹　茯苓皮　Fulingpi　›

【来源】本品为多孔菌科真菌茯苓 *Poria cocos*（Schw.）Wolf 的菌核的干燥外皮。

【采收加工】加工"茯苓片""茯苓块"时，收集削下的外皮，阴干。

【性状】呈长条形或不规则块片，大小不一。外表面棕褐色至黑褐色，内面淡棕色并常带有白色或淡红色的皮下部分。质较松软，略具弹性。气微、味淡，嚼之粘牙。

【性能】甘、淡，平。利水消肿。

【用法与用量】15～30g。

猪苓 Zhuling

【来源】本品为多孔菌科真菌猪苓 *Polyporus umbellatus* (Pers.) Fries 的干燥菌核。

【采收加工】春、秋二季采挖，除去泥沙，干燥。

【产地】主产于陕西、河北、四川、云南等地。

【炮制】切厚片。

【性状】

（1）猪苓　呈条形、类圆形或扁块状，有的有分枝。表面黑色、灰黑色或棕黑色，皱缩或有瘤状突起。体轻，质硬，断面类白色或黄白色，略呈颗粒状。气微，味淡。

（2）猪苓饮片　呈类圆形或不规则的厚片。外表皮黑色或棕黑色，皱缩。切面类白色或黄白色，略呈颗粒状。气微，味淡。

【性能】甘、淡，平。利水渗湿。

【用法与用量】6～12g。

雷丸 Leiwan

【来源】本品为白蘑科真菌雷丸 *Omphalia lapidescens* Schroet. 的干燥菌核。

【采收加工】秋季采挖，洗净，晒干。

【产地】主产于四川、贵州、云南、湖北、广西、陕西等地。

【炮制】粉碎。不得蒸煮或高温烘烤。

【性状】呈类球形或不规则团块。表面黑褐色或棕褐色，有略隆起的不规则网状细纹。质坚实，不易破裂，断面不平坦，白色或浅灰黄色，常有黄白色大理石样纹理。气微，味微苦，嚼之有颗粒感，微带黏性，久嚼无渣。断面色褐呈角质样者，不可供药用。

【性能】微苦，寒。杀虫消积。

【用法与用量】15～21g，不宜入煎剂，一般研粉服，一次 5～7g，饭后用温开水调服，一日 3 次，连服 3 天。

灵芝 Lingzhi

【来源】本品为多孔菌科真菌赤芝 *Ganoderma lucidum* (Leyss. *ex* Fr.) Karst. 或紫芝 *Ganoderma sinense* Zhao,Xu et Zhang 的干燥子实体。

【采收加工】全年采收，除去杂质，剪除附有朽木、泥沙或培养基质的下端菌柄，阴干或在 40～50℃烘干。

【产地】赤芝主产于河北、山东、山西、江苏、浙江、安徽、云南、贵州、福建、广东、广西等地；紫芝主产于浙江、江西、湖南、福建、广东、广西等地。两者现有人工栽培。

【性状】

（1）赤芝　外形呈伞状，菌盖肾形、半圆形或近圆形。皮壳坚硬，黄褐色至红褐色，有光泽，具环状棱纹和辐射状皱纹，边缘薄而平截，常稍内卷。菌肉白色至淡棕色。菌柄圆柱形，侧生，少偏生，红褐色至紫褐色，光亮。孢子细小，黄褐色。气微香，味苦涩。

（2）紫芝　皮壳紫黑色，有漆样光泽。菌肉锈褐色。菌柄长 17～23cm。

（3）栽培品　子实体较粗壮、肥厚。皮壳外常被有大量粉尘样的黄褐色孢子。

【性能】甘，平。补气安神，止咳平喘。

【用法与用量】6～12g。

海藻　Haizao

【来源】本品为马尾藻科植物海蒿子 *Sargassum pallidum*（Turn.）C. Ag. 或羊栖菜 *Sargassum. fusiforme*（Harv.）Setch. 的干燥藻体。前者习称"大叶海藻"，后者习称"小叶海藻"。

【采收加工】夏、秋二季采捞，除去杂质，洗净，晒干。

【产地】主产于浙江、福建、广西等沿海地区。

【炮制】切段。

【性状】

（1）大叶海藻　皱缩卷曲，黑褐色，有的被白霜。主干呈圆柱状，具圆锥形突起，主枝自主干两侧生出，侧枝自主枝叶腋生出，具短小的刺状突起。初生叶披针形或倒卵形，全缘或具粗银齿；次生叶条形或披针形，叶腋间有着生条状叶的小枝。气囊黑褐色，球形或卵圆形，有的有柄，顶端钝圆，有的具细短尖。质脆，潮润时柔软；水浸后膨胀，肉质，黏滑。气腥，味微咸。

（2）小叶海藻　较小，分枝互生，无刺状突起。叶条形或细匙形，先端稍膨大，中空。气囊腋生，纺锤形或球形，囊柄较长。质较硬。

【性能】苦、咸，寒。消痰软坚散结，利水消肿。

【用法与用量】6～12g。

【注意事项】不宜与甘草同用。

乳香　Ruxiang

【来源】本品为橄榄科植物乳香树 *Boswellia carterii* Birdw. 及同属植物鲍达乳香树 *Boswellia bhaurdajiana* Birdw. 树皮渗出的树脂。分为索马里乳香和埃塞俄比亚乳香，每种乳香又分为乳香珠和原乳香。

【采收加工】春、夏将树干的皮部由下向上顺序切伤，使树脂由伤口渗出，数天后凝成硬块，收集即得。

【产地】主产于非洲的索马里、埃塞俄比亚及阿拉伯半岛南部等地。

【炮制】醋乳香　照醋（用量为乳香的 5%）炙法炒至表面光亮。

【性状】

（1）乳香　呈长卵形滴乳状、类圆形颗粒或黏合成大小不等的不规则块状物。表面黄白色，半透明，被有黄白色粉末，久存则颜色加深。质脆，遇热软化。破碎面有玻璃样或蜡样光泽。具特异香气，味微苦。

经验鉴别：本品燃烧时显油性，熔融较慢，冒黑烟，有香气；加水研磨成白色或黄白色乳状液。

（2）醋乳香　呈不规则团块状。表面黑色，有光泽，略有醋香气。

【性能】辛、苦，温。活血定痛，消肿生肌。

【用法与用量】煎汤或入丸、散，3～5g；外用适量，研末调敷。

【注意事项】孕妇及胃弱者慎用。

没药　Moyao

【来源】本品为橄榄科植物地丁树 *Commiphora myrrha* Engl. 或哈地丁树 *Commiphora molmol* Engl. 的干燥树脂。分为天然没药和胶质没药。

【采收加工】采集由裂缝处渗出的白色油胶树脂，于空气中变成红棕色而坚硬的圆块。

【产地】主产于非洲索马里、埃塞俄比亚以及印度等地。

【炮制】醋没药　照醋（用量为乳香的5%）炙法，炒至表面光亮。

【性状】

（1）天然没药　呈不规则颗粒性团块，大小不等。表面黄棕色或红棕色，近半透明部分呈棕黑色，被有黄色粉尘。质坚脆，破碎面不整齐，无光泽。具特异香气，味苦而微辛。

（2）胶质没药　呈不规则块状和颗粒，多黏结成大小不等的团块，表面棕黄色至棕褐色，不透明。质坚实或疏松。具特异香气，味苦而有黏性。

（3）醋没药　呈不规则小块或类圆形颗粒状，表面棕褐色或黑褐色，有光泽。具特异香气，略有醋香气，味苦而微辛。

【性能】辛、苦，平。散瘀定痛，消肿生肌。

【用法与用量】3～5g，炮制去油，多入丸散用。

【注意事项】孕妇及胃弱者慎用。

血竭　Xuejie

【来源】本品为棕榈科麒麟竭 *Daemonorops draco* Bl. 果实渗出的树脂经加工制成。

【采收加工】秋季采果实，置蒸笼内蒸煮，使树脂渗出；或将树干砍破，使树脂自然流出，凝固而成。

【产地】主产于印尼、马来西亚、伊朗等国，我国广东、台湾等地亦有种植。

【炮制】除去杂质，打成碎粒或研成细末。

【性状】略呈类圆四方形或方砖形，表面暗红，有光泽，附有因摩擦而成的红粉。质硬而脆，破碎面红色，研粉为砖红色。气微，味淡。在水中不溶，在热水中软化。火烧时有呛鼻的烟气。

【性能】甘、咸，平。活血定痛，化瘀止血，生肌敛疮。

【用法与用量】研末，1～2g，或入丸剂。外用研末撒或入膏药用。

青黛　Qingdai

【来源】本品为爵床科植物马蓝 *Baphicacanthus cusia* （Nees）Bremek.、蓼科植物蓼蓝

Polygonum tinctorium Ait. 或十字花科植物菘蓝 *Isatis indigotica* Fort. 的叶或茎叶经加工制得的干燥粉末、团块或颗粒。

【采收加工】夏秋季采收茎叶，加水浸泡，至叶腐烂、茎脱皮时，将茎枝捞出，加入石灰充分搅拌，待浸液色转为紫红色时，捞出液面泡沫状物，晒干。

【产地】主产于福建、河北、云南、江苏、安徽等地。

【性状】为深蓝色的粉末，体轻，易飞扬；或呈不规则多孔性的团块、颗粒，用手搓捻即成细末。微有草腥气，味淡。

【性能】咸，寒。清热解毒，凉血消斑，泻火定惊。

【用法与用量】1～3g，宜入丸散用。外用适量。

儿茶　Ercha

【来源】本品为豆科植物儿茶 *Acacia catechu*（L. f.）Willd. 的去皮枝、干的干燥煎膏。

【采收加工】冬季采收枝、干，除去外皮，砍成大块，加水煎煮，浓缩，干燥。

【产地】主产于云南、广西等地。

【炮制】用时打碎。

【性状】呈方形或不规则块状，大小不一。表面棕褐色或黑褐色，光滑而稍有光泽。质硬，易碎，断面不整齐，具光泽，有细孔，遇潮有黏性。气微，味涩、苦，略回甜。

【性能】苦、涩，微寒。活血止痛，止血生肌，收湿敛疮，清肺化痰。

【用法与用量】1～3g，包煎；多入丸散服。外用适量。

五倍子　Wubeizi

【来源】本品为漆树科植物盐肤木 *Rhus chinensis* Mill.、青麸杨 *Rhus potaninii* Maxim. 或红麸杨 *Rhus punjabensis* Stew. var. *sinica*（Diels）Rehd. et Wils. 叶上的虫瘿，主要由五倍子蚜 *Melaphis chinensis*（Bell）Baker 寄生而形成。

【采收加工】秋季采摘，置沸水中略煮或蒸至表面呈灰色，杀死蚜虫，取出，干燥。按外形不同，分为"肚倍"和"角倍"。

【产地】主产于四川、贵州、广西等地。

【炮制】敲开，除去杂质。

【性状】

（1）肚倍　呈长圆形或纺锤形囊状。表面灰褐色或灰棕色，微有柔毛。质硬而脆，易破碎，断面角质样，有光泽，内壁平滑，有黑褐色死蚜虫及灰色粉状排泄物。气特异，味涩。

（2）角倍　呈菱形，具不规则的钝角状分枝，柔毛较明显，壁较薄。

【性能】酸、涩，寒。敛肺降火，涩肠止泻，敛汗，止血，收湿敛疮。

【用法与用量】3～6g。外用适量。

海金沙　Haijinsha

【来源】本品为海金沙科植物海金沙 *Lygodium japonicum*（Thunb.）Sw. 的干燥成熟孢子。

【采收加工】秋季孢子未脱落时采割藤叶，晒干，搓揉或打下孢子，除去藤叶。

【产地】主产于广东、浙江等地。

【性状】呈粉末状，棕黄色或浅棕黄色。体轻，手捻有滑溜感，置手中易由指缝滑落。气微，味淡。口嚼有沙粒样感。

经验鉴别：撒于火焰上，可燃闪有光，并发出轻微爆燃声，烧尽后不留灰烬；在暗火中，却不易燃烧起火。撒放冷水中，可浮于水面，加热煎煮则逐渐下沉。

【性能】甘、咸，寒。清利湿热，通淋止痛。

【用法与用量】6～15g，包煎。

芦荟 Luhui

【来源】本品为百合科植物库拉索芦荟 Aloe barbadmsis Miller、好望角芦荟 Aloe ferox Miller 或其他同属近缘植物叶的汁液浓缩干燥物。前者习称"老芦荟"，后者习称"新芦荟"。

【产地】老芦荟主产于非洲及我国广东、广西、福建等地；新芦荟主产于非洲南部。

【炮制】砸成小块。

【性状】

（1）库拉索芦荟　呈不规则块状，常破裂为多角形，大小不一。表面呈暗红褐色或深褐色，无光泽。体轻，质硬，不易破碎，断面粗糙或显麻纹。富吸湿性。有特殊臭气，味极苦。

（2）好望角芦荟　表面呈暗褐色，略显绿色，有光泽。体轻，质松，易碎，断面玻璃样而有层纹。

【性能】苦，寒。泻下通便，清肝泻火，杀虫疗癣。

【用法与用量】2～5g，宜入丸散。外用适量，研末敷患处。

【注意事项】孕妇慎用。

冰片 Bingpian

【来源】本品为樟脑、松节油等，经化学方法合成，亦称"合成龙脑"。

【性状】呈无色透明或白色半透明的片状松脆结晶。气清香，味辛、凉；具挥发性，点燃发生浓烟，并有带光的火焰。本品在乙醇、三氯甲烷或乙醚中易溶，在水中几乎不溶。熔点应为 205～210℃。

【性能】辛、苦，微寒。开窍醒神，清热止痛。

【用法与用量】0.15～0.3g，入丸散用。外用研粉点敷患处。

【注意事项】孕妇慎用。

昆布 Kunbu

【来源】本品为海带科植物海带 *Laminaria japonica* Aresch. 或翅藻科植物昆布 *Ecklonia kurome* Okam. 的干燥叶状体。

【采收加工】夏、秋二季采捞，晒干。

【产地】主产于山东、辽宁、浙江等地。

【炮制】切宽丝。

【性状】

（1）海带　卷曲折叠成团状，或缠结成把。全体呈黑褐色或绿褐色，表面附有白霜。用水浸软则膨胀成扁平长带状，中部较厚，边缘较薄而呈波状。类革质，残存柄部扁圆柱状。气腥，味咸。

（2）昆布　卷曲皱缩成不规则团状。全体呈黑色，较薄。用水浸软则膨胀呈扁平的叶状；两侧呈羽状深裂，裂片呈长舌状，边缘有小齿或全缘。质柔滑。

【性能】咸，寒。消痰软坚散结，利水消肿。

【用法与用量】6～12g。

马勃　Mabo

【来源】本品为灰包科真菌脱皮马勃 *Lasiosphaera fenzlii* Reich. 、大马勃 *Calvatia gigantea*（Batsch ex Pers.）Lloyd 或紫色马勃 *Calvatia lilacina*（Mont. et. Berk.）Lloyd 的干燥子实体。

【采收加工】夏、秋二季子实体成熟时及时采收，除去泥沙，干燥。

【产地】脱皮马勃主产于辽宁、甘肃、江苏、安徽等地；大马勃主产于内蒙古、河北、青海等地；紫色马勃主产于广东、广西、江苏、湖北等地。

【炮制】除去杂质，剪成小块。

【性状】

（1）脱皮马勃　呈扁球形或类球形，无不孕基部。包被灰棕色至黄褐色，纸质，常破碎呈块片状，或已全部脱落。孢体灰褐色或浅褐色，紧密，有弹性，用手撕之，内有灰褐色棉絮状的丝状物。触之则孢子呈尘土样飞扬，手捻有细腻感。臭似尘土，无味。

（2）大马勃　不孕基部小或无。残留的包被由黄棕色的膜状外包被和较厚的灰黄色的内包被所组成，光滑，质硬而脆，成块脱落。孢体浅青褐色，手捻有润滑感。

（3）紫色马勃　呈陀螺形，或已压扁呈扁圆形，不孕基部发达。包被薄，两层，紫褐色，粗皱，有圆形凹陷，外翻，上部常裂成小块或已部分脱落。孢体紫色。

【性能】辛，平。清肺利咽，止血。

【用法与用量】2～6g。外用适量，敷患处。

冬虫夏草　Dongchongxiacao

【来源】本品为麦角菌科真菌冬虫夏草菌 *Cordyceps sinensis*（Berk.）Sacc. 寄生在蝙蝠蛾科昆虫幼虫上的子座和幼虫尸体的干燥复合体。

【采收加工】夏初子座出土、孢子未发散时挖取，晒至六七成干，除去似纤维状的附着物及杂质，晒干或低温干燥。

【产地】主产于四川、西藏、青海、云南等地。

【炮制】夏初子座出土、孢子未发散时挖取，晒至六七成干，除去似纤维状的附着物及杂质，晒干或低温干燥。

【性状】本品由虫体与从虫头部长出的真菌子座相连而成。虫体似蚕，长 3～5cm，直径 0.3～0.8cm；表面深黄色至黄棕色，有环纹 20～30 个，近头部的环纹较细；头部红棕色；足 8 对，头部 3 对，中部 4 对，尾部 1 对，中部 4 对较明显；质脆，易折断，断面略平坦，淡黄白色。子座细长圆柱形，基部常将虫头包被，长 4～7cm，直径约 0.3cm；表面深棕色至棕褐色，有细纵皱纹，上部稍膨大；质柔韧，断面类白色。气微腥，味微苦。

【性能】甘，平。补肾益肺，止血化痰。

【用法与用量】3～9g。

◀ * 天竺黄　Tianzhuhuang ▶

【来源】本品为禾本科植物青皮竹 *Bambusa textilis* McClure 或华思劳竹 *Schizostachyum chinense* Rendle 等杆内的分泌液干燥后的块状物。

【采收加工】秋、冬二季采收。

【产地】主产于云南、广东等地。

【性状】呈不规则的片块或颗粒，大小不一。表面灰蓝色、灰黄色或灰白色，有的洁白色，半透明，略带光泽。体轻，质硬而脆，易破碎，吸湿性强。气微，味淡。

【性能】甘，寒。清热豁痰，凉心定惊。

【用法与用量】3～9g。

1.2.7　动物药类

◀ 石决明　Shijueming ▶

【来源】本品为鲍科动物杂色鲍 *Haliotis diversicolor* Reeve、皱纹盘鲍 *Haliotis discus Hannai* lno、羊鲍 *Haliotis ovina* Gmelin、澳洲鲍 *Haliotis tuber*（Leach）、耳鲍 *Haliotis asinina* Linnaeus 或白鲍 *Haliotis laevigata*（Donovan）的贝壳。

【采收加工】夏、秋二季捕捞，去肉，洗净，干燥。

【产地】前三种主产于广东、福建、海南、辽宁、山东、江苏等沿海地区；后三种主产于澳大利亚、新西兰等国。

【炮制】碾碎。

【性状】

（1）杂色鲍　呈长卵圆形，内面观略呈耳形。表面暗红色，有多数不规则的螺肋和细密生长线，螺旋部小，体螺部大，从螺旋部顶处开始向右排列有 20 余个疣状突起，末端 6～9 个开孔，孔口与壳面平。内面光滑，具珍珠样彩色光泽。壳较厚，质坚硬，不易破碎。气微，味微咸。

（2）皱纹盘鲍　呈长椭圆形。表面灰棕色，有多数粗糙而不规则的皱纹，生长线明显，常有苔藓类或石灰虫等附着物，末端 4～5 个开孔，孔口突出壳面，壳较薄。

（3）羊鲍　近圆形，体形小。壳顶位于近中部而高于壳面，螺旋部与体螺部各占 1/2，从螺旋部边缘有 2 行整齐的突起，尤以上部较为明显，末端 4～5 个开孔，呈管状。

（4）澳洲鲍　呈扁平卵圆形，体形大。表面砖红色，螺旋部约为壳面的 1/2，螺肋和生长线呈波状隆起，疣状突起 30 余个，末端 7～9 个开孔，孔口突出壳面。

（5）耳鲍　狭长，略扭曲，呈耳状。表面光滑，具翠绿色、紫色及褐色等多种颜色形成的斑纹，螺旋部小，体螺部大，末端 5～7 个开孔，孔口与壳平，多为椭圆形，壳薄，质较脆。

（6）白鲍　呈卵圆形。表面砖红色，光滑，壳顶高于壳面，生长线颇为明显，螺旋部约为壳面的 1/3，疣状突起 30 余个，末端 9 个开孔，孔口与壳平。

（7）石决明饮片　为不规则的碎块。灰白色，有珍珠样彩色光泽。质坚硬。气微，味微咸。

【性能】咸，寒。平肝潜阳，清肝明目。

【用法与用量】6～20g，先煎。

珍珠　Zhenzhu

【来源】本品为珍珠贝科动物马氏珍珠贝 *Pteria martensii*（Dunker）、蚌科动物三角帆蚌 *Hyriopsis cumingii*（Lea）或褶纹冠蚌 *Cristaria plicata*（Leach）等双壳类动物体内受刺激而分泌的一种珍珠质（主含碳酸钙及多种氨基酸）层层包围刺激物而形成的珠状体。自然形成的称"天然珍珠"；人工植入刺激物而形成的称"养殖珍珠"。

【采收加工】自动物体内取出，洗净，干燥。自动物体内取出，洗净，干燥。

【产地】天然珍珠主产于广东、广西、台湾等地。淡水养殖珍珠主产于江苏、黑龙江、安徽及上海等地。

【炮制】

（1）珍珠　洗净，晾干。

（2）珍珠粉　取净珍珠，碾细，照水飞法制成最细粉。

【性状】呈类球形、长圆形、卵圆形或棒形。表面类白色、浅粉红色、浅黄绿色或浅蓝色，半透明，光滑或微有凹凸，具特有的彩色光泽。质坚硬，破碎面显层纹。气微，味淡。

【性能】甘、咸，寒。安神定惊，明目消翳，解毒生肌，润肤祛斑。

【用法与用量】0.1～0.3g，多入丸散用。外用适量。

全蝎　Quanxie

【来源】本品为钳蝎科动物东亚钳蝎 *Buthus martensii* Karsch 的干燥体。

【采收加工】春末至秋初捕捉，除去泥沙，置沸水或沸盐水中，煮至全身僵硬，捞出，置通风处，阴干。

【产地】主产于河南、山东、湖北、安徽等地。

【炮制】除去杂质，洗净，干燥。

【性状】完整者体长约 6cm。头胸部与前腹部呈扁平长椭圆形，后腹部呈尾状，皱缩弯曲。头胸部呈绿褐色，前面有 1 对短小的螯肢和 1 对较长大的钳状脚须，形似蟹螯，背面覆有梯形背甲，腹面有足 4 对，均为 7 节，末端各具 2 爪钩；前腹部由 7 节组成，第 7 节色深，背甲上有 5 条隆脊线。背面绿褐色，后腹部棕黄色，6 节，节上均有纵沟，末节有锐钩状毒刺，毒刺下方无距。气微腥，味咸。

【性能】辛，平；有毒。息风镇痉，通络止痛，攻毒散结。

【用法与用量】3～6g。

【注意事项】孕妇禁用。

土鳖虫　Tubiechong

【来源】本品为鳖蠊科昆虫地鳖 *Eupolyphaga sinensis* Walker 或冀地鳖 *Steleophaga plancyi*（Boleny）的雌虫干燥体。

【采收加工】捕捉后，置沸水中烫死，晒干或烘干。

【产地】主产于湖南、湖北、江苏、河南等地。

【性状】

（1）地鳖　呈扁平卵形。前端较窄，后端较宽，背部紫褐色，具光泽，无翅。前胸背板较发达，盖住头部；腹背板 9 节，呈覆瓦状排列。腹面红棕色，头部较小，有丝状触角 1 对，常脱落，胸部有足 3 对，具细毛和刺。腹部有横环节。质松脆，易碎。气腥臭，味微咸。

（2）冀地鳖　背部黑棕色，通常在边缘带有淡黄褐色斑块及黑色小点。

【性能】咸，寒；有小毒。破血逐瘀，续筋接骨。

【用法与用量】3～10g。

【注意事项】孕妇禁用。

蛤蚧　Gejie

【来源】本品为壁虎科动物蛤蚧 *Gekko gecko* Linnaeus 的干燥体。

【采收加工】全年均可捕捉，除去内脏，抹干，用竹片撑开，使全体扁平顺直，低温干燥。

【产地】主产于广西、江苏等地。

【炮制】除去鳞片及头足，切成小块。

【性状】

（1）蛤蚧　呈扁片状，头颈部约占三分之一。头略呈扁三角状，两眼多凹陷成窟窿，口内有细齿，生于颚的边缘，无异型大齿。吻部半圆形，吻鳞不切鼻孔，与鼻鳞相连，上鼻鳞左右各 1 片，上唇鳞 12～14 对，下唇鳞（包括颏鳞）21 片。腹背部呈椭圆形，腹薄。背部呈灰黑色或银灰色，有黄白色、灰绿色或橙红色斑点散在或密集成不显著的斑纹，脊椎骨和两侧肋骨突起。四足均具 5 趾；趾间仅具蹼迹，足趾底有吸盘。尾细而坚实，微现骨节，与背部颜色相同，有 6～7 个明显的银灰色环带，有的再生尾较原生尾短，且银灰色环带不明显。全身密被圆形或多角形微有光泽的细鳞。气腥，味微咸。

（2）蛤蚧饮片　不规则的片状小块。表面灰黑色或银灰色，有棕黄色的斑点及鳞甲脱落的痕迹。切面黄白色或灰黄色。脊椎骨和肋骨突起。气腥，味微咸。

【性能】咸，平。补肺益肾，纳气定喘，助阳益精。

【用法与用量】3～6g，多入丸散或酒剂。

金钱白花蛇　Jinqianbaihuashe

【来源】本品为眼镜蛇科动物银环蛇 *Bungarus multicinctus* Blyth 的幼蛇干燥体。

【采收加工】夏、秋二季捕捉，剖开腹部，除去内脏，擦净血迹，用乙醇浸泡处理后，盘成圆形，用竹签固定，干燥。

【产地】主产于广东、广西等地。

【性状】呈圆盘状，盘径 3～6cm。头盘在中间，尾细，常纳口内。背部黑色或灰黑色，有白色环纹 45～58 个，黑白相间，背正中明显突起一条脊棱。气微腥，味微咸。

【性能】甘、咸，温；有毒。祛风，通络，止痉。

【用法与用量】2～5g。研粉吞服 1～1.5g。

蕲蛇　Qishe

【来源】本品为蝰科动物五步蛇 *Agkistrodon acutus*（Güenther）的干燥体。

【采收加工】多于夏、秋二季捕捉，剖开蛇腹，除去内脏，洗净，用竹片撑开腹部，盘成圆盘状，干燥后拆除竹片。

【产地】主产于湖北、江西、浙江等地。

【炮制】

（1）蕲蛇　去头、鳞，切成寸段。

（2）蕲蛇肉　去头，用黄酒润透后，除去鳞、骨，干燥。

（3）酒蕲蛇　照酒（用量为蕲蛇的 20%）炙法炒干。

【性状】

（1）蕲蛇　卷呈圆盘状。头在中间稍向上，呈三角形而扁平，吻端向上，习称"翘鼻头"。上腭有管状毒牙，中空尖锐。背部两侧各有黑褐色与浅棕色组成的"V"形斑纹 17～25 个，其"V"形的两上端在背中线上相接，习称"方胜纹"，有的左右不相接，呈交错排列。腹部撑开或不撑开，灰白色，鳞片较大，有黑色类圆形的斑点，习称"连珠斑"；腹内壁黄白色，脊椎骨的棘突较高，呈刀片状上突，前后椎体下突基本同形，多为弯刀状，向后倾斜，尖端明显超过椎体后隆面。尾部骤细，末端有三角形深灰色的角质鳞片 1 枚。气腥，味微咸。

（2）酒蕲蛇　呈段状。棕褐色或黑色，略有酒气。

【性能】甘、咸，温；有毒。祛风，通络，止痉。

【用法与用量】3～9 g；研末吞服，一次 1～1.5 g，一日 2～3 次。

乌梢蛇　Wushaoshe

【来源】本品为游蛇科动物乌梢蛇 *Zaocys dhumnades*（Cantor）的干燥体。

【采收加工】多于夏、秋二季捕捉，剖开腹部或先剥皮留头尾，除去内脏，盘成圆盘状，干燥。

【产地】全国大部分地区有产。

【炮制】

（1）乌梢蛇　去头及鳞片，切寸段。

（2）乌梢蛇肉　去头及鳞片后，用黄酒闷透，除去皮骨，干燥。

（3）酒乌梢蛇　照酒（用量为乌梢蛇的 20%）炙法炒干。

【性状】

（1）乌梢蛇　呈圆盘状。表面黑褐色或绿黑色，密被菱形鳞片；背鳞行数成双，背中央 2～4 行鳞片强烈起棱，形成两条纵贯全体的黑线。头盘在中间，扁圆形，眼大而下凹陷，有光泽。脊部高耸成屋脊状。腹部剖开边缘向内卷曲，脊肌肉厚，黄白色或淡棕色，可见排列整齐的肋骨。尾部渐细而长，尾下鳞双行。剥皮者仅留头尾之皮鳞，中段较光滑。气腥，味淡。

（2）酒乌梢蛇　呈段状。棕褐色或黑色，略有酒气。

【性能】甘，平。归肝经。祛风，通络，止痉。

【用法与用量】6～12g。

鹿茸　Lurong

【来源】本品为鹿科动物梅花鹿 *Cervus nippon* Temminck 或马鹿 *Cervus elaphus* Linnaeus 的雄鹿未骨化密生茸毛的幼角。前者习称"花鹿茸"，后者习称"马鹿茸"。

【采收加工】夏、秋二季锯取鹿茸，经加工后，阴干或烘干。

【产地】"花鹿茸"主产于吉林、辽宁、河北等地；"马鹿茸"主产于吉林、黑龙江、新疆等地。

【炮制】

（1）鹿茸片　取鹿茸，燎去茸毛，刮净，以布带缠绕茸体，自锯口面小孔灌入热白酒，并不断添酒，至润透或灌酒稍蒸，横切薄片，压平。

（2）鹿茸粉　取鹿茸，燎去茸毛，刮净，劈成碎块，研成细粉。

【性状】

（1）花鹿茸　呈圆柱状分枝，具一个分枝者习称"二杠"，主枝习称"大挺"，长 17～20cm，锯口直径 4～5cm，离锯口约 1cm 处分出侧枝，习称"门庄"，长 9～15cm，直径较大挺略细。外皮红棕色或棕色，多光润，表面密生红黄色或棕黄色细茸毛，上端较密，下端较疏；分岔间具 1 条灰黑色筋脉，皮茸紧贴。锯口黄白色，外围无骨质，中部密布细孔。具两个分枝者，习称"三岔"，大挺长 23～33cm，直径较二杠细，略呈弓形，微扁，枝端略尖，下部多有纵棱筋及突起疙瘩；皮红黄色，茸毛较稀而粗。体轻。气微腥，味微咸。二茬茸与头茬茸相似，但挺长而不圆或下粗上细，下部有纵棱筋。皮灰黄色，茸毛较粗糙，锯口外围多已骨化。体较重。无腥气。

（2）马鹿茸　较花鹿茸粗大，分枝较多，侧枝一个者习称"单门"，两个者习称"莲花"，三个者习称"三岔"，四个者习称"四岔"或更多。按产地分为"东马鹿茸"和"西马鹿茸"。

① 东马鹿茸"单门"大挺长 25～27cm，直径约 3cm。外皮灰黑色，茸毛灰褐色或灰黄色，锯口面外皮较厚，灰黑色，中部密布细孔，质嫩；"莲花"大挺长可达 33cm，下部有棱筋，锯口面蜂窝状小孔稍大；"三岔"皮色深，质较老；"四岔"茸毛粗而稀，大挺下部具棱筋及疙瘩，分枝顶端多无毛，习称"捻头"。

② 西马鹿茸大挺多不圆，顶端圆扁不一，长 30～100cm。表面有棱，多抽缩干瘪，分枝较长且弯曲，茸毛粗长，灰色或黑灰色。锯口色较深，常见骨质。气腥臭，味咸。

【性能】甘、咸，温。壮肾阳，益精血，强筋骨，调冲任，托疮毒。

【用法与用量】1～2g，研末冲服。

羚羊角　Lingyangjiao

【来源】本品为牛科动物赛加羚羊 *Saiga tatarica* Linnaeus 的角。

【采收加工】猎取后锯取其角，晒干。

【产地】主产于新疆、青海等地。

【炮制】

（1）羚羊角镑片　取羚羊角，置温水中浸泡，捞出，镑片。

（2）羚羊角粉　取羚羊角，砸碎，粉碎成细粉。

【性状】呈长圆锥形，略呈弓形弯曲；类白色或黄白色，基部稍呈青灰色。嫩枝对光透视有"血丝"或紫黑色斑纹，光润如玉，无裂纹，老枝则有细纵裂纹。除尖端部分外，有10～16个隆起环脊，间距约 2cm，用手握之，四指正好嵌入凹处。角的基部横截面圆形，直径 3～4cm，内有坚硬质重的角柱，习称"骨塞"，骨塞长约占全角的 1/2 或 1/3，表面有突起的纵棱与其外面角鞘内的凹沟紧密嵌合，从横断面观，其结合部呈锯齿状。除去"骨塞"后，角的下半段成空洞，全角呈半透明，对光透视，上半段中央有一条隐约可辨的细孔道直通角尖，习称"通天眼"。质坚硬。气微，味淡。

【性能】咸，寒。平肝息风，清肝明目，散血解毒。

【用法与用量】1～3g，宜另煎 2 小时以上；磨汁或研粉服，每次 0.3～0.6g。

地龙　Dilong

【来源】本品为钜蚓科动物参环毛蚓 *Pheretima aspergillum*（E. Perrier）、通俗环毛蚓 *Pheretima vulgaris* Chen、威廉环毛蚓 *Pheretima guillelmi*（michaelsen）或栉盲环毛蚓 *Pheretima pectinifera* Michaelsenr 的干燥体。前一种习称"广地龙"，后三种习称"沪地龙"。

【采收加工】广地龙春季至秋季捕捉，沪地龙夏季捕捉，及时剖开腹部，除去内脏和泥沙，洗净，晒干或低温干燥。

【产地】广地龙主产于广东、海南、广西等地；沪地龙主产于上海、浙江、江苏、安徽等地。

【炮制】切段。

【性状】

（1）广地龙　呈长条状薄片，弯曲，边缘略卷，全体具环节，背部棕褐色至紫灰色，腹部浅黄棕色；第 14～16 环节为生殖带，习称"白颈"，较光亮。体前端稍尖，尾端钝圆，刚毛圈粗糙而硬，色稍浅。雄生殖孔在第 18 环节腹侧刚毛圈一小孔突上，外缘有数环绕的浅皮褶，内侧刚毛圈隆起，前面两边有横排（一排或二排）小乳突，每边 10～20 个不等。体轻，略呈革质，不易折断，气腥，味微咸。

（2）沪地龙　全体具环节，背部棕褐色至黄褐色，腹部浅黄棕色；第 14～16 环节为生殖带，较光亮。第 18 环节有一对雄生殖孔。通俗环毛蚓的雄交配腔能全部翻出，呈花菜状或阴茎状；威廉环毛蚓的雄交配腔孔呈纵向裂缝状；栉盲环毛蚓的雄生殖孔内侧有 1 个或多个小乳突。受精囊孔 3 对，在 6 /7 至 8 /9 环节间。

【性能】咸，寒。清热定惊，通络，平喘，利尿。

【用法与用量】5～10g。

水蛭　Shuizhi

【来源】本品为水蛭科动物蚂蟥 *Whitmania pigra* Whitman、水蛭 *Hirudo nipponica* Whitman 或柳叶蚂蟥 *Whitmania acranulata* Whitman 的干燥全体。

【采收加工】夏、秋二季捕捉，用沸水烫死，晒干或低温干燥。

【产地】全国各地均产。

【炮制】

（1）水蛭　切段。

（2）烫水蛭　照烫法用滑石粉烫至微鼓起。

【性状】

（1）蚂蟥　呈扁平纺锤形，有多数环节。背部黑褐色或黑棕色，稍隆起，用水浸后，可见黑色斑点排成 5 条纵纹；腹面平坦，棕黄色。体两侧棕黄色，前端略尖，后端钝圆，两端各具 1 吸盘，前吸盘不显著，后吸盘较大。质脆，易折断，断面胶质状。气微腥。

（2）水蛭　扁长圆柱形，体多弯曲扭转。

（3）柳叶蚂蟥　狭长而扁。

（4）烫水蛭　呈不规则扁块状或扁圆柱形，略鼓起，表面棕黄色至黑褐色，附有少量白色滑石粉。断面松泡，灰白色至焦黄色。气微腥。

【性能】咸、苦，平；有小毒。破血通经，逐瘀消癥。

【用法与用量】1～3g。

【注意事项】孕妇禁用。

牡蛎　Muli

【来源】本品为牡蛎科动物长牡蛎 *Ostrea gigas* Thunberg、大连湾牡蛎 *Ostrea talien-whanensis* Crosse 或近江牡蛎 *Ostrea rivularis* Gould 的贝壳。

【采收加工】全年均可捕捞，去肉，洗净，晒干。

【产地】主产于我国沿海地区。

【炮制】碾碎。

【性状】

（1）长牡蛎　呈长片状，背腹缘几平行。右壳较小，鳞片坚厚，层状或层纹状排列。壳外面平坦或具数个凹陷，淡紫色、灰白色或黄褐色；内面瓷白色，壳顶二侧无小齿。左壳凹陷深，鳞片较右壳粗大，壳顶附着面小。质硬，断面层状，洁白。气微，味微咸。

（2）大连湾牡蛎　呈类三角形，背腹缘呈八字形。右壳外面淡黄色，具疏松的同心鳞片，鳞片起伏成波浪状，内面白色。左壳同心鳞片坚厚，自壳顶部放射肋数个，明显，内面凹下呈盒状，铰合面小。

（3）近江牡蛎　呈圆形、卵圆形或三角形等。右壳外面稍不平，有灰、紫、棕、黄等色，环生同心鳞片，幼体者鳞片薄而脆，多年生长后鳞片层层相叠，内面白色，边缘有的淡紫色。

（4）牡蛎饮片　为不规则的碎块。白色。质硬，断面层状。气微，味微咸。

【性能】咸，微寒。重镇安神，潜阳补阴，软坚散结。

【用法与用量】9～30g，先煎。

瓦楞子　Walengzi

【来源】本品为蚶科动物毛蚶 *Arca subcrenata* Lischke、泥蚶 *Arca granosa* Linnaeus 或

魁蚶 *Arca inflata* Reeve 的贝壳。

【采收加工】秋、冬至次年春捕捞，洗净，置沸水中略煮，去肉，干燥。

【产地】主产于山东、浙江、福建、广东等沿海地区。

【炮制】

（1）瓦楞子　洗净，干燥，碾碎。

（2）煅瓦楞子　照明煅法煅至酥脆。

【性状】

（1）毛蚶　略呈三角形或扇形，长 4～5cm，高 3～4cm。壳外面隆起，有棕褐色茸毛或已脱落；壳顶突出，向内卷曲；自壳顶至腹面有延伸的放射肋 30～34 条。壳内面平滑，白色，壳缘有与壳外面直楞相对应的凹陷，铰合部具小齿 1 列。质坚。气微，味淡。

（2）泥蚶　长 2.5～4cm，高 2～3cm。壳外面无棕褐色茸毛，放射肋 18～21 条，肋上有颗粒状突起。

（3）魁蚶　长 7～9cm，高 6～8cm。壳外面放射肋 42～48 条。

【性能】咸，平。消痰化瘀，软坚散结，制酸止痛。

【用法与用量】9～15g，先煎。

蛤壳　Geqiao

【来源】本品为帘蛤科动物文蛤 *Meretfix meretrix* Linnaeus 或青蛤 *Cyclina sinensis* Gmelin 的贝壳。

【采收加工】夏、秋二季捕捞，去肉，洗净，晒干。

【产地】主产于江苏、浙江、山东、福建等地。

【炮制】

（1）蛤壳　碾碎。

（2）煅蛤壳　照明煅法煅至酥脆。

【性状】

（1）文蛤　扇形或类圆形，背缘略呈三角形，腹缘呈圆弧形。壳顶突出，位于背面，稍靠前方。壳外面光滑，黄褐色，同心生长纹清晰，通常在背部有锯齿状或波纹状褐色花纹。壳内面白色，边缘无齿纹，前后壳缘有时略带紫色，铰合部较宽，右壳有主齿 3 个和前侧齿 2 个；左壳有主齿 3 个和前侧齿 1 个。质坚硬，断面有层纹。气微，味淡。

（2）青蛤　类圆形，壳顶突出，位于背侧近中部。壳外面淡黄色或棕红色，同心生长纹凸出壳面略呈环肋状。壳内面白色或淡红色，边缘常带紫色并有整齐的小齿纹，铰合部左右两壳均具主齿 3 个，无侧齿。

（3）蛤壳饮片　为不规则碎片。碎片外面黄褐色或棕红色，可见同心生长纹。内面白色。质坚硬。断面有层纹。气微，味淡。

（4）煅蛤壳饮片　为不规则碎片或粗粉。灰白色，碎片外面有时可见同心生长纹。质酥脆。断面有层纹。

【性能】苦、咸，寒。清热化痰，软坚散结，制酸止痛；外用收湿敛疮。

【用法与用量】6～15g，先煎，蛤粉包煎。外用适量，研极细粉撒布或油调后敷患处。

僵蚕　Jiangcan

【来源】本品为蚕蛾科昆虫家蚕 *Bombyx mori* Linnaeus 4~5 龄的幼虫感染（或人工接种）白僵菌 *Beauveria bassiana*（Bals.）Vuillant 而致死的干燥体。

【采收加工】多于春、秋季生产，将感染白僵菌病死的蚕干燥。

【产地】主产于浙江、江苏、四川等养蚕区。

【炮制】

（1）僵蚕　淘洗后干燥，除去杂质。

（2）炒僵蚕　照麸炒法炒至表面黄色。

【性状】略呈圆柱形，多弯曲皱缩。表面灰黄色，被有白色粉霜状的气生菌丝和分生孢子。头部较圆，足 8 对，体节明显，尾部略呈二分歧状。质硬而脆，易折断，断面平坦，外层白色，中间有亮棕色或亮黑色的丝腺环 4 个。气微腥，味微咸。

【性能】咸、辛，平。息风止痉，祛风止痛，化痰散结。

【用法与用量】5~10g。

龟甲　Guijia

【来源】本品为龟科动物乌龟 *Chinemys reevesii*（Gray）的背甲及腹甲。

【采收加工】全年均可捕捉，以秋、冬二季为多，捕捉后杀死，或用沸水烫死，剥取背甲和腹甲，除去残肉，晒干。

【产地】主产于浙江、湖北、湖南、安徽、江苏等地。

【炮制】

（1）龟甲　置蒸锅内，沸水蒸 45 分钟，取出，放入热水中，立即用硬刷除净皮肉，洗净，晒干。

（2）醋龟甲　取净龟甲，照烫法用砂子炒至表面淡黄色，取出，醋（用量为龟甲的20％）淬，干燥。用时捣碎。

【性状】背甲及腹甲由甲桥相连，背甲稍长于腹甲，与腹甲常分离。背甲呈长椭圆形拱状；外表面棕褐色或黑褐色，脊棱 3 条；颈盾 1 块，前窄后宽；椎盾 5 块，第 1 椎盾长大于宽或近相等，第 2~4 椎盾宽大于长；肋盾两侧对称，各 4 块；缘盾每侧 11 块；臀盾 2 块。腹甲呈板片状，近长方椭圆形；外表面淡黄棕色至棕黑色，盾片 12 块，每块常具紫褐色放射状纹理，腹盾、胸盾和股盾中缝均长，喉盾、肛盾次之，肱盾中缝最短；内表面黄白色至灰白色，有的略带血迹或残肉，除净后可见骨板 9 块，呈锯齿状嵌接；前端钝圆或平截，后端具三角形缺刻，两侧残存呈翼状向斜上方弯曲的甲桥。质坚硬。气微腥，味微咸。

【性能】咸、甘，微寒。滋阴潜阳，益肾强骨，养血补心，固经止崩。

【用法与用量】9~24g，先煎。

鳖甲　Biejia

【来源】本品为鳖科动物鳖 *Trionyx sinensis* Wiegmann 的背甲。

【采收加工】全年均可捕捉，以秋、冬二季为多，捕捉后杀死，置沸水中烫至背甲上的硬皮能剥落时，取出，剥取背甲，除去残肉，晒干。

【产地】主产于湖北、江苏、河南、湖南、安徽、浙江等地。

【炮制】

（1）鳖甲　置蒸锅内，沸水蒸 45 分钟，取出，放入热水中，立即用硬刷除去皮肉，洗净，干燥。

（2）醋鳖甲　取净鳖甲，照烫法用砂烫至表面淡黄色，取出，醋（用量为龟甲的 20%）淬，干燥。用时捣碎。

【性状】呈椭圆形或卵圆形，背面隆起。外表面黑褐色或墨绿色，略有光泽，具细网状皱纹和灰黄色或灰白色斑点，中间有一条纵棱，两侧各有左右对称的横凹纹 8 条，外皮脱落后，可见锯齿状嵌接缝。内表面类白色，中部有突起的脊椎骨，颈骨向内卷曲，两侧各有肋骨 8 条，伸出边缘。质坚硬。气微腥，味淡。

【性能】咸，微寒。滋阴潜阳，退热除蒸，软坚散结。

【用法与用量】9~24g，先煎。

海螵蛸　Haipiaoxiao

【来源】本品为乌贼科动物无针乌贼 *Sepiella maindroni* de Rochebrune 或金乌贼 *Sepia esculenta* Hoyle 的干燥内壳。

【采收加工】收集乌贼鱼的骨状内壳，洗净，干燥。

【产地】前者主产于浙江、江苏、广东等地；后者主产于辽宁、山东等地。

【炮制】砸成小块。

【性状】

（1）无针乌贼　呈扁长椭圆形，中间厚，边缘薄。背面有磁白色脊状隆起，两侧略显微红色，有不甚明显的细小疣点；腹面白色，自尾端到中部有细密波状横层纹；角质缘半透明，尾部较宽平，无骨针。体轻，质松，易折断，断面粉质，显疏松层纹。气微腥，味微咸。

（2）金乌贼　背面疣点明显，略呈层状排列；腹面的细密波状横层纹占全体大部分，中间有纵向浅槽；尾部角质缘渐宽，向腹面翘起，末端有一骨针，多已断落。

（3）海螵蛸饮片　呈不规则形或类方形小块，类白色或微黄色，气微腥，味微咸。

【性能】咸、涩，温。收敛止血，涩精止带，制酸止痛，收湿敛疮。

【用法与用量】5~10g。外用适量，研末敷患处。

蜈蚣　Wugong

【来源】本品为蜈蚣科动物少棘巨蜈蚣 *Scolopendra subspinipes mutilans* L. Koch 的干燥体。

【采收加工】春、夏二季捕捉，用竹片插入头尾，绷直，干燥。

【产地】主产于江苏、浙江、湖北、湖南、河南、陕西等地。

【炮制】微火焙黄，剪段。

【性状】呈扁平长条形。由头部和躯干部组成，全体共 22 个环节。头部暗红色或红褐色，略有光泽，有头板覆盖，头板近圆形，前端稍突出，两侧贴有颚肢一对，前端两侧有触角一对。躯干部第一背板与头板同色，其余 20 个背板为棕绿色或墨绿色，具光泽，自第四背板至第二十背板上常有两条纵沟线；腹部淡黄色或棕黄色，皱缩；自第二节起，每节两侧有步足一对；步足黄色或红褐色，偶有黄白色，呈弯钩形，最末一对步足尾状，故又称尾足，易脱落。质脆，断面有裂隙。气微腥，有特殊刺鼻的臭气，味辛、微咸。

【性能】辛，温；有毒。息风镇痉，通络止痛，攻毒散结。

【用法与用量】3～5g。

【注意事项】孕妇禁用。

桑螵蛸　Sangpiaoxiao

【来源】本品为螳螂科昆虫大刀螂 *Tenodera sinensis* Saussure、小刀螂 *Statilia maculata* (Thunberg) 或巨斧螳螂 *Hierodula patellifera* (Serville) 的干燥卵鞘。以上三种分别习称"团螵蛸""长螵蛸"及"黑螵蛸"。

【采收加工】深秋至次春收集，除去杂质，蒸至虫卵死后，干燥。

【产地】全国大部分地区均产。

【炮制】除去杂质，蒸透，干燥。用时剪碎。

【性状】

（1）团螵蛸　略呈圆柱形或半圆形，由多层膜状薄片叠成。表面浅黄褐色，上面带状隆起不明显，底面平坦或有凹沟。体轻，质松而韧，横断面可见外层为海绵状，内层为许多放射状排列的小室，室内各有一细小椭圆形卵，深棕色，有光泽。气微腥，味淡或微咸。

（2）长螵蛸　略呈长条形，一端较细。表面灰黄色，上面带状隆起明显，带的两侧各有一条暗棕色浅沟和斜向纹理。质硬而脆。

（3）黑螵蛸　略呈平行四边形。表面灰褐色，上面带状隆起明显，两侧有斜向纹理，近尾端微向上翘。质硬而韧。

【性能】甘、咸，平。固精缩尿，补肾助阳。

【用法与用量】5～10g。

鹿角　Lujiao

【来源】本品为鹿科动物马鹿 *Cervus elaphus* Linnaeus 或梅花鹿 *Cervus nippon* Temminck 已骨化的角或锯茸后翌年春季脱落的角基，分别习称"马鹿角""梅花鹿角""鹿角脱盘"。

【采收加工】多于春季拾取，除去泥沙，风干。

【产地】梅花鹿主产于吉林、辽宁、河北等地；马鹿主产于吉林、黑龙江、新疆等地。

【炮制】洗净，锯段，用温水浸泡，捞出，镑片，晾干；或锉成粗末。

【性状】

（1）马鹿角　呈分枝状，通常分成 4～6 枝，全长 50～120cm。主枝弯曲，直径 3～6cm。基部盘状，上具不规则瘤状突起，习称"珍珠盘"，周边常有稀疏细小的孔洞。侧枝多向一面伸展，第一枝与珍珠盘相距较近，与主干几成直角或钝角伸出，第二枝靠近第一枝伸出，习称"坐地分枝"；第二枝与第三枝相距较远。表面灰褐色或灰黄色，有光泽，角尖平滑，中、下部常具疣状突起，习称"骨钉"，并具长短不等的断续纵棱，习称"苦瓜棱"。质坚硬，断面外圈骨质，灰白色或微带淡褐色，中部多呈灰褐色或青灰色，具蜂窝状孔。气微，味微咸。

（2）梅花鹿角　通常分成 3～4 枝，全长 30～60cm，直径 2.5～5cm。侧枝多向两旁伸展，第一枝与珍珠盘相距较近，第二枝与第一枝相距较远，主枝末端分成两小枝。表面黄棕色或灰棕色，枝端灰白色。枝端以下具明显骨钉，纵向排成"苦瓜棱"，顶部灰白色或灰黄色，有光泽。

（3）鹿角脱盘　呈盔状或扁盔状，直径 3～6cm，高 1.5～4cm。表面灰褐色或灰黄色，有光泽。底面平，蜂窝状，多呈黄白色或黄棕色。珍珠盘周边常有稀疏细小的孔洞。上面略平或呈不规则的半球形。质坚硬，断面外圈骨质，灰白色或类白色。

【性能】咸，温。温肾阳，强筋骨，行血消肿。

【用法与用量】6～15g。

◁　水牛角　Shuiniujiao　▷

【来源】本品为牛科动物水牛 *Bubalus bubalis* Linnaeus 的角。

【采收加工】取角后，水煮，除去角塞，干燥。

【产地】主产于华南、华东地区。

【炮制】洗净，镑片或锉成粗粉。

【性状】呈稍扁平而弯曲的锥形，长短不一。表面棕黑色或灰黑色，一侧有数条横向的沟槽，另一侧有密集的横向凹陷条纹。上部渐尖，有纵纹，基部略呈三角形，中空。角质，坚硬。气微腥，味淡。

【性能】苦，寒。清热凉血，解毒，定惊。

【用法与用量】15～30g，宜先煎 3 小时以上。

◁　珍珠母　Zhenzhumu　▷

【来源】本品为蚌科动物三角帆蚌 *Hyriopsis cumingii*（Lea）、褶纹冠蚌 *Cristaria plicata*（Leach）或珍珠贝科动物马氏珍珠贝 *Pteria martensii*（Dunker）的贝壳。

【采收加工】去肉，洗净，干燥。

【产地】三角帆蚌和褶纹冠蚌在全国各地的江河湖沼中均产，马氏珍珠贝主产于海南岛、广东、广西沿海地区。

【炮制】

（1）珍珠母　除去杂质，打碎。

（2）煅珍珠母　照明煅法煅至酥脆。

【性状】

（1）三角帆蚌　略呈不等边四角形。壳面生长轮呈同心环状排列。后背缘向上突起，形成大的三角形帆状后翼。壳内面外套痕明显；前闭壳肌痕呈卵圆形，后闭壳肌痕略呈三角形。左右壳均具两枚拟主齿，左壳具两枚长条形侧齿，右壳具一枚长条形侧齿；具光泽。质坚硬。气微腥，味淡。

（2）褶纹冠蚌　呈不等边三角形。后背缘向上伸展成巨大的冠。壳内面外套痕略明显；前闭壳肌痕大呈楔形，后闭壳肌痕呈不规则卵圆形，在后侧齿下方有与壳面相应的纵肋和凹沟。左、右壳均具一枚短而略粗后侧齿和一枚细弱的前侧齿，均无拟主齿。

（3）马氏珍珠贝　呈斜四方形，后耳大，前耳小，背缘平直，腹缘圆，生长线极细密，成片状。闭壳肌痕大，长圆形。具一凸起的长形主齿。

【性能】咸，寒。平肝潜阳，安神定惊，明目退翳。

【用法与用量】10～25g，先煎。

蝉蜕 Chantui

【来源】本品为蝉科昆虫黑蚱 *Cryptotympana pustulata* Fabricius 的若虫羽化时脱落的皮壳。

【采收加工】夏、秋二季收集，除去泥沙，晒干。

【产地】全国大部分地区均产，主产于山东、河南、河北等地。

【炮制】除去杂质，洗净，干燥。

【性状】略呈椭圆形而弯曲。表面黄棕色，半透明，有光泽。头部有丝状触角 1 对，多已断落，复眼突出。额部先端突出，口吻发达，上唇宽短，下唇伸长成管状。胸部背面呈十字形裂开，裂口向内卷曲，脊背两旁具小翅 2 对；腹面有足 3 对，被黄棕色细毛。腹部钝圆，共 9 节。体轻，中空，易碎。气微，味淡。

【性能】甘，寒。疏散风热，利咽，透疹，明目退翳，解痉。

【用法与用量】3～6g。

蜂房 Fengfang

【来源】本品为胡蜂科昆虫果马蜂 *Polistes olivaceous*（DeGeer）、日本长脚胡蜂 *Polistes japonicus* Saussure 或异腹胡蜂 *Parapolybia varia* Fabricius 的巢。

【采收加工】秋、冬二季采收，晒干，或略蒸，除去死蜂、死蛹，晒干。

【产地】全国各地均产，南方尤多。

【炮制】除去杂质，剪块。

【性状】呈圆盘状或不规则的扁块状，有的似莲房状，大小不一。表面灰白色或灰褐色。腹面有多数整齐的六角形房孔；背面有 1 个或数个黑色短柄。体轻，质韧，略有弹性。气微，味辛淡。质酥脆或坚硬者不可供药用。

【性能】甘，平。攻毒杀虫，祛风止痛。

【用法与用量】3～5g。外用适量，研末油调敷患处，或煎水漱，或洗患处。

鸡内金 Jineijin

【来源】本品为雉科动物家鸡 *Gallus gallus domesticus* Brisson 的干燥沙囊内壁。

【采收加工】杀鸡后，取出鸡肫，立即剥下内壁，洗净，干燥。

【产地】全国各地均产。

【炮制】

（1）鸡内金 洗净，干燥。

（2）炒鸡内金 照清炒法或烫法炒至鼓起。

（3）醋鸡内金 照清炒法炒至鼓起，喷醋（用量为鸡内金的 15％），取出，干燥。

【性状】

（1）鸡内金 呈不规则囊形卷片。表面黄色、黄绿色或黄褐色，薄而半透明，具明显的条状皱纹。质脆，易碎，断面角质样，有光泽。气微腥，味微苦。

（2）炒鸡内金 表面暗黄褐色或焦黄色，用放大镜观察，显颗粒状或微细泡状。轻折即断，断面有光泽。

【性能】甘，平。健胃消食，涩精止遗，通淋化石。

【用法与用量】3～10g。

穿山甲 Chuanshanjia

【来源】本品为鲮鲤科动物穿山甲 *Manis pentadactyla* Linnaeus 的鳞甲。

【采收加工】收集鳞甲，洗净，晒干。

【产地】主产于广西、贵州、广东、云南等省。

【炮制】

（1）穿山甲 除去杂质，洗净。

（2）炮山甲 照烫法用砂烫至鼓起。用时捣碎。

（3）醋山甲 按上法烫至鼓起，醋（用量为穿山甲的30%）淬，取出，干燥。用时捣碎。

【性状】

（1）穿山甲 呈扇面形、三角形、菱形或盾形的扁平片状或半折合状，中间较厚，边缘较薄，大小不一。外表面黑褐色或黄褐色，有光泽，宽端有数十条排列整齐的纵纹及数条横线纹；窄端光滑。内表面色较浅，中部有一条明显突起的弓形横向棱线，其下方有数条与棱线相平行的细纹。角质，半透明，坚韧而有弹性，不易折断。气微腥，味淡。

（2）炮山甲 全体膨胀呈卷曲状，黄色，质酥脆，易碎。

（3）醋山甲 形同炮山甲。金黄色。有醋香气。

【性能】咸，微寒。活血消癥，通经下乳，消肿排脓，疏风通络。

【用法与用量】5～10g，一般炮制后用。

【注意事项】孕妇慎用。

阿胶 Ejiao

【来源】本品为马科动物驴 *Equus asinm* L. 的干燥皮或鲜皮经煎煮、浓缩制成的固体胶。

【采收加工】将驴皮浸泡去毛，切块洗净，分次水煎，滤过，合并滤液，浓缩（可分别加入适量的黄酒、冰糖及豆油）至稠膏状，冷凝，切块，晾干，即得。

【产地】主产于山东、浙江等地。以山东省东阿县的产品最著名。

【炮制】

（1）阿胶 捣成碎块。

（2）阿胶珠 取阿胶，烘软，切成1cm左右的丁，照烫法用蛤粉烫至成珠，内无溏心时，取出，筛去蛤粉，放凉。

【性状】

（1）阿胶 呈长方形块、方形块或丁状。棕色至黑褐色。有光泽。质硬而脆，断面光亮，碎片对光照视呈棕色半透明状。气微，味微甘。

（2）阿胶珠　呈类球形。表面棕黄色或灰白色，附有白色粉末。体轻，质酥，易碎。断面中空或多孔状，淡黄色至棕色气微，味微甜。

【性能】甘，平。补血滋阴，润燥，止血。

【用法与用量】3～9g。烊化兑服。

< * 海马　Haima >

【来源】本品为海龙科动物线纹海马 *Hippocampus kelloggi* Jordan et Snyder、刺海马 *Hippocampus histrix* Kaup、大海马 *Hippocampus kuda* Bleeker、三斑海马 *Hippocampus trimaculatus* Leach 或小海马（海蛆）*Hippocampus japonicus* Kaup 的干燥体。

【采收加工】夏、秋二季捕捞，洗净，晒干；或除去皮膜和内脏，晒干。

【产地】主产于广东、福建、台湾等沿海地区。

【炮制】用时捣碎或碾粉。

【性状】

（1）线纹海马　呈扁长形而弯曲，体长约 30cm。表面黄白色。头略似马头，有冠状突起，具管状长吻，口小，无牙，两眼深陷。躯干部七棱形，尾部四棱形，渐细卷曲，体上瓦楞形的节纹并具短棘。体轻，骨质，坚硬。气微腥，味微咸。

（2）刺海马　体长 15～20cm。头部及体上环节间的棘细而尖。

（3）大海马　体长 20～30cm。黑褐色。

（4）三斑海马　体侧背部第 1、4、7 节的短棘基部各有 1 个黑斑。

（5）小海马（海蛆）　体形小，长 7～10cm。黑褐色。节纹和短棘均较细小。

【性能】甘、咸，温。温肾壮阳，散结消肿。

【用法与用量】3～9g。外用适量，研末敷患处。

1.2.8　矿物药类

< 自然铜　Zirantong >

【来源】本品为硫化物类矿物黄铁矿族黄铁矿，主含二硫化铁（FeS_2）。

【采收加工】采挖后，除去杂石。

【产地】主产于四川、广东、湖南等省。

【炮制】

（1）自然铜　除去杂质，洗净，干燥。用时砸碎。

（2）煅自然铜　照煅淬法煅至暗红，醋（用量为自然铜的 30%）淬至表面呈黑褐色，光泽消失并酥松。

【性状】呈正方形或长方形块状。表面亮淡黄色，有金属光泽；有的黄棕色或棕褐色，无金属光泽。具条纹，条痕绿黑色或棕红色。体重，质坚硬或稍脆，易砸碎，断面黄白色，有金属光泽；或断面棕褐色，可见银白色亮星。

【性能】辛；平。散瘀止痛，续筋接骨。

【用法与用量】3～9g，多入丸散服，若入煎剂宜先煎。外用适量。

滑石　Huashi

【来源】本品为硅酸盐类矿物滑石族滑石，主含含水硅酸镁 $[Mg_3(Si_4O_{10})(OH)_2]$。

【采收加工】采挖后，除去泥沙和杂石。

【产地】主产于山东、江西、辽宁等地。

【炮制】除去杂石，洗净，砸成碎块，粉碎成细粉，或照水飞法水飞，晾干。

【性状】多为块状集合体。呈不规则的块状。白色、黄白色或淡蓝灰色，有蜡样光泽。质软，细腻，手摸有滑润感，无吸湿性，置水中不崩散。气微，味淡。

【性能】甘、淡，寒。利尿通淋，清热解暑；外用祛湿敛疮。

【用法与用量】10～20g，先煎。外用适量。

滑石粉　Huashifen

【来源】本品系滑石经精选净制、粉碎、干燥制成。

【性状】为白色或类白色、微细、无砂性的粉末，手摸有滑腻感。气微，味淡。

【性能】甘、淡，寒。利尿通淋，清热解暑；外用祛湿敛疮。

【用法与用量】10～20g，包煎。外用适量。

石膏　Shigao

【来源】本品为硫酸盐类矿物硬石膏族石膏，主含含水硫酸钙（$CaSO_4 \cdot 2H_2O$）。

【采收加工】采挖后，除去杂石及泥沙。

【产地】主产于湖北、河南、西藏、安徽、四川、甘肃等地。

【炮制】生石膏打碎，除去杂石，粉碎成粗粉。

【性状】为纤维状的集合体，呈长块状、板块状或不规则块状。白色、灰白色或淡黄色，有的半透明。体重，质软，纵断面具绢丝样光泽。气微，味淡。

【性能】甘、辛，大寒。清热泻火，除烦止渴。

【用法与用量】15～60g，先煎。

煅石膏　Duanshigao

【来源】本品为石膏的炮制品。

【炮制】取石膏，照明煅法（通则0213）煅至酥松。

【性状】为白色的粉末或酥松块状物，表面透出微红色的光泽，不透明。体较轻，质软，易碎，捏之成粉。气微，味淡。

【性能】甘、辛、涩，寒。收湿，生肌，敛疮，止血。

【用法与用量】外用适量，研末撒敷患处。

磁石　Cishi

【来源】本品为氧化物类矿物尖晶石族磁铁矿，主含四氧化三铁（Fe_3O_4）。

【采收加工】采挖后，除去杂石。

【产地】主产于江苏、山东、辽宁、广东、安徽、河北等地。

【炮制】

（1）磁石　除去杂质，砸碎。

（2）煅磁石　照煅淬法煅至红透，醋（用量为磁石的30%）淬，碾成粗粉。

【性状】

（1）磁石　为块状集合体，呈不规则块状，或略带方形，多具棱角。灰黑色或棕褐色，条痕黑色，具金属光泽。体重，质坚硬，断面不整齐。具磁性。有土腥气，味淡。

（2）磁石饮片　为不规则的碎块。灰黑色或褐色，条痕黑色，具金属光泽。质坚硬。具磁性。有土腥气，味淡。

（3）煅磁石　为不规则的碎块或颗粒。表面黑色。质硬而酥。无磁性。有醋香气。

【性能】咸，寒。镇惊安神，平肝潜阳，聪耳明目，纳气平喘。

【用法与用量】9～30g，先煎。

赭石　Zheshi

【来源】本品为氧化物类矿物刚玉族赤铁矿，主含三氧化二铁（Fe_2O_3）。

【采收加工】采挖后，除去杂石。

【产地】主产于山西、河北、河南、山东等地。

【炮制】

（1）赭石　除去杂质，砸碎。

（2）煅赭石　照煅淬法煅至红透，醋（用量为赭石的30%）淬，碾成粗粉。

【性状】为鲕状、豆状、肾状集合体，多呈不规则的扁平块状。暗棕红色或灰黑色，条痕樱红色或红棕色，有的有金属光泽。一面多有圆形的突起，习称"钉头"；另一面与突起相对应处有同样大小的凹窝。体重，质硬，砸碎后断面显层叠状。气微，味淡。

【性能】苦，寒。平肝潜阳，重镇降逆，凉血止血。

【用法与用量】9～30g，先煎。

【注意事项】孕妇慎用。

芒硝　Mangxiao

【来源】本品为硫酸盐类矿物芒硝族芒硝，经加工精制而成的结晶体。主含含水硫酸钠（$Na_2SO_4 \cdot 10H_2O$）。

【产地】主产于海边碱土地区，矿泉，盐场附近及潮湿的山洞中。

【炮制】除去杂质，生用捣碎或炒研。

【性状】呈棱柱状、长方形或不规则块状及粒状。无色透明或类白色半透明。质脆，易碎，断面呈玻璃样光泽。气微，味咸。

【性能】咸、苦，寒。泻下通便，润燥软坚，清火消肿。

【用法与用量】6～12g，一般不入煎剂，待汤剂煎得后，溶入汤液中服用。外用适量。

【注意事项】孕妇慎用；不宜与硫黄、三棱同用。

‹ **玄明粉　Xuanmingfen** ›

【来源】本品为芒硝经风化干燥制得。主含硫酸钠（Na_2SO4）。

【性状】呈白色粉末。气微，味咸。有引湿性。

【性能】咸、苦，寒。泻下通便，润燥软坚，清火消肿。

【用法与用量】3～9g，溶入煎好的汤液中服用。外用适量。

【注意事项】孕妇慎用；不宜与硫黄、三棱同用。

‹ **白矾　Baifan** ›

【来源】本品为硫酸盐类矿物明矾石经加工提炼制成。主含含水硫酸铝钾[$KAl(SO_4)_2 12H_2O$]。

【产地】主产于安徽、浙江、湖北、福建等地。

【采收加工】捣碎。

【炮制】

（1）白矾　除去杂质。用时捣碎。

（2）枯矾　照明煅法煅至松脆。

【性状】

（1）白矾　呈不规则的块状或粒状。无色或淡黄白色，透明或半透明。表面略平滑或凹凸不平，具细密纵棱，有玻璃样光泽。质硬而脆。气微，味酸、微甘而极涩。

（2）枯矾　呈蜂窝块状。白色，无光泽。质轻松，易碎。

【性能】酸、涩，寒。外用解毒杀虫，燥湿止痒；内服止血止泻，祛除风痰。枯矾收湿敛疮，止血化腐。

【用法与用量】0.6～1.5g。外用适量，研末敷或化水洗患处。

‹ **朱砂　Zhusha** ›

【来源】本品为硫化物类矿物辰砂族辰砂，主含硫化汞（HgS）。

【采收加工】采挖后，选取纯净者，用磁铁吸净含铁的杂质，再用水淘去杂石和泥沙。

【产地】主产于贵州、湖南、四川、云南等地。

【炮制】朱砂粉　取朱砂，用磁铁吸去铁屑，或照水飞法水飞，晾干或40℃以下干燥。

【性状】

（1）朱砂　为粒状或块状集合体，呈颗粒状或块片状。鲜红色或暗红色，条痕红色至褐红色，具光泽。体重，质脆，片状者易破碎，粉末状者有闪烁的光泽。气微，味淡。

（2）朱砂粉　为朱红色极细粉末，体轻，以手指撮之无粒状物，以磁铁吸之，无铁末。气微，味淡。

【性能】甘，微寒；有毒。清心镇惊，安神，明目，解毒。

【用法与用量】0.1～0.5g，多入丸散服，不宜入煎剂。外用适量。

‹ **赤石脂　Chishizhi** ›

【来源】本品为硅酸盐类矿物多水高岭石族多水高岭石，主含四水硅酸铝 [$Al_4(Si_4O_{10})(OH)_8$ ·

$4H_2O$]。

【采收加工】采挖后，除去杂石。

【产地】主产于福建、山东、河南等地。

【炮制】

（1）赤石脂　除去杂质，打碎或研细粉。

（2）煅赤石脂　取赤石脂细粉，用醋（用量为赤石脂的20%）调匀，搓条，切段，干燥，照明煅法煅至红透。用时捣碎。

【性状】

（1）赤石脂　为块状集合体，呈不规则的块状。粉红色、红色至紫红色，或有红白相间的花纹。质软，易碎，断面有的具蜡样光泽。吸水性强。具黏土气，味淡，嚼之无沙粒感。

（2）煅赤石脂　呈粗粉末状或不规则的块状。黄红色或棕红色，吸水性强。

【性能】甘、酸、涩，温。涩肠，止血，生肌敛疮。

【用法与用量】9～12g，先煎。外用适量，研末敷患处。

【注意事项】不宜与肉桂同用。

青礞石　Qingmengshi

【来源】本品为变质岩类黑云母片岩或绿泥石化云母碳酸盐片岩。

【采收加工】采挖后，除去杂石和泥沙。

【产地】主产于江苏、浙江、湖南、湖北等地。

【炮制】

（1）青礞石　除去杂石，砸成小块。

（2）煅青礞石　照明煅法煅至红透。

【性状】

（1）黑云母片岩　主为鳞片状或片状集合体。呈不规则扁块状或长斜块状，无明显棱角。褐黑色或绿黑色，具玻璃样光泽。质软，易碎，断面呈较明显的层片状。碎粉主为绿黑色鳞片（黑云母），有似星点样的闪光。气微，味淡。

（2）绿泥石化云母碳酸盐片岩　为鳞片状或粒状集合体。呈灰色或绿灰色，夹有银色或淡黄色鳞片，具光泽。质松，易碎，粉末为灰绿色鳞片（绿泥石化云母片）和颗粒（主为碳酸盐），片状者具星点样闪光。遇稀盐酸产生气泡，加热后泡沸激烈。气微，味淡。

【性能】甘、咸，平。坠痰下气，平肝镇惊。

【用法与用量】多入丸散服，3～6g；煎汤10～15g，布包先煎。

硫黄　Liuhuang

【来源】本品为自然元素类矿物硫族自然硫。

【采收加工】采挖后，加热溶化，除去杂质；或用含硫矿物经加工制得。

【产地】主产于山西、河南、山东、河南等地。

【炮制】

（1）硫黄　除去杂质，敲成碎块。

（2）制硫黄　取净硫黄块，与豆腐（用量为硫黄的 200％）同煮，至豆腐显黑绿色时，取出，漂净，阴干。

【性状】

（1）硫黄　呈不规则块状。黄色或略呈绿黄色。表面不平坦，呈脂肪光泽，常有多数小孔。用手握紧置于耳旁，可闻轻微的爆裂声。体轻，质松，易碎，断面常呈针状结晶形。有特异的臭气，味淡。

（2）制硫黄　呈不规则块状或粉末状。黄褐色。碎断面多孔隙。质硬。臭气不明显，味淡。

【性能】酸，温；有毒。归肾、大肠经。外用解毒杀虫疗疮；内服补火助阳通便。

【用法与用量】外用适量，研末油调涂敷患处。内服 1.5～3g，炮制后入丸散服。

【注意事项】孕妇慎用。不宜与芒硝、玄明粉同用。

第 2 章
中药真伪鉴别

2.1 中药真伪鉴别考核要求、技术要求

考核要求：竞赛范围为 80 味中药材及其饮片（不同年份品种有调整），每组中药中有正品、伪品或劣质品。随机抽取 10 味药进行鉴别，按序号分别对检品是正品还是伪品进行判断，并在相应栏目下打钩。

技术要求：按《中华人民共和国药品管理法》及《中国药典》（2020 年版）一部的有关规定界定"正品"和"伪品"。凡符合国家药品标准规定的品种及其特定的部位者为"正品"；不符合国家药品标准规定的品种及其特定的部位，或有掺杂、变质等现象者为"伪品"。

2.2 中药真伪鉴别品种及其鉴别要点

中药真伪品种鉴别要点见表 2-1。

表 2-1 中药真伪品种鉴别要点

序号	药材名称	正品鉴别要点	常见的伪品及鉴别要点	
1	人参（生晒参）	主根呈圆柱形或人字形，具芦头、芦碗，有参须或无，表面灰黄色。断面形成层纹棕黄色，皮部有黄棕色的点状树脂道及放射状裂隙。味微苦甘	商陆根	呈圆锥形，顶端有残茎基。质坚实，断面成同心性环状纹。味淡而稍麻舌
			桔梗	多圆柱形。表面明显宽纵皱纹。质硬脆，断面形成层环棕色。味微甜并有刺激感。无参味
			华山参	呈圆锥形或纺锤形。表面棕褐色，有横长皮孔及纵皱纹，上部有环纹，顶端残留根茎。质硬，断面可见细密的放射状纹理。味微苦微麻舌
			紫茉莉	呈圆锥形，上粗下细，一端有残留茎基，有纵沟。断面略显环层。味淡有刺喉感
			野豇豆	呈圆柱形或长纺锤形，顶端有草质茎痕，有纵皱纹及横向皮孔样疤痕。味淡，微有豆腥味
			栌兰	呈圆锥形或长纺锤形，顶端有残留的木质茎痕。味淡而有黏滑感
			山莴苣	呈圆锥形，顶端有圆形的芽或芽痕。表面灰色或灰褐色，具有细纵皱纹及横向点状须根痕。味微甜而后苦

序号	药材名称	正品鉴别要点	常见的伪品及鉴别要点	
1	人参 (生晒参)	主根呈圆柱形或人字形,具芦头、芦碗,有参须或无,表面灰黄色。断面形成层环纹棕黄色,皮部有黄棕色的点状树脂道及放射状裂隙。味微苦甘	金钱豹	略呈柱形,扭曲不直。顶端有密集的点状茎痕,有纵向的条棱及皱纹,条棱处有明显的突起。质硬而脆,易折断,有明显的形成层环。味淡而微甜
			沙参	呈长纺锤形或圆柱形。黄白色。上部有多数深陷的横纹,下部有浅皱纹。质松泡角质,易折断,断面多裂裂隙。味甘淡
			羊乳	呈圆锥形或纺锤形,粗壮而长,扭曲不直。表面土黄色,全体有纵皱纹。体轻,质松泡,易折断,断面不平坦,多裂痕。味微甜
2	大黄	表面黄色或黄棕色,根茎横断面有星点,根形成层明显。气清香,味苦而微涩,嚼之沙粒感。断面在紫外灯下显棕色荧光	土大黄	表面灰棕色。横切面可见明显的环纹及放射状纹理。气微,味微苦。断面在紫外灯下显持久亮蓝色荧光
3	西洋参	主根呈纺锤形、圆柱形或圆锥形,主根中下部有一至数条侧根或其折断痕。断面皮部厚,有黄棕色点状树脂道,无裂隙,形成层环纹棕黄色。体重。气微而特异,味微苦、甘	生晒参	圆锥形。断面黄白色,皮部窄,多放射状裂隙,散有黄棕色小点。气特异而香,味微甜、苦
4	半夏	类球形。顶端有凹陷茎痕,周围密布麻点状根痕,下面钝圆,较光滑。质坚实,断面富粉性。气微,味辛辣,麻舌而刺喉	虎掌南星	呈扁球形,上下两面均较平坦,大小不一,通常周边数个侧块茎或有侧芽。上端中央凹陷,凹陷周围密布细小凹点。质坚实而重。味有麻舌感
			水半夏	椭圆形或圆锥形,上端类圆形,有凸起的芽痕,下端略尖。味辛,有麻舌感
5	黄精	结节状、连珠状、块状,圆形茎痕明显。质硬而韧,不易折断,断面角质,黄白色,颗粒状,有众多黄棕色维管束小点。气微,味微甜	湖北黄精	连珠状,茎痕凹陷圆盘状,质硬,断面有多数椭圆形棕色小点。味甜而微苦
			玉竹	长圆柱形,少有分枝,半透明,具微隆起的环节,有白色圆点状的须根痕和圆盘状茎痕。质硬而脆或稍软,断面角质样或显颗粒性。气微,味甘,嚼之发黏
6	当归	根头及主根粗短,根头部有横纹顶端残留多层鳞片状叶基。质坚硬,易吸潮变软,横切面黄白色或淡黄棕色,形成层环黄棕色,皮部有多数棕色油点(油室、油管)及裂隙。有浓郁的香气,味甘、辛、微苦	欧当归	根头部膨大,顶端有 2 个以上的茎痕及叶柄残基;气微,味微甜而麻
			独活	根头部膨大,多横皱纹。质较硬,受潮则变软。断面有多数散在的棕色油室,木部灰黄色至黄棕色,形成层环棕色。有特异香气,味苦、辛、微麻舌
7	天花粉	不规则圆柱形、纺锤形或瓣块状。切面可见黄色木质部小孔,略呈放射状排列。气微,味微苦	南方栝楼	纺锤形。表面灰黄色。断面白色,粉性。味苦微涩
			长萼栝楼	表面淡灰黄色。断面黄白色,粉性,可见稀疏的棕黄色小孔。稍有土腥气,味微苦、涩
			湖北栝楼	有密集的斜向或纵向延长的突起的皮孔。粉性差,纤维状"筋脉"较多。味极苦
			王瓜	表面棕黄色。质松脆,易折断。断面类白色,粉性。味稍苦涩
			木鳖	有密集的椭圆形皮孔。断面色浅黄灰色,有较密的棕黄色点状小孔。质较松,粉性甚差,纤维状筋脉极多。味苦
			茅瓜	表面棕黄色。断面粉性,具明显的筋脉小孔,纵剖面筋脉常局部外露。气微,味微苦
			赤瓟属一种	表面粉白色。质坚,不易折断,断面类白色,粉性。气微,味淡
			罗汉果块根	切面黄白色,皮厚,可见红棕色细小颗粒,其内有多数淡黄色的筋脉不规则排列。质坚硬,稍粉性。气微,味极苦

续表

序号	药材名称	正品鉴别要点	常见的伪品及鉴别要点	
8	葛根	长方形厚片或小方块,表面粗糙,纤维性强,质韧	苦葛根	横切面有数条淡紫色的环带。质硬,粉性差。具特异气味,味苦
			紫藤	质硬,断面黄白色,有明显密集的小孔。气微,味微苦
9	鸡血藤	切面木部红棕色或棕色,导管孔多数;韧皮部有树脂状分泌物呈红棕色至黑棕色,与木部间排列呈3～10个同心性半圆形环或偏心性环。髓部偏向一侧。气微,味涩	常春油麻藤	横切面皮部薄,具树脂状分泌物,呈棕褐色,木部暗棕色,导管呈孔洞状,多放射性整齐排列,皮部与木部的相间排列成数层同心圆性环,髓部细小,射线致密,呈放射状。气微,微涩而微甜
			丰城鸡血藤	皮部约占切面的1/4,有一圈渗出的黑棕色树脂状物,木质部黄色,导管呈细孔状。质坚实。气微,味微苦涩
			白花油麻藤	横切面木质部淡红色,密布针眼状导管孔,有2～3圈红褐色的同心性环纹,纹上渗出红棕色树脂,中央有偏心性的小髓。质坚实,难折断。气微,微涩
			异型南五味	断面皮部棕色;木部淡棕色,密布针孔状导管呈小孔状,中央有深棕色的髓或中空。气微香,味甘、辛、微涩
10	皂角刺	主刺长圆锥形,往上渐细;分枝刺多为1～3个,刺体较小,常两个对称着生。表面红棕色或棕褐色。易折断	野皂角刺	主刺长圆锥形,往上渐细;分枝刺多为1～3个,刺体较小,常两个对称着生。表面红棕色或棕褐色。易折断
			日本皂角刺	圆锥形或扁圆柱形,有主刺及分支棘刺。主刺由基部向上渐细,末端锐尖。分枝刺大部分在主刺下部
			山莓枝	带有皮刺的茎枝,呈斜圆柱形。枝条上着生稀疏黑色纵向皮刺,皮刺扁三角形,先端略呈倒钩状。表面灰棕色至灰黑色。横切面木部木质化,有类白色放射状纹理,髓部较宽疏松,灰褐色,具亮点
11	厚朴	外表面灰棕色或灰褐色,有明显的椭圆形皮孔和纵皱纹。内表面紫棕色或深紫褐色,具细密纵纹,划之显油痕。质坚硬,断面颗粒性。气香,味辛辣、微苦	白玉兰	外表面灰褐色,内表面黄棕色。断面强纤维性。气微,味苦辛
			西康木兰	外表面灰黄色,栓皮脱落处紫褐色,横向椭圆形皮孔散在。内表面黄棕色或紫棕色。断面外侧层状。气香,味微辛
			武当玉兰	外表面灰黄色至灰棕色,内表面黄褐色至紫褐色。断面外侧颗粒状,内侧纤维状
			凹叶木兰	外表面灰黄褐色,内表面褐黄色或紫褐色。断面弱纤维性。味微苦辛
			长叶木兰	外表面棕黑色,刮去栓皮后显棕色,内表面黑褐色。断面强纤维性。厚达0.2～0.4cm,气弱,味淡
			黄杞	质坚韧,难折断。断面不平整,纤维性,略呈层片状。气微,味微苦、涩
12	酸枣仁	扁圆形或扁椭圆形。表面紫红色或紫褐色,平滑,有光泽。一面较平坦,中间有1条隆起的纵线纹;另一面稍凸起。种皮较脆,胚乳白色,富油性。气微,味淡	理枣仁	扁圆形或扁椭圆形。表面黄棕色至红棕色,有光泽,在解剖镜下观察可见黄色或棕黄色斑点。一端宽而圆钝,另一端渐窄,呈拱嘴状
			枳椇子	扁圆形。表面棕红色,有光泽,平滑或可见散在的小凹点。顶端有微凸的合点,基部凹陷处有点状种脐,背面稍隆起,腹面有一条纵行隆起的种脊。种皮坚硬,不易破碎,味微涩
			兵豆	类扁圆形。橘红色或橘黄色,表面光滑,略具光泽。气微,味淡,富有豆腥味
13	桃仁	扁长卵形。表面黄棕色至红棕色,密布颗粒状突起。一端尖,中部膨大,另端钝圆稍偏斜,边缘较薄。尖端侧有短线形种脐,圆端有颜色略深不甚明显的合点,自合点处散出多数纵向维管束。种皮薄,子叶2枚,类白色,富油性。气微,味微苦	大李仁	形状与桃仁相似,但个小,较圆

续表

序号	药材名称	正品鉴别要点	常见的伪品及鉴别要点	
14	枳实	外表面有细柔毛。切面果皮较薄。气香,味微苦	绿衣枳实	外表面有细柔毛。切面果皮较薄。气香,味微苦
			柚	半球形。切面中果皮明显较厚,不隆起,瓤囊较小
			玳玳	半球形。外果皮表面略粗糙。中果皮稍厚,瓤囊线棕色,中轴明显
15	枳壳	半球形。外果皮褐色或棕褐色,有颗粒状突起,突起的顶端有凹点状油室。切面中果皮黄白色,光滑而稍隆起,边缘散有 1~2 列油室。气清香,味苦,微酸	绿衣枳壳	表面灰绿色或黄绿色,较平滑,略被细绒毛,果皮较薄
			香圆枳壳	半球形。外皮灰绿色或绿褐色,常有棕黄色斑块,粗糙。横剖面粗糙不平,向外翻转
			橘	半球形。外表面红棕色或棕褐色,明显可见纵向规则的桔瓣沟痕及果柄残痕。果皮明显薄,内面瓣隔明显
			柚	半球形,个大,外皮灰褐色或灰棕色,粗糙。横剖面果皮明显厚,略粗糙,可见皱纹
16	广藿香	嫩茎方形,老茎略圆形,多分枝;表面被柔毛;质脆。叶对生,皱缩成团,两面均被灰白色茸毛,边缘具大小不规则的钝齿。气香特异,味微苦	藿香	茎直立,四棱形,略带红色,稀被微柔毛。叶对生;椭圆状卵形或卵形,基部圆形或略带心形,边缘具不整齐的钝锯齿,齿圆形;上面无毛或近无毛,下面被短柔毛
17	金钱草	常缠结成团,无毛或被疏柔毛。茎表面棕色或暗棕红色,断面实心。叶对生,多皱缩,展平后呈宽卵形或心形,基部微凹,全缘;上表面灰绿色或棕褐色,下表面色较浅,主脉明显突起,用水浸后,对光透视可见黑色或褐色条纹。有的带花,花黄色,单生叶腋,具长梗。蒴果球形。气微,味淡	聚花过路黄	茎顶端的叶呈莲座着生,花通常 2~8 朵聚生于茎端
			连钱草	疏被短柔毛。呈方柱形,细而扭曲;表面黄绿色或紫红色,节上有不定根;质脆,易折断,断面常中空。叶对生,展平后呈肾形或近心形,边缘具圆齿。轮伞花序腋生,花冠二唇形。搓之气芳香,味微苦
			马蹄金	茎细长,被灰色短柔毛,节上生根,断面中有小孔。叶互生,多皱缩,青绿色,灰绿色或棕色,完整者展平后圆形或肾形,基部心形,上面微被毛,下面具短柔毛,全缘,偶见灰棕色。果实近圆球形。气微,味辛
			广金钱草	茎密被黄色伸展的短柔毛;质稍脆,断面中部有髓。叶互生,小叶 1 或 3,圆形或矩圆形;先端微凹,基部心形或钝圆,全缘;上表面黄绿色或灰绿色,无毛,下表面具灰白色紧贴的绒毛,侧脉羽状;托叶 1 对,披针形。气微香,味微甘
18	海金沙	粉末状,棕黄色或浅棕黄色。体轻,手捻有光滑感,置手中易由指缝滑落。气微,味淡	掺黄泥粉	流动性较差,易吸潮,火烧不完全
19	沙苑子	肾形而稍扁。表面光滑,灰褐色,边缘一侧微凹处圆形种脐。质坚硬,不易破碎。气微,味淡,嚼之有豆腥气	华黄芪	呈肾形,稍扁,稍大,表面暗绿色或棕绿色
			紫云英	肾状斜长方形,明显两侧压扁。表面黄绿色或棕黄色,光滑。一端平截,向下弯成钩状,另一端圆或平截,腹面中央内陷较深,种脐长条形。气微,味淡
			直立黄芪	表面有黑褐色斑点及细密点状网纹,嚼之有麻舌感
			黄芪子	呈圆肾形而扁。表面棕褐色或浅棕黑色,无明显光泽,边缘一侧凹入处具明显种脐。质略松脆。气微,嚼之有豆腥味
			猪屎豆	呈肾状三角形,两侧面有的饱满,有的显著压扁状。表面光滑,在放大镜下观察有的暗色花纹。一端较宽,圆截形向下弯成钩状,另一端稍狭钝圆,腹面中央凹陷较深,种脐棕色,略呈圆形。气微,味淡
			光萼猪屎豆	与猪屎豆相似,种子稍小,多饱满,表面橙红色或棕红色,光滑
			凹叶野百合	略呈肾状三角形,饱满或稍压扁。表面黑褐色,黄色或黄褐色。种脐长圆形。气微,味微苦

续表

序号	药材名称	正品鉴别要点	常见的伪品及鉴别要点	
19	沙苑子	肾形而稍扁。表面光滑,灰褐色,边缘一侧微凹处具圆形种脐。质坚硬,不易破碎。气微,味淡,嚼之有豆腥气	崖州野百合	呈肾状三角形,均较饱满。表面紫黑色或黑色。种脐类圆形
			田皂角	呈肾状长椭圆形,饱满。表面棕黑色或黑色。种脐长圆形。气微,嚼之有豆腥味
			磨盘草	呈肾状三角形。表面棕褐色或灰棕色,疏被浅灰色微毛。味微涩
20	威灵仙	根茎呈圆柱状,表面淡棕黄色至棕褐色,顶端常残留木质茎基,下端着生许多细根。质硬脆,易折断。气微,味微苦或辛辣	鬼臼	根茎呈不规则块状,上端可见凹陷的茎痕。根丛生于根茎上,圆柱形,表面棕褐色,平坦或微显纵皱纹,断面显粉性,白色,木部黄色。气微,味苦。有毒
			菝葜须根	质坚硬,难折断,断面黄棕色,平坦
21	麦冬	呈纺锤形,两端略尖。表面黄白色或淡黄色,有细纵纹。质硬或柔韧,断面黄白色,中柱细小。气微香,味甘,微苦	山麦冬	长纺锤形,两端略尖。表面黄白色或淡黄色,有明显纵皱纹。质硬脆,易折断,断面黄白色,角质样,中央有一细小中柱。气微,味甜
			淡竹叶根	纺锤形肉质块根,黄白色,皱缩,无中柱
			竹叶麦冬	呈纺锤状,细长而瘦小,略弯曲。表面黄白色,有沟纹及细密的纵皱纹。质坚硬,不易折断。断面平坦,角质样或粉质。中央具细木心质心。味淡
22	乌药	纺锤形,中部收缩成连珠状。质坚硬。切面黄白色或淡黄棕色,射线放射状,可见年轮环纹,中心颜色较深。气香,味微苦、辛,有清凉感	千打锤(山香圆)	表面灰绿色或黄绿色,革质而脆。气微,味微苦
			樟树根	切面黄白色,有樟脑气味
23	川牛膝	近圆柱形,微扭曲,上端略粗,下端细或具少数分枝,具纵皱纹,有横向突起的皮孔。质韧,有数轮排列同心环的小点。气微,味甜	麻牛膝	长圆锥形或圆柱状锥形,较短,两端粗细相差较大。表面深褐色。质柔,多不易折断。味苦而后麻
			味牛膝	根茎粗大,呈不规则的块状,多分枝,有多数具圆形凹陷的茎残基。根细丛生如马尾状,呈圆柱形,表面暗灰色,常剥落而露出木部。气微,味淡。本品也会充伪"牛膝"
24	五加皮	不规则卷筒状。外表面灰褐色,有稍扭曲的纵皱纹和横长皮孔样瘢痕;内表面淡黄色或灰黄色,有细纵纹。体轻,质脆,易折断,断面不整齐,灰白色。气微香,味微辣而苦	香加皮	卷筒状或槽状、块片状。外表面灰棕色或黄棕色,栓皮松软,常呈鳞片状,易剥落。内表面淡黄色或淡黄棕色,较平滑,有细纵皱纹。体轻,质脆,易折断,断面黄白色。有特异香气,味苦
			地骨皮	外表面土黄色或灰黄色,粗糙,易成鳞片状剥落;内表面黄白色,具细纵条纹。质松脆,易折断,折断面分内外两层;内层灰白色。气微,味微甘,后苦
25	罗布麻叶	叶厚,淡绿色或灰绿色,边缘具细齿,常反卷,叶脉于下表面突起。叶柄细,质脆。气微,味淡	番泻叶	全缘,叶端急尖、短尖或微凸,叶基不对称,两面均有细短毛茸。气微弱而特异,味苦,稍有黏性
			白麻叶	叶淡灰棕色或淡灰绿色,表面较粗糙,片厚。叶缘少反卷,叶脉于下表面突起,侧脉不明显。质脆。韧性较正品大
26	石决明	多呈卵圆形。表面多有皱纹和生长线。内面光滑,具珍珠样彩色光泽,常见开孔。质坚硬,不易破碎	褶鲍	壳面粗糙,壳面螺肋和生长线交错成波浪状褶,末端孔口大,突出壳面。壳内中央有一类圆形大而明显的闭壳肌痕。壳厚,质硬
			黑鲍	表面蓝绿色,壳面略粗糙,孔口与壳平。壳厚,质硬
			美德鲍	表面灰白色,壳面粗糙,壳面螺肋和生长线交错成波浪状褶,孔口与壳平。壳内中央有一不规则的闭壳肌痕。壳厚,质硬
			半纹鲍	表面暗绿色或棕色,有白色云斑。孔口粗糙,隆起
			格鲍	表面浅灰绿色或浅灰褐色,壳顶明显高于壳面。螺旋部占贝壳的2/5,孔口呈管状,突出壳面。外唇薄,内唇成宽大的遮缘面,壳略薄

序号	药材名称	正品鉴别要点	常见的伪品及鉴别要点	
27	西红花	细丝状。暗红色。顶端较宽,向下渐细似喇叭状。下端为残留的黄色花柱,顶端边缘显不整齐齿状。体轻,质松软。气特异,味微苦	红花	干燥的管状花。橙红色。花管狭细,先端 5 裂,裂片狭线形。具特异香气,味微苦
			莲须	线状。常染为红色,无黄色部分。体轻。气微香,味微涩
			玉蜀黍须	花柱呈丝状,极细长。染为砖红色。气微,味淡
			其他色花瓣伪造品	无西红花的性状特征
			纸浆伪制品	外观呈丝状。外表面红色或深红色。水浸有油状物漂浮,搅动易折断
28	天麻	呈扁长椭圆形,一端有红棕色至深棕色鹦嘴状的芽或残留茎基(鹦哥嘴),另一端有圆脐形疤痕(肚脐眼)。表面有纵皱纹及由潜伏芽排列而成的横环纹多轮(芝麻点)。质硬,断面角质。气特异(羊尿气),味甘	紫茉莉	呈长圆锥形,有纵沟纹及须根痕,顶端有长短不等的茎痕。质硬,断面角质样,有时可见同心环纹。味淡,有刺激味
			菊芋	呈不规则三角形或扁圆形,具明显的瘤状突起,有纵向不规则的沟纹。质韧,断面角质样。气微,味淡
			芭蕉芋	顶端可见茎基痕,下端钝圆,无脐状疤痕。质坚,断面有白色点,气微,味甜,嚼之粘牙
			马铃薯	呈压扁的椭圆形。表面有不规则纵皱纹及浅沟,无点状环纹或有仿制的环纹。味甜,嚼之有马铃薯味
			芋	呈椭圆形或圆锥形,表面有明显不规则纵向沟,顶端留有粗短芽苞,下端有棕色的脐状疤痕。质硬,断面角质样。味淡,有黏滑感
29	黄芪	表面淡棕黄色或淡棕褐色,具纵皱、横向皮孔和"砂眼",质韧纤维性强,断面皮部白色,木部黄色,习称"金盏银盘"或"金井玉栏",有菊花心和豆腥味	锦鸡儿	表面褐色或淡黄色,残存棕色横向皮孔。质硬脆,折断面纤维状,无菊花心。气微,味淡
			紫苜蓿	根头部较粗大,有时具有茎残基,下部渐细,常有分枝。表面灰棕色至红棕色。质坚脆,易折断。气微弱,味微苦,略具刺激性
30	延胡索	不规则扁球形。表面有不规则网状皱纹,顶端有略凹陷茎痕,底部常有疙瘩状凸起,或稍凹陷呈脐状。断面角质样,有蜡样光泽。质硬而脆,气微,味苦	薯蓣珠芽	无茎痕,切面不光滑,黑褐色,味不苦
			姜黄块	断面角质样,有蜡样光泽,内皮层环纹明显。气香特异,味苦辛
			夏天无	类球形,表面有瘤状突起和不明显细皱纹,顶端钝圆。质硬,断面颗粒或角质样,有的略带粉性。气微,味苦
			雷丸	表面具略隆起的网状皱纹。质坚实而重,断面呈颗粒状,常有大理石花纹,气微,味微苦,嚼之有颗粒感,微带黏性,久嚼无渣
31	羌活	圆柱形。表面棕褐色至黑褐色,外皮脱落处棕黄色。节明显。体轻脆,断面具放射状纹理及裂隙,木部较皮部色浅。气香,味微苦而辛	龙头羌	表面灰褐色至黑褐色。根茎上端常有分枝,其顶端有残留茎基,根茎具密集的环节。质松脆易折断,断面具放射纹理,皮部类白色,木部淡黄色。气香特异,味微甜而辛
			蛇头羌	与龙头羌类似,唯根茎分枝少而细
			牛尾独活	表面浅灰色至灰棕色。切面黄白色,多裂隙,散在深黄色油点,木部黄白色,其外侧有一棕色环纹。气微香,味稍甘而微苦
			新疆羌活	根茎有分枝,每一分枝顶部有数个类圆形或新月形凹陷的茎痕,并有密集而隆起的环节。体轻,质脆,断面有放射状纹及裂隙。气特异,味微苦而后辛
32	木香	具明显纵沟及侧根痕,有时可见网状皱纹。质坚硬,断面皮部厚约占根半径的 1/3,近形成层处显灰棕色,皮部及木部有多数深褐色有时小点随处散在,老根中央多枯朽。香气浓郁特异	青木香	表面粗糙不平,有纵皱纹及须根痕。质脆,断面皮部淡黄色,木部宽广,可见棕黄色的放射状纹理,木部与皮部之间有明显的环状纹理。气特异,味苦
			土木香	表面深棕色,顶端有稍凹陷的茎痕及棕红色叶柄残基。切片边缘稍向外卷。质坚硬,断面稍呈角质样,形成层环状明显,木质部略显放射状纹理。气微,味微苦而辣

序号	药材名称	正品鉴别要点	常见的伪品及鉴别要点	
32	木香	具明显纵沟及侧根痕,有时可见网状皱纹。质坚硬,断面皮部厚约占根半径的1/3,近形成层处显灰棕色,皮部及木部有多数深褐色有时小点随之散在,老根中央多枯朽。香气浓郁特异	川木香	圆柱形或有纵槽的类半圆柱形,根头常有"油头"或"糊头"存在。表面粗糙,可见网状纹理或剥离状纤维网络。体轻,质硬,断面有黄棕色放射状纹理及裂隙,有的中心髓部腐朽状。香气特殊。味苦,嚼之粘牙
33	白术	不规则的肥厚团块(似拳形),有瘤状突起及断续的纵皱和沟纹。质坚硬,断面不平坦,黄白色至淡棕色,有棕黄色的点状油室散在。烘干者断面角质样,色较深或有裂隙。气清香,味甘、微辛,嚼之略带黏性	菊三七	不规则的拳形团块,有较多瘤状突起及断续的纵皱和沟纹。体重,质硬。断面黄白色至淡棕色,有菊花心,孔隙不明显,无油点,髓部明显。气微,味微苦
			白芍根头片	断面有无点状油室。气微,味微苦、酸
			土木香根头片	顶端有凹陷的茎痕。断面淡棕黄色至棕褐色,淡褐色点状油室散在。气微香,味微苦、辛
34	附子	圆锥形。表面灰黑色,周围有瘤状突起的支根或支根痕。切片上宽下窄。外皮黑褐色。切面暗黄色,油润具光泽,半透明状,并有纵向导管束。质硬而脆,断面角质样。盐附子气微,味咸而麻、刺舌;切片气微,味淡	川乌	不规则的圆锥形,稍弯曲,顶端常有残茎,中部多向一侧膨大。表面棕褐色或灰棕色,皱缩,有小瘤状侧根及子根脱离后的痕迹。质坚实,断面类白色或浅灰黄色,形成层环纹呈多角形。气微,味辛辣、麻舌
			番薯伪品	无外皮及断面无多角形的形成层。质脆,易折断,断面白色,显粉性。气微,味淡,具明显的番薯味
35	防风	根头部有明显密集的环纹,有的环纹上残存棕褐色毛状叶基。体轻,易折断,断面菊花心	云防风	根头部粗短,有横纹。断面显菊花心,皮部黄白皮,占根的大部分,散生棕色油点,接近木部尤多,木部淡黄色。气香,味微甜
			水防风	长圆柱形,细小。根头环纹不太明显也不密集,断面菊花心不明显
36	槲寄生	茎枝呈圆柱形,有纵皱纹,节膨大,节上有分枝;体轻,质脆,易折断,皮部黄色,木部色较浅,射线放射状,髓部常偏向一边。叶对生于枝梢,无柄;主脉5出,中间3条明显;革质。气微,味微苦,嚼之有黏性	枫香寄生(扁枝槲寄生)	茎基部近圆柱状,枝和小枝均扁平,呈长节片状,较肥厚。节部明显,表面黄绿色或黄褐色,具光泽,有明显的纵肋5~7条。质较脆,断面髓部不明显
37	通草	呈圆柱形。表面白色,有浅纵沟纹。体轻,质松软,稍有弹性,易折断,断面平坦,显银白色光泽,中部有直径0.3~1.5cm的空心或半透明的薄膜,纵剖面呈梯状排列。气微,味淡	合萌	圆柱形,上端渐细。表面乳白色,具细密的纵纹理及残留的分枝痕,基部有时残留多数须状根。质轻而松软,易折断,折断面白色,不平坦,中央有小孔洞。气微,味淡
			刺叶通草	此品种是以叶入药
38	防己	呈不规则圆柱形、半圆柱形或块状,多弯曲。表面淡灰黄色,在弯曲处常有深陷横沟而成结节状的瘤块样。体重,质坚实,断面平坦,灰白色,富粉性,有排列较稀疏的放射状纹理。气微,味苦	广防己	呈圆柱形或半圆柱形,略弯曲。表面灰棕色,粗糙,有纵沟纹;除去粗皮的呈淡黄色,有刀刮的痕迹。体重,质坚实,不易折断,断面粉性,有灰棕色与类白色相间连续排列的放射状纹理。无臭,味苦
			木防己	根呈圆柱形,屈曲不直。表面黑褐色,有深陷而扭曲的沟纹,可见横长的皮孔状物及支根痕。质坚硬,呈木质性,不易折断。断面黄白色,无粉性。皮部极薄,木部几全部木化,导管群呈放射状。气无,味微苦
			瘤枝微花藤	外皮灰褐色或棕褐色,粗糙,具浅纵槽,栓皮细龟裂,皮孔呈瘤状凸起。切面灰黄或灰棕色,皮部散有密集或稀疏的红棕色细粒,将木部的菊花状纹纹相间隔。木部淡黄色,略呈菊花状,具多数放射状排列的细孔。质硬,气微,味淡
			小果微花藤	为圆形或半圆形厚片,切面浅黄白色,粉性,皮部外侧有黄棕色斑点,其内侧偶见,木部可见明显的放射状纹理。周边棕褐色,具纹皱,除去外皮者可见黄棕色斑点,气微,味淡

序号	药材名称	正品鉴别要点	常见的伪品及鉴别要点	
39	小茴香	圆柱形,稍弯曲。表面黄绿色或淡黄色,两端略尖,顶端残留有黄棕色突起的柱基,基部有时有细小的果梗。分果呈长椭圆形,背面有纵棱线5条,接合面平坦而较宽。横切面略呈五边形,背面的四边约等长。有特异香气,味微甜、辛	藏茴香	分果长椭圆形,背面有纵棱线5条,接合面平坦,有沟纹。质硬,横切面略呈5边形或6边形,中心黄白色。具油性。香气特异,口尝有麻辣感
			孜然芹	双悬果大多数粘连不易分离。体纵直不弯曲,有疏绒毛
			防风果实	双悬果,幼嫩时表面具疣状突起。分果有纵棱线5条,接合面较平坦
			莳萝	椭圆形,背棱3条,稍突起,侧棱狭扁带状
			毒芹	近卵圆形,合生面收缩,主棱阔,木栓质,每棱槽内油管1,合生面油管2;胚乳腹面微凹
40	菟丝子	呈类球形。表面灰棕色至棕褐色,粗糙,种脐线形或扁圆形。质坚实,不易以指甲压碎。气微,味淡	千穗谷种子	圆而小,边缘薄中间鼓,形如飞碟。黄白色或红黑色,经染色掺入
			金灯藤	较大,有明显的缘状突起。表面具光泽,可见条纹状纹理。种脐下陷,线形乳白色,胚黄色,螺旋状。气微,味苦、微甘
			欧菟丝子	多为两个黏结在一起,呈类半球型。表面呈褐绿色,有不均匀的颗粒状或疣状突起。种脐线形,弯曲,胚黄色,螺旋状。气微,味淡
41	车前子	表面黄棕色至黑褐色,有细皱纹,一面有灰白色凹点状种脐。质硬。气微,味淡	小车前	形状椭圆形,较大。背部隆起。腹面中部明显凹下,略呈槽状。气微,味稍咸
			荆芥子	椭圆状三棱形。表面黄棕色至棕黑色,略光滑,一端有细小的黄白色果柄痕。质松脆。嚼着有香气,味淡
			党参子	卵圆形至椭圆形,略扁。气微,味略苦
42	化橘红	毛橘红外表面密布绒毛;质脆,易折断,断面外侧有一列不整齐的下凹的油室;气芳香,味苦、微辛。光橘红表面光滑,皮厚	橘红	条形或不规则薄片状。外表面黄棕色或橙红色,密布黄白色突起或凹下的油室。内表面黄白色,密布凹下透光小圆点。质脆易碎。气芳香,味微苦、麻
43	石斛	圆柱形。节明显,节上残存膜质叶鞘。表面金黄色或绿黄色,具纵沟或纵纹。咀嚼胶质感强	细叶石斛	茎圆柱形,中上部稍曲折,呈之字形。表面金黄色,除基部和细分枝,均具8~10条深纵沟,棱脊明显,茎上部节上有灰色叶鞘。质轻而脆。味稍苦
			重唇石斛	茎圆锥形。表面黄色或金黄色,具细纵纹或纵沟,叶鞘白膜质,松弛抱茎。质轻,断面疏松。味稍苦,无黏性
			有瓜石斛	假鳞茎金黄色,扁纺锤形,有纵沟及纵皱纹
			石仙桃	呈纺锤状的长圆形及卵状长圆柱形。表面浅黄褐色至棕褐色,有不规则的细纵皱纹。气微,味微甘、微涩,嚼之有黏性
44	茯苓	外皮薄而粗糙,去皮后切削面颗粒性。体重,质坚实,断面颗粒性,白色,少数淡红色,气微,味淡,嚼之粘牙	面粉加工	表面较光滑,嚼之有甜味。碘试液呈蓝色
45	冬虫夏草	虫体似蚕;表面深黄色至黄棕色,近头部的环纹较细;头部红棕色;足8对,中部4对较明显;质脆,易折断,断面略平坦,淡黄白色。子座细长圆柱形,长4~7cm;表面深棕色至棕褐色,有细纵皱纹,上部稍膨大;质柔韧,断面类白色。气微腥,味微苦	亚香棒虫草	虫体似蚕。外表菌膜类白色,刮去菌膜为褐色或栗色的虫体角皮。头顶部颜色较深。背部环纹明显。全身有足8对,中部4对明显。质脆,易折断,断面黄白色。子座由虫体头部单生或有分枝,表面灰褐色,有细小皱纹。顶部膨大,易折断,折断面可见辐射排列的子囊壳,子囊壳埋生于子座内。不成熟者不易见到。气微香,味微咸或淡
			凉山虫草	虫体似蚕。外表菌丝膜棕色,虫皮暗红棕色。全体有环纹,足不明显。质脆,易折断,断面类白色,周边棕褐色。子座细长,圆柱形,不分枝或上部分枝,不规则弯曲或扭曲,长10~30cm,直径1~2mm。表面黄棕色至黄褐色,子座头部圆柱形或棒状,子囊壳突出于表面,明显可见,黑褐色。质脆,易折断,断面类白色。气微腥,味淡

序号	药材名称	正品鉴别要点	常见的伪品及鉴别要点	
45	冬虫夏草	虫体似蚕；表面深黄色至黄棕色，近头部的环纹较细；头部红棕色；足8对，中部4对较明显；质脆，易折断，断面略平坦，淡黄白色。子座细长圆柱形，长4~7cm；表面深棕色至棕褐色，有细纵皱纹，上部稍膨大；质柔韧，断面类白色。气微腥，味微苦	新疆虫草	产于新疆。虫体似蚕，表面土黄色至紫褐色，头部多无子座，偶见个别细圆柱形子座，前端膨大呈圆球形
			地蚕	呈纺锤形，两头略尖，淡黄色或棕黄色。表面略皱缩而扭曲。有环节4~15个，环节等宽，节上有点状芽痕和须根痕。质脆，易折断，断面略平坦，呈白色颗粒状，有时可见棕褐色成层环。气微，味甜，有黏性
			人工伪制虫草	略似虫草，表面染成黄棕色。味微甜或淡，放入水中，颜色即被洗掉
46	土鳖虫	扁平卵形。背部紫褐色，具光泽；前胸背板较发达，盖住头部。腹背板9节，呈覆瓦状排列，腹面红棕色。头部较小，胸部有足3对，具细毛和刺。腹部有横环节。气腥臭，味微咸	赤边水蟅	呈椭圆形而扁，背部黑棕色，腹面红棕色，头较小。在前胸背板前缘有一黄色镶边，胸部有足3对。体轻。气腥臭
			东方龙虱	长卵形。背部黑绿色，有一对较厚的鞘翅，鞘翅边缘有棕黄色狭边；除去鞘翅，可见浅色膜质翅两对，胸部有足3对，腹部有横纹。质松脆。气腥，味微咸
47	山豆根	质硬，皮部厚、淡棕色，木部淡黄色，似蜡质。具豆腥气，味极苦	木蓝属植物的根	质坚实，折断时有粉尘飞扬，断面具放射状纹理，略显纤维性。气微，微苦
			滇豆根	具节，节纹明显，可见细根痕。断面绿黄色至暗黄色，角质样，有光泽。味苦
			百两金	根茎略膨大，根簇生于下部，具环状断裂痕。质坚，断面皮部类白色，可见棕色小点，与木部常分离，木部浅黄色。气微，味苦辛
			二色胡枝子	木部灰黄色，皮部棕褐色。气微，味微苦涩
			寻骨风	具节，节处有须根及圆点状须根痕。质韧，折断面纤维性，髓不明显。气微，味微苦
			鹿藿	表面黄褐色或棕褐色，有纵皱纹及须根痕。质坚，难折断，断面黄白色，显纤维性。气微，味淡
48	茜草	根茎结节状，丛生多条圆柱形的根。表面红棕色或暗棕色，皮部脱落处呈黄红色。质脆，易折断，断面平坦，皮部较窄，紫红色；木部宽广，浅黄红色可见多数小孔。热水浸泡后，水呈淡红色。气微，味微苦，久嚼刺舌	中华茜草	主根不明显，细根约十数条，呈细圆柱形，表面棕褐色。质脆，易折断，断面可见白色木部。气微，味淡
			长叶茜草	根数条或数十条，长圆柱形，表面深红褐色。质脆，易折断，断面可见粉红色木部。气微，味淡
			欧茜草	主根明显，圆柱形，红色或灰红色，外皮易剥落。根茎节上有对生的芽。质硬，体轻，易折断，断面平坦，皮部红棕色，木部黄棕色。气微，味淡
			蓬子菜	根较细，质硬，断面类白色或灰黄色，有同心环状排列的棕黄色环纹。气微，味淡。热水浸泡后，水呈淡黄色
49	白及	不规则扁圆形，多有2~3个爪状分枝。表面灰白色或黄白色，有数圈同心环节和棕色点状须根痕，上面有突起的茎痕，下面有连接另一块茎的痕迹。质坚硬，不易折断，断面类白色，角质样。气微，味苦，嚼之有黏性	美冠兰	兰科植物美冠兰的假鳞茎，无爪状分枝及环带，味涩
			万年青	圆柱形，无分支，有明显的红棕色节，呈圆环状。质脆，折断面浅棕色或近于白色，可见黄色小点。气微，味苦而辛
			苞舌兰	兰科植物苞舌兰的假鳞茎。扁球形，被革质鳞片状鞘
50	黄柏	外表面黄褐色或黄棕色，平坦或具纵沟纹，有的可见皮孔痕及残存的灰褐色粗皮。内表面暗黄色或浅棕色，具细密的纵棱纹。体轻，质硬，断面纤维性，呈裂片状分层，深黄色。气微，味甚苦，嚼之有黏性	染色树皮	内外表面色泽无明显的差异，外表面未见皮孔；内表面光滑，无明显细密的纵棱纹。嚼之无黏性
			关黄柏	外表面黄绿色或淡棕黄色，较平坦，有不规则纵裂纹，皮孔痕小而少见，偶有灰白色粗皮残存。内表面黄色或黄棕色。体轻，质较硬，断面鲜黄色或黄绿色

续表

序号	药材名称	正品鉴别要点	常见的伪品及鉴别要点	
51	砂仁	椭圆形或卵圆形。表面棕褐色或紫褐色,具刺状突起。果皮薄而软。种子集结成团,具三钝棱,中有白色隔膜,将种子团分成为3瓣。芳香而浓烈,味辛凉、微苦	红壳砂仁	果实近球形。果皮具稀疏而较长的刺状突起,被黄色柔毛。黄棕色隔膜将种子团分成3瓣,种子表面具细纵条纹。气香,味微苦
			长序砂仁	果实长圆形,浅棕色,疏生柔刺。果皮韧,不易纵向撕裂。黄棕色隔膜将种子团分成3瓣
			疣果豆蔻	类球形或椭圆形。表面棕褐色,具疏而长的片状分枝刺
			华山姜	果实类圆形。外表土黄色,平滑,无棱线。种子团球形,表面灰棕色,每室2~4粒,排列紧密,种子表面可见纵细条纹。气微香,味微辛,凉
			艳山姜	果实卵圆形,果顶有较大的宿存萼。果皮较厚,黄棕色,被黄色长毛,具明显纵棱线。气微香,味微辛涩,无清凉感
52	蛤蚧	呈扁片状。头略呈扁三角状,两眼多凹陷成窟窿,口内有细齿,生于颚的边缘,无异型大齿。吻部半圆形,吻鳞不切鼻孔,与鼻鳞相连。背部呈灰黑色或银灰色,有黄白色、灰绿色或橙红色斑点散在或密集成不显著的斑纹,脊椎骨和两侧肋骨突起。四足均具5趾;趾间仅具蹼迹,足趾底有吸盘。尾细而坚实,微现骨节有6~7个明显的银灰色环带。全身密被圆形或多角形微有光泽的细鳞。气腥,味微咸	无蹼壁虎	身体扁平,头吻呈三角形。吻鳞呈长方形,头体背面被颗粒状细鳞。四肢具五指(趾),指(趾)端膨大,指(趾)间无蹼
			小蛤蚧	体形小,长约10cm左右。全体密被灰棕色细鳞,背部褐色,散生有疣鳞
			蜡皮蜥	体型较大,尾长约为头体长的2倍。躯干及四肢背面灰褐色,体背部灰褐色,其上分布有橘红色圆斑,腹侧有黑色及橘红色花纹。体侧呈不规则的深浅相间的横纹;四肢强壮,爪发达。尾圆柱状,基部宽扁,末端如鞭
			喜山鬣蜥	躯干与尾基部呈扁圆形,向后逐渐变细成鞭状,尾粗扁,长度超过头和躯干。吻端钝圆,整体被大小不等、形状各异的鳞片。足似鸟足,爪较长无蹼,无吸盘,爪面一般为棕色或灰棕色,满布黑褐或棕黄色相间的网纹和浅色圆点,且在背脊两侧常连成深色纵纹,腹部灰色。气微腥,味淡
			红瘰疣螈	头部平扁,两侧脊棱显著隆起,无唇褶,体两侧各有1排球形瘰粒14~16粒,指4,趾5。背面棕黑色,头部、四肢、尾部以及背脊棱和瘰疣部位均为棕红色或棕黄色
53	金钱白花蛇	圆盘状,盘径3~6cm,形如铜钱大小,头盘在中间,尾细。背部黑色或灰黑色,有宽1~2鳞片的白色环纹45~58个,形成黑白相间纹理。背正中脊棱突起明显。气微腥,味微咸	金环蛇	头背及背部棕褐色,有金黄色宽4~5鳞片的横斑纹。气腥,味微咸
			赤链蛇	头背黑色,鳞缘红色,体背部黑色或黑褐色,可见多数红色横斑纹。体侧有红黑色相间的点状斑纹。气腥,味淡
			渔游蛇	头背及体背黑绿色。气腥,味淡
			铅色水蛇	头背及体背黑褐色,具铅色光泽。气腥,味淡
			水赤链游蛇	头背灰棕色,体背灰褐色,可见多数黑色横斑纹。气腥,味淡
54	鹿茸	花鹿茸:外皮红棕色或棕色,多光润,表面密生红黄色或棕黄色细茸毛,上端较密,下端较疏;分岔间具1条灰黑色筋脉,皮茸紧贴。体轻。气微腥,味微咸。马鹿茸:外皮灰黑色,茸毛灰褐色或灰黄色。锯口面外皮较厚,灰黑色,中部密布细孔,质嫩;下部有棱筋,锯口面蜂窝状小孔稍大。气腥臭,味咸	驼鹿茸	整体较粗大,分岔较粗壮且扁宽
			驯鹿茸	分岔较多,断面外皮棕色或黑色,中心淡棕红色
			狍茸	基部有纵棱筋及明显的瘤状突起
			草鹿茸、水鹿茸、白唇鹿茸和赤鹿茸	分枝均较少,茸毛较粗长,茸形与鹿茸有明显的区别
			伪制品	热水浸泡,黏合处易脱落,水液变色等

序号	药材名称	正品鉴别要点	常见的伪品及鉴别要点	
55	川贝母	呈类圆锥形或近球形。表面类白色。外层鳞叶2瓣,大小悬殊,并呈"怀中抱月"状为松贝,大小近似并相对抱合,顶部稍开口为青贝和炉贝。松贝底部平,微凹入,似"观音坐莲"状。气微,味微苦	小平贝	呈球形。由2瓣大小悬殊的鳞叶抱合而成,抱合面不平滑,底部稍凸或微平。气微,味微苦
			平贝母	呈扁球形。外层鳞叶新增。肥厚,大小相近,顶端略平或微凹入,常稍开裂。气微,味微苦
			土贝母	不规则的块状,大小不等。表面淡红棕色或暗棕色。质硬,不易折断,断面角质样,光滑。味微苦
56	柴胡	北柴胡根头部膨大,顶端残留2~10个茎基及短纤维状叶基,下部多有分枝。表面灰黑色或灰棕色;质硬而韧,不易折断,断面显片状纤维性,皮部薄;微香,味微苦。南柴胡根长圆锥形,较细,表面红棕色或黑棕色;近根顶端有多数细而紧密的环纹、细纤维状叶残基和1个茎残基,偶为2~3个,下部多不分枝或稍分枝;质稍软,易折断,断面略平坦,不显纤维性;具败油气,味微苦辛	竹叶柴胡	根细长,扭曲。表面浅红棕色或棕褐色,顶端残留数个茎基和叶基,茎基部有密集的节。质坚韧,不易折断,断面显片状纤维性。气清香,味淡
			窄竹叶柴胡	细长圆锥形。表面灰褐黄色,具细皱缩,可见皮孔及支根痕。质脆,易折断,断面略呈纤维性。气微,味淡或微具辛辣
			锥叶柴胡	长圆锥形,顺直。表面黑灰色或黑褐色。根头部膨大,多分枝,残留众多粗细不一的茎基。质松脆,易折断,断面平坦。具败油气
			黑柴胡	主根圆柱形,粗短,挺直。表面略粗糙,黑褐色或棕褐色,具纵皱纹。根头膨大,多分枝,残留数个茎基。质硬而韧,气微香
			大叶柴胡	根茎表面棕黄色,具密集的节和节间,顶端残留茎基1~2个,下部多支根。主根不明显,支根3~5条。表面棕褐色,具纵细纹。有特异香气
57	山药	质坚实,断面白色或黄白色,粉性,颗粒状。味淡,微酸,嚼之发黏	参薯	质坚实,断面淡黄白色,粗糙,有裂隙。微土腥气
			木薯	断面近边缘外可见形成层环纹,中心有中柱,常有裂隙。味淡,微苦
			番薯	纺锤形块根,皮色和肉色因品种不同而异。断面粉性。气微香,味甘甜
			山薯	外表残存浅黄色斑块,切面白色,或淡黄色,粉性,散有浅棕色小点
58	牛膝	细长圆柱形,有扭曲的细纵纹。质硬脆,易折断,断面平坦,微呈角质样而油润,中间有木心,周围有黄白色点状维管束断续排成2~4轮	土牛膝	主根粗短,须根多。质硬,断面无点状维管束
			川牛膝	根茎粗大,呈不规则的块状,多分枝,有多数具圆形凹陷的茎残基。根细丛生如马尾状,呈圆柱形,表面暗灰色,常剥落而露出木部,气微,味淡
59	龙胆	根茎呈不规则的块状,下端着生多数细长的根。根圆柱形,略扭曲,表面淡黄色或黄棕色,上部多有显著的横皱纹,下部有纵皱纹。气微,味极苦。坚龙胆表面无横皱纹,外皮膜质,易脱落,木部黄白色,易于皮部分离	草龙胆	上端可见凹陷的茎痕。根丛生于根茎上,圆柱形,表面棕褐色,平坦或微显纵皱纹,断面皮部棕褐色,木部黄白色。气香,味苦、涩
			红花龙胆	全草入药,根茎极短小,有数条根
			鬼臼	根茎呈不规则块状,上端可见凹陷的茎痕。根丛生于根茎上,圆柱形;表面棕褐色,平坦或微显纵皱纹;断面显粉性,白色,木部黄色。气微,味苦。有毒
60	制川乌	不规则或长三角形的片。表面黑褐色或黄褐色,有灰棕色形成层环纹。体轻,质脆,断面有光泽。气微,微有麻舌感	制草乌	表面黑褐色。有多角形成层环及点状维管束,并有空隙,周边皱缩或弯曲。质脆。气微,味微辛辣,稍有麻舌感
			淀粉染色伪品	断面无多角形的形成层。质硬。气微,味淡
61	桔梗	圆柱形。表面白色或淡黄白色,顶端有数个半月形茎痕。质脆,断面形成层环棕色,皮部类白色,有裂隙,木部淡黄白色。气微,味微甜后苦	丝石竹	表面棕黄色或灰棕色,有扭曲的纵沟纹。顶端具地上茎基痕,近根头处有多数凸起的圆形支根痕及细环纹。体轻,质坚实,断面有黄白色相间纹理。气味弱,味苦而辣
			瓦草	表面黄白色至棕黄色,具横长的皮孔及纵纹。质坚脆,断面不整齐,外轮皮层黄白色,木部淡黄色。气微,味苦、微麻

序号	药材名称	正品鉴别要点	常见的伪品及鉴别要点	
62	苍术	断面黄白色或灰白色,散有多数橙黄色或棕红色油室,暴露稍久,可析出白色细针状结晶。气香特异,味微甘、辛、苦	东莨菪根	根茎呈结节状,不规则弯曲。外表灰褐色而有皱纹,结节上部有凹陷的茎痕,下面有粗而短的须根或根痕。断面颗粒状,呈粉白色。气微,味苦
63	海风藤	具明显的节,节部膨大,上生不定根。体轻,质脆。皮部窄,木部宽广,导管孔多数,射线灰白色,放射状排列,皮部与木部交界处常有裂隙,中心有灰褐色髓。气香,味微苦、辛	广东海风藤	栓皮松厚,质柔软,如海绵样。断面皮部棕色,剥开皮层露出毛状的纤维;木质部淡棕色,密布明显的粗针孔状导管,中央有深棕色的髓。气微香,味甘微辛
64	地骨皮	外表面土黄色或灰黄色,粗糙,易成鳞片状剥落;内表面黄白色,具细纵条纹。质松脆,易折断,折断面分内外两层;内层灰白色。气微,味微甘,后苦	茎皮	外表皮淡黄色或淡褐色,内表面淡黄色。气微香,微苦
			大青根	外表皮黄棕色或黄橙色,有纵细条纹。折断面外层浅黄棕色,内层棕褐色。断面平坦。气微,味微苦
65	金银花	长棒状,上粗下细,略弯曲。表面绿白色,全身密被短柔毛及腺毛。气味芳香,味淡微苦	华南忍冬	细棒状。萼筒与花冠密被灰白色毛。子房有毛
			黄褐毛忍冬	呈棒状。花冠表面淡黄棕色或黄棕色,密被黄色茸毛
			毛花柱忍冬	呈棒状。表面淡黄色微带紫色,无毛。开放者花冠上唇常整齐,花柱下部多疏被长柔毛
			灰毡毛忍冬	呈棒状而稍弯曲。表面绿棕色至黄白色。总花梗集结成簇,开放者花冠裂片不及全长一半。质稍硬,手捏之稍有弹性。气清香,味微苦甘
66	紫苏子	卵圆形或类球形。表面有微隆起的暗紫色网纹。果皮薄而脆,易压碎,有油性。味微辛	白苏子	果实较大。表面灰色或淡灰色,有微隆起的网纹
			野生紫苏子	果实较小。表面土黄色
			回回苏	表面棕色或棕褐色,具网纹皱状隆起,网间暗褐色,其上均有深褐色点状物
67	五味子	球形或扁球形。表面皱缩,显油润,有的表面出现"白霜"。果肉柔软。种子2枚为主,肾形,表面棕黄色,有光泽,种皮薄而脆。果肉气微,味酸;种子破碎后,有香气,味辛、微苦	南五味子	类球形,个小。表面皱缩干瘪,内含种子多为1枚,棕黄色,肾形,表面粗糙
			山葡萄	扁球形,个稍大。表面棕褐色,皱缩。可见卵形种子2~4枚。气微,味酸,微甜
68	吴茱萸	果实类球形。表面暗黄绿色至污绿色,有许多点状突起,顶端有五角星状裂隙。质硬而脆。具浓郁香气,味苦而微辛辣	臭辣树子	呈星状扁球形,个稍大,多由4~5枚离生的蓇葖果组成。表面棕褐色或黑褐色,粗糙,有皱纹,突出的油点不明显。顶端呈梅花状深裂,果柄的绒毛少,气特异,味苦
			少果吴茱萸	扁球形,多数开裂,分果瓣常为5瓣,辐射状排列。外果皮绿黄色至棕褐色,粗糙,具突起的腺点,果柄上密被黄色毛茸。每分果瓣中具1枚种子
			云南吴茱萸	类球形或4~5角圆球形。外表褐色或黑褐色,小油点不明显且小,顶端有小裂隙。具闷人香气,味辛而苦
			楝叶吴茱萸	分果淡紫红色,干后暗灰带紫色。油点疏少但较明显。外果皮的两侧面被短伏毛;内果皮肉质,白色,干后暗蜡黄色,壳质。有成熟种子1枚,褐黑色
			巴氏吴茱萸	外果皮棕褐色至黑褐色,粗糙,少数具略突起的腺点,内果皮淡黄棕色,光滑,由基部向上反卷与外部果皮分离,果实下部具小型宿萼,果柄上密被淡黄棕色毛茸。每分果瓣中具1枚种子。味辛、苦,稍麻
			野茶辣	核果球形,略带肉质,熟时深红色至紫黑色,干后有5棱,5室,直径约5mm

序号	药材名称	正品鉴别要点	常见的伪品及鉴别要点	
69	麻黄	呈细长圆柱形,较多分枝,无粗糙感。节明显,有膜质鳞叶。断面有棕红色髓部。气微香,味涩、微苦	丽江麻黄	长圆柱形,较粗壮,具较粗深明显的纵沟纹。节上有膜质鞘状叶,棕色或棕褐色,基部1/2处合生,上部2裂,偶尔3裂,裂片钝三角形
			膜果麻黄	表面棱脊不明显,浅细。横断面类三角形。有的茎卷曲状
70	泽兰	茎呈方柱形,少分枝,四面均有浅纵沟,节处紫色明显,有白色茸毛;质脆,断面黄白色,髓部中空。叶对生,有短柄或无柄,完整叶呈披针形或长圆形,叶片密具腺点,两面均有短毛。花簇生叶腋成轮状,苞片及花萼宿存	地瓜儿苗	茎节上疏生小硬毛,叶两面无毛,下面有下陷的腺点
			石吊兰	茎圆柱形,略扭曲,茎基部有的节上具有须根,具轮生或对生的叶。味微苦
71	猪苓	形如猪屎状,表面黑色、灰褐色或棕黑色,皱缩或有瘤状突起。体轻,质硬,断面类白色或黄白色,略呈颗粒状。气微,味淡	冬菇菌柄	香菇菌柄下端切片加工而成。质稍软,有香菇样香气
72	补骨脂	肾形,略扁。表面黑色、黑褐色,具细微网状皱纹。顶端圆钝,有一小突起,凹侧有果梗痕。质硬,果皮薄,与种子不易分离。气香,味辛、微苦	曼陀罗子	扁平,三角形。淡褐色。表面颗粒状。有毒
			毛曼陀罗子	扁肾形。淡褐色。表面颗粒状
			莱菔子染色品	类卵圆形或椭圆形,稍扁。种皮薄而脆,子叶2枚,黄白色,有油性。咀嚼有萝卜气味。形似正品。颜色不自然,通体较均匀
73	绵马贯众	表面密生排列紧密的叶柄基及锈色或深褐色大鳞片,叶柄断面可见5～13个黄色小点(分体中柱)。根茎质坚硬,断面呈多角形,主体亦可见5～13个黄色小点(分体中柱)。气特异,味淡而微涩,后渐苦辛	紫萁贯众	表面密被斜生的叶柄基及须根,无鳞片。叶柄基呈扁圆柱形。质硬,断面呈新月形,多中空,可见"U"字形分体中柱。气微,味淡微涩
			华南紫萁	粗大,略呈倒圆锥形。根茎细长,叶柄基横断面棕黑点较小。气微弱而特异,味苦涩
			苏铁蕨	呈块片状,灰红色至棕红色,密布黑色小点,可见环列的黄色分体中柱数十个,多呈"U"字形或短线形。质坚硬,气微,味涩
			乌毛蕨	叶柄基表面被黑褐色伏生鳞片,鳞片脱落处呈小突起,粗糙。叶柄基呈扁圆柱形,质硬,断面中央空洞状,可见分体中柱数十个,排列成环,内侧两个稍大。气微,特异,味微涩
74	银柴胡	表面浅棕黄色至浅棕色,有扭曲的纵皱纹及支根痕,多具孔穴状或盘状凹陷,习称"砂眼"。根头部略膨大,有密集的呈疣状突起的芽苞、茎或根茎的残基,习称"珍珠盘"。质硬而脆,易折断,断面不平坦,较疏松,有裂隙,皮部甚薄,木部有黄、白色相间的放射状纹理。气微,味甘	灯心蚤缀	类圆锥形。表面灰棕色,根头残留多数柱状根茎。上部有多数密集的细环纹。质松脆,折面皮部白色,木质黄色,多裂隙。气微,味微苦、辛
			旱麦瓶草	外表面灰黄色或棕黄色,有纵皱纹,断面黄棕色,木质部有明显的裂隙,导管呈放射状,体轻,质脆。气微辛,味微甜
			丝石竹	全体有扭曲的纵沟纹,留有棕色栓皮残痕,近根头处有多数凸起的圆形支根痕及细环纹,体轻,质坚实,断面有2～3环黄白相向的纹理。气微,味苦而辣
			窄叶丝石竹	全体有扭曲的纵沟纹,顶端有茎基痕,近根头处有多数凸直的圆形支根痕及细环纹,体轻,质坚实。断面有1～2环黄白相间纹理。气微,味苦而辣
75	石菖蒲	扁圆柱形。表面棕褐色或灰棕色,粗糙,有疏密不均的环节。叶痕三角形,左右交互排列,有的具毛鳞状的叶残基。质硬,断面纤维性,类白色或微红色,可见多数维管束小点及棕色油细胞。气芳香,味苦微辛	水菖蒲	根茎较粗大。表面类白色至棕红色,节间显疏,上侧有较大的类三角形叶痕,下侧有凹陷的圆点状根痕。质硬,折断面海绵样类白色或淡棕色,横切面可见明显的环,有多数小空洞及维管束小点。气浓烈而特异,味辛
			岩白菜	类圆柱形而稍扁。表面棕灰色至棕黑色,具密集而稍隆起的环节,节上有的有棕黑色叶基残存,并有皱缩条纹及凹点状或突起的根痕。质坚实而脆,易折断,断面类白色或粉红色,粉性。气微,味苦涩

序号	药材名称	正品鉴别要点	常见的伪品及鉴别要点	
76	仙茅	圆柱形,略弯曲。表面黑褐色或棕褐色,粗糙。质硬脆,易折断,断面平坦略呈角质状,淡褐色或棕色,近中心处色较深,并有一深色环。气微香,味微苦辛	大叶仙茅	与正品仙茅相似,仅个稍大,膨大的结节明显
77	肉桂	内表面红棕色,划之显油痕。质硬而脆,易折断,断面外层棕色而较粗糙,内层红棕色而油润,两层间有 1 条黄棕色的线纹。气香浓烈,味甜、辣	阴香	外表面灰棕色或灰褐色,可见灰白色斑纹和不规则的纹理。内表面暗红棕色,平滑,划之油痕不明显。质硬而脆,断面红棕色,粗糙,内外分层不明显,无黄棕色的线纹
			柴桂	外表面灰棕色,粗糙,有时可见灰白色斑纹。内表面暗红棕色,划之油痕不明显。质坚硬,内外分层不明显,外层较厚,内层较薄,深棕色,油性强。具樟树气,味辛、微甜
			三钻风	外表面灰褐色,有不规则的细皱纹,偶见有横向的沟纹及白色的斑点。内表面暗红棕色。气微香,味淡
78	雷丸	类球形或不规则团块,表面黑褐色或灰褐色,有略起的网状细纹。质坚实,不易破裂,断面不平坦,白色或浅灰黄色,似粉状或颗粒状。味微苦,嚼之有颗粒感,微带黏性,久嚼无渣	夏天无	有细皱纹,常有不规则的瘤状突起及细小的点状须根痕。质坚脆,断面黄白色或黄色,颗粒状或角质样,有的略带粉性。气微,味极苦
79	丹参	根茎短粗,顶端有时残留茎基。根数条,长圆柱形。表面棕红色或暗棕红色。老根外皮疏松,多显紫棕色,常呈鳞片状剥落。质硬而脆,断面疏松,皮部棕红色,木部灰黄色或紫褐色,导管束黄白色,呈放射状排列。气微,味微苦涩。栽培品较粗壮,表面红棕色,具纵皱纹,外皮紧贴不易剥落。质坚实,断面较平整,略呈角质样	牛蒡根	牛蒡根经染色加工而成
			云南鼠尾草	呈圆锥状,有分枝。紧密排列的叶痕组成芦头,逐渐呈扭曲的节。根的表面纵向皱纹和细根痕,支根略为纺锤状。表面紫棕色,质较脆,易折断,断面不平坦,内圈为浅棕黄色或紫红色。略有气微,味微甘、苦涩
			甘薯根	类圆柱形。表面粗糙,棕红色,有根痕和纵向皱纹,质脆。断面为不平坦的疏松状,角质样或粉性。木部呈灰黄色,皮部呈灰黄白色,呈放射状的导管。略有气味,味略甘,呈甘薯味
80	升麻	不规则的长形块状,分枝多,结节状,表面黑褐色或棕褐色,粗糙不平,有坚硬的细须根残留,上面有数个圆形空洞的茎基痕,洞内壁显网状沟纹;下面凹凸不平,具须根痕。体轻,质坚硬,不易折断,断面有裂隙,纤维性。气微,味微苦而涩	麻花头(广升麻)	长纺锤形,稍扭曲,两端稍尖、中部稍粗,直径 0.5～1cm。表面灰黄色、棕褐色或黑褐色,有粗纵皱纹和少数须根痕。质坚硬而脆,易折断。断面暗蓝色或灰黄色,略呈角质状。气特殊,味淡、微苦涩
			腺毛马蓝(味牛膝)	根茎粗大,多分枝,盘曲结节,有多数茎基残留。须根丛生,细长圆柱形。表面暗灰色,平滑无皱纹,常有环形的断节裂缝,有时剥落而露出木心。质坚韧,不易折断。气微,味淡
			野升麻	不规则块状,稍弯曲。表面棕黑色至黑色,有横向纹理,上方残留多个大型的茎基残痕,下方及两侧有多数点状须根痕。质坚硬,不易折断。横断面可见形成层,呈棕黑色,皮部有浅黑色纵向条纹或菱形纹理,有的木部朽蚀咸空洞。气微,味辛微苦
81	土鳖虫	扁平卵形。背部紫褐色,具光泽;前胸背板较发达,盖住头部。腹背板 9 节,呈覆瓦状排列,腹面红棕色。头部较小,胸部有足 3 对,具细毛和刺。腹部有横环节。气腥臭,味微咸	赤边水蟅	呈椭圆形而扁,背部黑棕色,腹面红棕色,头较小。在前胸背板前缘有一黄色镶边,胸部有足 3 对。体轻。气腥臭
			东方龙虱	长卵形。背部黑绿色,有一对较厚的鞘翅,鞘翅边缘有棕黄色狭边;除去鞘翅,可见浅色膜质两对,胸部有足 3 对,腹部有横纹。质松脆。气腥,味微咸

续表

序号	药材名称	正品鉴别要点	常见的伪品及鉴别要点	
82	三七	表面灰褐色或灰黄色。周围有瘤状突起,有少数突起的横向皮孔。质坚硬,难折断(习称"铜皮铁骨"),断面灰黑色或灰棕色,具蜡样光泽,中心木质部微显放射状纹理。皮部与木质部易分离。气微,味苦回甜	珠子参	表面粗糙,有明显纵纹,中部有略环列的疣状突起及细根痕。断面淡黄白色,粉性,有黄色点状树脂道。味苦,嚼之刺喉
			竹节参	表面粗糙,节密集,每节有一茎痕。质硬脆,易断,断面黄白色至淡黄色,具维管束痕,排列成环。气微香,味苦而甜
			姜黄	表面浅黄褐色,具上疏下密的环状节和须根痕。质坚硬,断面棕黄色,角质样。味极苦辛,嚼之唾液变黄
			莪术	有明显的环节。横断面浅棕色,不具蜡样光泽,维管束点状,淡黄色。气微香,味苦而辛
			藤三七	有瘤状突起及折断后的圆形疤痕和弯曲的纵皱纹。断面类白色,颗粒状,或呈黄棕色角质。气微,嚼之有黏滑感
			菊三七	呈拳形团块状。表面灰棕色或棕黄色,具瘤状突起的。顶端常有茎基或芽痕。断面灰黄色。气微
			水田七	上端有残留的膜质叶基。表面黄白色或浅棕黄色,有粗皱纹及多数须根痕。质稍硬,断面颗粒状,微有蜡样光泽,散有点状维管束
			用木薯加工的仿制品	顶端中心有一伪制的突起假茎痕,周围有4～6个伪造的瘤状突起。全体凹下部分常有泥土。断面无环纹。味苦,嚼之粘牙
83	何首乌	表面红棕色或红褐色,凹凸不平。断面可见由4～11个类圆形异型维管组成的多环状纹理("云锦花纹")。气微,味苦涩	隔山撬	类圆柱形。除去外皮的表面呈棕褐色。质坚硬,不易折断,断面呈淡黄白色,粉性,可见鲜黄色放射状纹理。气微,味先苦而后甜
			牛皮消	表面灰褐色,具横向突起的皮孔,外皮易剥落。质坚硬而脆,断面类白色,粉性,可见鲜黄色放射状纹理。气微香,味先苦而后甜
			黄独	外皮棕黑色,可见众多残存须根或须根痕。质韧,易折断,断面棕黄色,略呈颗粒状。气微,味苦
			薯莨	表面呈黑褐色,可见众多残存须根或须根痕。质韧,易折断,断面不平坦,略呈颗粒状。气微,味苦
84	白薇	根茎粗短,有结节,多弯曲,状如马尾,表面棕黄色,平滑有细纵纹。质脆,易折断,断面皮部黄白色,中央有木心。气微,味微苦	竹灵消	根茎短,上方残留圆盘状茎痕及茎基,下方簇生多数稍弯曲圆柱形细根。表面灰黄色。质脆,断面中央有黄色木心
			徐长卿	根茎细长,斜生或横生,顶端带细圆柱形的残茎,断面中空。根呈细长圆柱形,表面淡黄白色至淡棕黄色,具微细纵皱纹。质脆,断面粉性,具特殊香气,味微辛凉
			毛大丁草	根茎粗短,上方有圆形凹陷茎痕,周围密被白色绵毛,下方丛生细长须根。表面棕灰色。质脆,断面黄白色。味涩
			宝泽草	根茎呈结节状,上端可见圆盘状茎痕或残留茎基,具有明显的环节。须根丛生,如马尾状,细长圆柱形,有明显的纵皱纹,质脆,易折断,气微,味淡而黏
			紫花合掌消	根茎结节状、粗短,残留茎基,根细长如须状。有羊膻气,味微苦
85	番泻叶	全缘,叶端急尖、短尖或微凸,叶基不对称,两面均有细短毛茸。气微弱而特异,味苦,稍有黏性	耳叶番泻叶	全缘,叶端钝圆或微凹下,具短刺,叶基不对称或对称。灰黄绿色或带红棕色,密被长茸毛
			罗布麻叶	叶厚,淡绿色或灰绿色,边缘具细齿,常反卷,叶脉于下表面突起。叶柄细,质脆。气微,味淡

序号	药材名称	正品鉴别要点	常见的伪品及鉴别要点	
86	黄连	表面不光滑,节明显,多残留褐色鳞叶或须根。质硬,断面鲜黄色,可见棕色髓部。气微,味极苦	峨眉野连	圆柱形,细小,个别有分枝。节间短,须根多。无"过桥"
			因州黄连	呈弯曲的圆柱形,具有连珠状的结节,分枝少,较短。无"过桥"
			土黄连	连珠状,有时断裂成 1 或 2 个相连的圆粒状
			马尾连	根茎由数个或十余个结节连生,下端丛生数十条细长根;根质脆易折断,断面平坦。味极苦,嚼之粘牙
			多叶唐松草	根茎由数个或十余个结节连生,每个结节上具圆形空洞状茎痕。根表面灰褐色。质硬易折断,断面中心有金黄色木心。气微,味苦
87	玄参	表面有不规则的纵沟。质坚,不易折断,断面呈黑褐色,微有光泽。气特异,味甘、微苦	北玄参	呈圆柱形,较细。表面灰黑色,有纵皱纹、细根及细根痕
88	蕲蛇	圆盘状。头呈三角形而扁平,吻端向上,习称"翘鼻头"上颚有管状毒牙,中空尖锐。背部两侧各有黑褐色与浅棕色组成的"V"形斑纹17~25 个,其"V"形的两上端在背中线上相接,习称"方胜纹",有的左右不相接,呈交错排列。腹部灰白色,鳞片较大,有黑色类圆形的斑点,习称"连珠斑"。脊椎骨的棘突较高,呈刀片状上突。尾部骤细,有一鳞片,习称"佛指甲"	百花锦蛇	头长圆形,头背赭红色。口有细牙。体背面具 3 行略呈六角形的大斑块,斑块边缘蓝色或蓝黑色,中央褐绿色。尾背部具赭红色环。体扁薄。背鳞呈菱形,鳞片半部边缘整齐,下半部不齐鳞片有弱棱,前有 1 对颊窝,类圆形,鳞片透明无色,表面平滑光滑。气腥,味咸
			中介蝮	扁平长卵状三角形,眼后有 1 条黄白色细眉线。体背部灰黑色,有 2 行不规则小斑点,在脊部不规则连接。背鳞中段 2~3 行起棱。腹部灰白色。尾细短
			蝰蛇	头部呈宽阔的三角形,与颈区分明显,吻短宽圆。头背的小鳞起棱,鼻孔大,位于吻部上端。体背呈棕灰色,具有 3 纵行大圆斑,每一圆斑的中央呈紫色或深棕色,外周为黑色,最外侧有不规则的黑褐色斑纹。腹部为灰白色,散有粗大的深棕色斑。尾短
			草原蝰蛇	吻略窄;鼻孔较小,位于鼻鳞下半部。背鳞最外行平滑或弱起棱,余均起棱。背面灰褐色,背脊正中有 1 行黑褐色的锯齿状纵纹;腹面黑褐色,散以小白点或黑色小圆点
90	朱砂	颗粒状或块片状。鲜红色或暗红色,条痕红色至褐红色,具光泽。体重,质脆,片状者易破碎,粉末状者有闪烁的光泽。气微,味淡	掺伪品朱砂	表面棕红色,无金属光泽。体重,质坚硬,不易破碎,断面显层状纹理
91	大血藤	切面皮部红棕色,有数处向内嵌入木部,木部黄白色,有多数导管孔,射线呈放射状排列。气微,味微涩	香花崖豆藤	横断面皮部占半径的 1/4,密布红棕色胶状斑点,向外渐疏。木质部黄色,导管呈细孔状,不呈射线状排列
92	川木通	长圆柱形。有纵向凹沟及棱线。节多膨大,残存皮部易撕裂。断面有黄白色放射状纹理及裂隙,其间布满导管孔,髓部较小	木通	节部膨大或不明显。皮部较厚,黄棕色,可见淡黄色颗粒状小点;木部黄白色,射线呈放射状排列;髓小或中空
			关木通	皮部薄,木部宽广,有多层整齐环状排列的导管,射线放射状。摩擦残余表皮,有樟脑样臭
93	沉香	表面凹凸不平,有刀痕,偶有孔洞,可见黑褐色树脂与黄白色木部相间的斑纹,孔洞及凹窝表面多呈朽木状。质较坚实,断面刺状。气芳香,味苦	劣沉香	无或少见黑褐色树脂与黄白色相间斑纹。气芳香,味淡
			甲沉香	不规则的条块状。表面粗糙,黑褐色,呈朽木状,并常有纤维散在。有腐木气
			苦槛蓝	外表褐色至深褐色,表面可见深浅相间的纹理或凹槽,木理较细。略具香气。燃烧时香气弱
			劣质白木香喷漆的伪制品	采用不含有树脂沉香木材喷油漆后的伪制品。表面可见喷涂油漆的斑点或斑痕,剖开后木部色浅,无深色与浅色相间的斑纹

序号	药材名称	正品鉴别要点	常见的伪品及鉴别要点	
94	苏木	表面黄红色至棕红色。质坚硬,断面略具光泽,年轮明显,有的可见暗棕色、质松、带亮星的髓部。气微,味微涩	小叶红豆	外表紫红色或棕红色。断面粗糙,无光泽,同心环年轮不明显。口尝味淡无涩
95	牡丹皮	筒状或半筒状,内表面有明显细纵纹,常见发亮的结晶。质硬而脆,易折断,断面较平坦,淡粉红色,粉性。气芳香,味微苦而涩	芍药根	人为在芍药根中心打孔,伪造牡丹皮抽去木心
96	蒲黄	黄色粉末。体轻,放水中则飘浮水面。手捻有滑腻感。气微,味淡	草蒲黄	为花粉、花药及花丝的混合品,粗糙,不细腻
97	红花	为不带子房的管状花。表面红黄色或红色。质柔软。气微香,味微苦。经验鉴别:水试花冠不脱色,水呈橙红色	掺重、染色	掺杂品红花一般多以添加杂质来增重,也有用其他花类染色后加工而掺入红花中
98	北沙参	长圆柱形。表面淡黄白色,全体有细纵皱纹及纵沟。顶端常留有黄棕色根茎残基,上端稍细,中部略粗,下部渐细。质脆,易折断,断面皮部浅黄白色,木部黄色。味微甘	迷果芹	根头顶端钝圆,有茎残基,其四周有紫色鳞叶残基环绕,上端具密环纹,中下部有明显纵皱和横长皮孔样突起。质硬,易折断,断面乳白色。气微,具胡萝卜样香气,味微麻舌
			硬阿魏	体部有细纵皱和横长皮孔样突起。体轻,质脆,断面乳白色。气微,味淡
			石生蝇子草	为多数细长圆柱形根簇生在根茎上,有的根已与根茎分离。根茎顶端膨大,有数个茎基痕。质硬而脆,易折断,断面类白色或淡黄白色,皮部薄,有的已与木部分离。气微,嚼之微有香味
99	蔓荆子	呈球形。表面灰黑色或黑褐色,被灰白色粉霜状茸毛,有纵向浅沟4条,顶端微凹,基部有灰白色宿萼及短果梗。体轻,质坚韧,不易破碎,横切面可见4室,每室有种子1枚。气特异而芳香,味淡、微辛	黄荆子	呈倒圆锥形,上端大而平圆,下端稍尖。表面棕褐色,密被灰白色细绒毛。气香,味微苦涩
			倒地铃	呈圆球形,种皮革质,棕黑色,被灰白色薄膜状霜,有几条不规则的隆直纹理。底部有黄白色桃扁形痕迹(种脐),其下端有一类圆形浅沟
100	莱菔子	类卵圆形或椭圆形,稍扁。表面黄棕色、红棕色,一端有深棕色圆形种脐,一侧有数条纵沟。种皮薄而脆,子叶2枚,黄白色,有油性。气微,味微苦辛	掺泥砂品	伪品不多见,常掺入大小一致的砂石以增加重量,应注意鉴别
101	女贞子	多肾形。表面黑色或灰黑色,皱缩不平,基部有果梗痕或具宿萼及短梗。体轻,外皮薄。气微,味甘、微苦涩	小蜡	呈类球形。外果皮薄;中果皮较松软,易剥离;内果皮木质。棕褐色。味甘,微苦涩
			陕西荚蒾	扁卵圆形。表面暗红棕色或紫红色,皱缩
			蒙古荚蒾	卵圆形。表面棕色,皱缩,果皮不易剥落。气微,味淡
102	山茱萸	囊状,表面紫红色至紫黑色,皱缩,有光泽。顶端有圆形宿萼痕,基部有果梗痕,质柔软,气微,味酸、涩、微苦	掺矾山茱萸	表面明显有白霜状物。气微,味涩
			滇刺枣	滇刺枣的干燥果肉。皱缩,多呈不规则片状。质硬而脆。气微弱而特异,味酸
			雕核樱	呈不规则的片状或囊状,皱缩。表面稍光滑。气香,味酸
			山荆子	圆球形,多已压扁而破裂,呈不规则片状。表面紫红色至紫黑色,皱缩,有光泽,顶端有宿萼痕迹呈凹窝状。可见橘红色种子,种子三角状卵形。味酸涩

续表

序号	药材名称	正品鉴别要点	常见的伪品及鉴别要点	
102	山茱萸	囊状,表面紫红色至紫黑色,皱缩,有光泽。顶端有圆形宿萼痕,基部有果梗痕,质柔软,气微,味酸、涩、微苦	山楂皮	山楂外层果皮加工而成,多掺入山茱萸中。呈卷叠不规则的片状,大小不一。紫红色或暗红色,外表皮散有灰白色及淡棕色斑点,内表面淡棕色
			黄芦木	椭圆形,具皱纹,顶端有圆盘形柱头。含2枚长圆形种子,种子长而扁
			细叶小檗	椭圆形。表面暗红色或红棕色,具皱纹,顶端有圆盘形柱头。果皮内含1~2枚种子,种子倒卵形,一面微凹,一面隆起
			陕西茱萸	扁卵圆形。表面暗红棕色或紫红色,皱缩。核扁圆形,背侧具2沟槽,腹具3沟槽。味苦、酸、涩
			鸡树条荚蒾	不规则片状,皱缩。质略软。核椭圆形,表面光滑,切面扁圆形,背部稍隆起。气微,味酸、涩
			酸枣	皱缩,形状不完整。表面暗红棕色或棕褐色,肉薄。质脆易碎。气香,味酸
			山葡萄	表面皱缩,内表面灰褐色,附有少量果肉。种子多已除去。气微,味酸、微甜
			葡萄皮	果皮破裂不完整,外表面红褐色,内表面灰褐色,附有少量果肉。质柔软,不易碎。气微,味酸、微甜
103	连翘	长卵形至卵形,稍扁。表面有不规则纵皱纹及多数突起的小斑点,两面各有1条明显的纵沟。顶端锐尖。基部有小果梗或已脱落。气微香,味苦	秦连翘	长椭圆形。表面淡棕色,较光滑,突起的小斑点不明显。顶端锐尖。内有2粒种子,大多脱落
104	葶苈子	长圆形略扁。表面棕色或红棕色,微有光泽。一端钝圆,另一端微凹或较平截。味微辛、苦,略带黏性	小花糖芥	椭圆形,略呈3棱,顶端圆或平截,另端略尖或具微凹,有白色短小的种柄。表面黄褐色具微细的网状瘤点样纹理及2条纵浅槽。种皮薄,无胚乳,2片子叶拱叠。微臭,嚼之味苦。浸水后无黏液层
			芝麻菜	种子扁圆形,一端稍凹缺。表面具不明显颗粒状突起,子叶折叠。臭味微弱,味微辛
			独行菜	种子呈椭圆形或倒卵形。顶端圆,基部略尖,具不明显的小凹。表面黄褐色,有微细的网点状纹理及纵行浅槽1条
			焊菜子	种子圆形而扁,基部具小凹。表面暗褐色,有细微网状瘤点样纹理及浅纵槽1条。种皮薄,无胚乳,2片子叶直叠。浸水后无黏液层
105	乌梅	类球形或扁球形。表面乌黑色,极皱缩,放大镜下可见茸毛。果肉软或略硬。果核坚硬,椭圆形,棕黑色,表面有凹点。味极酸而涩	李	类圆形或椭圆形,果实略小。表面灰黑色至红黑色。果肉厚,略皱缩,紧贴果核。果核扁椭圆形,表面不具凹入小点
			杏	扁圆形。表面棕褐色,略皱缩。果肉质硬而薄。果核扁圆形,表面呈细网状,一侧边缘较锋利
			桃	椭圆形。表面灰棕色至灰黑色,有毛绒。果肉与果核易分离;果核表面有众多凹陷的小坑及扭曲的短沟纹,边缘具钝棱。气微,味淡
106	槟榔	扁球形或圆锥形。表面具稍凹的网状沟纹,底部中心有圆形凹陷的珠孔。质坚硬,断面可见棕色种皮与白色胚乳相间的大理石花纹。气微,味涩、微苦	枣槟榔	呈略扁的橄榄状,似干瘪的红枣。表面暗棕色,具细密的纵皱纹。气微香,味甘

序号	药材名称	正品鉴别要点	常见的伪品及鉴别要点	
107	薄荷	茎方柱形,表面紫褐色或绿色,密生白色柔毛,顶部嫩茎更明显。质轻脆,易折断,断面白色,常中空。叶对生,具短柄,叶片皱缩或破碎,完整叶呈长椭圆形或卵圆形,叶端尖,边缘具锯齿;表面暗绿色,背面略浅,有稀毛;质脆易碎。有强烈薄荷香气,味辛凉	留兰香	茎绿色,叶扁圆形,无毛,轮伞花序密集成顶生的穗状花序
			椒叶薄荷	具匍匐根状茎,其上有节,每节有两个对生芽和芽鳞片。茎四棱形,直立,上部被茸毛,下部仅沿棱上有少量茸毛。叶对生,长圆状披针形至椭圆形,网状脉下陷,叶边锯齿深而锐,叶柄长1~2cm,被茸毛。轮伞花序腋生,花萼筒状钟形
108	锁阳	扁圆柱形。表面棕色或棕褐色,粗糙,具明显纵沟及不规则凹陷,有的残存三角形的黑棕色鳞片。体重,质硬,难折断,断面浅棕色或棕褐色,有黄色三角状维管束。气微,味甘而涩	伪品极少见,多是用锁阳伪充肉苁蓉	
109	香加皮	卷筒状或槽状、块片状。外表面灰棕色或黄棕色,栓皮松软,常呈鳞片状,易剥落。内表面淡黄色或淡黄棕色,较平滑,有细纵皱纹。体轻,质脆,易折断,断面黄白色。有特异香气,味苦	地骨皮	筒状或槽状。外表面灰黄色至棕黄色,粗糙,有不规则纵裂纹,易成鳞片状剥落。内表面黄白色至灰黄色。体轻,质脆,易折断,断面外层黄棕色,内层灰白色。气微,味微甘而后苦
110	僵蚕	圆柱形,皱缩。表面灰黄色,被有白色粉霜状的气生菌丝和分生孢子。头部较圆,足8对。质硬而脆,易折断,断面平坦,外层白色,中间有亮棕色或亮黑色的丝腺环4个。气微腥,味微咸	蚕蛹	表面无白霜,断面无丝线环,粉性非革质
111	败酱草	茎圆柱形,表面黄绿色至黄棕色,节明显,常有倒生粗毛;质脆,断面中部有髓或细小空洞。叶对生,叶片薄,完整者展平后呈羽状深裂至全裂,先端裂片较大,长椭圆形或卵形,两侧裂片狭椭圆形至条形,边缘有粗锯齿,两面疏生白毛。气特异,味微苦	菥蓂	全体无毛;茎具棱,基生叶倒卵状长圆形,顶端圆钝或急尖,基部抱茎,两侧箭形,边缘具疏齿气微,味淡
			苦苣菜	直立茎,基生叶长椭圆形或倒披针形,羽状深裂,裂片顶端急尖或渐尖。气微,味苦
			苦荬菜	全体无毛,根呈长圆锥形,茎呈细长圆柱形,表面暗绿色至深棕褐色,有纵棱,节明显;质轻脆,易折断,叶互生多皱缩破碎,完整者呈卵状矩圆形或矩圆形,先端锐尖或钝尖,基部耳状或戟状抱茎,纸质。气微,味微甘、苦
112	冰片	透明或半透明片状结晶。质松脆,手捻成白色粉末。气清香特异,味清凉。燃烧伴有黑烟	掺糖冰片	为冰片中渗入食用白糖、沙粒等的掺伪品。可见沙粒状物或透明的片状、颗粒状结晶。气略清香,味辛凉而甜
113	青黛	深蓝色的粉末。体轻,易飞扬;或呈不规则多孔性的团块,用手搓捻即成细末。微有草腥气,味淡。火烧有紫红色的烟雾产生	青黛残渣	含石灰杂质,灰蓝色的粉末。体重,不易飞扬,没有草腥气,味淡。不燃烧,没有紫红色的烟雾
114	乳香	滴乳状、块状,黄白色半透明。质脆,遇热则软化,破碎面有光泽。具特异香气,味微苦,嚼之软化粘牙,呈乳白色胶块	松香	表面淡黄色,有光泽。质硬而脆,断面平滑呈玻璃样光泽,显黏性。具浓重的松节油气
115	没药	颗粒状团块。表面黄棕色,近半透明,部分呈棕黑色,附有黄色粉尘状物。质坚而脆,破碎面不整齐。香气特异,味苦而微辛	松香面粉染色伪制品	不规则团块或颗粒状,表面黄色、黄棕色或棕褐色,粗糙,有松香气味

续表

序号	药材名称	正品鉴别要点	常见的伪品及鉴别要点	
116	天竺黄	不规则的块或颗粒。表面灰白色、灰黄或灰蓝色,略带光泽。体轻,质硬而脆,易破碎,用舌舔之粘牙,吸水性强。气微,味淡	竹黄	不规则瘤状,粉红色,木栓质,表面有龟裂纹
			人工天竹黄	人工在竹竿上开孔,促使竹筒内积聚的块状物,表面黄白色或灰白色,吸湿性差
117	泽泻	表面黄白色或淡黄棕色,有不规则的横向环状浅沟纹及多数细小突起的须根痕,质坚实,断面黄白色,粉性,有多数细孔。气微,味微苦	芋头	表面环纹较粗大,根痕明显,断面粉性,麻舌
118	珍珠	表面类白色、黄白色、浅粉红色、浅蓝色等,具典型的珍珠光泽,平滑。质坚硬,难破碎,断面呈层状。用火烧之有爆裂声。气微,味微咸	贝壳打磨珠	表面有银灰色光泽,不均匀。破碎面白色,无光泽,无同心性的层纹
			人工养殖劣质珠	与正品珍珠相似,但表面光泽较弱。断面中央有圆形的沙粒或石决明碎粒,仅表面有一薄的珍珠层
119	鳖甲	外表面灰褐色或墨绿色,有不规则细密蠕虫状凹坑纹理及灰黄色或灰白色斑点。可见肋板,呈长条状,先端多伸出肋板外缘。内表面类白色,中部有突起的椎骨。质坚硬。气微腥,味淡	鼋背甲	有不规则较粗大的蠕虫状凹坑纹理,椎板、肋板、颈板粗大,无缘板
			缅甸缘板鳖	密布颗粒状的点状突起
			印度缘板鳖	外表面棕绿色,具黄色圆斑,密布颗粒状的点状突起
			山瑞鳖	脊背中部具一条纵向浅凹沟,颈板拱形突起
120	全蝎	扁平长椭圆形,后部尾状。头胸部呈绿褐色,有 1 对短小的螯肢及 1 对较长的大螯肢,背面覆有梯形背甲,腹面有足 4 对,末节有锐钩状毒刺。气微腥,味咸	加盐加明矾增重	表面可见结晶状物
121	秦皮	表面灰褐色或灰黑色,有时可见灰白色地衣斑,皮孔密布。内表面黄白色至黄棕色,较平滑。质较坚硬,断面黄白色,纤维性。气微,味苦。加热水浸泡,浸出液在日光下可见碧蓝色荧光	核桃楸	外表面浅灰棕色或灰棕色。内表面暗棕色,平滑。质坚韧,不易折断,断面纤维性。气微,味微苦。水浸液显浅黄棕色
122	鸡内金	表面黄色至黄褐色,薄而半透明,具明显的条状皱纹。质脆,易碎。断面角质样,有光泽。气微腥,味微苦	鸭内金	表面黑绿色或紫黑色,皱纹少,明显厚。质硬,断面角质样。气腥,味微苦
			鹅内金	表面黄白色或灰黄色,平滑,无光泽,边缘略内卷,边上有齿状短裂纹,质坚而脆,气腥
123	玄明粉	为芒硝风化干燥制品,主含无水硫酸钠(Na_2SO_4)。呈白色细腻粉末状。气微,味咸。极易溶于水,能溶于甘油	风化硼砂	无色半透明晶体或白色结晶粉末,晶体具玻璃样光泽,质脆易碎。气微,味先略咸,后微带甜,稍有凉感。可溶于水,易溶于沸水或甘油中
124	琥珀	不规则颗粒状或多角形块状,有光泽近于透明。质硬而脆。断面平滑呈玻璃样光泽,颜色与表面相同。味淡,嚼之无砂石感	橄榄树脂	表面淡黄色,有光泽。质硬而脆。断面平滑呈玻璃样光泽,无松香气
			松香	表面淡黄色,有光泽。质硬而脆。断面平滑呈玻璃样光泽,有时呈淡黄色和红褐色,显黏性。具浓重的松节油气
125	芦荟	**老芦荟**:表面暗红色或深褐色,不显光泽。体轻,质硬,不易破碎。断面粗糙或显麻点状纹理。富吸湿性。**新芦荟**:表面呈暗褐色且略显绿色,有光泽。体轻,质松,易破碎。断面如玻璃样,可见层纹。两者均有特殊臭气,味极苦	儿茶	表面红褐色或黑褐色,稍具光泽,或有龟裂纹。质脆,易破碎。断面不整齐,有细孔,具光泽。气微,味涩、苦、略回甜

续表

序号	药材名称	正品鉴别要点	常见的伪品及鉴别要点	
126	阿胶	棕色至黑褐色,有光泽。质硬而脆,平放于桌上用手重打可清脆碎裂成较多片块,断面光亮,碎片对光照视呈棕色半透明状。气微,味微甘。水溶液呈红茶色,透明,清而不浊	新阿胶	用猪皮熬制所得。棕褐色,光泽较暗。质硬而脆,断面无光泽,对光照视棕色不透明。水中加热熔化,液面有一层脂肪油。气腥
			杂皮胶	多种动物的皮熬制而成。黑褐色,光泽差。质硬且韧,不易破碎,易吸潮发软黏合。带腥臭气。水溶液暗红棕色,混浊,静置后溶液易变稠
			皮革胶	皮革厂废皮经煎煮仿制而成。土棕色,不透明,无光泽。质软,不易破碎。碎片对光照视不透明。气异臭
			牛皮胶（黄明胶）	牛科动物黄牛的皮所熬的胶。深褐色,有黏性。质硬不易破碎。断面具玻璃样光泽,碎片对光照视呈乌黑色,半透明。灼烧有浓烈的浊臭气
			明胶类	化工厂生产的工业明胶或医用明胶仿制而成。棕红色或黑色,平滑光亮,透明。质脆易碎,断面棕黄色,具玻璃样光泽,碎片对光照视呈棕红色,透明。气微或具墨汁样臭。味淡或微甘
127	穿山甲	外表面黑褐色或黄褐色,有光泽,宽端有数十条排列整齐的纵纹及数条横线纹;窄端光滑。内表面中部有一条明显突起的弓形横向棱线,其下方有数条与棱线相平行的细纹。角质,半透明,坚韧而有弹性,不易折断。气微腥,味淡	猪蹄甲	三角锥体状,有时两个相连,底部较平坦,呈三角形。黄白色或黑褐色。外表面平滑或粗糙,有光泽,角质,半透明或微透明状。质坚韧,不易折断,折断面不整齐。气腥,味咸
			掺盐穿山甲	本品主要为炮山甲,掺食盐或白矾,于表面或断面裂隙处或见晶体,味咸
			伪制品	热水浸泡,黏合处易脱落,水液变色等

注：前80种为2021年全国职业院校技能大赛赛项规程中的中药真伪鉴别品种范围,不同年份真伪品种有所调整。

样题举例

样题参考网站：http://www.chinaskills-jsw.org。

2021年全国职业院校技能大赛中药传统技能大赛中药性状鉴别——识别与功效试卷举例如下。

（高职组）（性状 GA）

考试时间：2021 年 * 月 * 日 （10：00—12：00）

工位号：1、3、5、7　　　　　　　　工位号：2、4、6、8

编号	药名		编号	药名
1	麻黄		1	薤白
2	桑叶		2	使君子
3	决明子		3	马鞭草
4	金银花		4	滑石
5	浙贝母		5	罗汉果
6	熟地黄		6	百部
7	木鳖子		7	石决明
8	徐长卿		8	西洋参
9	苍术		9	沙苑子

编号	药名
10	海金沙
11	薤白
12	使君子
13	马鞭草
14	滑石
15	罗汉果
16	百部
17	石决明
18	西洋参
19	沙苑子
20	桑螵蛸

编号	药名
10	桑螵蛸
11	麻黄
12	桑叶
13	决明子
14	金银花
15	浙贝母
16	熟地黄
17	木鳖子
18	徐长卿
19	苍术
20	海金沙

说明：赛位号即为工位号。

2021 年全国职业院校技能大赛中药传统技能大赛中药性状鉴别——真伪鉴别试卷举例如下。

（高职组）（性状 GA）

考试时间：2021 年 * 月 * 日（10：00—12：00）

工位号：1、3、5、7　　　　　　　　工位号：2、4、6、8

编号	正品	伪劣品
1	人参	
2		皂角刺伪劣品
3	金钱草	
4	石决明	
5	金钱白花蛇	
6		化橘红伪劣品
7	白及	
8		牛膝伪劣品
9	金银花	
10	银柴胡	

编号	正品	伪劣品
1	金钱白花蛇	
2		化橘红伪劣品
3	白及	
4		牛膝伪劣品
5	金银花	
6	银柴胡	
7	人参	
8		皂角刺伪劣品
9	金钱草	
10	石决明	

说明：赛位号即为工位号。

2.3　中药鉴别书写要点

适用于全国医药行业特有职业技能竞赛。

在全国行业职业技能竞赛——全国医药行业特有职业技能竞赛大纲中，要求在规定时间内，按要求完成所给中药样品的真伪鉴别，写出中药样品的真伪及鉴别方法和主要鉴别特征。鉴别方法主要包括：性状鉴别（观、嗅、尝）、理化鉴别（水试、火试、化学反应）等。根据现场条件合理选择具体方法。

评分要点：①确定中药样品的真伪；②写出鉴别方法及鉴别特征（鉴别方法及鉴别特征不正确不得分）；③操作方法正确（正确使用酒精灯及化学试剂等）。中药真伪鉴别品种范围为 40 味中药材及其饮片，品种为：人参、红参、西洋参、三七（含三七粉）、川贝母、浙贝母、天麻、大黄、何首乌、黄连、黄芪、杜仲、秦皮、苏木、沉香、大血藤、鸡血藤、红花、西红花、玫瑰花、苦杏仁、菟丝子、胖大海、车前子、山茱萸、石斛、冬虫夏草、茯苓、乳香、没药、血竭、青黛、海金沙、珍珠、蛤蚧、麝香、鹿茸、羚羊角、蒲黄、阿胶。

人参

【性状书写要点】

细目	特点
外形	呈纺锤形或圆柱形
大小	长 3～15cm,直径 1～2cm
色泽	表面灰黄色,断面淡黄白色
表面	上部或全体有疏浅断续的粗横纹及明显的纵皱,下部有支根 2～3 条,并着生多数细长的须根,须根上常有不明显的细小疣状突出。多拘挛而弯曲,具不定根(艼)和稀疏的凹窝状茎痕(芦碗)
断面	淡黄白色,显粉性,形成层环纹棕黄色,皮部有黄棕色的点状树脂道及放射状裂隙
质地	硬
气味	香气特异;味微苦、甘

【附注】记忆歌诀：芦碗紧密相互生，圆膀图芦枣核艼，紧皮细纹疙瘩体，须似皮条长又清，珍珠点点缀须下，具此特征野山参。

【鉴别】取本品粉末 0.5g，加乙醇 5mL，振摇 5 分钟，滤过。取滤液少量，置蒸发皿中蒸干，滴加三氯化锑饱和的氯仿溶液，再蒸干，显紫色。

红参

【性状书写要点】

细目	特点
外形	呈纺锤形、圆柱形或扁方柱形
大小	长 3～10cm,直径 1～2cm
色泽	表面红棕色,偶有不透明的暗黄褐色斑块
表面	半透明,具纵沟、皱纹及细根痕;上部有时具断续的不明显环纹;下部有 2～3 条扭曲交叉的支根,并带弯曲的须根或仅具须根残迹
断面	平坦,角质样
质地	硬而脆
气味	气微香而特异;味甘、微苦

【鉴别】同人参。

西洋参

【性状书写要点】

细目	特点
外形	呈纺锤形、圆柱形或圆锥形
大小	长 3～12cm，直径 0.8～2cm
色泽	浅黄褐色或黄白色
表面	可见横向环纹和线形皮孔状突起，并有细密浅纵皱纹和须根痕。主根中下部有一至数条侧根，多已折断。有的上端有根茎（芦头），环节明显，茎痕（芦碗）圆形或半圆形，具不定根（艼）或已折断
断面	平坦，浅黄白色，略显粉性，皮部可见黄棕色点状树脂道，形成层环纹棕黄色，木部略呈放射状纹理
质地	体重，质坚实，不易折断
气味	气微而特异；味微苦、甘

三　七

【性状书写要点】

细目	特点
外形	呈类圆锥形或圆柱形
大小	长 1～6cm，直径 1～4cm
色泽	灰褐色或灰黄色
表面	有断续的纵皱纹和支根痕。顶端有茎痕，周围有瘤状突起
断面	灰绿色、黄绿色或灰白色，木部微呈放射状排列
质地	体重，质坚实
气味	气微；味苦回甜

【附注】记忆歌诀：铜皮铁骨狮子头，三七鉴别要记清，断面木部纹理在，气微味苦有豆腥。

川贝母（松贝）

【性状书写要点】

细目	特点
外形	类圆锥形或近球形
大小	高 0.3～0.8cm，直径 0.3～0.9cm
色泽	表面类白色
表面	外层鳞叶 2 瓣，大小悬殊，大瓣紧抱小瓣，未抱部分呈新月形，习称"怀中抱月"；顶部闭合，内有类圆柱形、顶端稍尖的心芽和小鳞叶 1～2 枚；先端钝圆或稍尖，底部平，微凹入，中心有一灰褐色的鳞茎盘，偶有残存须根
断面	白色，富粉性
质地	质硬而脆
气味	气微；味微苦

【附注】易混品有平贝母、伊贝母、土贝母等。

【鉴别】

(1) 取生药粉末，置紫外灯（365nm）下观察，可见淡绿色荧光。

(2) 本品横切面，加碘试液 2～3 滴，即显蓝紫色，但边缘一圈仍为类白色。

浙贝母

【性状书写要点】

（1）大贝

细目	特点
外形	为鳞茎外层的单瓣鳞叶,略呈新月形
大小	高 1～2cm,直径 2～3.5cm
色泽	外表面类白色至淡黄色,内表面白色或淡棕色
表面	被有白色粉末
断面	白色至黄白色,富粉性
质地	质硬而脆,易折断
气味	气微;味微苦

（2）珠贝

细目	特点
外形	为完整的鳞茎,呈扁圆形
大小	高 1～1.5cm,直径 1～2.5cm
色泽	表面类白色
表面	外层鳞叶 2 瓣,肥厚,略似肾形,互相抱合,内有小鳞叶 2～3 枚和干缩的残茎

【鉴别】

（1）取粉末,置紫外灯（365nm）下观察,显亮淡绿色荧光。

（2）取横切面,加碘试液 2～3 滴,即显蓝紫色,但边缘一圈仍为类白色。

（3）取本品粉末 1g,加 70％乙醇 20mL,加热回流 30 分钟,滤过,滤液蒸干,残渣加 1％盐酸溶液溶解,滤过。滤液分两部分：一份加碘化铋钾试液 3 滴,生成橘红色沉淀;一份加硅钨酸试液 3 滴,生成白色絮状物。

天麻

【性状书写要点】

细目	特点
外形	呈椭圆形或长条形,略扁,皱缩而稍弯曲
大小	长 3～15cm,宽 1.5～6cm,厚 0.5～2cm
色泽	黄白色至黄棕色
表面	有纵皱纹及由潜伏芽排列而成的横环纹多轮,有时可见棕褐色菌索。顶端有红棕色至深棕色鹦嘴状的芽或残留茎基;另端有圆脐形疤痕
断面	较平坦,黄白色至淡棕色,角质样
质地	质坚硬,不易折断
气味	气微;味甘

【鉴别】 取粉末 1g,加水 10mL,浸渍 4 小时,随时振摇,滤过,滤液加碘试液 2～4 滴,显紫红色至酒红色。

大黄

【性状书写要点】

细目	特点
外形	呈类圆柱形、圆锥形、卵圆形或不规则块状
大小	长 3～17cm，直径 3～10cm
色泽	除尽外皮者表面黄棕色至红棕色
表面	有的可见类白色网状纹理及星点（异型维管束）散在，残留的外皮棕褐色，多具绳孔及粗皱纹
断面	淡红棕色或黄棕色，显颗粒性；根茎髓部宽广，有星点环列或散在；根木部发达，具放射状纹理，形成层环明显，无星点
质地	坚实，有的中心稍松软
气味	气清香；苦而微涩，嚼之粘牙，有沙粒感

【附注】 山大黄：为同科植物华北大黄、天山大黄等多种植物的根及根茎。断面无星点，香气弱。理化鉴别显亮蓝紫色荧光。

【鉴别】

（1）取本品粉末少量，进行微量升华，可见菱状针晶或羽状针晶，加碘液溶解并显红色。

（2）取生药新折断面或粉末，在紫外灯（365nm）下显棕色荧光。

何首乌

【性状书写要点】

细目	特点
外形	呈团块状或不规则纺锤形
大小	长 6～15cm。直径 4～12cm
色泽	红棕色或红褐色
表面	皱缩不平，有浅沟，并有横长皮孔样突起和细根痕
断面	浅黄棕色或浅红棕色，显粉性；皮部有 4～11 个类圆形异型维管束环列，形成云锦状花纹，中央木部较大，有的呈木心
质地	体重，质坚实，不易折断
气味	气微；味苦而甘涩

【附注】 白首乌为萝藦科植物牛皮消等的块根，表面黄色或淡黄棕色，有横长皮孔，断面类白色，粉性。多为民间用药。

【鉴别】

（1）取本品粉末少量，进行微量升华，得黄色柱状或针状簇晶，在结晶上滴加碱性溶液 1 滴显红色。

（2）取本品粉末约 0.1g，加 10% 氢氧化钠溶液 10mL，煮沸 3 分钟，不断振摇，趁热滤过，放冷。取滤液 2 滴，置蒸发皿中蒸干，趁热加三氯化锑的氯仿饱和溶液 1 滴，即显紫红色。

黄连

【性状书写要点】

（1）味连

细目	特点
外形	多集聚成簇，常弯曲，形如鸡爪
大小	单枝根茎长 3～6cm，直径 0.3～0.8cm
色泽	灰黄色或黄褐色
表面	粗糙，有不规则结节状隆起、须根及须根残基，有的节间表面平滑如茎秆，习称"过桥"。上部多残留褐色鳞叶，顶端常留有残余的茎或叶柄
断面	不整齐，皮部橙红色或暗棕色，木部鲜黄色或橙黄色，呈放射状排列，髓部有的中空
质地	硬
气味	气微；味极苦

（2）雅连

细目	特点
外形	多为单枝，略呈圆柱形，微弯曲
大小	长 4～8cm，直径 0.5～1cm
表面	"过桥"较长，顶端有少许残茎

【鉴别】

（1）本品折断面在紫外灯下显金黄色荧光，木质部尤为显著。

（2）取本品粉末少许于载玻片上，加 95％乙醇 1～2 滴及 30％硝酸 1 滴，放置片刻，镜检，可见黄色硝酸小檗碱针晶簇。

黄芪

【性状书写要点】

细目	特点
外形	呈圆柱形，有的有分枝，上端较粗
大小	长 30～90cm，直径 1～3.5cm
色泽	淡棕黄色或淡棕褐色
表面	有不整齐的纵皱纹或纵沟
断面	纤维性强，并显粉性，皮部黄白色，木部淡黄色，有放射状纹理和裂隙，老根中心偶呈枯朽状，黑褐色或呈空洞
质地	硬而韧，不易折断
气味	气微；味微甜，嚼之微有豆腥味

【鉴别】取本品粉末 3g，加水 30mL，浸渍过夜，滤过，取滤液 1mL，于 60℃水浴中加热 10 分钟，加 5％ a-萘酚乙醇溶液 5 滴，摇匀，沿管壁缓缓加入浓硫酸 0.5mL，在两液交界处呈紫红色环。

杜仲

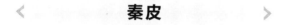

【性状书写要点】

细目	特点
外形	呈板片状或两边稍向内卷,大小不一
大小	厚 3～7mm
色泽	外表面淡棕色或灰褐色
表面	有明显的皱纹或纵裂槽纹,有的树皮较薄,未去粗皮,可见明显的皮孔。内表面暗紫色,光滑
断面	有细密、银白色、富弹性的橡胶丝相连
质地	脆,易折断
气味	气微;味稍苦

【鉴别】取本品粉末 1g,加三氯甲烷 10mL,浸渍 2 小时,滤过。滤液挥干,加乙醇 1mL,产生具弹性的胶膜。

秦皮

【性状书写要点】

细目	特点
外形	呈卷筒状或槽状
大小	长 10～60cm,厚 1.5～3mm
色泽	外表面灰白色、灰棕色至黑棕色或相间呈斑状
表面	平坦或稍粗糙,并有灰白色圆点状皮孔及细斜皱纹,有的具分枝痕。内表面黄白色或棕色,平滑
断面	纤维性、黄白色
质地	硬而脆
气味	气微;味苦

【鉴别】取本品,加热水浸泡,浸出液在日光下可见碧蓝色荧光。

苏木

【性状书写要点】

细目	特点
外形	呈长圆柱形或对剖半圆柱形
大小	长 10～100cm,直径 3～12cm
色泽	表面黄红色至棕红色
表面	具刀削痕,常见纵向裂缝
断面	略具光泽,年轮明显,有的可见暗棕色、质松、带亮星的髓部
质地	坚硬
气味	气微;味微涩

【鉴别】

(1) 取本品粉末 10g,加水 50mL,放置 4 小时,时时振摇,滤过,滤液显橘红色,置紫外灯(365nm)下观察,显黄绿色荧光;取滤液 5mL,加氢氧化钠试液 2 滴,显猩红色,置紫外灯(365nm)下观察,显蓝色荧光;加盐酸使溶液呈酸性后,溶液变为橙色,置紫外灯(365nm)下观察,显黄绿色荧光。

（2）热水浸泡，水液为红色，加碱现黄色，再加酸显红色。

沉香

【性状书写要点】

细目	特点
外形	呈不规则块、片状或盔帽状，有的为小碎块
表面	凹凸不平，有刀痕，偶有孔洞，可见黑褐色树脂与黄白色木部相间的斑纹，孔洞及凹窝表面多呈朽木状
断面	刺状
质地	较坚实
气味	气芳香；味苦

【鉴别】 燃烧时发出浓烟及强烈香气，有黑色油状物渗出，并伴有浓郁香气。

大血藤

【性状书写要点】

细目	特点
外形	呈圆柱形，略弯曲
大小	长 30～60cm，直径 1～3cm
色泽	表面灰棕色
表面	粗糙，外皮常呈鳞片状剥落，剥落处显暗红棕色，有的可见膨大的节和略凹陷的枝痕或叶痕
断面	皮部红棕色，有数处（多为 6 处）向内嵌入木部，木部黄白色，有多数细孔状导管，射线呈放射状排列
质地	硬
气味	气微；味微涩

鸡血藤

【性状书写要点】

细目	特点
外形	椭圆形、长矩圆形或不规则的斜切片
大小	厚 0.3～1cm
色泽	栓皮灰棕色，有的可见灰白色斑，栓皮脱落处显红棕色
断面	切面木部红棕色或棕色，导管孔多数；韧皮部有树脂状分泌物呈红棕色至黑棕色，与木部相间排列呈 3～8 个同心性椭圆形环或偏心性半圆形环；髓部偏向一侧
质地	坚硬
气味	气微；味涩

红花

【性状书写要点】

细目	特点
外形	不带子房的管状花
大小	长 1～2cm
色泽	表面红黄色或红色

细目	特点
表面	花冠筒细长,先端 5 裂,裂片呈狭条形,雄蕊 5 枚,花药聚合成筒状,黄白色;柱头长圆柱形,顶端微分叉
质地	柔软
气味	气微香;味微苦

【鉴别】取本品少许浸入水中,水被染成金黄色,而花瓣不褪色。

西红花

【性状书写要点】

细目	特点
外形	呈线形,三分枝
大小	长约 3cm
色泽	暗红色
表面	上部较宽而略扁平,顶端边缘显不整齐的齿状,内侧有一短裂隙,下端有时残留一小段黄色花柱
质地	体轻,质松软,无油润光泽,干燥后质脆易断
气味	气特异,微有刺激性;味微苦

【附注】记忆歌诀：西红花柱红棕色，柱头细长有光泽，入水金黄直线沉，花柱膨胀三分叉。

【鉴别】

（1）取本品浸水中，可见橙黄色呈直线下降，并逐渐扩散，水被染成黄色，无沉淀。柱头呈喇叭状，有短缝；在短时间内，用针拨之不破碎。

（2）取本品少量，置白瓷板上，加硫酸 1 滴，酸液显蓝色经紫色缓缓变为红褐色或棕色。

（3）取样品少许放入水中，真品水现黄色，历久不会浑水，水而没有油脂，若现红色浑水，且水面上现油脂为伪品。

（4）浸入水中，真品呈漏斗状，伪品不呈漏斗状。

（5）水浸后用针拨动，真品不碎断，伪品容易碎断。

（6）掺有淀粉的伪品，用碘浓一滴，即呈蓝黑色，真品不变色。

玫瑰花

【性状书写要点】

细目	特点
外形	略呈半球形或不规则团状
大小	直径 0.7～1.5cm
色泽	紫红色,有的黄棕色;雄蕊多数,黄褐色;萼片 5 枚,披针形,黄绿色或棕绿色,被有细柔毛
表面	残留花梗上被细柔毛,花托半球形,与花萼基部合生;花瓣多皱缩,展平后宽卵形,呈覆瓦状排列,花柱多数,柱头在花托口集成头状,略突出,短于雄蕊
质地	体轻,质脆
气味	芳香浓郁;味微苦涩

苦杏仁

【性状书写要点】

细目	特点
外形	呈扁心形
大小	长 1～1.9cm,宽 0.8～1.5cm,厚 0.5～0.8cm
色泽	表面黄棕色至深棕色
表面	一端尖,另端钝圆,肥厚,左右不对称,尖端一侧有短线形种脐,圆端合点处向上具多数深棕色的脉纹。种皮薄,子叶 2 枚,乳白色,富油性
气味	气微,味苦

【鉴别】取本品数粒,加水共研,发出苯甲醛的特殊香气。

菟丝子

【性状书写要点】

细目	特点
外形	呈类球形
大小	直径 1～2mm
色泽	表面灰棕色至棕褐色
表面	粗糙,种脐线形或扁圆形
质地	坚实,不易以指甲压碎
气味	气微;味淡

【鉴别】取本品少量,加沸水浸泡后,表面有黏性;加热煮至种皮破裂时,可露出黄白色卷旋状的胚,形如吐丝。

胖大海

【性状书写要点】

细目	特点
外形	呈纺锤形或椭圆形
大小	长 2～3cm,直径 1～1.5cm
色泽	棕色或暗棕色
表面	先端钝圆,基部略尖而歪,具浅色的圆形种脐,表面微有光泽,具不规则的干缩皱纹
断面	可见散在的树脂状小点。内层种皮可与中层种皮剥离,稍革质,内有 2 片肥厚胚乳,广卵形;子叶 2 枚,菲薄,紧贴于胚乳内侧,与胚乳等大
质地	脆,易脱落
气味	气微;味淡,嚼之有黏性

【鉴别】取本品数粒置烧杯中,加沸水适量,放置数分钟即吸水膨胀成棕色半透明的海绵状物。

车前子

【性状书写要点】

细目	特点
外形	呈椭圆形、不规则长圆形或三角状长圆形,略扁
大小	长约 2mm,宽约 1mm
色泽	表面黄棕色至黑褐色
表面	有细皱纹,一面有灰白色凹点状种脐
质地	硬
气味	气微;味淡

【鉴别】 取本品少许，加热水，放置，种子可膨胀，并出现黏液。

山茱萸

【性状书写要点】

细目	特点
外形	呈不规则的片状或囊状
大小	长 1~1.5cm,宽 0.5~1cm
色泽	表面紫红色至紫黑色
表面	皱缩,有光泽。顶端有的有圆形宿萼痕,基部有果梗痕
质地	柔软
气味	气微;味酸、涩、微苦

石斛

【性状书写要点】

细目	特点
外形	呈圆柱形或扁圆柱形
大小	长约 30cm,直径 0.4~1.2cm
色泽	表面黄绿色
表面	光滑或有纵纹,节明显,色较深,节上有膜质叶鞘
质地	肉质多汁,易折断
气味	气微;味微苦而回甜,嚼之有黏性

【鉴别】 本品粉末置紫外灯（365nm）下观察，显淡蓝色荧光。

冬虫夏草

【性状书写要点】

细目	特点
外形	本品由虫体与从虫头部长出的真菌子座相连而成。虫体似蚕
大小	长 3~5cm,直径 0.3~0.8cm
色泽	表面深黄色至黄棕色
表面	有环纹 20~30 个,近头部的环纹较细;头部红棕色;足 8 对,中部 4 对较明显

细目	特点
断面	略平坦,淡黄白色。子座细长圆柱形,长4~7cm,直径约0.3cm;表面深棕色至棕褐色,有细纵皱纹,上部稍膨大。子座质柔韧,断面类白色
质地	脆,易折断
气味	气微腥;味微苦

【附注】以主产区虫体金黄色、发亮、丰满肥大、断面黄白色、不空虚、子座短小、无霉变和无杂质者为佳。记忆歌诀:虫草金黄如蚕形,头部棕红身环纹,八对肉足两边分,虫脆草韧气味腥。

辨别冬虫夏草真伪"三招":①草形:冬虫夏草体形如蚕,只有一条"草头",极少有分支。草头基部较粗,末端渐细。虫草表面粗糙,环纹明显,干燥的虫草质脆,易折断。②草色:冬虫夏草外表金黄色、土黄色或棕黄色。头都棕红色。"草头"颜色发黑,细长。③草味:冬虫夏草密封后打开,有较浓的腥味。

【鉴别】取粉末1g,用乙醚溶出杂质后,用氯仿提取,滤过,滤液挥去氯仿,滴加冰乙酸2滴,再加乙酸酐2滴,最后加浓硫酸1~2滴,显棕黄色—红紫色—污绿色。

茯苓

【性状书写要点】

细目	特点
外形	呈类球形、椭圆形、扁圆形或不规则团块
大小	不一
表面	外皮薄而粗糙,棕褐色至黑褐色,有明显的皱缩纹理
断面	颗粒性,有的具裂隙,外层淡棕色,内部白色,少数淡红色,有的中间抱有松根
质地	体重,质坚实
气味	气微;味淡,嚼之粘牙

【鉴别】取本品粉末少量,加碘化钾碘试液1滴,显深红色。

乳香

【性状书写要点】

细目	特点
外形	呈长卵形滴乳状、类圆形颗粒或黏合成大小不等的不规则块状物
大小	大者长达2cm(乳香珠)或5cm(原乳香)
色泽	表面黄白色,半透明
表面	被有黄白色粉末,久存则颜色加深
断面	破碎面有玻璃样或蜡样光泽
质地	脆,遇热软化
气味	气具特异香气。味微苦

【鉴别】本品燃烧时显油性,冒黑烟,有香气;加水研磨成白色或黄白色乳状液。

没药

【性状书写要点】

（1）天然没药

细目	特点
外形	呈不规则颗粒性团块
大小	不等,大者直径长达 6cm 以上
色泽	表面黄棕色或红棕色,近半透明部分呈棕黑色
表面	被有黄色粉尘
断面	破碎面不整齐,无光泽
质地	坚脆
气味	有特异香气。味苦而微辛

（2）胶质没药

细目	特点
外形	呈不规则块状和颗粒,多黏结成大小不等的团块
大小	大者直径长达 6cm 以上
色泽	表面棕黄色至棕褐色,不透明
质地	坚实或疏松
气味	有特异香气;味苦而有黏性

【鉴别】

（1）取本品粉末 0.1g，加乙醚 3mL，振摇，滤过，滤液置蒸发皿中，挥尽乙醚，残留的黄色液体滴加硝酸，显褐紫色。

（2）取本品粉末少量，加香草醛试液数滴，天然没药立即显红色，继而变为红紫色，胶质没药立即显紫红色，继而变为蓝紫色。

血竭

【性状书写要点】

细目	特点
外形	略呈类圆四方形或方砖形
色泽	表面暗红,有光泽
表面	附有因摩擦而成的红粉
断面	破碎面红色,研粉为砖红色
质地	硬而脆
气味	气微;味淡

【鉴别】

（1）取本品粉末，置白纸上，用火隔纸烘烤即熔化，但无扩散的油迹，对光照视呈鲜艳的红色。以火燃烧则产生呛鼻的烟气。

（2）在水中不溶，在热水中软化。

青黛

【性状书写要点】

细目	特点
外形	为深蓝色的粉末,或呈不规则多孔性的团块、颗粒
色泽	深蓝色
质地	体轻,易飞扬,用手搓捻即成细末
气味	微有草腥气;味淡

【鉴别】

（1）取本品少量,用微火灼烧,有紫红色的烟雾产生。

（2）取本品少量,滴加硝酸,产生气泡并显棕红色或黄棕色。

海金沙

【性状书写要点】

细目	特点
外形	呈粉末状
色泽	棕黄色或浅棕黄色
质地	体轻,手捻有光滑感,置手中易由指缝滑落
气味	气微;味淡

【鉴别】取本品少量,撒于火上,即发出轻微爆鸣及明亮的火焰。

珍珠

【性状书写要点】

细目	特点
外形	呈类球形、长圆形、卵圆形或棒形
大小	直径 1.5～8mm
色泽	表面类白色、浅粉红色、浅黄绿色或浅蓝色,半透明
表面	光滑或微有凹凸,具特有的彩色光泽
质地	坚硬,破碎面显层纹
气味	气微;味微咸

【鉴定】

（1）取本品粉末,加稀盐酸,即产生大量气泡,滤过,滤液显钙盐的鉴别反应。

（2）取本品,置紫外光灯（365nm）下观察,显浅蓝紫色或亮黄绿色荧光,通常环周部分较明亮。

（3）用火烧时有爆裂声。

蛤蚧

【性状书写要点】

细目	特点
外形	呈扁片状,头略呈扁三角状,两眼多凹陷成窟窿,口内有细齿,生于颚的边缘,无异型大齿。吻部半圆形,吻鳞不切鼻孔,与鼻鳞相连,上鼻鳞左右各 1 片,上唇鳞 12～14 对,下唇鳞(包括颏鳞)21 片。腹背部呈椭圆形,腹薄
大小	头颈部及躯干部长 9～18cm,头颈部约占三分之一,腹背部宽 6～11cm,尾长 6～12cm
表面	背部呈灰黑色或银灰色,有黄白色,灰绿色或橙红色斑点散在或密集成不显著的斑纹,脊椎骨和两侧肋骨突起。四足均具 5 趾;趾间仅具蹼迹,足趾底有吸盘。尾细而坚实,微现骨节,与背部颜色相同,有 6～7 个明显的银灰色环带,有的再生尾较原生尾短,且银灰色环带不明显。全身密被圆形或多角形微有光泽的细鳞
气味	气腥;味微咸

【鉴别】 本品粉末的乙醇提取液或酸水提取液,加硅钨酸、碘化铋钾、碘化汞钾等生物碱沉淀试剂,均有沉淀反应。

麝香

【性状书写要点】

（1）毛壳麝香

细目	特点
外形	为扁圆形或类椭圆形的囊状体
大小	直径 3～7cm,厚 2～4cm
表面	开口面的皮革质,棕褐色,略平,密生白色或灰棕色短毛,从两侧围绕中心排列,中间有 1 个小囊孔。另一面为棕褐色略带紫色的皮膜,微皱缩,偶显肌肉纤维,略有弹性,剖开后可见中层皮膜呈棕褐色或灰褐色,半透明,内层皮膜呈棕色,内含颗粒状、粉末状的麝香仁和少量细毛及脱落的内层皮膜(习称"银皮")

（2）麝香仁（野生）

细目	特点
外形	不规则圆球形或颗粒状者习称"当门子"
色泽	表面多呈紫黑色,油润光亮,微有麻纹
质地	野生者质软,油润,疏松
断面	深棕色或黄棕色;粉末状者多呈棕褐色或黄棕色,并有少量脱落的内层皮膜和细毛

（3）麝香仁（饲养）

细目	特点
外形	呈颗粒状、短条形或不规则的团块
色泽	紫黑色或深棕色,显油性,微有光泽,并有少量毛和脱落的内层皮膜
表面	不平
气味	气香浓烈而特异。味微辣、微苦带咸

【鉴别】

（1）取毛壳麝香用特制槽针从囊孔插入,转动槽针,提取麝香仁,立即检视,槽内的麝香仁应有逐渐膨胀高出槽面的现象,习称"冒槽"。麝香仁油润,颗粒疏松,无锐角,香气浓烈。不应有纤维等异物或异常气味。

（2）取麝香仁粉末少量,置手掌中,加水润湿,用手搓之能成团,再用手指轻揉即散,不应粘手、染手、顶指或结块。

（3）取麝香仁少量,撒于炽热的坩埚中灼烧,初则迸裂,随即融化膨胀起泡似珠,香气浓烈四溢，应无毛、肉焦臭，无火焰或火星出现。灰化后，残渣呈白色或灰白色。

（4）带毛壳的麝香：用手紧握质柔软，放开后其皮能伸长恢复原形。捻之散香有柔软感，不顶手，不粘手，不结块，放手后仍能弹起。有浓烈的香气，经久不散。

（5）取麝香少许，火烧时有轻微的爆鸣声，起油点如珠，似烧毛发但无臭味，灰为白色。

（6）取麝香少许放入水中，迅速溶化，发出香气，无残渣，水溶液呈微黄色。

（7）用口尝时刺激性强，味苦、微辣，有浓郁香气直达舌根，微有麻辣感。

鹿茸

【性状书写要点】

细目	特点
外形	呈圆柱状分枝，具一个分枝者习称"二杠"，主枝习称"大挺"
大小	长 17～20cm，锯口直径 4～5cm，离锯口约 1cm 处分出侧枝，习称"门庄"，长 9～15cm，直径较大挺略细
色泽	外皮红棕色或棕色
表面	多光润，表面密生红黄色或棕黄色细茸毛，上端较密，下端较疏；分岔间具 1 条灰黑色筋脉，皮茸紧贴。锯口黄白色，外围无骨质，中部密布细孔。具两个分枝者，习称"三岔"，大挺长 23～33cm，直径较二杠细，略呈弓形，微扁，枝端略尖，下部多有纵棱筋及突起疙瘩；皮红黄色，茸毛较稀而粗
质地	体轻
气味	微腥；味微咸

【鉴别】取本品粉末 0.1g，加水 4mL，加热 15 分钟，放冷，滤过，取滤液 1mL，加茚三酮试液 3 滴，摇匀，加热煮沸数分钟，显蓝紫色；另取滤液 1mL，加 10% 氢氧化钠溶液 2 滴，摇匀，滴加 0.5% 硫酸铜溶液，显蓝紫色。

羚羊角

【性状书写要点】

细目	特点
外形	呈长圆锥形，略呈弓形弯曲
大小	长 15～33cm；类白色或黄白色
色泽	基部稍呈青灰色
表面	嫩枝对光透视有"血丝"或紫黑色斑纹，光润如玉，无裂纹，老枝则有细纵裂纹。除尖端部分外，有 10～16 个隆起环脊，间距约 2cm，用手握之，四指正好嵌入凹处。角的基部横截面圆形，直径 3～4cm，内有坚硬质重的角柱，习称"骨塞"，骨塞长约占全角的 1/2 或 1/3，表面有突起的纵棱与其外面角鞘内的凹沟紧密嵌合
断面	从横断面观，其结合部呈锯齿状。除去"骨塞"后，角的下半段成空洞，全角呈半透明，对光透视，上半段中央有一条隐约可辨的细孔道直通角尖，习称"通天眼"
质地	坚硬
气味	气微；味淡

【附注】羚羊角的类似品种很多，然赛加羚羊（又称高鼻羚羊）的角为药用。记忆歌诀：羚羊角状圆柱形，听圆弯活通天眼，握之合把环纹绕，质硬气无味又淡。

【鉴别】

（1）羚羊角的表面从角基开始有轮生环节直到角的近尖处，每个环节光滑自然，用手握之合把。

（2）羚羊角的下半部有骨塞，骨塞上凸出的直线与角的凹槽相连接，紧密结合。

（3）羚羊角除去骨塞后，角的中心有一条细孔直到角尖，称之为"通天眼"。

蒲黄

【性状书写要点】

细目	特点
外形	黄色粉末
质地	体轻,放水中则飘浮水面
手感	手捻有滑腻感,易附着手指上
气味	气微;味淡

【鉴别】

（1）取本品少许，燃烧时应无爆鸣声和闪光现象出现（区别海金沙）。

（2）取本品 0.1g，加乙醇 5mL，温浸，滤过。取滤液 1mL，加镁粉适量，再加入浓盐酸数滴，溶液渐显樱红色。

阿胶

【性状书写要点】

细目	特点
外形	呈长方形块、方形块或丁状
色泽	棕色至黑褐色,有光泽
断面	光亮,碎片对光照视呈棕色半透明状
质地	质硬而脆
气味	气微;味微甘

【鉴别】

（1）本品少许，加 3 倍量沸水，搅拌 10～60 分钟使溶解，溶液呈透明的红茶色，清而不浊，冷却后，液面可见少数油滴，放置不凝集，微带腥气。

（2）置坩埚中灼烧，初则崩裂，随即融化膨胀，冒白烟，有浓烈的胶香气，灰化后残渣呈灰白色。

样题举例

鉴别样品×××的真伪

一、性状鉴别

1. 写出正品×××的主要鉴别特征。（2.5 分）

2. 样品×××的鉴别结果是（　　）。（2.5 分）

A. 正品　　　　　　　　B. 伪品

二、性状鉴别过程

1. 请在下列方法中选择合适的鉴别方法（　　）。（方法选错 0 分）

A. 水试　　　　　　　B. 火试　　　　　　　C. 化学反应

2. 写出操作过程及正品应有的主要现象（鉴别特征）。（4.5 分）

3. 样品（　　）正品特征。（答错本小题 0 分）

A. 符合　　　B. 不符合

4. 操作方法（　　）。（0.5 分，由裁判员评判）

A. 正确　　　B. 不正确

三、结论

本品为（　　）。（答错 0 分）

A. 正品　　　B. 伪品

第 3 章
中药显微鉴别

中药显微鉴别考核、技术要求

中药显微鉴别赛项，取 2 味常用中药粉末，等量混合在一起，参赛选手须用显微镜鉴别出此混合粉末具体是哪两种中药。比赛时，要求参赛选手按规定操作进行显微制片、显微观察、绘出主要的显微鉴别特征图，描述其特征，写出 2 味中药粉末的鉴定结论及鉴定理由。比赛规定时限 45 分钟。中药显微鉴别品种范围为 35 味常用中药，见表 3-1。

表 3-1　中药显微鉴别品种范围

序号	品种	序号	品种	序号	品种
1	大黄	13	牡丹皮	25	五味子
2	黄连(味连)	14	厚朴	26	补骨脂
3	甘草	15	肉桂	27	小茴香
4	人参	16	黄柏	28	槟榔
5	当归	17	大青叶	29	麻黄
6	黄芩	18	番泻叶	30	薄荷
7	白术	19	丁香	31	穿心莲
8	半夏	20	洋金花	32	猪苓
9	浙贝母	21	金银花	33	茯苓
10	天花粉	22	红花	34	珍珠
11	黄芪	23	山茱萸	35	石膏
12	川贝母(松贝或青贝)	24	砂仁		

样题举例

中药传统技能大赛显微考核试题举例：

试题一（A/B 卷）＊：厚朴、山茱萸；砂仁、金银花

试题二（A/B 卷）＊：槟榔、穿心莲；丁香、当归

试题三（A/B 卷）：黄连、山茱萸；番泻叶、黄芪

试题四（A/B 卷）：黄芩、五味子；薄荷、厚朴

试题五（A/B卷）：丁香、甘草；补骨脂、肉桂

试题六（A/B卷）：麻黄、洋金花；当归、小茴香

试题七（A/B卷）：槟榔、人参；穿心莲、金银花

注：*为2019年竞赛用样题。

3.2　中药显微鉴别要点

（1）大黄的显微鉴定

粉末特征	淡黄棕色，味苦涩，气微而特殊
草酸钙簇晶	极多，大小不一，一般极大，直径 20～160μm，有的至 190μm，棱角大多短钝
导管	主为具缘纹孔导管、网纹导管，直径约至 140μm，非木化，偶见螺纹导管及环纹导管非木化
淀粉粒	淀粉粒多，单粒类球形或多角形，直径 3～45μm，脐点多显著，星状、裂缝状、十字状、三叉状、人字状，大粒层纹明显；复粒较多，由 2～8 分粒组成

（2）黄连（味连）的显微鉴定

粉末特征	深棕黄色，气微、味极苦
石细胞	鲜黄色，单个或成群散在，呈类圆形、类方形、类长方形、多角形，边缘大多不平整或有凹凸，壁厚 9～28μm，有的层纹明显，纹孔小，孔沟细，有的胞腔不规则或有分枝
韧皮纤维	鲜黄色，多成束，较粗短，呈纺锤形、长梭形，末端斜尖圆或狭细，壁厚，纹孔较稀，孔沟较粗
木纤维	鲜黄色，成束，较细长，壁稍厚，纹孔稀疏，有的交叉成人字形
鳞叶表皮细胞	绿黄色或黄棕色。略呈长方形、长多角形或形状不一，壁微波状弯曲，或连珠状增厚

（3）甘草的显微鉴定

粉末特征	淡棕黄色，气微、味甜而特殊
纤维及晶纤维	纤维成束，细长、微弯曲，末端渐尖，壁极厚，微木化，孔沟不明显，胞腔线形。周围薄壁细胞含草酸钙方晶，形成晶纤维
草酸钙方晶	多，呈双锥形，长方形，或类方形，直径约至 16μm，长至 24μm
导管	具缘纹孔导管较大，多破碎，微显黄色，纹孔较密，椭圆形或斜方形，稀有网纹导管
木栓细胞	红棕色，表面呈多角形，大小均匀，壁薄，微木化，横断面观细胞排列整齐

（4）人参的显微鉴定

粉末特征	米黄色，有香气，味微甘、辛
树脂道	纵断面或横断面碎片易见。直径 34～110μm，腔道中含黄色块状分泌物，周围分泌细胞中含有颗粒状物或油滴
草酸钙簇晶	直径 20～68μm，棱角大多尖锐
木栓细胞	无色或淡黄色。表面观呈类方形或多角形，壁薄，细波状弯曲，非木化或微木化
导管	主为网纹导管和梯纹导管，少数为螺纹导管，直径 10～56μm，网纹导管的纹孔较大，宽至 7μm

（5）当归的显微鉴定

粉末特征	粉末米黄色，气香，味微甜，苦
韧皮薄壁细胞	纺锤形，壁略厚，非木化，表面有极微细的斜向交错纹理，有时可见菲薄的横隔
油室及油管碎片	可见淡黄色的油室或油管碎片，直径不一，内径约至 160μm，小者仅 25μm，含有挥发油滴
导管	主为梯纹导管和网纹导管，直径 13～60～80μm，也有具缘纹孔导管及细小的螺纹导管，具缘纹孔稍横向延长
木栓细胞	淡黄色，表面呈多角形，大小不一，壁薄，断面观细胞扁平

（6）黄芩的显微鉴定

粉末特征	深棕黄色,气微,味极苦
韧皮纤维	单个散在或数个成束,微黄色,梭形,有的稍弯曲,两端尖或斜尖,有的钝圆,长 60～250μm,直径 9～33μm,壁厚,孔沟细
石细胞	单个散在或 2～3 个成群,淡黄色,类圆形、类方形或长方形,壁较厚或甚厚
木纤维	较细长,多碎断,直径约 12μm,有稀疏斜纹孔。淀粉粒甚多,单粒类球形,直径 2～10μm,脐点明显,复粒由 2～3 分粒组成
木栓细胞	少见,表面观呈类多角形或稍狭长,壁较薄,微木化
导管	主为网纹导管,也具有具缘纹孔及环纹导管,直径 24～72μm

（7）白术的显微鉴定

粉末特征	粉末淡黄棕色,气清香,味苦、甘
草酸钙针晶	草酸钙针晶细小长 10～32μm,不规则的充塞于薄壁细胞中并有散在,少数针晶直径至 4μm
石细胞	为木栓石细胞,单个散在或数个存在,淡黄色,类圆形、多角形、长方形、或少数纺锤形,壁厚薄不匀,孔沟及胞腔明显
菊糖	呈扇形,表面显放射状纹理,散在或存在于薄壁细胞
导管	为网纹导管和具缘纹孔导管,导管分子短,直径至 48μm
纤维	黄色,大多成束,长梭形,稍弯曲,边缘平整,直径约至 22～34μm

（8）半夏的显微鉴定

粉末特征	类白色,气微,味辛辣,麻舌而刺喉
淀粉粒	淀粉粒多,单粒类圆形、半圆形或圆多角形,脐点裂缝状、人字状或星状;复粒多较大由 2～6 分粒组成
草酸钙针晶	草酸钙针晶束存在于椭圆形黏液细胞中,或随处散在
导管	主为螺纹导管,少数为环纹导管,直径为 10～24μm,非木化或木化

（9）浙贝母的显微鉴定

粉末特征	类白色,气微、味微苦
淀粉粒	淀粉粒多,单粒卵形、广卵形或椭圆形、灯泡形,直径 6～56μm,脐点隐约可见,点状、短缝状、人字状或马蹄状,层纹不明显。复粒稀少,由 2～3 分粒组成。大小不一,半复粒稀少,脐点 2 个
气孔及表皮细胞	气孔扁圆形,少见,副卫细胞 4～5 个,类多角形或长方形,垂周壁平直或稍弯曲,连珠状增厚
草酸钙方晶	存在于表皮细胞及导管旁的薄壁细胞中,呈梭形、方形或细杆状
导管	多为螺纹,直径至 18μm

（10）天花粉的显微鉴定

粉末特征	类白色,气微,味微苦
淀粉粒	多,单粒类球形、半圆形,直径 6～48μm,脐点点状、短缝状或人字状,层纹隐约可见;复粒由 2～14 分粒组成,常有一个盔帽形下端与 10 多个小分粒复合
导管	具缘纹孔导管,大多破碎,有的具缘纹孔呈六角形或方形,排列紧密
石细胞	黄绿色,长方形、椭圆形、类方形、多角形或纺锤形,直径 27～72μm,壁较厚,纹孔细密

（11）黄芪的显微鉴定

粉末特征	类黄白色。气微,味微甜,嚼之微有豆腥味
纤维	成束或散离,直径 8～30μm;壁厚,表面有纵裂纹,初生壁常与次生壁分离,两端常断裂成须状,或较平截
导管	具缘纹孔导管无色或橙黄色,纹孔排列紧密
石细胞	少见,圆形、长圆形或形状不规则,壁较厚

（12）川贝母的显微鉴定

粉末特征	类白色或浅黄色。气微，味微苦
淀粉粒	多，广卵形、长圆形或不规则圆形，有的边缘不平整或略作分枝状，直径 5～64μm，脐点短缝状、点状、人字状或马蹄状，层纹隐约可见
表皮细胞	类长方形，垂周壁微波状弯曲，偶见不定式气孔，圆形或扁圆形
导管	螺纹导管直径 5～26μm

（13）牡丹皮的显微鉴定

粉末特征	淡红棕色，气芳香，味微苦而涩
淀粉粒	众多。单粒类圆形，直径 3～16μm，脐点明显，点状或裂缝状，层纹不明显，复粒由 2～6 分粒组成
草酸钙簇晶	较多。大小不一，直径 9～45μm，有时含晶细胞连接，簇晶排成纵行，或一个薄壁细胞中含数个簇晶，也有簇晶充塞于细胞间隙中
木栓细胞	呈类方形或延长，壁稍厚，显淡红色

（14）厚朴的显微鉴定

粉末特征	棕色，气香，味辛辣、微苦
石细胞	大多成群或单个散离，形状及大小不一，呈不规则分枝状者一般较大，直径 11～65μm，壁厚，孔沟较少，胞腔狭小
纤维	大多单个散离。长梭形，直径 50μm，壁较厚，木化，层纹隐约可见，孔沟不明显
油细胞	大多单个散在。呈椭圆形或类圆形，壁稍厚，胞腔内含有黄棕色油滴状物
木栓细胞	淡黄色。壁稍波状弯曲

（15）肉桂的显微鉴定

粉末特征	红棕色，气香浓烈，味甜、辣
纤维	多单个散在。呈长梭形，边缘微波状或有凹凸，长 195～680μm，壁极厚，木化，纹孔及孔沟不明显
石细胞	成群或单个散在。呈类方形、类圆形，有的三边厚一边甚薄，孔沟明显，有的分枝。少数石细胞中含草酸钙针晶束
油细胞	呈类球形或长圆形，直径 68～108μm，胞腔内含淡黄色挥发油
木栓细胞	类多角形，纹孔明显，胞腔内常含红棕色物
草酸钙针晶	众多，成束或散在。较细小，长短不一。射线细胞中含针晶束较多

（16）黄柏的显微鉴定

粉末特征	鲜黄色，味极苦，具黏液性
纤维及晶纤维	较多，鲜黄色，多成束。纤维甚长，壁极厚，胞腔线形，周围细胞中含草酸钙方晶，形成晶纤维。含晶细胞壁木化增厚
石细胞	鲜黄色，成群或单个散离，大多呈不规则分枝状，形大，也有的呈类多角形，类圆形，壁极厚，层纹明显
黏液细胞	单个散离，类圆形或矩圆形，直径 32～42μm，壁薄，胞腔内可见无定型黏液质
草酸钙方晶	较多。呈类双锥形、多面形或正立方形，直径 8～24μm

（17）大青叶的显微鉴定

粉末特征	绿褐色，味微酸、苦、涩
靛蓝结晶	蓝色，呈细小颗粒状或片状，常聚集成堆
橙皮苷样结晶	淡黄绿色或无色。类圆形或不规则形，有的呈针簇状
下表皮细胞	表面观细胞呈类多角形，垂周壁连珠状增厚明显，气孔不等式，副卫细胞 3～4 个
厚角细胞	纵断面观呈长条形，角隅处壁厚至 14μm
导管	网纹及螺纹导管直径 7～54μm

（18）番泻叶的显微鉴定

粉末特征	淡绿色或黄绿色,味微苦,稍有黏性
晶纤维	多,草酸钙方晶直径 12～15μm
非腺毛	单细胞,壁厚,有疣状突起
草酸钙簇晶	存在于叶肉薄壁细胞中,直径 9～20μm
上下表皮细胞	表面观呈多角形,垂周壁平直;上下表皮均有气孔,主为平轴式,副卫细胞大多为 2 个,也有 3 个

（19）丁香的显微鉴定

粉末特征	暗红棕色,气芳香浓烈,味辛辣,有麻舌感
纤维	多单个散在,呈梭形,边缘平整或稍波状弯曲,有的呈不规则连珠状突起并扭曲,孔沟较稀或不明显,胞腔宽狭不一
花粉粒	无色或微黄色。极面观呈三角形,赤道表面观呈双凸镜形,具 3 副合沟
草酸钙簇晶	众多,大多存在于较小的薄壁细胞中。大小不一,直径 4～26μm,棱角多尖锐
油室	呈类圆形,直径约至 150μm,多破碎,分泌细胞界限不分明,有的含黄色油状物
导管	可见螺纹导管,细小

（20）洋金花的显微鉴定

粉末特征	淡黄色,味微苦
花粉粒	呈球形或长圆形,三孔沟不甚明显,表面有子午向排列的细条状雕纹
腺毛	有两种。短腺毛头部梨形,2～6 个细胞,柄短,1～3 个细胞。长腺毛头部圆形,单细胞,柄 2～6 个细胞,有的基部细胞膨大
非腺毛	1～5 个细胞,基部细胞膨大,壁有疣状突起。有的非腺毛中间细胞皱缩
花粉囊内壁细胞	具不规则螺旋状增厚
草酸钙结晶	众多,有方晶、砂晶、簇晶
导管	主为螺纹、环纹导管,直径 6～40μm

（21）金银花的显微鉴定

粉末特征	浅黄棕色或黄绿色,气清香,味微苦
腺毛	头部呈倒圆锥形,顶端平坦,侧面观约 4～33 个细胞,排成 2～4 层,柄部 1～5 个细胞,与头部相接处偶有 2 个细胞并列
非腺毛	有两种。厚壁非腺毛,单细胞,稀有 2 个细胞的,平直或稍弯曲,表面有微细疣状或泡状突起,有的具单或双螺纹。薄壁非腺毛,单细胞,甚长,弯曲或皱缩,表面有微细疣状突起
草酸钙簇晶	散在或存在于薄壁细胞中,直径 6～45μm,棱角细尖
花粉粒	类圆形或圆三角形,外壁表面有细密短刺及圆形细颗粒状雕纹,具三孔沟

（22）红花的显微鉴定

粉末特征	橙黄色,气微香,味微苦
分泌细胞	呈长管道状,胞腔内充满黄色或红棕色分泌物。分泌细胞常伴同螺纹导管
花粉粒	深黄色。呈类圆形、椭圆形。有 3 个萌发孔,孔口类圆形或长圆形,外壁具齿状突起
草酸钙方晶	存在于薄壁细胞中。呈方形或长方柱形
花柱碎片	深黄色。表皮细胞分化成单细胞毛,呈圆锥形,平直或稍弯曲,先端尖,壁薄
花冠裂片表皮细胞	表面观呈类长方形或长条形,直径 10～21μm,垂周壁菲薄,波状或微波状弯曲。有的外壁突起作短绒毛状

（23）山茱萸的显微鉴定

粉末特征	红褐色。气微,味酸、涩、微苦
果皮表皮细胞	橙黄色,表面观多角形或类长方形,直径 16～30μm 垂周壁连珠状增厚,外平周壁颗粒状角质增厚,胞腔含淡橙黄色物
中果皮细胞	橙棕色,多皱缩
草酸钙簇晶	少数,直径 12～32μm
石细胞	类方形、卵圆形或长方形,纹孔明显,胞腔大

（24）砂仁的显微鉴定

粉末特征	灰棕色。气芳香而浓烈,味辛凉、微苦
内种皮厚壁细胞	红棕色或黄棕色,表面观多角形,壁厚,非木化,胞腔内含硅质块;断面观为1列栅状细胞,内壁及侧壁极厚,胞腔偏外侧,内含硅质块
种皮表皮细胞	淡黄色,表面观长条形,常与下皮细胞上下层垂直排列;下皮细胞含棕色或红棕色物
色素层细胞	皱缩,界限不清楚,含红棕色或深棕色物
外胚乳细胞	类长方形或不规则形,充满细小淀粉粒集结成的淀粉团,有的包埋有细小草酸钙方晶
内胚乳细胞	含细小糊粉粒和脂肪油滴
油细胞	无色,壁薄,偶见油滴散在

（25）五味子的显微鉴定

粉末特征	暗紫色,味酸、辛、微苦
种皮表皮石细胞	成片,淡黄色或淡黄棕色。表面观呈多角形或长多角形,大小颇均匀,孔沟极细密,胞腔明显,内含深棕色或棕黑色物
种皮内层石细胞	常紧附于种皮表皮石细胞层,或单个散离。呈类多角形、类圆形。纹孔密而较大
果皮表皮细胞	表面观呈类多角形,垂周壁略呈连珠状增厚,表面有角质线纹。表皮中散有油细胞
油细胞	散在于表皮中。呈类圆形或圆多角形,壁稍厚,内含挥发油滴

（26）补骨脂的显微鉴定

粉末特征	呈灰黄色,气香,味辛、味苦
种皮栅状细胞	侧面观有纵沟纹,光辉带1条,位于上侧近边缘处,顶面观多角形,胞腔极小,孔沟细而清晰,底面观类多角形或类圆形,胞腔含红棕色物
种皮支持细胞	侧面观哑铃形,表面观类圆形,壁环状增厚
壁内腺	大,常破碎,完整者类圆形,由十数个至数十个纵向延长呈放射状排列的细胞构成
果皮表皮	棕色,细胞多皱缩,界限不清晰
草酸钙柱晶	细小,成片存在于中果皮细胞中

（27）小茴香的显微鉴定

粉末特征	呈黄棕色,有特异的香气,味微甘、辛
内果皮镶嵌细胞	表面观细胞狭长,壁薄,微波状弯曲,常数个细胞为1组作不规则镶嵌排列,常与中果皮细胞相连
网纹细胞	淡黄色,呈长圆形或类多角形,壁具网状纹孔,纹孔大
油管碎片	黄棕色或深红棕色,常破碎
外果皮细胞	表面观呈类多角形,壁稍厚,气孔类圆形,副卫细胞4个,不定式
内胚乳细胞	呈类多角形,细胞含糊粉粒,每个糊粉粒中有一细小草酸钙簇晶,并含脂肪油滴

（28）槟榔的显微鉴定

粉末特征	红棕色至淡棕色,气微,味涩、微苦
种皮石细胞	纺锤形、长方形或多角形,淡黄棕色,纹孔少数,裂缝状,有的胞腔内充满红棕色物
内胚乳细胞	碎片众多,完整的呈不规则多角形或类方形,有大的类圆形或矩圆形纹孔
外胚乳细胞	类长方形、类多角形,孔沟可见,纹孔明显,胞腔内常充满红棕色至深棕色物
导管	主要为螺纹导管或网纹导管

（29）麻黄的显微鉴定

粉末特征	呈棕色或绿色,味涩,微苦,气微香
气孔	特异,下陷,保卫细胞侧面观呈哑铃形或电话筒状
纤维	多而壁厚,木化或非木化,狭长,胞腔狭小,常不明显,外壁布满草酸钙砂晶和方晶,称为嵌晶纤维
色素块	散在,不规则形,黄棕色至红棕色
表皮细胞	类长方形或类多角形,外壁布满草酸钙砂晶,角质层极厚
导管	为螺纹、具缘纹孔及网状具缘纹孔导管,细小。具缘纹孔圆形,有的纹孔口相交成十字形。导管分子端壁斜面相接,接触面具多数圆形穿孔,排成1~3列,成为麻黄式穿孔板

（30）薄荷的显微鉴定

粉末特征	呈黄绿色,气芳香,味辛凉
腺鳞	顶面观呈圆形,侧面观呈扁球形,头部多由 8 个分泌细胞排列成辐射状,腺柄单细胞,极短,内含淡黄色分泌物
小腺毛	头部及柄部均为单细胞
非腺毛	由 1~8 个细胞组成,常弯曲,壁厚,表面具细密的庞状突起
表皮细胞	垂周壁呈波状弯曲,有众多直轴式气孔

（31）穿心莲的显微鉴定

粉末特征	呈绿色,气微,味极苦
含晶钟乳体	上下表皮均有增大的晶细胞,内含大型螺状钟乳体,直径约至 36μm,长约至 180μm,较大端有脐样点痕,层纹波状
腺鳞	头部扁球形,头部多为 8 个细胞,亦有 4 或 6 个细胞,极短。顶面观呈类球形
气孔	下表皮密布气孔,直轴式,副卫细胞大小悬殊,也有不定式
非腺毛	1~4 个细胞,长约至 160μm,基部直径约至 40μm,表面有角质纹理

（32）猪苓的显微鉴定

粉末特征	灰黄白色,气味均淡
菌丝	细长,弯曲,有分枝,粗细不一,直径 1.5~6μm;棕色菌丝较粗,横壁不明显
草酸钙方晶	极多,大多呈正方八面体或者规则的双锥八面体,也有呈不规则多面形。有时可见数个结晶集合

（33）茯苓的显微鉴定

粉末特征	灰白色。气微,味淡
菌丝团块	不规则颗粒状和分枝状,无色,遇水合氯醛液渐溶化
菌丝	无色或淡棕色,细长,稍弯曲,有分枝,直径 3~8μm,少数至 16μm

（34）珍珠的显微鉴定

粉末特征	类白色,气微,味淡
不规则碎块	半透明,具彩虹样光泽。表面显颗粒性,由数至十数包层重叠,片层结构排列紧密,可见致密的成层线条或极细密的微波状纹理

（35）石膏的显微鉴定

粉末特征	白色,气微,味淡
块状物	透明无色,多呈薄片状,纤维状或类方形,表面光滑,断裂处呈层皮状;偏光显微镜下呈亮白色至亮黄白色
不定形晶体	较大,极多,白色半透明,呈不规则块状,边缘不规则,多层重叠,长 75~175μm,直径 20~125μm。近方形晶体:不规则方形,长方形,表面光滑或可见斜的顺纹,边缘不整齐或有棱角。颗粒状晶体可见

第 4 章
中药调剂

4.1 中药调剂考核要求、技术要求

（1）考核要求：中药调剂赛项，包括中药处方调配、中药调剂审方理论考试两部分。

① 中药处方调配：中药处方调配采取无药斗抓药方式进行，处方饮片分别装在相同规格的不同药盒内，随机摆放在调剂台正前方，药盒上不标注饮片名称。竞赛时，参赛选手须在规定时间内，按照处方笺上的饮片名，从摆放的 12 味中药饮片（其中 2 味是易混淆的干扰品）中，调配 10 味×3 付处方中药。要求调配操作规范，剂量准确，脚注处理合理，包装美观牢固、整齐规范。竞赛规定时限 15 分钟。

考虑到竞赛时间所限，计价与捣碎两项操作由工作人员完成，参赛选手可忽略此两个操作步骤。调配时，参赛选手可使用自带戥秤，也可使用大赛组委会统一准备的戥秤。调剂用中药饮片范围，参照中药性状鉴别之中药识别品种目录。

② 中药调剂审方理论考试：调剂审方理论考试，须完成 2 张处方的审阅。所有参赛选手须在同一时间和地点，在计算机上单人单机考试。参赛选手根据调剂审方要求（2020 年版《中国药典》一部的中药饮片品名、用法用量和注意事项中的相关规定），在规定时间内，根据计算机给出的界面和指令，找出每张处方中存在的 5 项不规范或错误之处，在相应的位置选择和标注。提交、确认后，计算机自动阅卷评分。竞赛规定时限 10 分钟。

（2）技术要求：主要包括处方审核、操作规范、称量准确和熟练程度。其中操作规范包括：①验戥准备；②分剂量；③调配；④特殊药物处理；⑤复核与装袋；⑥发药交代；⑦及时清场。称量准确：误差率尽量控制在±2.01%～3.00%以内。熟练快捷程度：宜在 11 分钟内完成。

中药技能大赛专用药袋见表 4-1 所示。

表 4-1 中药技能大赛专用药袋

工位号：_____　　　　　　　　　处方号：_____

患者姓名：_____　　性别_____　　年龄_____
发药交代：（根据处方适应症及药物要求，确定最佳选项并打"√"）
1. 煎煮器具最好选择
□铁锅　　　□搪瓷锅　　□不锈钢锅　　□砂锅
2. 加水量
第一煎一般控制在□超过药面 1～2cm　　□超过药面 3～5cm　　□超过药面 5～10cm
第二煎一般控制在□超过药面 1～2cm　　□超过药面 3～5cm　　□超过药面 5～10cm
3. 煎煮前一般用冷水浸泡
□10～20 分钟　　□20～30 分钟　　□30～60 分钟

续表

4. 煎煮时间
   □ 头煎沸后煎煮 15～20 分钟,二煎沸后煎煮 10～15 分钟
   □ 头煎沸后煎煮 25～30 分钟,二煎沸后煎煮 20～25 分钟
   □ 头煎沸后煎煮 30～40 分钟,二煎沸后煎煮 25～30 分钟

5. 特殊处理

先煎	后下	另煎	包煎	烊化	制粉

6. 用法用量
   □ 每日一剂,水煎服,分两次早晚各服一次,儿童剂量减半

7. 饮食禁忌
   □ 忌食生冷、油腻、腥膻、刺激性食物

4.2 中药审方

中药处方审核要求:选手在规定时间内根据《处方管理办法》和审方原则,认真审查处方,并按要求回答。中药处方审核:①共审核 2 张处方;②评分点主要包括处方前记处方正文、处方后记等,其中处方正文包括中药别名、并开药物、脚注、配伍禁忌、毒性中药用量、中药特殊处理等。审方基本内容主要包括以下基本点:①配伍禁忌;②字迹是否清晰;③妊娠禁忌;④医师签字;⑤超时间用药;⑥用法;⑦临时缺药;⑧剂数;⑨剂量;⑩有无重名;⑪自费药;等等。审方的评分标准如表 4-2 所示。

表 4-2 中药调剂审方考试评分标准

项目	审方要求细则
处方格式	处方前记的科别、日期、性别、年龄等是否符合《处方管理办法》中相关规定,找出处方中不规范之处
	处方后记的医师签名、剂数、取药号等是否符合《处方管理办法》中相关规定,找出处方中不规范之处
	处方类别的普通方、儿科处方、急诊处方、外用处方等是否符合《处方管理办法》中相关规定,找出处方中不规范之处
饮片用名	处方饮片用名以《中国药典》(2020 版)一部为依据,正确书写饮片名和炮制品名,找出不规范饮片用名
配伍禁忌	妊娠禁忌、十九畏、十八反等配伍禁忌以《中国药典》(2020 版)一部为依据,找出处方中不规范之处
有毒中药	有毒中药饮片的限量以《中国药典》(2020 版)一部为准。找出处方中有毒中药用量不规范之处
煎法服法用量	找出处方中煎法服法用量的不规范之处
特殊用法	先煎、后下等特殊处理方法,以《中国药典》(2020 版)一部为准

审方基础知识:

(1) 中药处方名称

①正名:中国药典、国家卫生健康委员会颁布的药品标准及各省、自治区、直辖市颁布的地方标准中收载的中药名称,为中药正名。②全名:在中药正名前加上说明语,即为中药的全名。③别名:除了正名外,就是别名。例如国老为甘草的别名、仙灵脾为淫羊藿的别名,常见药物别名见表 4-3。

表 4-3　常用中药正名和别名对照表

正名	别名	正名	别名	正名	别名
麻黄	麻黄草、麻黄咀	白果	银杏、公孙果	山药	怀山药、淮山药、淮山
荆芥	假苏	肉豆蔻	肉果、玉果	肉苁蓉	淡大芸
升麻	绿升麻	婆罗子	梭罗子	淫羊藿	仙灵脾
羌活	川羌活、西羌活	藜芦	山葱、鹿葱	白芍	杭白芍、白芍药
桑叶	霜桑叶、冬桑叶	蛤壳	海蛤壳	桑椹	黑桑葚
蝉蜕	蝉衣、蝉退	紫苏叶	苏叶、紫苏	玉竹	葳蕤、明玉竹、肥玉竹
葛根	甘葛根、干葛	生姜	姜、鲜姜、均姜	梅花	绿萼梅、绿梅花
黄芩	条芩、子芩、枯芩、片芩	细辛	北细辛、辽细辛、小辛	海螵蛸	乌贼骨
夏枯草	枯草、枯草穗	白芷	香白芷、杭白芷、川白芷	灶心土	伏龙肝
鱼腥草	蕺菜	薄荷	苏薄荷、南薄荷、鸡苏	海浮石	浮海石、石花
大青叶	青叶、板蓝叶	粉葛	粉葛根、甘葛根	紫苏梗	苏梗
射干	乌扇	西河柳	柽柳、山川柳	防风	口防风、软防风、旁风、屏风
决明子	草决明、马蹄决明	黄连	川连、雅连、云连、味连、鸡爪连	桂枝	桂枝尖、嫩桂枝、柳桂
土茯苓	仙遗粮			辛夷	辛夷花、木笔花、望春花
芦根	苇根	龙胆	龙胆草、胆草	菊花	白菊花、黄菊花、茶菊花、杭菊花、滁菊、亳菊、贡菊
山豆根	广豆根、南豆根	青蒿	嫩青蒿		
功劳叶	十大功劳叶	栀子	山栀子、山栀	桑枝	嫩桑枝、童桑枝
秦皮	白蜡树皮	天花粉	栝楼根、瓜蒌根、花粉	野菊花	野菊、苦薏
千金子	续随子	牛黄	京牛黄、丑宝	牛蒡子	大力子、鼠黏子、牛子、恶实
秦艽	左秦艽	赤小豆	红小豆、红豆		
独活	川独活、香独活	拳参	紫参	浮萍	紫背浮萍、浮萍草、水萍、田萍
丁香	公丁香	青果	干青果、橄榄		
苍术	茅苍术	紫草	西紫草、紫草根、软紫草	柴胡	北柴胡、南柴胡、软柴胡
豆蔻	白蔻仁、白蔻、蔻米	大黄	川军、生军、锦纹、将军	金银花	双花、二花、银花、忍冬花
青皮	小青皮、青橘皮	芒硝	马牙硝、牙硝	蒲公英	公英、黄花地丁、婆婆丁
川楝子	金铃子	木瓜	宣木瓜	地黄	生地、大生地、生地黄
木通	细木通、子木通	五加皮	南五加皮	忍冬藤	金银藤、银花藤、银藤
茵陈	绵茵陈、茵陈蒿	姜炭	炮姜炭、干姜炭	牡丹皮	粉丹皮、丹皮、牡丹根皮
延胡索	元胡、玄胡索	肉桂	紫油肉桂	玄参	元参、黑元参、乌元参、润元参
益母草	坤草、茺蔚、益明	厚朴	川厚朴、紫油厚朴、川朴		
茺蔚子	益母草子、坤草子	砂仁	缩砂仁、春砂仁、缩砂密	木蝴蝶	玉蝴蝶、千张纸、云故纸、白故纸
丹参	紫丹参、赤参	香附	香附子、莎草根		
艾叶	祁艾、蕲艾、灸草	乌药	台乌药	重楼	七叶一枝花、蚤休、草河车
郁金	黄郁金、黑郁金、玉金	白茅根	茅根、干茅根	椿皮	椿根皮、臭椿皮
朱砂	丹砂、辰砂、镜面砂、朱宝砂	防己	粉防己、汉防己	牵牛子	黑丑、白丑、二丑、黑白丑
		大血藤	红藤、血藤、活血藤	香加皮	北五加皮、杠柳皮、臭五加皮
珍珠	真珠、濂珠	儿茶	孩儿茶		
僵蚕	白僵蚕	牛膝	怀牛膝	附子	川附子、淡附片、炮附子
蒺藜	刺蒺藜、白蒺藜	西红花	藏红花、番红花	枳壳	江枳壳
瓜蒌	全瓜蒌、栝楼、药瓜	红花	草红花、红蓝花	佩兰	佩兰叶、省头草、醒头草
前胡	信前胡、岩风	血竭	麒麟竭、麒麟血	佛手	川佛手、广佛手、佛手柑、佛手片
桑白皮	桑皮、桑根白皮	牡蛎	左牡蛎		
天冬	天门冬、明门冬	首乌藤	夜交藤	泽泻	建泽泻、福泽泻
墨旱莲	旱莲草	赭石	代赭石、钉赭石	薏苡仁	薏米、苡米
龙眼肉	桂圆肉	槟榔	花槟榔、大腹子、海南子	茯苓	白茯苓、云茯苓、赤茯苓、安苓
杜仲	川杜仲、木绵	全蝎	全虫		
沙苑子	沙苑蒺藜、潼蒺藜	桔梗	苦桔梗、白桔梗、玉桔梗	通草	通脱木
甘草	粉甘草、皮草、国老	橘叶	南橘叶、青橘叶	土鳖虫	地鳖虫、妖庄虫、地鳖
补骨脂	破故纸	党参	潞党参、台党参防党	三七	田三七、参三七、旱三七、田七
五味子	辽五味子、北五味子	熟地黄	熟地、大熟地		

续表

正名	别名	正名	别名	正名	别名
茜草	红茜草、茜草根、茜根、血见愁、活血丹、地血	竹茹	淡竹茹、细竹茹、青竹茹、竹二青	麦冬	麦门冬、杭寸冬、杭麦冬、麦冬、大麦冬
王不留行	王不留、留行子	浙贝母	象贝母、大贝母	马钱子	番木鳖、马前、马前子
血余炭	血余、发炭、乱发炭	藜芦	山葱、鹿葱	枸杞子	甘枸杞、枸杞、枸杞果
穿山甲	山甲珠、炮山甲、鲮鲤	北沙参	辽沙参、东沙参、莱阳沙参	山茱萸	山萸肉、杭山萸、枣皮
天麻	明天麻	南沙参	泡沙参、空沙参、白沙参、白参	桑螵蛸	螳螂子
莱菔子	萝卜子			诃子	诃子肉、诃黎勒
磁石	灵磁石、活磁石、生磁石、慈石	续断	川续断、川断、接骨草	罂粟壳	米壳、御米壳
百部	百部草、肥百部、野天门冬	当归	秦当归、云当归、川当归	蛇蜕	龙衣

（2）并开药名

并开药名也是审方的一个关键点，知识要熟悉记忆，见表4-4。

表 4-4　常见并开药名表

二术（苍术、白术）	荆防（荆芥、防风）	知柏（知母、黄柏）
二芍（赤芍、白芍）	全荆芥（荆芥、荆芥穗）	炒知柏（盐知母、盐黄柏）
二活（羌活、独活）	金银花藤（金银花、忍冬藤）	砂豆蔻（砂仁、蔻仁）
二苓（猪苓、茯苓）	茅芦根（白茅根、芦根）	苏子叶（紫苏子、紫苏叶）
二甲（龟甲、鳖甲）	羌独活（羌活、独活）	生熟薏仁（生薏仁、炒薏仁）
二地（地黄、熟地黄）	青陈皮（青皮、陈皮）	酒知柏（酒知母、酒黄柏）
二母（知母、浙贝母）	棱术（三棱、莪术）	冬瓜皮子（冬瓜皮、冬瓜子）
二乌（制川乌、制草乌）	乳没（乳香、没药）	生炒蒲黄（生蒲黄、炒蒲黄）
二门冬／二冬（麦冬、天冬）	腹皮子（大腹皮、生槟榔）	谷麦芽（炒谷芽、炒麦芽）
二风藤（青风藤、海风藤）	桃杏仁（桃仁、杏仁）	生熟麦芽（生麦芽、炒麦芽）
二地丁（紫花地丁、蒲公英）	荷叶梗（荷叶、荷梗）	生熟谷芽（生谷芽、炒谷芽）
二决明（生石决明、决明子）	生龙牡（生龙骨、生牡蛎）	生熟稻芽（生稻芽、炒稻芽）
二蒺藜（刺蒺藜、沙苑子）	龙牡（煅龙骨、煅牡蛎）	全藿香（藿香、藿香叶、藿香梗）
赤白芍（赤芍、白芍）	龙齿骨（龙齿、龙骨）	焦三仙（焦神曲、焦麦芽、焦山楂）
猪茯苓（猪苓、茯苓）	潼白蒺藜（刺蒺藜、沙苑子）	炒三仙（炒神曲、炒麦芽、炒山楂）
白术芍（炒白术、炒白芍）	苍白术（苍术、白术）	焦四仙（焦神曲、焦麦芽、焦山楂、焦槟榔）
生熟地（生地、熟地）	生熟枣仁（生枣仁、炒枣仁）	全紫苏（紫苏子、紫苏梗、紫苏叶）

按语：医生开二丑，等同于牵牛子，不分黑白，不为并开。

（3）常用中药用药禁忌

中药的配伍禁忌和妊娠用药禁忌，内容如下，见表4-5～表4-8。

表 4-5　中药十八反

药物	配伍禁忌
川乌、制川乌、草乌、制草乌、附子、黑顺片、白附片	生半夏、清半夏、姜半夏、法半夏、瓜蒌皮、瓜蒌子、天花粉、川贝母、浙贝母、平贝母、伊贝母、湖北贝母、白蔹、白及
甘草	海藻、京大戟、红大戟、甘遂、芫花
藜芦	人参、丹参、玄参、南沙参、北沙参、人参叶、西洋参、党参、苦参、细辛、白芍、赤芍（2020年版药典未记载太子参反藜芦）

十八反歌诀：本草明言十八反，半蒌贝蔹芨攻乌，藻戟遂芫俱战草，诸参辛芍叛藜芦。

表 4-6　中药十九畏

药物	配伍禁忌
硫黄、三棱	牙硝、朴硝、皮硝、芒硝
水银	砒霜
狼毒	密陀僧
巴豆	牵牛子
丁香	郁金
犀角	川乌、草乌
人参	五灵脂
肉桂	赤石脂

十九畏歌诀：

　　硫黄原是火中精，朴硝一见便相争，
　　水银莫与砒霜见，狼毒最怕密陀僧，
　　巴豆性烈最为上，偏与牵牛不顺情，
　　丁香莫与郁金见，牙硝难合京三棱，
　　川乌草乌不顺犀，人参最怕五灵脂，
　　官桂最能调冷气，若逢石脂便相欺。

十九畏简要记忆：

硫朴水砒狼密陀，巴牵丁郁川草犀，牙三官石人参五。

表 4-7　中药妊娠用药禁忌表

类别	中药名称
慎用药（主要是活血祛瘀药、行气药、温里药中的部分药）	人工牛黄、牛黄、体外培育牛黄、天花粉、三七、川牛膝、牛膝、制川乌、小驳骨、飞扬草、王不留行、天南星、制天南星、芦荟、天然冰片、艾片、冰片、木鳖子、片姜黄、白附子、大黄、华山参、附子、芒硝、玄明粉、西红花、益母草、肉桂、红花、苏木、牡丹皮、皂矾（绿矾）、郁李仁、虎杖、金铁锁、卷柏、草乌叶、枳实、枳壳、禹州漏芦、禹余粮、急性子、穿山甲、桂枝、桃仁、乳香、没药、凌霄花、通草、黄蜀葵花、常山、硫黄、番泻叶、漏芦、蒲黄、赭石、薏苡仁、苦楝皮、瞿麦、蟾酥
禁用药（系剧毒药，或药性作用峻猛之品，及堕胎作用较强的药）	丁公藤、三棱、莪术、生川乌、草乌、商陆、甘遂、芫花、京大戟、巴豆、巴豆霜、牵牛子、千金子、千金子霜、马钱子、马钱子粉、土鳖虫、水蛭、全蝎、蜈蚣、斑蝥、雄黄、红粉、两头尖、阿魏、闹羊花、麝香、天仙子、天仙藤、天山雪莲、朱砂、洋金花、猪牙皂、罂粟壳、黑种草子

表 4-8　中药妊娠用药禁忌（成药）

类别	成药名称
孕妇慎服、慎用成药	【2020 年版药典收载孕妇慎服】：川芎茶调丸/浓缩丸/片/颗粒/袋泡茶、丹七片、竹沥达痰丸、灯台叶颗粒、抗骨髓炎片、抗感口服液/颗粒、利胆片、乳宁颗粒、乳康胶囊（孕妇慎服，前三个月内禁用；女性患者宜于月经来潮前 10～15 天开始服用；经期停用）、乳癖消胶囊/片/颗粒、骨仙片、复方羊角片、复方陈香胃片、胆石通胶囊、活血通脉片、健胃片、脑脉泰胶囊、喉疾灵胶囊、糖脉康片/胶囊/颗粒。

【2020 年版药典收载孕妇慎用】：三黄片、黄连上清丸/片/胶囊/颗粒、万氏牛黄清心丸、万应胶囊、万应锭、山玫胶囊、女金丸/胶囊、马应龙八宝眼膏、天麻丸、木香分气丸、木香顺气丸、五虎散、少林风湿跌打膏、牛黄清心丸（局方）、气滞胃痛片/颗粒、分清五淋丸、丹红化瘀口服液、乌军治胆丸、乌蛇止痒丸、心可舒片、心荣口服液、正天丸/胶囊、正心泰片/胶囊、龙胆泻肝丸/水丸、四方胃片、三妙丸、四妙丸、白癜风胶囊、朴沉化郁丸、伤湿止痛膏、安宫牛黄丸/散、安宫降压丸、安神补心丸/颗粒、防风通圣丸/颗粒、妇乐颗粒、妇炎净胶囊、妇科分清丸、妇康宁片、利鼻片、沉香化气丸、补脾益肠丸、附子理中丸/片、枣仁安神胶囊、明目上清片、固本统血颗粒、乳核散结片、乳康丸、乳增宁胶囊、京万红软膏、泌石通胶囊、泻痢消胶囊、参芍片/胶囊、荜铃胃痛颗粒、栀子金花丸、胃乃安胶囊、胃脘舒颗粒、复方大青叶合剂、复方川贝精片、复方丹参片/胶囊/颗粒/气雾剂、复方血栓通胶囊、复方青黛丸、复方黄柏液涂剂（复方黄柏液）、复方滇鸡血藤膏、复明片、保心片、独一味片/胶囊、独活寄生丸/合剂、养心氏片、前列通片、活血止痛膏、津力达颗粒、穿龙骨刺片、冠心生脉口服液、祛风舒筋丸、桂附理中丸、速效牛黄丸、夏天无片、健脑丸、益脑宁片、消炎止痛膏、消渴平片、烫伤油、诺迪康胶囊、通关散、通脉养心口服液、麻仁滋脾丸、痔宁片、痔炎消颗粒、清肺抑火丸、清胃黄连丸/片、越鞠保和丸、舒心口服液/糖浆、舒肝丸、舒肝和胃丸、疏肝胶囊、舒胸颗粒、舒筋活络酒、痛风定胶囊、滑膜炎片/胶囊/颗粒、强肾片、疏风活络丸、疏痛安涂膜剂、稳心片/颗粒/胶囊、镇心痛口服液、麝香祛痛气雾剂、麝香祛痛搽剂、麝香痔疮栓、麝香跌打风湿膏、牛黄上清丸/片、伤湿止痛膏、防风通圣丸/颗粒/软胶囊/胶囊等 |

续表

类别	成药名称
孕妇忌服、禁用成药	【2020 年版药典收载孕妇忌服】：二十七味定坤丸、十一味能消丸、十二味翼首散、十香返生丸、十滴水/软胶囊、人参再造丸、三七片、三两半药酒、大七厘散、大黄清胃丸、山楂化滞丸、天智颗粒、五味麝香丸、止痛紫金丸、少腹逐瘀丸、中华跌打丸、牛黄至宝丸、牛黄清脑片、牛黄消炎片、片仔癀、风湿马钱片、风湿骨痛胶囊、六味安消胶囊、六味香连胶囊、心宁片、心脑宁胶囊、心脑静片、心舒胶囊、玉泉胶囊/颗粒、龙泽熊胆胶囊、地榆槐角丸、伤科接骨片、伤痛宁片、华佗再造丸、血栓心脉宁片、血栓心脉宁胶囊、妇科通经丸、芪冬颐心口服液/颗粒、抗宫炎颗粒、抗栓再造丸、利膈丸、补肾益脑丸/片、灵宝护心丹、国公酒、金黄利胆胶囊、金蒲胶囊、乳块消片/胶囊、乳疾灵颗粒、乳癖散结胶囊、泻青丸、治咳川贝枇杷露、荡石胶囊、香连化滞丸、保济口服液、追风透骨丸、养血清脑颗粒、祛风止痛丸/片、祛风止痛胶囊、桂枝茯苓胶囊、消炎止咳片、消渴灵片、消瘀康片、消瘀康胶囊、梅花点舌丸、控涎丸、得生丸、麻仁润肠丸、康莱特软胶囊、清宁丸、清脑降压片/胶囊/颗粒、清淋颗粒、颈复康颗粒、颈痛颗粒、紫金锭、舒筋丸、疏风定痛丸、腰痹通胶囊、槟榔四消丸(大蜜丸、水丸)、礞石滚痰丸、癫痫平片。 【2020 年版药典收载孕妇禁用】：牛黄解毒片/丸/胶囊、七厘胶囊、七厘散、九气拈痛丸、九分散、三七血伤宁胶囊、大黄䗪虫丸、小金丸/片/胶囊、开胸顺气丸/胶囊、天和追风膏、木瓜丸、木香槟榔丸、牛黄清宫丸、化癥回生片、丹蒌片、心脑康胶囊、心通口服液、玉真散、平消片/胶囊、再造丸、当归龙荟丸、血府逐瘀口服液/丸/胶囊、血美安胶囊、如意定喘片、妇炎康、妇科千金胶囊、花红胶囊、克痢痧胶囊、苏合香丸、医痫丸、㿗疝片/颗粒、利胆排石片/颗粒、肛泰软膏、龟龄集、沈阳红药胶囊、尿塞通片、阿魏化痞膏、纯阳正气丸、肾衰宁胶囊、肾衰宁胶囊、按摩软膏(按摩乳)、胃肠复元膏、骨友灵搽剂、骨刺丸、复方牛黄清胃丸、复方珍珠散、复方益肝丸、保坤康栓、独圣活血片、养血荣筋丸、活血止痛胶囊/散/膏、宫瘤清片/胶囊、冠心苏合丸/胶囊、神香苏合丸、速效救心丸、脑心通胶囊、脑栓通胶囊、狼疮丸、益母草口服液/片/膏/颗粒/胶囊、消络痛片、消络痛胶囊、调经止痛片、通幽润燥丸、通窍镇痛散、桑葛降脂丸、培元通脑胶囊、银屑灵膏、痔康片、清泻丸、清眩治瘫丸、颈舒颗粒、紫龙金片、紫雪散、暑症片、跌打丸、筋消痛酊、舒筋活血定痛散/颗粒、痧药、痛经丸、暖脐膏、腰痛丸/片/胶囊、瘀血痹胶囊/颗粒、障翳散、豨红通络口服液、鲜益母草胶囊、熊胆救心丸、醒脑再造胶囊、麝香抗栓胶囊、麝香通心滴丸、复方牛黄清胃丸、小活络丸、云南白药、云南白药胶囊、红灵散、麝香风湿胶囊、礞石滚痰丸。 【2020 年版药典收载妊娠及哺乳期妇女禁用】：天菊脑安胶囊、新癀片、壮骨关节丸、克咳片、伸筋丹胶囊。 【2020 年版药典未收载的药物】：大活络丸、失笑散、鳖甲煎丸等；丁公藤风湿药酒禁内服可外擦患处但忌擦腹部

注：2020 年版药典收载的成药，主要分为孕妇慎服、慎用、忌服、禁用几种。部分药物对妊娠及哺乳期妇女均应禁用。

（4）中药用法归纳

本部分内容综合了大部分中药用法的特殊之处，方便同学们在学习审方、调配等环节时参考，是参加中药传统技能、中药调剂员等竞赛的重要参考资料。本部分收载的药物出自《中国药典》（2020 年版）的，不作标记，2020 年版药典未收载的药物，以 * 标示。处方常见脚注如先煎、后下、包煎、另煎、烊化、溶化、冲服等，部分药物在称取时要捣碎，部分药物在使用时也要注意。见表 4-9、表 4-10。

表 4-9　处方常见脚注

类别	药物	性味	用法与用量	使用注意
先煎	石膏	甘、辛，大寒	15～60g，先煎	—
	滑石	甘、淡，寒	10～20g，先煎。外用适量	—
	磁石	咸，寒	9～30g，先煎	—
	赤石脂	甘、酸、涩，温	9～12g。先煎。外用适量，研末敷患处	不宜与肉桂同用
	赭石	苦，寒	9～30g，先煎	孕妇慎用
	紫石英	甘，温	9～15g，先煎	—
	花蕊石	酸、涩，平	4.5～9g，多研末服。外用适量	—

类别	药物	性味	用法与用量	使用注意
先煎	自然铜	辛,平	3~9g,多入丸散服,若入煎剂宜先煎。外用适量	—
	青礞石	甘、咸,平	多入丸散服,3~6g;煎汤 10~15g,布包先煎	—
	石决明	咸,寒	6~20g,先煎	—
	瓦楞子	咸,平	9~15g,先煎	—
	牡蛎	咸,微寒	9~30g,先煎	—
	蛤壳	苦、咸,寒	6~15g,先煎。外用适量,研极细粉撒布或油调后敷患处	—
	珍珠母	咸,寒	10~25g,先煎	—
	龟甲	咸、甘,微寒	9~24g,先煎	—
	鳖甲	咸,微寒	9~24g,先煎	—
	鹿角霜	咸、涩,温	用时捣碎。9~15g,先煎	—
	附子	辛、甘,大热;有毒	3~15g,先煎,久煎	孕妇慎用;不宜同用的药物同川乌
	川乌、草乌	辛、苦,热;有大毒	一般炮制后用	生品内服宜慎。孕妇禁用;不宜与半夏、瓜蒌、瓜蒌子、瓜蒌皮、天花粉、川贝母、浙贝母、平贝母、伊贝母、湖北贝母、白蔹、白及同用
	制川乌	辛、苦,热;有毒	1.5~3g,先煎,久煎	孕妇慎用;不宜与半夏、瓜蒌、瓜蒌子、瓜蒌皮、天花粉、川贝母、浙贝母、平贝母、伊贝母、湖北贝母、白蔹、白及同用
	制草乌	辛、苦,热;有毒	1.5~3g,宜先煎,久煎	同制川乌
	水牛角	苦,寒	15~30g,宜先煎 3 小时以上	—
	龙骨*	甘、涩,平	10~15g,打碎先煎。或入丸、散。外用:适量,研末撒或调敷	—
	灶心土*	辛,温	15~30g,布包。或用 60~120g,煎汤代水	—
后下	薄荷	辛,凉	3~6g,后下	—
	砂仁	辛,温	3~6g,后下。用时捣碎	—
	鱼腥草	辛,微寒	15~25g,不宜久煎;鲜品用量加倍,水煎或捣汁服。外用适量,捣敷或煎汤熏洗患处	—
	青蒿	苦、辛,寒	6~12g,后下	—
	豆蔻	辛,温	3~6g,后下。用时捣碎	—
	钩藤	甘,凉	3~12g,后下	—
	苦杏仁	苦,微温;有小毒	5~10g,生品入煎剂后下。用时捣碎	内服不宜过量,以免中毒
	大黄	苦,寒	3~15g;用于泻下不宜久煎。外用适量,研末敷于患处	孕妇及月经期、哺乳期慎用
	番泻叶	甘、苦,寒	2~6g,后下。或开水泡服	孕妇慎用
	降香	辛,温	9~15g,后下。外用适量,研细末敷患处	—
	沉香	辛、苦,微温	用时捣碎或研成细粉。1~5g,后下	—
包煎	车前子	甘,寒	9~15g,包煎	—
	旋覆花	苦、辛、咸,微温	3~9g,包煎	—
	辛夷	辛,温	3~10g,包煎。外用适量	—
	海金沙	甘、咸,寒	6~15g,包煎	—
	蒲黄	甘,平	5~10g,包煎。外用适量,敷患处	孕妇慎用
	葶苈子	辛、苦,大寒	3~10g,包煎	—
	滑石粉	甘、淡,寒	10~20g,包煎。外用适量	—
	儿茶	苦、涩,微寒	1~3g,包煎,多入丸散服。外用适量	—
	蛤粉	苦、咸,寒	6~15g,包煎	—
	蚕沙*	味甘;辛;性温	内服:煎汤,10~15g,纱布包煎;或入丸、散。外用:适量炒热熨;煎水洗或研末调敷	—
	五灵脂*	苦、咸、甘,温	3~15g。包煎。或入丸、散剂服。外用适量	血虚无瘀及孕妇慎服。人参畏五灵脂,不宜同用

类别	药物	性味	用法与用量	使用注意
另煎	人参	甘、微苦,微温	3～9g,另煎兑服;也可研粉吞服,一次 2g,一日 2 次	不宜与藜芦、五灵脂同用
	红参	甘、微苦,微温	3～9g,另煎兑服	不宜与藜芦、五灵脂同用
	西洋参	甘、微苦,凉	可切片或用时捣碎。3～6g,另煎兑服	不宜与藜芦同用
	羚羊角	咸,寒	1～3g,宜另煎 2 小时以上;磨汁或研粉服,每次 0.3～0.6g	
	西红花	甘,平	1～3g,煎服或沸水泡服	孕妇慎用
冲服	芒硝	咸、苦,寒	6～12g,一般不入煎剂,待汤剂煎得后,溶入汤液中服用。外用适量	孕妇慎用;不宜与硫黄、三棱同用
	玄明粉	咸、苦,寒	3～9g,溶入煎好的汤液中服用。外用适量	孕妇慎用;不宜与硫黄、三棱同用
	三七粉	甘、微苦,温	3～9g。研粉吞服,一次 1～3g。外用适量	孕妇慎用
	牛黄	甘,凉	0.15～0.35g,多入丸散用。外用适量,研末敷患处	孕妇慎用
	鹿茸	甘、咸,温	1～2g,研末冲服	—
	紫河车	甘、咸,温	2～3g,研末吞服	—
	蕲蛇	甘、咸,温;有毒	3～9g,研末吞服,一次 1～1.5g,一日 2～3 次	—
	金钱白花蛇	甘、咸,温;有毒	2～5g。研粉吞服,1～1.5g	—
	雷丸	微苦,寒	15～21g,不宜入煎剂,一般研粉服,一次 5～7g,饭后用温开水调服,一日 3 次,连服 3 天	—
	生姜汁*	辛,微温	冲服,3～10 滴	—
	竹沥*	甘;苦;寒	冲服,15～30mL	寒饮湿痰及脾虚便溏者禁服
	琥珀*	甘;平	研末冲服,或入丸、散,每次 1.5～3g。不入煎剂	—
烊化	阿胶	甘,平	3～9g,烊化兑服	—
	鹿角胶	甘、咸,温	3～6g,烊化兑服	—
	龟甲胶	咸、甘,凉	3～9g,烊化兑服	—
	饴糖*	甘;温	入汤剂须烊化冲服,每次 15～20g	湿阻中满,湿热内蕴及痰湿甚者忌用

注:药物的特殊用法一般是指先煎、后下、包煎、另煎、烊化、冲服等。

表 4-10　部分中药用法注意归纳表

类别	药物	性味	用法与用量	使用注意
捣碎(打碎)	牛蒡子、栀子、酸枣仁、桃仁、苦杏仁、砂仁、豆蔻、草豆蔻、益智、莱菔子、川楝子、苏木、降香、檀香、沉香、生半夏、肉桂、儿茶、丁香、炮山甲、海马、海龙、延胡索、黄连、生川乌、胡黄连、平贝母、五味子、瓜蒌子、决明子、草果、白扁豆、芥子、郁李仁、使君子、牵牛子、母丁香、白果、木鳖子、榧子、千金子、橘核、白矾、炉甘石、山慈菇、自然铜、浙贝母			
其他	煅石膏	甘、辛、涩,寒	外用适量,研末撒敷患处	—
	细辛	辛,温	1～3g。散剂每次服 0.5～1g。外用适量	不宜与藜芦同用
	天花粉	甘、微苦,微寒	10～15g	孕妇慎用;不宜与川乌、制川乌、草乌、制草乌、附子同用
	青黛	咸,寒	1～3g,宜入丸散用。外用适量	—
	青葙子	苦,微寒	9～15g	有扩散瞳孔作用,青光眼患者禁用
	白蔹	苦,微寒	5～10g。外用适量,煎汤洗或研成极细粉敷患处	不宜与川乌、制川乌、草乌、制草乌、附子同用

续表

类别	药物	性味	用法与用量	使用注意
其他	商陆	苦,寒;有毒	3～9g。外用适量,煎汤熏洗	孕妇禁用
	甘遂	苦,寒;有毒	0.5～1.5g。炮制后多入丸散用。外用适量,生用	孕妇禁用;不宜与甘草同用
	京大戟	苦,寒;有毒	1.5～3g。入丸散服,每次1g;内服醋制。外用适量,生用	孕妇禁用;不宜与甘草同用
	红大戟	苦,寒;有小毒	1.5～3g,入丸散服,每次1g;内服醋制。外用适量,生用	孕妇禁用;不宜与甘草同用
	芫花	苦,辛,温;有毒	1.5～3g。醋芫花研末吞服,一次0.6～0.9g,一日1次。外用适量	孕妇禁用;不宜与甘草同用
	巴豆	辛,热;有大毒	外用适量,研末涂患处,或捣烂以纱布包擦患处	孕妇禁用;不宜与牵牛子同用
	巴豆霜	辛,热;有大毒	0.1～0.3g,多入丸散用。外用适量	孕妇禁用;不宜与牵牛子同用
	千金子	辛,温;有毒	用时打碎。1～2g,去壳,去油用,多入丸散服。外用适量,捣烂敷患处	孕妇禁用
	千金子霜	辛,温;有毒	0.5～1g,多入丸散服。外用适量	孕妇禁用
	牵牛子	苦,寒;有毒	3～6g。入丸散服,每次1.5～3g	孕妇禁用;不宜与巴豆、巴豆霜同用
	芦荟	苦,寒	2～5g,宜入丸散。外用适量,研末敷患处	孕妇慎用
	肉桂	辛、甘,大热	用时捣碎。1～5g	有出血倾向者及孕妇慎用;不宜与赤石脂同用
	丁香	辛,温	用时捣碎。1～3g,内服或研末外敷	不宜与郁金同用
	没药	辛,苦,平	3～5g,炮制去油,多入丸散用	孕妇及胃弱者慎用
	乳香	辛,苦,温	煎汤或入丸、散,3～5g;外用适量,研末调敷	孕妇及胃弱者慎用
	三棱	辛,苦,平	5～10g	孕妇禁用;不宜与芒硝、玄明粉同用
	白及	苦,甘,涩,微寒	6～15g;研末吞服3～6g。外用适量	不宜与川乌、制川乌、草乌、制草乌、附子同用
	马钱子	苦,温;有大毒	0.3～0.6g,炮制后入丸散用	孕妇禁用;不宜多服久服及生用;运动员慎用;有毒成分能经皮肤吸收,外用不宜大面积涂敷
	朱砂	甘,微寒;有毒	0.1～0.5g,多入丸散服,不宜入煎剂。外用适量	不宜大量服用,也不宜少量久服;孕妇及肝肾功能不全者禁用
	麝香	辛,温	0.03～0.1g,多入丸散用。外用适量	孕妇禁用
	冰片	辛,苦,微寒	0.15～0.3g,入丸散用。外用研粉点敷患处	孕妇慎用
	珍珠	甘,咸,寒	0.1～0.3g,多入丸散用。外用适量	—
	麦芽	甘,平	10～15g;回乳炒用60g	—
	苦楝皮	苦,寒;有毒	3～6g。外用适量,研末,用猪脂调敷患处	孕妇及肝肾功能不全者慎用
	天南星	苦,辛,温;有毒	外用生品适量,研末以醋或酒调敷患处	孕妇慎用;生品内服宜慎
	生半夏	辛,温;有毒	内服一般炮制后使用,3～9g。外用适量,磨汁涂或研末以酒调敷患处;用时捣碎	不宜与川乌、制川乌、草乌、制草乌、附子同用;生品内服宜慎
	法半夏/姜半夏/清半夏	辛,温	3～9g	不宜与川乌、制川乌、草乌、制草乌、附子同用

续表

类别	药物	性味	用法与用量	使用注意
其他	白附子	辛,温;有毒	3～6g。一般炮制后用,外用生品适量捣烂,熬膏或研末以酒调敷患处	孕妇慎用;生品内服宜慎
	洋金花	辛,温;有毒	0.3～0.6g,宜入丸散;亦可作卷烟分次燃吸(一日量不超过1.5g)。外用适量	孕妇、外感及痰热咳喘、青光眼、高血压及心动过速患者用
	瓜蒌	甘,微苦,寒	9～15g	不宜与川乌、制川乌、草乌、制草乌、附子同用
	瓜蒌子	甘,寒	用时捣碎。9～15g	
	瓜蒌皮	甘,寒	6～10g	
	马兜铃	苦,微寒	3～9g	含马兜铃酸,可引起肾脏损害等不良反应;儿童及老年人慎用;孕妇、婴幼儿及肾功能不全者禁用
	血竭	甘、咸,平	研末,1～2g,或入丸剂。外用研末撒或入膏药用	—
	鸦胆子	苦,寒;有小毒	0.5～2g,用龙眼肉包裹或装入胶囊吞服。外用适量	—
	苏合香	辛,温	0.3～1g,宜入丸散服	—
	硫黄	酸,温;有毒	外用适量,研末油调涂敷患处,内服1.5～3g,炮制后入丸散服	孕妇慎用。不宜与芒硝、玄明粉同用
	雄黄	辛,温;有毒	0.05～0.1g,入丸散用。外用适量,熏涂患处	内服宜慎;不可久用;孕妇禁用
	蟾酥	辛,温;有毒	0.015～0.03g,多入丸散用。外用适量	孕妇慎用
	斑蝥	辛,热;有大毒	0.03～0.06g,炮制后多入丸散用。外用适量,研末或浸酒醋,或制油膏涂敷患处,不宜大面积用	有大毒,内服慎用;孕妇禁用

注:1. 药物的捣碎(打碎)、熏蒸、其他项等一般不是药物的特殊用法,要注意区分。
　　2. 小毒、有毒、大毒中药的用法用量见中药调剂部分的总结表。

4.3 特殊中药处方的调剂

(1) 特殊管理的中药

国务院1988年12月27日颁布《医疗用毒品管理办法》中规定的毒性中药、国家中医药管理局颁布的《医院中药饮片管理规范》中规定按麻醉药管理的饮片,属于特殊管理的中药饮片,对含这类饮片的处方有特殊的规定,调剂时应严格按照规定执行。毒性中药系指毒性剧烈,治疗剂量与中毒剂量相近,使用不当会致人中毒或死亡的中药。

调配毒性中药应凭医师签名的正式处方。每次处方剂量不得超过2日极量。

调配处方时,必须按医嘱的要求,认真调配,计量准确,并由配方人员及具有药师以上技术职称的复核人员签名盖章后方可发出。对处方未注明"生用"的毒性中药应当付炮制品,不属于毒性饮片处方。如发现处方有疑问时,须经原处方医生重新审定后再行调配。处方一次有效,取药后处方保存2年备查。

科研和教学单位所需的中药毒性药品,必须持本单位的证明信,经单位所在地县以上药品监督管理部门批准后方能调配。群众自配民间单、秘、验方需用毒性中药,购买时要持有本单位或城市街道办事处、乡(镇)人民政府的证明信,方可调配。每次购用量不得超过2日极量。

毒性中药品种有 28 种：砒石（红砒、白砒）、砒霜、水银、雄黄、轻粉、红粉、红升丹、白降丹、生川乌、生草乌、生白附子、生附子、生半夏、生天南星、生狼毒、生甘遂、生藤黄、洋金花、闹羊花、雪上一枝蒿、斑蝥、青娘虫、红娘虫、蟾酥、生马钱子、生巴豆、生千金子、生天仙子。具体内容见表 4-11。

表 4-11　毒性中药品种及注意事项

药名	来源	性味归经	功效运用	用法用量	使用注意
闹羊花	为杜鹃花科植物羊踯躅的干燥花	辛，温；有大毒。归肝经	祛风除湿，散瘀定痛。用于风湿痹痛，偏正头痛，跌扑肿痛，顽癣	0.6～1.5g，浸酒或入丸散；外用适量，煎水洗	不宜多服、久服；体虚及孕妇禁用
洋金花	为茄科植物白花曼陀罗干燥花	辛，温；有毒。归肺、肝经	平喘止咳，解痉定痛。用于哮喘咳嗽，脘腹冷痛，风湿痹痛，小儿慢惊；外科麻醉	内服，0.3～0.6g，宜入丸散；亦可作卷烟分次燃吸（一日量不超过1.5g）。外用适量	外感及痰热咳喘、青光眼、高血压及心动过速患者禁用
生草乌	为毛茛科植物北乌头的干燥块根	辛、苦，热；有大毒。归心、肝、肾、脾经	祛风除湿，温经止痛。用于风寒湿痹，关节疼痛，心腹冷痛，寒疝作痛及麻醉止痛	一般炮制后用	生品内服宜慎；孕妇禁用；不宜与半夏、瓜蒌、瓜蒌子、瓜蒌皮、天花粉、川贝母、浙贝母、平贝母、伊贝母、湖北贝母、白蔹、白及同用
生川乌	为毛茛科植物乌头的干燥母根	辛、苦，热；有大毒。归心、肝、肾、脾经	祛风除湿，温经止痛。用于风寒湿痹，关节疼痛，心腹冷痛，寒疝作痛及麻醉止痛	一般炮制后用	同"生草乌"
生附子	为毛茛科植物乌头的子根的加工品	辛、甘，大热；有毒。归心、肾、脾经	回阳救逆，补火助阳，散寒止痛。用于亡阳虚脱，肢冷脉微，心阳不足，胸痹心痛，虚寒吐泻，脘腹冷痛，肾阳虚衰，阳痿宫冷，阴寒水肿，阳虚外感，寒湿痹痛	3～15g，先煎，久煎	孕妇慎用；不宜与半夏、瓜蒌、瓜蒌子、瓜蒌皮、天花粉、川贝母、浙贝母、平贝母、伊贝母、湖北贝母、白蔹、白及同用
生白附子	为天南星科植物独角莲的干燥块茎	辛，温；有毒。归胃、肝经	祛风痰，定惊搐，解毒散结，止痛。用于中风痰壅，口眼喎斜，语言謇涩，惊风癫痫，破伤风，痰厥头痛，偏正头痛，瘰疬痰核，毒蛇咬伤	3～6g。一般炮制后用，外用生品适量捣烂，熬膏或研末以酒调敷患处	孕妇慎用。生品内服宜慎
生半夏	为天南星科植物半夏的干燥块茎	辛，温；有毒。归脾、胃、肺经	燥湿化痰，降逆止呕，消痞散结。用于湿痰寒痰，咳喘痰多，痰饮眩晕，风痰眩晕，痰厥头痛，呕吐反胃，胸脘痞闷，梅核气；外治痈肿痰核	内服一般炮制后使用，3～9g。外用适量，磨汁涂或研末以酒调敷患处	不宜与川乌、制川乌、草乌、制草乌、附子同用；生品内服宜慎
生巴豆	为大戟科植物巴豆的干燥成熟果实	辛，热；有大毒。归胃、大肠经	外用蚀疮。用于恶疮疥癣，疣痣	外用适量，研末涂患处，或捣烂以纱布包擦患处	孕妇禁用；不宜与牵牛子同用
生千金子	为大戟科植物续随子的干燥成熟种子	辛，温；有毒。归肝、肾、大肠经	泻下逐水，破血消癥；外用疗癣蚀疣。用于二便不通，水肿，痰饮，积滞胀满，血瘀经闭；外治顽癣，赘疣	1～2g，去壳。去油用，多入丸散服。外用适量，捣烂敷患处	孕妇禁用

续表

药名	来源	性味归经	功效运用	用法用量	使用注意
生甘遂	为大戟科植物甘遂的干燥块根	苦,寒;有毒。归肺、肾、大肠经	泻水逐饮,消肿散结。用于水肿胀满,胸腹积水,痰饮积聚,气逆咳喘,二便不利,风痰癫痫,痈肿疮毒	内服,0.5～1.5g,炮制后多入丸散用。外用适量,生用	孕妇禁用,不宜与甘草同用
生狼毒	为大戟科植物月腺大戟或狼毒大戟的干燥根	辛,平;有毒。归肝、脾经	散结,杀虫。外用于淋巴结结核、皮癣、灭蛆	熬膏外敷	不宜与密陀僧同用
生藤黄△	为藤黄科植物藤黄的树脂	酸;涩;凉;有毒	消肿;攻毒;止血;杀虫;祛腐敛疮。主治痈疽肿毒,溃疡,湿疮,肿癣,顽癣,跌打肿痛;创伤出血及烫伤	外用:适量,研末调敷、磨汁涂或熬膏涂。内服:0.03～0.06g,入丸剂	内服慎用。体质虚弱者忌服,多量易引起头昏、呕吐、腹痛、泄泻,甚或致死
生天仙子	为茄科植物莨菪的干燥成熟种子	苦、辛,温;有大毒。归心、胃、肝经	解痉止痛,平喘,安神。用于胃脘挛痛,喘咳,癫狂	内服,0.06～0.6g	心脏病、心动过速、青光眼患者及孕妇禁用
青娘虫*	为芫菁科昆虫绿芫菁的干燥虫体	辛,温;有毒	利尿,祛瘀,解毒。用于小便不利,闭经,狂犬咬伤;外用治疥癣疮疡、淋巴结结核	内服,0.03～0.06g,多入丸散用。外用适量	体虚及孕妇忌服
红娘虫*	为蝉科动物红娘子的干燥全虫	苦、辛,平;有毒。归心、肝、胆经	破瘀,散结,攻毒。用于血瘀经闭,腰痛,不孕癥瘕,癣疮;狂犬咬伤	内服,0.1～0.3g,多入丸散用。外用适量	体虚及孕妇忌服
生马钱子	为马钱科植物马钱的干燥成熟种子	苦,温;有大毒。归肝、脾经	通络止痛,散结消肿。用于跌打损伤,骨折肿痛,风湿顽痹,麻木瘫痪,痈疽疮毒,咽喉肿痛	内服,0.3～0.6g,炮制后入丸散	孕妇禁用;不宜生用。多服久服;运动员慎用;有毒成分能经皮肤吸收,外用不宜大面积涂敷
雪上一支蒿*	为毛茛科乌头属植物短柄乌头、曲毛短柄乌头、宣威乌头的块根	苦、辛,温;有大毒。归肝经	祛风除湿,活血止痛。用于跌打损伤,风湿骨痛,牙痛;外用治骨折,扭伤,疮疡肿毒	内服研末,0.06～0.12g;或浸酒外用适量,酒磨敷	未经炮制,不宜内服。服药期间,忌食生冷、豆类及牛羊肉
生天南星	为天南星科植物天南星、异叶天南星或东北天南星的干燥块茎	苦、辛,温;有毒。归肺、肝、脾经	散结消肿。外用治痈肿,蛇虫咬伤	外用生品适量,研末以醋或酒调敷患处	孕妇慎用;生品内服宜慎
斑蝥	为芫青科昆虫南方大斑蝥或黄黑小斑蝥的干燥体	辛,热;有大毒。归肝、胃、肾经	破血逐瘀,散结消癥,攻毒蚀疮。用于癥瘕,经闭,顽癣,瘰疬,赘疣,痈疽不溃,恶疮死肌	内服,0.03～0.06g,炮制后入丸散用。外用适量,研末或浸酒醋,或制油膏涂敷,不宜大面积用	内服慎用;孕妇忌用
蟾酥	为蟾蜍科支物中华大蟾蜍或黑眶蟾蜍的干燥分泌物	辛,温;有毒。归心经	解毒,止痛,开窍醒神。用于痈疽疔疮,咽喉肿痛,中暑神昏,痧胀腹痛吐泻	0.015～0.03g,多入丸散。外用适量	孕妇慎用
红粉	为红氧化汞(HgO)	辛,热;有大毒。归肺、脾经	拔毒,除脓,去腐,生肌。用于痈疽疔疮,梅毒下疳,一切恶疮,肉暗紫黑,腐肉不去,窦道瘘管,脓水淋漓,久不收口	外用适量,研极细粉单用或与其他药味配成散剂或制成药捻	只可外用,不可内服。外用亦不宜久用,孕妇禁用

续表

药名	来源	性味归经	功效运用	用法用量	使用注意
轻粉	为氯化亚汞（Hg_2Cl_2）	辛，寒；有毒。归大肠、小肠经	外用杀虫，攻毒，敛疮；内服祛痰消积，逐水通便。外治用于疥疮，顽癣，臁疮，梅毒，疮疡，湿疹；内服用于痰涎积滞，水肿臌胀，二便不利	外用适量，研末掺敷患处。内服每次 0.1~0.2g，一日 1~2 次，多入丸散或装入胶囊，服后漱口	不可过量；内服慎用；孕妇禁用
砒石（红砒、白砒）*	为天然的砷华矿石或者是为毒砂、雄黄等含砷矿石的加工制成品	辛，热；有大毒。归肺、脾、胃、大肠经	劫痰去腐，截疟，杀虫，蚀恶肉。用于寒痰哮喘，疟疾，休息痢，痔疮，瘰疬，癣疮，溃疡腐肉不脱	内服 0.002~0.004g，入丸散用。外用适量，研末敷、调敷或入膏药中贴之	毒性大，用时宜慎；不宜与水银同用；体虚及孕妇忌服
砒霜*	为砒石升华精制而成的三氧化二砷（As_2O_3）	辛酸，热，有大毒。归脾、肺、胃、大肠经	蚀疮去腐，平喘化痰，截疟。用于寒痰哮喘，疟疾，休息痢，梅毒，痔疮，瘰疬，癣疮，溃疡腐肉不脱	0.002~0.004g，多入丸散；外用适量	不能久服，口服、外用均可引起中毒
红升丹*	为水银、火硝、白矾、朱砂、雄黄、皂矾炼制而成的红色氧化汞（主要含 HgO，尚含少量 As_2S_2）	辛，热；有大毒。归脾、肺经	拔毒提脓，祛腐生肌，杀虫燥湿	外用：适量，研极细末，或与其他药配成散剂，或制成药捻插入疮口。内服：0.03~0.06g，装胶囊	本品有毒，一般不宜内服。外用亦不宜大量持久使用，近口、眼、乳头、脐中等部位不宜用；疮面过大时亦不宜用，以防蓄积中毒。肝肾功能不全者、孕妇禁用
白降丹*	为二氯化汞和氯化亚汞的混合结晶（Hg_2Cl_2）	辛，热；有毒	拔毒，祛腐，杀虫。用于疮疡痈疽，瘘管，瘰疬，瘿瘤，疣痣，息肉，顽癣等	外用适量，或作药捻	不可内服，具有腐蚀性
雄黄	为硫化物类矿物雄黄族雄黄，主含二硫化二砷（As_2S_2）	辛，温；有毒。归肝、大肠经	解毒杀虫，燥湿祛痰，截疟。用于痈肿疔疮，蛇虫咬伤，虫积腹痛，惊痫，疟疾	0.05~0.1g，入丸散用。外用适量，熏涂患处	内服宜慎，不可久用；孕妇禁用
水银*	为自然元素类液态矿物自然汞；主要由辰砂矿提炼加工而成	辛，寒；有毒。归心、肝、肾经	杀虫；攻毒。用于疥癣，梅毒；恶疮；痔瘘	外用适量	不可内服，孕妇忌用

注：* 为《中国药典》（2020 年版）一部未收载品种；△ 为卫生部部颁标准《药品标准》（1992 年）收载品种。

（2）罂粟壳的用法用量及调剂

本品有成瘾性，故不宜常服，孕妇及儿童禁用，运动员慎用。罂粟壳必须凭有麻醉药处方权的执业医师签名的淡红色麻醉药处方方可调配，放于群药中，且与群药一起调配，不得单方发药，处方不得超过 3 日用量，连续使用不得超过 7 天，成人一次的常用量为每天 3~6g。处方保存 3 年备查。

（3）有小毒、有毒、大毒中药的用法用量及调剂

有毒与无毒，是中药药性理论的重要组成部分，与四气五味、升降浮沉、归经理论同为指导临床用药的基本原则。2020 年版《中国药典》载有毒性药材和饮片共计 83 种，其中有大毒的饮片 10 种，如川乌、马钱子（马钱子粉）、天仙子、巴豆（巴豆霜）、草乌、斑蝥等；有毒饮片 42 种，如三颗针、山豆根、天南星（制天南星）、木鳖子、附子、雄黄等；有小毒的饮片 31 种，如土鳖虫、川楝子、苦杏仁、北豆根、重楼、蛇床子等。见表 4-12。

表 4-12　2020 年版《中国药典》收载毒性药材和饮片的用法用量

序号	名称	毒性	功能主治	用法用量	孕妇禁忌	其他注意事项
1	丁公藤	小毒	祛风除湿,消肿止痛。用于风湿痹痛,半身不遂,跌扑肿痛	3～6g。用于配制酒剂,内服或外搽	禁用	有强烈的发汗作用,虚弱者慎用
2	九里香	小毒	行气止痛,活血散瘀。用于胃痛,风湿痹痛;外治牙痛,跌扑肿痛,虫蛇咬伤	6～12g		
3	土鳖虫	小毒	破血逐瘀,续筋接骨。用于跌打损伤,筋伤骨折,血瘀经闭,产后瘀阻腹痛,癥瘕痞块	3～10g	禁用	
4	大皂角	小毒	祛痰开窍,散结消肿。用于中风口噤,昏迷不醒,癫痫痰盛,关窍不通,喉痹痰阻,顽痰喘咳,咳痰不爽,大便燥结;外治痈肿	1～1.5g。多入丸散用。外用适量,研末吹鼻取嚏或研末调敷患处	忌服	咳血及吐血者忌用
5	小叶莲	小毒	调经活血。用于血瘀经闭,难产,死胎、胎盘不下	3～9g。多入丸散用		
6	川楝子	小毒	疏肝泄热,行气止痛,杀虫。用于肝郁化火,胸胁、脘腹胀痛,疝气疼痛,虫积腹痛	5～10g。外用适量,研末调涂		
7	飞扬草	小毒	清热解毒,利湿止痒,通乳。用于肺痈,乳痈,疔疮肿毒,牙疳,痢疾,泄泻,热淋,血尿,湿疹,脚癣,皮肤瘙痒,产后少乳	6～9g。外用适量,煎水洗	慎用	
8	水蛭	小毒	破血通经,逐瘀消癥。用于血瘀经闭,癥瘕痞块,中风偏瘫,跌扑损伤	1～3g	禁用	
9	北豆根	小毒	清热解毒,祛风止痛。用于咽喉肿痛,热毒泻痢,风湿痹痛	3～9g		
10	艾叶	小毒	温经止血,散寒止痛;外用祛湿止痒。用于吐血,衄血,崩漏,月经过多,胎漏下血,少腹冷痛,经寒不调,宫冷不孕;外治皮肤瘙痒。醋艾炭温经止血,用于虚寒性出血	3～9g。外用适量,供灸治或熏洗用		
11	地枫皮	小毒	祛风除湿,行气止痛。用于风湿痹痛,劳伤腰痛	6～9g		
12	红大戟	小毒	泻水逐饮,消肿散结。用于水肿胀满,胸腹积水,痰饮积聚,气逆咳喘,二便不利,痈肿疮毒,瘰疬痰核	1.5～3g。入丸散服,每次1g;内服醋制用。外用适量,生用		
13	两面针	小毒	活血化瘀,行气止痛,祛风通络,解毒消肿。用于跌扑损伤,胃痛,牙痛,风湿痹痛,毒蛇咬伤;外治烧烫伤	5～10g。外用适量,研末调敷或煎水洗患处		不能过量,忌与酸味食物同服
14	吴茱萸	小毒	散寒止痛,降逆止呕,助阳止泻。用于厥阴头痛,寒疝腹痛,寒湿脚气,经行腹痛,脘腹胀痛,呕吐吞酸,五更泄泻	2～5g。外用适量		
15	苦木	小毒	清热解毒,祛湿。用于风热感冒,咽喉肿痛,湿热泻痢,湿疹,疮疖,蛇虫咬伤	枝3～4.5g;叶1～3g。外用适量		
16	苦杏仁	小毒	降气止咳平喘,润肠通便。用于咳嗽气喘,胸满痰多,肠燥便秘	5～10g。生品入煎剂后下		内服不宜过量

续表

序号	名称	毒性	功能主治	用法用量	孕妇禁忌	其他注意事项
17	金铁锁	小毒	祛风除湿,散瘀止痛,解毒消肿。用于风湿痹痛,胃脘冷痛,跌打损伤,外伤出血;外治疮疖,蛇虫咬伤	0.1~0.3g。多入丸散服。外用适量	慎用	
18	南鹤虱	小毒	杀虫消积。用于蛔虫病,蛲虫病,绦虫病,虫积腹痛,小儿疳积	3~9g		
19	急性子	小毒	破血,软坚,消积。用于癥瘕痞块,经闭,噎膈	3~5g	慎用	
20	草乌叶	小毒	清热,解毒,止痛。用于热病发热,泄泻腹痛,头痛,牙痛	1~1.2g。多入丸散用	慎用	
21	重楼	小毒	清热解毒,消肿止痛,凉肝定惊。用于疔疮痈肿,咽喉肿痛,蛇虫咬伤,跌扑伤痛,惊风抽搐	3~9g。外用适量,研末调敷		
22	鸦胆子	小毒	清热解毒,截疟,止痢;外用腐蚀赘疣。用于痢疾,疟疾;外治赘疣,鸡眼	0.5~2g。龙眼肉包裹或入胶囊吞服。外用适量		
23	猪牙皂	小毒	祛痰开窍,散结消肿。用于中风口噤,昏迷不醒,癫痫痰盛,关窍不通,喉痹痰阻,顽痰喘咳,咯痰不爽,大便燥结;外治痈肿	1~1.5g。多入丸散。外用适量,研末吹鼻取嚏或研末调敷患处	禁用	咯血、吐血者禁用
24	绵马贯众	小毒	清热解毒,驱虫。用于虫积腹痛,疮疡	4.5~9g		
25	绵马贯众炭	小毒	收涩止血。用于崩漏下血	5~10g		
26	蛇床子	小毒	燥湿祛风,杀虫止痒,温肾壮阳。用于阴痒带下,湿疹瘙痒,湿痹腰痛,肾虚阳痿,宫冷不孕	3~10g。外用适量,多煎汤熏洗,或研末调敷		
27	紫萁贯众	小毒	清热解毒,止血,杀虫。用于疫毒感冒,热毒泻痢,痈疮肿毒,吐血,衄血,便血,崩漏,虫积腹痛	5~9g		
28	蒺藜	小毒	平肝解郁,活血祛风,明目,止痒。用于头痛眩晕,胸胁胀痛,乳闭乳痈,目赤翳障,风疹瘙痒	6~10g		
29	榼藤子	小毒	补气补血,健胃消食,除风止痛,强筋硬骨。用于水血不足,面色苍白,四肢无力,脘腹疼痛,纳呆食少,风湿肢体关节痿软疼痛,性冷淡	10~15g		不宜生用
30	鹤虱	小毒	杀虫消积。用于蛔虫病,蛲虫病,绦虫病,虫积腹痛,小儿疳积	3~9g		
31	翼首草	小毒	解毒除瘟,清热止痢,祛风通痹	1~3g		
32	三颗针	有毒	清热燥湿,泻火解毒。用于湿热泻痢,黄疸,湿疹,咽痛目赤,聤耳流脓,痈肿疮毒	9~15g		
33	千金子	有毒	泻下逐水,破血消癥;外用疗癣蚀疣。用于二便不通,水肿,痰饮,积滞胀满,血瘀经闭;外治顽癣,赘疣	1~2g。去壳去油用,多入丸散服。外用适量,捣烂敷患处	禁用	

续表

序号	名称	毒性	功能主治	用法用量	孕妇禁忌	其他注意事项
34	千金子霜	有毒	泻下逐水,破血消癥;外用疗癣蚀疣。用于二便不通,水肿,痰饮,积滞胀满,血瘀经闭;外治顽癣,赘疣	0.5～1g。多入丸散。外用适量	禁用	
35	土荆皮	有毒	杀虫,疗癣,止痒。用于疥癣瘙痒	外用适量,醋或酒浸涂搽,或研末调敷患处		
36	山豆根	有毒	清热解毒,消肿利咽。用于火毒蕴结,乳蛾喉痹,咽喉肿痛,齿龈肿痛,口舌生疮	3～6g		
37	干漆	有毒	破瘀通经,消积杀虫。用于瘀血经闭,癥瘕积聚,虫积腹痛	2～5g	禁用	对漆过敏者禁用
38	天南星	有毒	散结消肿。外用治痈肿,蛇虫咬伤	外用生品适量,研末以醋或酒调敷患处	慎用	生品内服宜慎
39	木鳖子	有毒	散结消肿,攻毒疗疮。用于疮疡肿毒,乳痈,瘰疬,痔疮,干癣,秃疮	0.9～1.2g。外用适量,研末,用油或醋调涂患处	慎用	
40	仙茅	有毒	补肾阳,强筋骨,祛寒湿。用于阳痿精冷,筋骨痿软,腰膝冷痛,阳虚冷泻	3～10g		
41	半夏	有毒	燥湿化痰,降逆止呕,消痞散结。用于湿痰寒痰,咳喘痰多,痰饮眩悸,风痰眩晕,痰厥头痛,呕吐反胃,胸脘痞闷,梅核气;外治痈肿痰核	内服一般炮制后使用,3～9g。外用适量,磨汁涂或研末以酒调敷患处		不宜与川乌、制川乌、草乌、制草乌、附子同用;生品内服宜慎
42	甘遂	有毒	泻水逐饮,消肿散结。用于水肿胀满,胸腹积水,痰饮积聚,气逆咳喘,二便不利,风痰癫痫,痈肿疮毒	0.5～1.5g。炮制后多入丸散。外用适量,生用	禁用	不宜与甘草同用
43	白附子	有毒	祛风痰,定惊搐,解毒散结,止痛。用于中风痰壅,口眼㖞斜,语言謇涩,惊风癫痫,破伤风,痰厥头痛,偏正头痛,瘰疬痰核,毒蛇咬伤	3～6g。一般炮制后用,外用生品适量捣烂,熬膏或研末以酒调敷患处	慎用	生品内服宜慎
44	白屈菜	有毒	解痉止痛,止咳平喘。用于胃脘挛痛,咳嗽气喘,百日咳	9～18g		
45	白果	有毒	敛肺定喘,止带缩尿。用于痰多喘咳,带下白浊,遗尿尿频	5～10g		生食有毒
46	全蝎	有毒	息风镇痉,通络止痛,攻毒散结。用于肝风内动,痉挛抽搐,小儿惊风,中风口㖞,半身不遂,破伤风,风湿顽痹,偏正头痛,疮疡,瘰疬	3～6g	禁用	
47	华山参	有毒	温肺祛痰,平喘止咳,安神镇惊。用于寒痰喘咳,惊悸失眠	0.1～0.2g	慎用	不宜多服,以免中毒;青光眼患者禁服;前列腺重度肥大者慎用
48	朱砂	有毒	清心镇惊,安神,明目,解毒。用于心悸易惊,失眠多梦,癫痫发狂,小儿惊风,视物昏花,口疮,喉痹,疮疡肿毒	0.1～0.5g。多入丸散,不宜入煎剂。外用适量	禁用	不宜少量久服或大量服,肝肾功能不全者禁服
49	两头尖	有毒	祛风湿,消痈肿。用于风寒湿痹,四肢拘挛,骨节疼痛,痈肿溃烂	1～3g。外用适量	禁用	

续表

序号	名称	毒性	功能主治	用法用量	孕妇禁忌	其他注意事项
50	芫花	有毒	泻水逐饮;外用杀虫疗疮。用于水肿胀满,胸腹积水,痰饮积聚,气逆咳喘,二便不利;外治疥癣秃疮,痈肿,冻疮	1.5～3g。醋芫花研末吞服,每日每次0.5～0.9g。外用适量	禁用	不宜与甘草同用
51	苍耳子	有毒	散风寒,通鼻窍,祛风湿。用于风寒头痛,鼻塞流涕,鼻鼽,鼻渊,风疹瘙痒,湿痹拘挛	3～10g		
52	附子	有毒	回阳救逆,补火助阳,散寒止痛。用于亡阳虚脱,肢冷脉微,心阳不足,胸痹心痛,虚寒吐泻,脘腹冷痛,肾阳虚衰,阳痿宫冷,阴寒水肿,阳虚外感,寒湿痹痛	3～15g。先煎、久煎	慎用	不宜与半夏、瓜蒌、瓜蒌子、瓜蒌皮、天花粉、川贝母、浙贝母、平贝母、伊贝母、湖北贝母、白蔹、白及同用
53	京大戟	有毒	泻水逐饮,消肿散结。用于水肿胀满,胸腹积水,痰饮积聚,气逆咳喘,二便不利,痈肿疮毒,瘰疬痰核	1.5～3g。入丸散服,每次1g;内服醋制用。外用适量,生用	禁用	不宜与甘草同用
54	制川乌	有毒	祛风除湿,温经止痛。用于风寒湿痹,关节疼痛,心腹冷痛,寒疝作痛及麻醉止痛	1.5～3g。先煎、久煎	慎用	同附子
55	制天南星	有毒	燥湿化痰,祛风止痉,散结消肿。用于顽痰咳嗽,风痰眩晕,中风痰壅,口眼歪斜,半身不遂,癫痫,惊风,破伤风;外用治痈肿,蛇虫咬伤	3～9g	慎用	
56	制草乌	有毒	祛风除湿,温经止痛。用于风寒湿痹,关节疼痛,心腹冷痛,寒疝作痛及麻醉止痛	1.5～3g。先煎、久煎	慎用	同附子
57	苦楝皮	有毒	杀虫,疗癣。用于蛔虫病,蛲虫病,虫积腹痛;外治疥癣瘙痒	3～6g。外用适量,研末,用猪脂调敷患处	慎用	肝功能不全者慎用
58	金钱白花蛇	有毒	祛风,通络,止痉。用于风湿顽痹,麻木拘挛,中风口眼歪斜,半身不遂,抽搐痉挛,破伤风,麻风,疥癣	2～5g。研粉吞服,1～1.5g		
59	洋金花	有毒	平喘止咳,解痉定痛。用于哮喘咳嗽,脘腹冷痛,风湿痹痛,小儿慢惊;外科麻醉	0.3～0.6g。宜入丸散;亦可做卷烟分次燃吸(每日不超过1.5g)。外用适量	禁用	外感及痰热咳喘、青光眼、高血压及心动过速者禁用
60	牵牛子	有毒	泻水通便,消痰涤饮,杀虫攻积。用于水肿胀满,二便不通,痰饮积聚,气逆喘咳,虫积腹痛	3～6g。入丸散服,每次1.5～3g	禁用	不宜与巴豆、巴豆霜同用
61	轻粉	有毒	外用杀虫,攻毒,敛疮;内服祛痰消积,逐水通便。外治用于疥疮,顽癣,臁疮,梅毒,疮疡,湿疹;内服用于痰涎积滞,水肿鼓胀,二便不利	外用适量,研末掺敷患处。内服每次0.1～0.5g,1～2次/日,多入丸剂或装胶囊服,服后漱口	禁用	不可过量,内服慎用
62	香加皮	有毒	利水消肿,祛风湿,强筋骨。用于下肢浮肿,心悸气短,风寒湿痹,腰膝酸软	3～6g		不宜过量
63	狼毒	有毒	散结,杀虫。外用于淋巴结结核、皮癣;灭蛆	熬膏外敷		不宜与密陀僧同用

序号	名称	毒性	功能主治	用法用量	孕妇禁忌	其他注意事项
64	臭灵丹草	有毒	清热解毒,止咳祛痰。用于风热感冒,咽喉肿痛,肺热咳嗽	9～15g		
65	商陆	有毒	逐水消肿,通利二便;外用解毒散结。用于水肿胀满,二便不通;外治痈肿疮毒	3～9g。外用适量,煎汤熏洗	禁用	
66	常山	有毒	涌吐痰涎,截疟。用于痰饮停聚,胸膈痞塞,疟疾	5～9g	慎用	有催吐作用,量不宜过大
67	硫黄	有毒	外用解毒杀虫疗疮;内服补火助阳通便。外治用于疥癣,秃疮,阴疽恶疮;内服用于阳痿足冷,虚喘冷哮,虚寒便秘	外用适量,研末油调涂敷患处。内服1.5～3g,炮制后入丸散服	慎用	不宜与芒硝、玄明粉同用
68	雄黄	有毒	解毒杀虫,燥湿祛痰,截疟。用于痈肿疔疮,蛇虫咬伤,虫积腹痛,惊痫,疟疾	0.05～0.1g。入丸散用。外用适量,熏涂患处	禁用	内服宜慎,不可久服
69	蓖麻子	有毒	泻下通滞,消肿拔毒。用于大便燥结,痈疽肿毒,喉痹,瘰疬	2～5g。外用适量		
70	蜈蚣	有毒	息风镇痉,通络止痛,攻毒散结。用于肝风内动,痉挛抽搐,小儿惊风,中风口喝,半身不遂,破伤风,风湿顽痹,偏正头痛,疮疡,瘰疬,蛇虫咬伤	3～5g	禁用	
71	罂粟壳	有毒	敛肺,涩肠,止痛。用于久咳,久泻,脱肛,脘腹疼痛	3～6g	禁用	易成瘾,不宜常服;儿童禁用;运动员慎用
72	蕲蛇	有毒	祛风,通络,止痉。用于风湿顽痹,麻木拘挛,中风口眼歪斜,半身不遂,抽搐痉挛,破伤风,麻风,疥癣	3～9g。研末吞服,每次1～1.5g,2～3次/日		
73	蟾酥	有毒	解毒,止痛,开窍醒神。用于痈疽疔疮,咽喉肿痛,中暑神昏,痧胀腹痛吐泻	0.015～0.03g。多入丸散。外用适量	慎用	
74	川乌	大毒	祛风除湿,温经止痛。用于风寒湿痹,关节疼痛,心腹冷痛,寒疝作痛及麻醉止痛	一般炮制后用	禁用	生品内服宜慎,同附子
75	马钱子	大毒	通络止痛,散结消肿。用于跌打损伤,骨折肿痛,风湿顽痹,麻木瘫痪,痈疽疮毒,咽喉肿痛	0.3～0.6g。炮制后入丸散	禁用	不宜多服久服、生用;运动员慎用;有毒成分经皮肤吸收,外用不宜大面积涂敷
76	马钱子粉	大毒	通络止痛,散结消肿。用于跌打损伤,骨折肿痛,风湿顽痹,麻木瘫痪,痈疽疮毒,咽喉肿痛	0.3～0.6g。入丸散	禁用	同马钱子
77	天仙子	大毒	解痉止痛,平喘,安神。用于胃脘挛痛,喘咳,癫狂	0.06～0.6g	禁用	心脏病、心动过速、青光眼者禁用
78	巴豆	大毒	外用蚀疮。用于恶疮疥癣,疣痣	外用适量,研末涂患处,或捣烂以纱布包擦患处	禁用	不宜与牵牛子同用
79	巴豆霜	大毒	峻下冷积,逐水退肿,豁痰利咽;外用蚀疮。用于寒积便秘,乳食停滞,腹水鼓胀,二便不通,喉风,喉痹;外治痈肿脓成不溃,恶疮疥癣,疣痣	0.1～03g。多入丸散用。外用适量	禁用	不宜与牵牛子同用
80	红粉	大毒	拔毒,除脓,去腐,生肌。用于痈疽疔疮,梅毒下疳,一切恶疮,肉暗紫黑,腐肉不去,窦道瘘管,脓水淋漓,久不收口	外用适量,研极细粉单用或与其他药味配成散剂或制成药捻	禁用	只外用,不内服,亦不宜久用

序号	名称	毒性	功能主治	用法用量	孕妇禁忌	其他注意事项
81	闹羊花	大毒	祛风除湿,散瘀定痛。用于风湿痹痛,偏正头痛,跌扑肿痛,顽癣	0.6~1.5g。浸酒或入丸散。外用适量,煎水洗	禁用	体虚者禁用,不宜多服、久服
82	草乌	大毒	祛风除湿,温经止痛。用于风寒湿痹,关节疼痛,心腹冷痛,寒疝作痛及麻醉止痛	一般炮制后用	禁用	内服宜慎;配伍禁忌同附子
83	斑蝥	大毒	破血逐瘀,散结消癥,攻毒蚀疮。用于癥瘕,经闭,顽癣,瘰疬,赘疣,痈疽不溃,恶疮死肌	0.03~0.06g。炮制后多入丸散用。外用适量,研末或浸酒醋,或制油膏涂敷患处,不宜大面积用	禁用	内服慎用

中药饮片调剂人员在调配处方时,应当按照《处方管理办法》和中药饮片调剂规程的有关规定进行审方和调剂。对存在"十八反""十九畏"、妊娠禁忌、超量等可能引起用药安全问题的处方,应当由处方医生确认"双签字"或重新开具处方后方可调配。

4.4 中药处方审核训练

审核处方 1:
桑叶 10g 连翘 12g 金银花 9g 夏枯草 10g 牛蒡子 15g 杏仁 12g 忍冬花 9g 桔梗 9g 薄荷 6g 甘草 6g

审核处方 2:
黄芪 15g 龙牡 30g 白术 12g 麻黄 9g 太子参 6g 甘草 9g 大枣 3 枚

审核处方 3:
甘遂 3g 红大戟 1.5g 芫花 1.5g 半夏 6g 甘草 3g 大枣 5 枚 生姜 5 片

审核处方 4:
黄芩 9g 泽泻 12g 山栀子 9g 龙胆草 9g 木通 12g 车前子 9g 生地黄 15g 柴胡 10g 甘草 6g

审核处方 5:
北沙参 9g 茯苓 12g 二术 20g 补骨脂 12g 钩藤 15g 煅牡蛎 30g 酸枣仁 9g 桑寄生 9g 车前子 9g 甘草 6g

审核处方 6:
朱砂 3g 生熟地各 10g 芍药 12g 黄连 5g 当归 10g 甘草 10g 麦冬 12g

审核处方 7:
附子 9g 干姜 5g 肉桂 3g 人参 6g 白术 9g 陈皮 6g 炙甘草 5g 五味子 3g 半夏 9g

审核处方 8:
焦三仙各 10g 陈皮 5g 连翘 6g 萝卜子 6g 茯苓 10g 白术 9g 甘草 6g

审核处方 9:
党参 9g 酸枣仁 9g 茯苓 15g 旋复花 6g 白术 10g 泡参 9g 阿胶 6g 甘草 6g

审核处方 **10**：

白术 9g　附子 6g　党参 9g　大黄 6g　茯苓 9g　半夏 6g　川军 6g　天花粉 6g　川楝子 15g　砂仁 9g　甘草 6g

审核处方 **11**：

桂枝 12g　二活 18g　荆芥 9g　苏叶 6g　旋复花 6g　口防风 9g　粉葛根 12g　甘草 6g

审核处方 **12**：

人参 30g　肉桂 10g　白附子 9g　粳米 30g　赤石脂 30g　甘草 6g

审核处方 **13**：

寸冬 15g　水牛角 30g　牡丹皮 10g　栝楼根 12g　甘草 9g　赤芍 10g　生地黄 15g　三七粉 3g　淡竹叶 9g　山葱 6g

审核处方 **14**：

川芎 9g　芥穗 9g　防风 10g　细辛 9g　白芷 12g　薄荷 9g　甘草 10g　羌活 12g

审核处方 **15**：

乌药 12g　木香 9g　青皮 10g　高良姜 10g　槟榔 10g　肉桂 6g　枳壳 12g　延胡索 12g　金樱子 10g

审核处方 **16**：

潞党参 9g　酸枣仁 9g　龙牡 30g　茯苓 15g　白术 9　代赭石 10g　甘草 6g

审核处方 **17**：

白豆蔻 6g　补骨脂 10g　吴茱萸 10g　五味子 10g　大枣肉 9g　附子 15g　桂枝 12g

审核处方 **18**：

桑螵蛸 9g　浙贝 12g　沉香 6g　白及 10g　三七粉 3g　延胡索 9g　红芪 30g　甘草 10g

审核处方 **19**：

桑叶 6g　菊花 9g　白蔹 10g　陈皮 15g　薄荷 6g　连翘 15g　杏仁 12g　桔梗 6g　生地 9g　制草乌 9g　紫草 10g　甘草 10g

审核处方 **20**：

蒲黄 6g　五灵脂 9g　香附 10g　鸡血藤 15g　当归 6g　川芎 9g　人参 6g　黄芪 15g

审核处方 **21**：

半夏 6g　陈皮 9g　茯苓 10g　甘草 15g　瓜蒌皮 6g　浙贝 12g　白术 9g　川乌 6g　天南星 9g　泽泻 9g

审核处方 **22**：

玄参 6g　海藻 9g　麦冬 10g　桔梗 10g　天花粉 10g　杏仁 9g　淡竹叶 9g　防风 6g　甘草 15g　附子 12g

审核处方 **23**：

水牛角 30g　生地 9g　黄连 9g　栀子 10g　黄芩 10g　冰片 6g　郁金 9g　朱砂 6g　茯苓 10g　丁香 9g　珍珠粉 10g　夜交藤 10g

审核处方 **24**：

制半夏 9g　桔梗 6g　苦杏仁 10g　紫苏子 9g　紫菀 10g　款冬 5g　海藻 6g　浙贝母 10g　生地黄 15g　麦冬 10g　甘草 6g

审核处方 **25**：

瞿麦 9g　车前子 10g　萹蓄 10　大黄炭 6g　滑石 10g　关木通 10g　栀子 10g　甘草 9g　灯心草 6g

审核处方 **26**：

焦三仙各 10g　陈皮 5g　连翘 6g　萝卜子 6g　茯苓 10g　白术 7g　甘草 6g

审核处方 27:

金银花 9g　益母草 10g　甘草 3g　荆芥 6g　忍冬花 9g　老翘 9g　海肠草 5g　竹叶 6g

审核处方 28:

茯苓 15g　白术 20g　当归 10g　牛夕 10g　木香 9g　砂仁^{捣碎} 6g　苏子叶 20g　陈皮 10g　姜半夏 12g　阿胶 10g　甘草 10g　苦杏仁^{生品} 10g

审核处方 29:

天麻 10g　钩藤 15g　夜交藤 15g　牛膝 10　杜仲 10g　生地黄 15g　桑寄生 10g　穿心莲 6g　黄芩 9g　龟甲 10g　鳖甲 10g　二决明 20g　甘草 5g

审核处方 30:

丹参 10g　寸冬 15g　顺片 15g　远志 10g　二苓 20g　栀子 10g　山楂 10g　石菖蒲 10g　橘红 10g　蒲黄 10g　川贝母 3g　甘草 5g

样题举例

全国职业院校技能大赛
中药传统技能大赛　处方笺　B 卷(样卷)

处方 B		普通处方

科别:中医内科　门诊号:GZ202110　2021 年 06 月 07 日

姓名:王晓萌　性别:女　年龄:68 岁

临床诊断:中虚气滞

R:
炙黄芪 6g	当　归 12g	党　参 30g
炒白术 10g	陈　皮 10g	升　麻 9g
柴　胡 10g	炙甘草 5g	法半夏 12g
黄　连 3g	桂　枝 10g	姜竹茹 10g
蒲公英 15g	醋大戟 6g	炒莱菔子 10g
制白附子^{先煎} 5g	炒麦芽 15g	山　药 15g

每日 1 剂,水煎服,温服

医师:张珊珊		剂数:3	
药价:		计价人:	
调配:	核对:	发药:	
		取药号:	

审方平台人机对话界面　GS202110(样卷)
B 卷 B 方

审阅处方 B,在下列表中选中错误的处方类别:

序号	题型	选项	A	B	C	D
1	选择	处方类别错误	普通处方	儿科处方	急诊处方	外用处方

审阅处方 B, 在下列表中选中错误的处方前记:

序号	题型	选项	A	B	C	D
2	选择	处方前记错误	科别	日期	姓名	年龄

审阅处方 B, 选中处方中存在用名错误的药味:

序号	题型	选项	A	B	C	D
3	填空	处方用名错误				

审阅处方 B, 选中处方中存在配伍禁忌的药味:

序号	题型	选项	A	B	C	D
4	填空	配伍禁忌	炙甘草/醋大戟			

审阅处方 B, 选中处方中存在妊娠禁忌的药味:

序号	题型	选项	A	B	C	D
5	填空	妊娠禁忌				

审阅处方 B, 选中处方中存在超量的有毒中药:

序号	题型	选项	A	B	C	D
6	填空	有毒中药超量	法半夏	醋大戟		

审阅处方 B, 在列表中选中错误的煎法服法:

序号	题型	选项	A	B	C	D
7	选择	煎法服法错误	每日 1 剂	水煎服	温服	煎汤剂

审阅处方 B, 选中处方中存在特殊用法错误的中药:

序号	题型	选项	A	B	C	D
8	填空	特殊用法错误	制白附子			

4.5　中药饮片调剂要求

中药饮片调剂要求: 选手在规定时间内, 按照中药饮片调剂操作规范调配中药处方。按照中药处方调配操作规程, 调配 3 付中药, 参赛选手使用自带戥秤。具体要求见《中药处方调配评分表》。要求: 操作规范, 调配正确, 剂量准确, 熟练快捷。(1) 准备有序: 调剂前准备, 包括着装、验戥、上台纸、检查戥称是否洁净、台面清洁等;(2) 规范操作: 包括审方、分剂量、调配、药物特殊处理、复核、签名、包包、清场等;(3) 准确称量: 称量要求准确, 包括单剂和三剂重量误差;(4) 熟练快捷: 包括动作熟练、完成时间等;(5) 发药交代: 核对患者姓名, 双手递药, 礼貌用语, 交代清楚煎煮方法, 重点介绍需特殊处理中药的煎煮方法及注意事项。程序: 熟悉药斗→调剂前准备→抽取处方(开始计时)→调配→包包→报告完毕(计时结束)→发药→清场。开始计时以裁判口令为准。

样题举例

处方调剂考核举例
2019 年全国职业院校技能大赛
中药传统技能赛　处方笺　B 卷（样卷）
2019. 06. 13　09：30 — 11：30

处方 A		普通处方

科别：中医科　　门诊号：GT201909　　2019 年 06 月 13 日
姓名：范小蒙　　性别：男　　年龄：37 岁
临床诊断：外感风寒、内伤湿滞
R：

白芷 12g	茯苓 15g
陈皮 9g	厚朴 10g
佩兰 9g	香薷 9g
炒白术 12g	砂仁 后下 5g
牛蒡子 9g	当归 10g

每日 1 剂，水煎服，早晚各 1 次

医师：李小晖	剂数：3
药价：36.39 元	计价人：方芳

调配：	核对：	发药：
		取药号：009

2021 全国职业院校技能大赛
中药传统技能赛　处方笺　A 卷（样卷）

处方 A		普通处方

科别：中医科　　门诊号：GZ202101　　2021 年 06 月 05 日
姓名：范小蒙　　性别：男　　年龄：37 岁
临床诊断：外感风寒、郁化而热
R：

柴胡 12g	葛根 15g
甘草 9g	薄荷 后下 5g
羌活 12g	连翘 9g
黄芩 9g	知母 10g
荆芥 10g	淡竹叶 9g

每日 1 剂，水煎服，早晚各 1 次

医师：李小晖	剂数：3
药价：23.72 元	计价人：方芳

调配：	核对：	发药：
		取药号：001

2021 全国职业院校技能大赛
中药传统技能赛　处方笺　A 卷（样卷）

处方 D   普通处方

科别：中医科　　门诊号：GT202140　2021 年 06 月 05 日

姓名：魏小红　　性别：男　　年龄：45 岁

临床诊断：食积证

R：

炒山楂 12g	炒白术 12g
莱菔子 10g	砂仁_{后下} 6g
茯苓 12g	陈皮 10g
连翘 9g	木香 9g
大腹皮 10g	佛手 10g

每日 1 剂，水煎服，早晚各 1 次

医师：李小晖　　　　　　　　　　剂数：3

药价：26.32 元　　　　　　　　　计价人：徐靖

调配：　　　　　　核对：　　　　发药：

取药号：040

第 5 章
中药炮制

5.1 中药炮制考核要求、技术要求

考核要求

（1）理论考试：单独进行计算机平台考试，系统阅卷评分。

（2）实操考试：要求选手完成 2 种待炮制饮片的炮制操作。

竞赛范围为《中国药典》（2020 年版）一部收载的方法中选取的炒黄、炒焦、炒炭、麸炒、砂炒、蛤粉炒、酒炙、醋炙、盐炙、蜜炙 10 类方法。炮炙品种范围为 37 种中药、40 种饮片规格。竞赛所涉及的炮制方法及待炮制饮片范围，见表 5-1。

表 5-1　炮制方法及待炮制饮片范围

序号	炮制方法	待炮制饮片名称
1	炒黄（5 味）	王不留行、槐花、酸枣仁、麦芽、槟榔
2	炒焦（4 味）	麦芽、山楂、槟榔、栀子
3	炒炭（4 味）	荆芥、白茅根、茜草、槐花
4	麸炒（5 味）	薏苡仁、山药、白术、枳壳、僵蚕
5	砂炒（4 味）	鳖甲、骨碎补、干姜、鸡内金
6	蛤粉炒（1 味）	阿胶
7	酒炙（4 味）	白芍、当归、丹参、川牛膝
8	醋炙（3 味）	三棱、青皮、香附
9	盐炙（4 味）	泽泻、小茴香、橘核、知母
10	蜜炙（6 味）	黄芪、甘草、麻黄、前胡、百合、百部

注：不同年份的比赛品种有所调整。

竞赛用饮片重量，一般为 50～200g。参赛选手应在 20 分钟内，须根据竞赛时规定的重量和炮制要求，按标准操作规程完成炮制操作。竞赛时器具的准备以及饮片的净制、分档、炙法的拌润、炒炙、清场等各项操作，均需选手自己完成。由于比赛时间的限制，液体辅料拌匀后稍润即可。竞赛中，砂炒法的辅料用河砂不用油砂；麸炒法的辅料用麦麸不用蜜炙麸皮，所有辅料均不需选手进行特殊处理。

技术要求

（1）准备：包括必需的器具（5 种以上）、器具洁净程度、称取药料（规定量）、称取（或量取）辅料。

（2）净制：包括物料净度过程和大小分档。

（3）称量：按照比赛要求，精准称量。

（4）拌润：液体辅料和药物一起拌润。

（5）预热：包括热源煤气罐和煤气灶正确操作、物料投放时间。

（6）投药：火力、翻炒，包括炮制所需火力、药物炒制时的翻炒方法。

（7）翻炒：翻炒操作要规范。动作娴熟、翻炒均匀，姿势要大方得体，饮片不得翻出锅外。

（8）出锅：包括炒制药物的出锅程度、出锅后物料处理方法，炮制品含药屑、杂质及生片、糊片等要求；煤气罐和煤气灶正常操作程序。

（9）清场：包括器具正确清洁、现场正确清洁方法等。

5.2 中药炮制品种目录及其炮制程度

程度要求：炮制后饮片质量应符合《中国药典》（2020 年版）一部及《中药饮片质量标准通则（试行）》的规定。中药炮制品种目录及其炮制程度见表 5-2。

适中率 95％以上，50 分；适中率 80％～95％，40 分；适中率 70％～80％，30 分；适中率 60％～70％，20 分；适中率 50％以下（不及或太过），不超过 15 分。

表 5-2　中药炮制品种目录及其炮制程度

品名	规格	火力	辅料用量	操作要求	（参照《中国药典》2020 年版，务必达到熟练写出炮制品性状的水平）
王不留行*	炒黄	中火/武火	—	取净王不留行，照清炒法炒至大多数爆开白花（80％以上）	呈类球形爆花状，表面白色，质松脆
槐花	炒黄	文火	—	取净药，置已预热好的炒制器具中，用文火加热，取净槐花，照清炒法炒至表面深黄色	表面深黄色
酸枣仁	炒黄	文火	—	取净酸枣仁，照清炒法炒至鼓起，色微变深	表面微鼓起，色微变深，微具焦斑，略有焦香气
麦芽	炒黄	文火	—	取净麦芽，照清炒法炒至棕黄色，放凉，筛去灰屑	表面棕黄色，偶有焦斑。有香气，味微苦
槟榔	炒黄	文火	—	取槟榔片，照清炒法炒至微黄色	表面微黄色，可见大理石样花纹
麦芽	炒焦	中火	—	中火加热，炒至有爆裂声，表面呈焦褐色，鼓起，并有香气逸出。炒至焦褐色	形如麦芽，表面焦褐色，有焦斑，有焦香气，味微苦
山楂	炒焦	中火	—	中火炒至外表焦褐色，内部黄褐色。并有焦香气逸出时	形如山楂片，表面焦褐色，内部黄褐色，有焦香气
槟榔	炒焦	文火	—	取净槟榔片，置已预热好的炒制器具中，用文火加热，炒至焦黄色时，取出，放凉	表面焦黄色，偶见焦斑，气焦香
栀子	炒焦	中火	—	取净栀子，置已预热好的炒制器具中，用中火加热，炒至焦褐或焦黑色，取出放凉	表面焦褐或焦黑色，果皮内表面棕色，种子表面黄棕或棕褐
荆芥	炒炭	武火	—	武火炒至表面焦黑色，内部焦黄色全体黑褐色	体轻，质脆，断面焦褐色
白茅根	炒炭	武火	—	武火炒至表面焦褐色	全体黑褐色。茎方柱形，体轻，质脆，断面焦褐色
茜草	炒炭	武火	—	武火炒至表面焦黑色	表面黑褐色，内部棕褐色。气微，味苦、涩
槐花	炒炭	中火	—	中火炒到黑褐色	黑褐色
薏苡仁	麸炒	中火	15kg	先将炒锅烧热至一定程度，均匀撒入定量的麸皮，用中火加热，即刻烟起，随即投入净薏苡仁。迅速拌炒至微黄色、微鼓起时，取出，筛去麸皮，放凉后及时收藏	炒薏苡仁微鼓起，表面微黄色

续表

品名	规格	火力	辅料用量	操作要求	（参照《中国药典》2020年版，务必达到熟练写出炮制品性状的水平）
山药	麸炒	中火	10～15kg	先将炒锅预热至一定程度，均匀撒入定量的麸皮，中火加热，即刻烟起，随即投入净山药片。迅速拌炒至黄色时，取出，筛去麸皮，放凉后及时收藏	麸炒山药表面黄白色或微黄色，偶有焦斑。略具焦香气
白术	麸炒	中火	10～15kg	先将炒锅预热至一定程度，均匀撒入定量的蜜麸，中火加热，即刻烟起，随即投入净白术片，迅速拌炒至黄棕色、逸出焦香气时，取出，筛去蜜麸，放凉后及时收藏	炒白术表面黄棕色，偶有焦斑，有焦香气
枳壳	麸炒	中火	10～15kg	先将炒锅预热至一定程度，均匀撒入定量的麸皮，中火加热，即刻烟起，随即投入净枳壳片。迅速拌炒至淡黄色时，取出，筛去麸皮，放凉后及时收藏	色较深，偶有焦斑
僵蚕	麸炒	中火	10kg	将炒锅预热至一定程度，均匀撒入定量的麸皮，中火加热，即刻烟起，随即投入净僵蚕，迅速拌炒至黄色时，取出，筛去麸皮，放凉后及时收藏	表面黄棕色或黄白色，偶有焦黄斑
鳖甲	砂炒	武火	20kg	取净鳖甲，照烫法用砂烫至表面淡黄色，取出，醋淬，干燥	淡黄色至深黄色，质酥脆，略有醋气
骨碎补	砂炒	武火		将砂置炒锅内，用武火加热至灵活状态时，投入大小一致的骨碎补片，不断翻埋烫炒至鼓起、取出。筛去砂，放凉，除去残存绒毛，及时收藏	砂烫后为扁圆状鼓起，质轻脆，膨大鼓起，无鳞叶。断面淡棕褐色或淡棕色，味微涩，气香
干姜	砂炒	武火		取干姜片或块，置已预热好的炒制器具中，用武火加热，炒至干姜鼓起、松泡，表面呈黑色，内部呈棕褐色，喷淋少许清水，灭尽火星，取出晾干，筛去碎屑	表面棕黑或棕褐色，质地轻泡，断面边缘处显棕黑，中心棕黄
鸡内金	砂炒	中火		将砂置炒锅内，用中火加热至灵活状态时，投入大小一致的鸡内金，不断翻埋烫炒至鼓起、卷曲、酥脆。取出。筛去砂，放凉	表面暗黄褐色或焦黄色，用放大镜观察，显颗粒状或微细泡状。轻折即断，断面有光泽
阿胶	蛤粉炒	中火	30～50kg	取阿胶，烘软，切成1cm左右的丁，照烫法用蛤粉烫至成珠，内无溏心时，取出，筛去蛤粉，放凉	呈类球形。表面棕黄色或灰白色，附有白色粉末。体轻，质酥，易碎。断面中空或多孔状，淡黄色至棕色气微味微甜
白芍	酒炙	文火	20kg	取净白芍片，用定量的黄酒拌匀，闷润。待酒被吸尽后，置炒制容器内，用文火加热炒干，取出，晾凉	酒白芍微黄色或淡棕黄色，有的可见焦斑，略有酒香气
当归	酒炙	文火	20kg	同上，将白芍换为当归	片面深黄色或浅棕黄色，略有焦斑，香气浓郁，并略有酒香气
丹参	酒炙	文火	20kg	同上，将白芍换为丹参	形如丹参片，表面红褐色，略具酒香气
川牛膝	酒炙	文火	20kg	同上，将白芍换为川牛膝	表面棕黑色。微有酒香气，味甜
三棱	醋炙	文火	15kg	取三棱片，加定量米醋拌匀，闷润至醋被吸尽，文火炒干。按照醋炙法炒至色变深	形如三棱片，切面黄色至黄棕色，偶见焦黄斑，微有醋香气
青皮	醋炙	文火	15kg	取净青皮片或丝，加定量米醋拌匀，闷润至醋被吸尽，文火炒干至微黄色。按照醋炙法炒至微黄色	形如青皮或丝，色泽加深，略有醋香气，味苦、辛
香附	醋炙		20kg	取香附片（粒），照醋炙法炒干	形如香附片（粒），表面黑褐色。微有醋香气，味微苦

续表

品名	规格	火力	辅料用量	操作要求	（参照《中国药典》2020 年版，务必达到熟练写出炮制品性状的水平）
泽泻	盐炙	文火	2kg	取净泽泻片，加盐水拌匀，闷润至盐水被吸尽，文火炒至微黄色，取出放凉。按照盐水法炒干	形如泽泻片，表面淡黄棕色或黄褐色，偶见焦斑，味微咸
小茴香	盐炙	文火	2kg	取净小茴香，加盐水拌匀，闷润至盐水被吸尽，文火炒至微黄色，有香气逸出，取出放凉。按照盐水炙法炒至微黄色	形如小茴香，微鼓起，色泽加深，偶有焦斑，味微咸
橘核	盐炙	文火	2kg	取净橘核，照盐水炙法炒干	形如橘核。子叶淡棕色或黄绿色，少淡绿色。气微，味微咸、苦
知母	盐炙	文火	2kg	取净知母片，置温度适宜的热锅内，用文火炒至变色时，喷淋适量食盐水。炒干，取出，晾凉	色黄或微带焦斑，味微咸
黄芪	蜜炙	文火	25kg	取定量炼蜜加适量开水稀释后，淋入黄芪中拌匀，闷润至蜜汁被吸尽后，文火炒至深黄色，不粘手。按照蜜炙法炒至不粘手	外表皮淡棕黄色或淡棕褐色，略有光泽。切面皮部黄白色，木部淡黄色，有放射状纹理和裂隙。具蜜香气，味甜，略带黏性，嚼之微有豆腥味
甘草	蜜炙	文火	25kg	取定量炼蜜加适量开水稀释后，淋入甘草中拌匀，闷润至蜜汁被吸尽后，文火炒至黄色至深黄色，不粘手。按照蜜炙法炒至黄色至深黄色，不粘手时取出，晾凉	呈类圆形或椭圆形切片。外表皮红棕色或灰棕色，微有光泽。切面黄色至深黄色，形成层明显，射线放射状，略有黏性，具焦香气，味甜
麻黄	蜜炙	文火	20kg	取一定量的炼蜜加适量开水稀释，与净麻黄段拌匀闷润，待蜜被药物吸尽后，置炒制容器内用文火炒至深黄色，不粘手时，取出摊晾，凉后及时收贮	表面深黄色，微有光泽，略具黏性。有蜜香气，味甜。不粘手
前胡	蜜炙	文火	25kg	取前胡片，照蜜炙法炒至不粘手	表面黄褐色，略具光泽，滋润。味微甜
百合	蜜炙	文火	5kg	取净百合，文火炒至颜色加深时，加入适量开水稀释的炼蜜，文火炒至微黄色，不粘手。按照蜜炙法炒至不粘手	形如百合，表面棕黄色，偶见焦斑，略带黏性。味甜
百部	蜜炙	文火	12.5kg	取百部片，照蜜炙法炒至不粘手	形同百部片，表面棕黄色或褐棕色，略带焦斑，稍有黏性。味甜

注：不同年份的比赛品种有所调整。

炮制品附图分为生品、不及、适中、太过 4 种，其中炒黄有 2 味：王不留行、酸枣仁；炒焦有 4 味：麦芽、山楂、槟榔、栀子；炒炭有 3 味：荆芥、白茅根、茜草；麸炒有 4 味：薏苡仁、山药、白术、枳壳；砂炒有 3 味：骨碎补、干姜、鸡内金。附图见书末尾（彩色插页）。

样题举例

202* 年全国职业院校技能大赛中药炮制操作赛题（样卷）（高职组）（GA 卷）

请参赛选手在 20 分钟内，按照《中国药典》（2020 年版）规定的方法，完成下列 2 味待炮制饮片的炮制操作。

1. 将100g阿胶炮制成阿胶珠。

2. 将100g枳壳炮制成麸炒枳壳。

202* 年全国职业院校技能大赛中药炮制操作赛题（样卷）（高职组）（GB卷）

请参赛选手在20分钟内，按照《中国药典》（2020年版）规定的方法，完成下列2味待炮制饮片的炮制操作。

1. 将100g干姜炮制成炮姜。

2. 将100g薏苡仁炮制成麸炒薏苡仁。

2019年中药炮制竞赛试题，组合如下：

试题A：1. 将60g骨碎补炮制烫骨碎补；2. 将120g甘草炮制成炙甘草。

试题B：1. 将30g阿胶炮制成阿胶珠；2. 将60g鸡内金炮制成炒鸡内金（砂烫）。

试题C：1. 将60g干姜炮制成炮姜；2. 将120g黄芪炮制成炙黄芪等。

试题D：1. 将100g山楂炮制成焦山楂；2. 将30g阿胶炮制成阿胶珠。

2021年开始，中药炮制开展理论考试，示例如下：

202* 年全国职业院校技能大赛中药传统技能赛项（高职组） A 卷中药炮制学理论试卷（样卷）

1. 下列中药炮制工艺为炒黄的是：

序号	题型	选项				答案
1	选择	A	B	C	D	A
		麦芽	荆芥	山药	骨碎补	麦芽

2. 下列中药炮制工艺为炒焦的是：

序号	题型	选项				答案
2	选择	A	B	C	D	A
		栀子	薏苡仁	阿胶	白芍	栀子

3. 下列中药炮制工艺为炒炭的是：

序号	题型	选项				答案
3	选择	A	B	C	D	A
		茜草	丹参	泽泻	甘草	茜草

4. 下列中药炮制工艺为麸炒的是：

序号	题型	选项				答案
4	选择	A	B	C	D	A
		山药	黄芪	麻黄	知母	山药

5. 下列中药炮制工艺为砂炒的是：

序号	题型	选项				答案
5	选择	A	B	C	D	A
		鳖甲	青皮	槟榔	酸枣仁	鳖甲

6. 下列中药炮制工艺为蛤粉炒的是：

序号	题型	选项				答案
6	选择	A	B	C	D	A
		阿胶	鸡内金	僵蚕	前胡	阿胶

7. 下列中药炙制辅料为酒的是：

序号	题型	选项				答案
7	选择	A	B	C	D	A
		当归	干姜	白茅根	香附	当归

8. 下列中药炙制辅料为醋的是：

序号	题型	选项				答案
8	选择	A	B	C	D	A
		三棱	白术	百合	川牛膝	三棱

9. 下列中药炙制辅料为盐水的是：

序号	题型	选项				答案
9	选择	A	B	C	D	A
		橘核	麦芽	枳壳	骨碎补	橘核

10. 下列中药炙制辅料为炼蜜的是：

序号	题型	选项				答案
10	选择	A	B	C	D	A
		百部	白芍	白茅根	山楂	百部

附：《中国药典》（2020 年版）炮制通则

中药炮制是按照中医药理论，根据药材自身性质，以及调剂、制剂和临床应用的需要，所采取的一项独特的制药技术。

药材凡经净制、切制或炮炙等处理后，均称为"饮片"；药材必须净制后方可进行切制或炮炙等处理。

2020 年版药典规定的各饮片规格，系指临床配方使用的饮片规格。制剂中使用的饮片规格，应符合相应制剂品种实际工艺的要求。

炮制用水，应为饮用水。

除另有规定外，应符合下列有关要求。

一、净制　即净选加工。可根据具体情况，分别使用挑选、筛选、风选、水选、剪、切、刮、削、剔除、酶法、剥离、挤压、焊、刷、擦、火燎、烫、撞、碾串等方法，以达到净度要求。

二、切制　切制时，除鲜切、干切外，均须进行软化处理，其方法有：喷淋、抢水洗、浸泡、润、漂、蒸、煮等，亦可使用回转式减压浸润罐，气相置换式润药箱等软化设备。软化处理应按药材的大小、粗细、质地等分别处理。分别规定温度、水量、时间等条件，应少泡多润，防止有效成分流失。切后应及时干燥，以保证质量。切制品有片、段、块、丝等。其规格厚度通常为：

片　极薄片 0.5mm 以下，薄片 1～2mm，厚片 2～4mm；

段　　短段 5～10mm，长段 10～15mm；

块　　8～12mm 的方块；

丝　　细丝 2～3mm，宽丝 5～10mm。

其他不宜切制者，一般应捣碎或碾碎使用。

三、炮炙除另有规定外，常用的炮炙方法和要求如下。

1. 炒　炒制分单炒（清炒）和加辅料炒。需炒制者应为干燥品，且大小分档；炒时火力应均匀，不断翻动。应掌握加热温度、炒制时间及程度要求。

单炒（清炒）　取待炮炙品，置炒制容器内，用文火加热至规定程度时，取出，放凉。需炒焦者，一般用中火炒至表面焦褐色，断面焦黄色为度，取出，放凉；炒焦时易燃者，可喷淋清水少许，再炒干。

麸炒　先将炒制容器加热，至撒入麸皮即刻烟起，随即投入待炮炙品，迅速翻动，炒至表面呈黄色或深黄色时，取出，筛去麸皮，放凉。

除另有规定外，每 100kg 待炮炙品，用麸皮 10～15kg。

砂炒　取洁净河砂置炒制容器内，用武火加热至滑利状态时，投入待炮炙品，不断翻动，炒至表面鼓起、酥脆或至规定的程度时，取出，筛去河砂，放凉。除另有规定外，河砂以掩埋待炮炙品为度。如需醋淬时，筛去辅料后，趁热投入醋液中淬酥。

蛤粉炒　取碾细过筛后的净蛤粉，置锅内，用中火加热至翻动较滑利时，投入待炮炙品，翻炒至鼓起或成珠、内部疏松、外表呈黄色时，迅速取出，筛去蛤粉，放凉。

除另有规定外，每 100kg 待炮炙品，用蛤粉 30～50kg。

滑石粉炒　取滑石粉置炒制容器内，用中火加热至灵活状态时，投入待炮炙品，翻炒至鼓起、酥脆、表面黄色或至规定程度时，迅速取出，筛去滑石粉，放凉。

除另有规定外，每 100kg 待炮炙品，用滑石粉 40～50kg。

2. 炙法　是待炮炙品与液体辅料共同拌润，并炒至一定程度的方法。

酒炙　取待炮炙品，加黄酒拌匀，闷透，置炒制容器内，用文火炒至规定的程度时，取出，放凉。

酒炙时，除另有规定外，一般用黄酒。除另有规定外，每 100kg 待炮炙品用黄酒 10～20kg。

醋炙　取待炮炙品，加醋拌匀，闷透，置炒制容器内，炒至规定的程度时，取出，放凉。

醋炙时，用米醋。除另有规定外，每 100kg 待炮炙品，用米醋 20kg。

盐炙　取待炮炙品，加盐水拌匀，闷透，置炒制容器内，以文火加热，炒至规定的程度时，取出，放凉。

盐炙时，用食盐，应先加适量水溶解后，滤过，备用，除另有规定外，每 100kg 待炮炙品用食盐 2kg。

姜炙　取待炮炙品，加姜汁拌匀，置锅内，用文火炒至姜汁被吸尽，或至规定的程度时，取出，晾干。

姜炙时，应先将生姜洗净，捣烂，加水适量，压榨取汁，姜渣再加水适量重复压榨一次，合并汁液，即为"姜汁"。姜汁与生姜的比例为 1∶1。

除另有规定外，每 100kg 待炮炙品用生姜 10kg。

蜜炙　蜜炙时，应先将炼蜜加适量沸水稀释后，加入待炮炙品中拌匀，闷透，置炒制容器内，用文火炒至规定程度时，取出，放凉。

蜜炙时，用炼蜜。除另有规定外，每 100kg 待炮炙品用炼蜜 25kg。

油炙　羊脂油炙时，先将羊脂油置锅内加热溶化后去渣，加入待炮炙品拌匀，用文火炒至油被吸尽、表面光亮时，摊开，放凉。

3. 制炭　制炭时应"存性"，并防止灰化，更要避免复燃。

炒炭　取待炮炙品，置热锅内，用武火炒至表面焦黑色、内部焦褐色或至规定程度时，喷淋清水少许，熄灭火星，取出，晾干。

煅炭　取待炮炙品，置煅锅内，密封，加热至所需程度，放凉，取出。

4. 煅　煅制时应注意煅透，使酥脆易碎。

明煅　取待炮炙品，砸成小块，置适宜的容器内，煅至酥脆或红透时，取出，放凉，碾碎。

含有结晶水的盐类药材，不要求煅红，但需使结晶水蒸发至尽，或全部形成蜂窝状的块状固体。

煅淬　将待炮炙品煅至红透时，立即投入规定的液体辅料中，淬酥（若不酥，可反复煅淬至酥），取出，干燥，打碎或研粉。

5. 蒸　取待炮炙品，大小分档，按各品种炮制项下的规定，加清水或液体辅料拌匀、润透，置适宜的蒸制容器内，用蒸汽加热至规定程度，取出，稍晾，拌回蒸液，再晾至六成干，切片或段，干燥。

6. 煮　取待炮炙品大小分档，按各品种炮制项下的规定，加清水或规定的辅料共煮透，至切开内无白心时，取出，晾至六成干，切片，干燥。

7. 炖　取待炮炙品按各品种炮制项下的规定，加入液体辅料，置适宜的容器内，密闭，隔水或用蒸汽加热炖透，或炖至辅料完全被吸尽时，放凉，取出，晾至六成干，切片，干燥。

蒸、煮、炖时，除另有规定外，一般每 100kg 待炮炙品，用水或规定的辅料 20～30kg。

8. 煨　取待炮炙品用面皮或湿纸包裹，或用吸油纸均匀地隔层分放，进行加热处理；或将其与麸皮同置炒制容器内，用文火炒至规定程度取出，放凉。

除另有规定外，每 100kg 待炮炙品用麸皮 50kg。

四、其他

1. 燀　取待炮制品投入沸水中，翻动片刻，捞出。有的种子类药材，燀至种皮由皱缩至舒展、易搓去时，捞出，放入冷水中，除去种皮，晒干。

2. 制霜（去油成霜）　除另有规定外，取待炮制品碾碎如泥，经微热，压榨除去大部分油脂，含油量符合要求后，取残渣研制成符合规定的松散粉末。

3. 水飞　取待炮制品，置容器内，加适量水共研成糊状，再加水，搅拌，倾出混悬液。残渣再按上法反复操作数次，合并混悬液，静置，分取沉淀，干燥，研散。

4. 发芽　取待炮制品，置容器内，加适量水浸泡后，取出，在适宜的湿度和温度下使其发芽至规定程度，晒干或低温干燥。注意避免带入油腻，以防烂芽。一般芽长不超过 1cm。

5. 发酵　取待炮制品加规定的辅料拌匀后，制成一定形状，置适宜的湿度和温度下，使微生物生长至其中酶含量达到规定程度，晒干或低温干燥。注意发酵过程中，发现有黄曲霉菌，应禁用。

第 6 章
中药制剂分析

6.1　中药制剂分析操作竞赛基本要求

此项目为 2021 年中药传统技能竞赛方案新增项目。要求取 1 种常用中成药,参赛选手须根据《中国药典》(2020 年版) 一部收载的测定方法与通则,做好该药品色谱定量分析测定的仪器操作前所有工作。主要包括仪器准备、样品称量、溶液配制、供试品溶液的制备、文明操作与职业素养等方面。比赛时,要求参赛选手按规定操作进行仪器准备、样品称量、溶液配制、供试品溶液的制备、原始记录、文明操作与职业素养。比赛规定时限 120 分钟。中药制剂分析品种范围为 10 种中成药,见表 6-1。

表 6-1　中成药品种范围

序号	品　　种	序号	品　　种
1	三黄片	6	连花清瘟胶囊
2	小柴胡颗粒	7	黄连上清片
3	六味地黄丸(浓缩丸)	8	保和丸
4	补中益气丸(水丸)	9	银翘解毒片
5	复方丹参片	10	三妙丸

6.2　中药制剂分析操作试卷举例及评分标准

试卷样式:请参赛选手在 120 分钟内,按照《中国药典》(2020 年版) 规定的方法,完成中成药"三黄片"的测定项的供试液的制备操作。

评分标准见表 6-2。

表 6-2　中药制剂分析操作评分标准

序号	作业项目	操作要求	配分	扣分说明	扣分	得分
一	仪器准备 (2 分)	玻璃仪器的清洗	1	未清洗,扣 1 分		
		容量瓶的试漏	1	未试漏,扣 1 分		
二	称量 (22 分)	检查精密天平水平	1	未检查,扣 1 分		
		清扫天平	1	未清扫,扣 1 分		
		复原天平	1	未复原,扣 1 分		
		放回凳子	1	未放回,扣 1 分		

续表

序号	作业项目	操作要求	配分	扣分说明	扣分	得分
二	称量 (22分)	样品称量总重	3	错误,扣1分		
		样品处理	5	未去糖衣、胶囊壳、蜡等,扣5分		
		样品研成规定要求粉末	5	错误,扣1分		
		取样用具选择	1	错误,扣1分		
		敲样方法	1	敲样方法不正确,扣1分		
		在规定量±5%		不扣分		
		在规定量±5%~10%	3	扣1分		
		超过规定量±10%		扣2分		
三	溶液的配制 (20分)	试剂选用正确	2	试剂选用品名、规格等级,每错误1项,扣1分		
		移取溶液不吸空	2	错误1项,扣2分		
		调刻线前擦干外壁	2	错误1项,扣2分		
		调节液面操作熟练	2	错误1项,扣2分		
		移液管竖直	2			
		移液管尖靠壁	2			
		放液后停留约15秒	2	每错误1项,扣2分		
		三分之二处水平摇动	2			
		准确稀释至刻线	2			
		摇匀动作正确	2			
四	供试液的 制备(36分)	选用仪器正确	2	按照规定,选用品名,规格正确,每错误1项扣1分,扣完为止		
		选用试剂正确	2	按照规定,选用品名,规格正确,每错误1项扣1分,扣完为止		
		溶解操作正确	3	冲洗前,取下漏斗,塞上瓶塞		
		加热回流操作正确	5	装置组装正确,加热、水冷却、止爆操作顺序正确。每错误1项,扣2分		
		过滤操作正确	5	初滤液不弃去,取续滤液操作正确。每错误1项,扣2分		
		移液操作正确	5	移液操作熟练自如,每错误1项,扣1分		
		称重操作正确	2	称重操作熟练自如,每错误1项,扣1分		
		水浴蒸干操作正确	5	水浴蒸干操作正确,每错误1项,扣1分		
		超声震荡选用功率、频率正确	2	每错误1项,扣1分		
		定容操作正确	5	每错误1项,扣1分		
五	原始记录 (6分)	原始数据记录不用其他纸张记录、记录及时准确	6	每缺少1个数据,扣1分,扣完为止		
六	结束工作 (10分)	清洗玻璃仪器	2			
		关闭仪器电源	2			
		按规定处理废物和废液	2	每错误一项,扣2分		
		整理工作台	2			
		填写仪器使用记录	2			
七	文明操作 (4分)	正确穿戴工作服	1			
		正确佩戴口罩	1	每错误一项,扣1分		
		正确佩戴手套	1			
		正确佩戴护目镜	1			
八	重大失误 倒扣分项 (20分)	称量	5	称重失败,重新称重		
		溶液配制	5	溶液配制失败,重新配制		
		移取溶液	5	移取溶液出现失误,重新移取		
		供试液制备	5	制备过程中出现重大失误,重新制备		

注:不同年份中成药选考品种有不同。

6.3 中药制剂分析前处理操作品种

◁ 三妙丸 ▷

【处方】苍术（炒）600g 黄柏（炒）400g 牛膝 200g

【含量测定】照高效液相色谱法（通则 0512）测定。

（1）色谱条件与系统适用性试验 以十八烷基硅烷键合硅胶为填充剂；以乙腈－0.05mol/L 磷酸二氢钾溶液（50∶50）（每 100mL 中加十二烷基硫酸钠 0.4g，再以磷酸调节 pH 为 4.0）为流动相；检测波长为 345nm。理论板数按盐酸小檗碱峰计算应不低于 5000。

（2）对照品溶液的制备 取盐酸小檗碱对照品适量，精密称定，加甲醇制成每 1mL 含 80μg 的溶液，即得。

（3）供试品溶液的制备 取本品适量，研细，混匀，取约 0.25g，精密称定，置具塞锥形瓶中，精密加入盐酸-甲醇（1∶100）混合溶液 25mL，称定重量，85℃ 水浴中加热回流 40 分钟，放冷，再称定重量，用盐酸-甲醇（1∶100）混合溶液补足减失的重量，摇匀，离心，上清液滤过，取续滤液，即得。

（4）测定法 分别精密吸取对照品溶液与供试品溶液各 5μL，注入液相色谱仪，测定，即得。

（5）本品按干燥品计算，每 1g 含黄柏以盐酸小檗碱（$C_{20}H_{17}NO_4 \cdot HCl$）计，不得少于 2.0mg。

◁ 连花清瘟胶囊 ▷

【处方】连翘 255g 金银花 255g 炙麻黄 85g 炒苦杏仁 85g 石膏 255g 板蓝根 255g 绵马贯众 255g 鱼腥草 255g 广藿香 85g 大黄 51g 红景天 85g 薄荷脑 7.5g 甘草 85g

【含量测定】照高效液相色谱法（通则 0512）测定。

（1）色谱条件与系统适用性试验 以十八烷基硅烷键合硅胶为填充剂；以乙腈－0.1% 磷酸溶液（22∶78）为流动相；检测波长为 205nm；理论板数按连翘苷峰计算应不低于 3500。

（2）照品溶液的制备 取连翘苷对照品适量，精密称定，加 50% 甲醇制成每 1mL 含 4μg 的溶液，即得。

（3）供试品溶液的制备 取装量差异项下的本品内容物，研细，取 0.5g，精密称定，置具塞锥形瓶中，精密加甲醇 20mL，密塞，称定重量，超声处理（功率 250W，频率 40kHz）20 分钟，放冷，再称定重量，用甲醇补足减失的重量，摇匀，滤过，精密量取续滤液 5mL，加在中性氧化铝柱（100～200 目，3g，内径为 1cm）上，用水洗脱，收集洗脱液于 25mL 量瓶中并至刻度，摇匀，滤过，取续滤液，即得。

（4）测定法 精密吸取对照品溶液与供试品溶液各 10μL，注入液相色谱仪，测定，即得。

（5）本品每粒含连翘以连翘苷（$C_{27}H_{34}O_{11}$）计，不得少于 0.17mg。

三黄片

【处方】 大黄 300g　盐酸小檗碱 5g　黄芩浸膏 21g

【含量测定】

(一) 大黄

照高效液相色谱法（通则 0512）测定。

(1) 色谱条件与系统适用性试验　以十八烷基硅烷键合硅胶为填充剂；以甲醇－0.1% 磷酸溶液（85∶15）为流动相；检测波长为 254nm。理论板数按大黄素峰计算应不低于 2000。

(2) 对照品溶液的制备　取大黄素对照品和大黄酚对照品适量，精密称定，加无水乙醇-乙酸乙酯（2∶1）的混合溶液制成每 1mL 含大黄素 10μg、大黄酚 25μg 的混合溶液，即得。

(3) 供试品溶液的制备　取本品 20 片，除去包衣，精密称定，研细（过三号筛），取约 0.26g，精密称定，置锥形瓶中，精密加入乙醇 25mL，称定重量，加热回流 1 小时，放冷，用乙醇补足减失的重量，摇匀，滤过，精密量取续滤液 10mL，置烧瓶中，蒸干，加 30% 乙醇-盐酸（10∶1）的混合溶液 15mL，置水浴中加热回流 1 小时，立即冷却，用三氯甲烷强力振摇提取 4 次，每次 15mL，合并三氯甲烷液，蒸干，残渣用无水乙醇-乙酸乙酯（2∶1）的混合溶液溶解，转移至 25mL 量瓶中，并稀释至刻度，摇匀，滤过，取续滤液，即得。

(4) 测定法　分别精密吸取对照品溶液与供试品溶液各 10μL，注入液相色谱仪，测定，即得。

(5) 本品每片含大黄以大黄素（$C_{15}H_{10}O_5$）和大黄酚（$C_{15}H_{10}O_4$）的总量计，小片不得少于 1.55mg；大片不得少于 3.1mg。

(二) 盐酸小檗碱

照高效液相色谱法（通则 0512）测定。

(1) 色谱条件与系统适用性试验　以十八烷基硅烷键合硅胶为填充剂；以乙腈-水（1∶1）（每 1000mL 中加入磷酸二氢钾 3.4g 和十二烷基硫酸钠 1.7g）为流动相；检测波长为 265nm。理论板数按盐酸小檗碱峰计算应不低于 3000。

(2) 对照品溶液的制备　取盐酸小檗碱对照品适量，精密称定，加甲醇制成每 1mL 含 0.1mg 的溶液，即得。

(3) 供试品溶液的制备　取本品 10 片，除去包衣，精密称定，研细，取约 0.1g，精密称定，置具塞锥形瓶中，精密加入甲醇-盐酸（500∶1）的混合溶液 20mL，密塞，称定重量，超声处理（功率 160W，频率 40kHz）30 分钟，放冷，再称定重量，用甲醇补足减失的重量，摇匀，滤过，取续滤液，即得。

(4) 测定法　分别精密吸取对照品溶液 5~10μL、供试品溶液 10μL，注入液相色谱仪，测定，即得。

(5) 本品每片含盐酸小檗碱（$C_{20}H_{17}NO_4 \cdot HCl \cdot 2H_2O$），小片应为 4.0~5.8mg；大片应为 8.0~11.5mg。

(三) 黄芩浸膏

照高效液相色谱法（通则 0512）测定。

(1) 色谱条件与系统适用性试验　以十八烷基硅烷键合硅胶为填充剂；以甲醇－0.1% 磷酸溶液（40∶60）为流动相；检测波长为 280nm。理论板数按黄芩苷峰计算应不低于 3000。

（2）对照品溶液的制备　取黄芩苷对照品适量，精密称定，加甲醇制成每 1mL 含 25μg 的溶液，即得。

（3）供试品溶液的制备　取本品 10 片，除去包衣，精密称定，研细，取约 0.1g，精密称定，置具塞锥形瓶中，精密加入 70％甲醇 25mL，密塞，称定重量，超声处理（功率 160W，频率 50kHz）10 分钟，放冷，再称定重量，用 70％甲醇补足减失的重量，摇匀，滤过，精密量取续滤液 1mL，置 10mL 量瓶中，加 70％甲醇至刻度，摇匀，滤过，取续滤液，即得。

（4）测定法　分别精密吸取对照品溶液与供试品溶液各 10μL，注入液相色谱仪，测定，即得。

（5）本品每片含黄芩浸膏以黄芩苷（$C_{21}H_{18}O_{11}$）计，小片不得少于 13.5mg，大片不得少于 27.0mg。

六味地黄丸（浓缩丸）

【处方】熟地黄 120g　酒萸肉 60g　牡丹皮 45g　山药 60g　茯苓 45g　泽泻 45g

【含量测定】照高效液相色谱法（通则 0512）测定。

（1）色谱条件与系统适用性试验　以十八烷基硅烷键合硅胶为填充剂；以乙腈为流动相 A，以 0.3％磷酸溶液为流动相 B，按下表中的规定进行梯度洗脱；莫诺苷和马钱苷检测波长为 240nm，丹皮酚检测波长为 274nm；柱温为 40℃。理论板数按莫诺苷、马钱苷峰计算均应不低于 4000。

时间/min	流动相 A/％	流动相 B/％
0～5	5→8	95→92
5～20	8	92
20～35	8→20	92→80
35～45	20→60	80→40
45～55	60	40

（2）对照品溶液的制备　取莫诺苷对照品、马钱苷对照品和丹皮酚对照品适量，精密称定，加 50％甲醇制成每 1mL 中含莫诺苷与马钱苷各 40μg、含丹皮酚 90μg 的混合溶液，即得。

（3）供试品溶液的制备　取本品适量，研细，取约 0.5g，精密称定，置具塞锥形瓶中，精密加入 50％甲醇 25mL，密塞，称定重量，加热回流 1 小时，放冷，再称定重量，用 50％甲醇补足减失的重量，摇匀，滤过，取续滤液，即得。

（4）测定法　分别精密吸取对照品溶液与供试品溶液各 10μL，注入液相色谱仪，测定，即得。

（5）本品每丸含酒萸肉以莫诺苷（$C_{17}H_{26}O_{11}$）和马钱苷（$C_{17}H_{26}O_{10}$）的总量计，［规格（1）］不得少于 0.37mg，［规格（2）］不得少于 0.99mg；含牡丹皮以丹皮酚（$C_9H_{10}O_3$）计，［规格（1）］不得少于 0.32mg，［规格（2）］不得少于 0.85mg。

小柴胡颗粒

【处方】柴胡 150g　黄芩 56g　姜半夏 56g　党参 56g　生姜 56g　甘草 56g　大枣 56g

【含量测定】 照高效液相色谱法（通则 0512）测定。

（1）色谱条件与系统适用性试验　以十八烷基硅烷键合硅胶为填充剂；以甲醇-水-磷酸（47：53：0.2）为流动相；检测波长为 315nm。理论板数按黄芩苷峰计算应不低于 3000。

（2）对照品溶液的制备　取黄芩苷对照品适量，精密称定，加 70％乙醇制成每 1mL 含 60μg 溶液，即得。

（3）供试品溶液的制备　取装量差异项下的本品，混匀，取适量，研细，取约 3g［规格（1）］、1.3g［规格（2）］或约 0.8g［规格（3）］，精密称定，置具塞锥形瓶中，精密加入 70％乙醇 50mL，密塞，称定重量，超声处理（功率 250W，频率 50kHz）30 分钟，放冷，再称定重量，用 70％乙醇补足减失的重量，摇匀，滤过，取续滤液，即得。

规格：①每袋装 10g；②每袋装 4g（无蔗糖）；③每袋装 2.5g（无蔗糖）。

（4）测定法　分别精密吸取对照品溶液与供试品溶液各 10μL，注入液相色谱仪，测定，即得。

（5）本品每袋含黄芩以黄芩苷（$C_{21}H_{18}O_{11}$）计，不得少于 20.0mg。

补中益气丸（水丸）

【处方】炙黄芪 200g　党参 60g　炙甘草 100g　炒白术 60g　当归 60g　升麻 60g　柴胡 60g　陈皮 60g

【含量测定】 照高效液相色谱法（通则 0512）测定。

（1）色谱条件与系统适用性试验　以十八烷基硅烷键合硅胶为填充剂；以乙腈-水（35：65）为流动相；用蒸发光散射检测器检测。理论板数按黄芪甲苷峰计算应不低于 4500。

（2）对照品溶液的制备　取黄芪甲苷对照品适量，精密称定，加甲醇制成每 1mL 含 0.5mg 的溶液，即得。

（3）供试品溶液的制备　取本品适量，研碎，取 4g，精密称定，置索氏提取器中，加入甲醇适量，加热回流提取 7 小时，提取液回收甲醇至干，残渣加水 25mL，微热使溶解，用乙醚轻摇洗涤 2 次，每次 20mL，水溶液再用水饱和的正丁醇振摇提取 6 次，每次 20mL，合并正丁醇提取液，用氨试液洗涤 3 次，每次 40mL，正丁醇液回收溶剂至干，残渣用甲醇溶解，转移至 10mL 量瓶中，加甲醇至刻度，摇匀，滤过，取续滤液，即得。

（4）测定法　分别精密吸取对照品溶液 5μL、10μL、15μL、20μL 与供试品溶液 20μL，注入液相色谱仪，测定，用标准曲线对数方程计算，即得。

（5）本品每 1g 含炙黄芪以黄芪甲苷（$C_{41}H_{68}O_{14}$）计，不得少于 0.20mg。

复方丹参片

【处方】丹参 450g　三七 141g　冰片 8g

【含量测定】

（一）丹参　丹参酮 II_A

照高效液相色谱法（通则 0512）测定。

（1）色谱条件与系统适用性试验　以十八烷基硅烷键合硅胶为填充剂；以甲醇-水（73：27）为流动相；检测波长为 270nm。理论板数按丹参酮 II_A 峰计算应不低于 2000。

（2）对照品溶液的制备　取丹参酮 II_A 对照品适量，精密称定，置棕色量瓶中，加甲醇制成每 1mL 含 40μg 的溶液，即得。

（3）供试品溶液的制备　取本品 10 片，糖衣片除去糖衣，精密称定，研细，取约 1g，精密称定，置具塞棕色瓶中，精密加入甲醇 25mL，密塞，称定重量，超声处理（功率 250W，频率 33kHz）15 分钟，放冷，再称定重量，用甲醇补足减失的重量，摇匀，滤过，取续滤液，置棕色瓶中，即得。

（4）测定法　分别精密吸取对照品溶液与供试品溶液各 10μL，注入液相色谱仪，测定，即得。

（5）本品每片含丹参以丹参酮 II$_A$（$C_{19}H_{18}O_3$）计，［规格（1）、规格（3）］不得少于 0.20mg；［规格（2）］不得少于 0.60mg。

（二）丹参　丹酚酸 B

照高效液相色谱法（通则 0512）测定。

（1）色谱条件与系统适用性试验　以十八烷基硅烷键合硅胶为填充剂；以乙腈-甲醇-甲酸-水（10∶30∶1∶59）为流动相；检测波长为 286nm。理论板数按丹酚酸 B 峰计算应不低于 4000。

（2）对照品溶液的制备　取丹酚酸 B 对照品适量，精密称定，加水制成每 1mL 含 60μg 的溶液，即得。

（3）供试品溶液的制备　取本品 10 片，糖衣片除去糖衣，精密称定，研细，取 0.15g，精密称定，置 50mL 量瓶中，加水适量，超声处理（功率 300W，频率 50kHz）30 分钟，放冷，加水至刻度，摇匀，离心，取上清液，即得。

（4）测定法　分别精密吸取对照品溶液与供试品溶液各 10μL，注入液相色谱仪，测定，即得。

（5）本品每片含丹参以丹酚酸 B（$C_{36}H_{30}O_{16}$）计，［规格（1）、规格（3）］不得少于 5.0mg；［规格（2）］不得少于 15.0mg。

（三）三七

照高效液相色谱法（通则 0512）测定。

（1）色谱条件与系统适用性试验　以十八烷基硅烷键合硅胶为填充剂；以乙腈为流动相 A，以水为流动相 B，按下表中的规定进行梯度洗脱；检测波长为 203nm。理论板数按人参皂苷 Rg$_1$ 峰计算应不低于 6000，人参皂苷 Rg$_1$ 与人参皂苷 Re 的分离度应大于 1.8。

时间/min	流动相 A/%	流动相 B/%
0～35	19	81
35～55	19→29	81→71
55～70	29	71
70～100	29→40	71→60

（2）对照品溶液的制备　取人参皂苷 Rg$_1$ 对照品、人参皂苷 Rb$_1$ 对照品、三七皂苷 R$_1$ 对照品及人参皂苷 Re 对照品适量，精密称定，加 70% 甲醇制成每 1mL 含人参皂苷 Rg$_1$ 及人参皂苷 Rb$_1$ 各 0.2mg，三七皂苷 R$_1$ 及人参皂苷 Re 各 0.05mg 的混合溶液，即得。

（3）供试品溶液的制备　取本品 10 片，除去包衣，精密称定，研细，取约 1g，精密称定，精密加入 70% 甲醇 50mL 称定重量，超声处理（功率 250W，频率 33kHz）30 分钟，放冷，再称定重量，用 70% 甲醇补足减失的重量，摇匀，滤过，取续滤液，即得。

（4）测定法　分别精密吸取对照品溶液与供试品溶液各 20μL，注入液相色谱仪，测定，即得。

（5）本品每片含三七以人参皂苷 Rg_1（$C_{42}H_{72}O_{14}$）、人参皂苷 Rb_1（$C_{54}H_{92}O_{23}$）、三七皂苷 R_1（$C_{47}H_{80}O_{18}$）及人参皂苷 Re（$C_{48}H_{82}O_{18}$）的总量计，［规格（1）、规格（3）］不得少于 6.0mg；［规格（2）］不得少于 18.0mg。

≪　黄连上清片　≫

【处方】黄连 5g　栀子 40g　连翘 40g　炒蔓荆子 40g　防风 20g　荆芥穗 40g　白芷 40g　黄芩 40g　菊花 80g　薄荷 20g　大黄 160g　黄柏 20g　桔梗 40g　川芎 20g　石膏 20g　旋覆花 10g　甘草 20g

【含量测定】照高效液相色谱法（通则 0512）测定。

（1）色谱条件与系统适用性试验　以十八烷基硅烷键合硅胶为填充剂；以乙腈－0.033mol/L 磷酸二氢钾溶液（35∶65）为流动相；检测波长为 345nm。理论板数按盐酸小檗碱峰计算应不低于 4000。

（2）对照品溶液的制备　取盐酸小檗碱对照品适量，精密称定，加甲醇制成每 1mL 含 20μg 的溶液，即得。

（3）供试品溶液的制备　取本品 10 片，除去包衣，精密称定，研细，取约 1g，精密称定，置具塞锥形瓶中，精密加入盐酸-甲醇（1∶100）混合溶液 10mL，称定重量，置 50℃ 水浴中加热 15 分钟，取出，放冷，超声处理（功率 250W，频率 33kHz）30 分钟，放冷，再称定重量，用甲醇补足减失的重量，摇匀，滤过，精密量取续滤液 2mL，低温挥干溶剂，残渣用甲醇适量使溶解，加在碱性氧化铝柱（100～200 目，8g，内径为 1cm）上，用甲醇 35mL 洗脱，收集洗脱液，蒸干，残渣加甲醇使溶解，并转移至 10mL 量瓶中，加甲醇稀释至刻度，摇匀，即得。

（4）测定法　分别精密吸取对照品溶液与供试品溶液各 10μL，注入液相色谱仪，测定，即得。

（5）本品每片含黄连、黄柏以盐酸小檗碱（$C_{20}H_{17}NO_4·HCl$）计，不得少于 0.27mg。

≪　银翘解毒片　≫

【处方】金银花 200g　连翘 200g　薄荷 120g　荆芥 80g　淡豆豉 100g　牛蒡子（炒）120g　桔梗 120g　淡竹叶 80g　甘草 100g

【含量测定】

（一）金银花

照高效液相色谱法（通则 0512）测定。

（1）色谱条件与系统适用性试验　以十八烷基硅烷键合硅胶为填充剂；以乙腈－0.3% 磷酸溶液（10∶90）为流动相；检测波长为 327nm。理论板数按绿原酸峰计算不得低于 3000。

（2）对照品溶液的制备　取绿原酸对照品适量，精密称定，置棕色量瓶中，加 50% 甲醇制成每 1mL 含 30μg 的溶液，即得。

（3）供试品溶液的制备　取本品 10 片，薄膜衣片除去包衣，精密称定，研细，取约 0.3g，精密称定，置具塞锥形瓶中，精密加入 50% 甲醇 50mL，密塞，称定重量，超声处理（功率 250W，频率 35kHz）20 分钟，放冷，再称定重量，用甲醇补足减失的重量，摇匀，滤过，取续滤液，即得。

（4）测定法 分别精密吸取对照品溶液与供试品溶液各 $10\mu L$，注入液相色谱仪，测定，即得。

（5）本品每片含金银花以绿原酸（$C_{16}H_{18}O_9$）计，不得少于 2.7mg。

（二）连翘

照高效液相色谱法（通则 0512）测定。

（1）色谱条件与系统适用性试验 以十八烷基硅烷键合硅胶为填充剂；以乙腈-水（19：81）为流动相；检测波长为 230nm。理论板数按连翘苷峰计算不得低于 3000。

（2）对照品溶液的制备 取连翘苷对照品适量，精密称定，加甲醇制成每 1mL 含 $25\mu g$ 的溶液，即得。

（3）供试品溶液的制备 取本品 10 片，薄膜衣片除去包衣，精密称定，研细，取约 2g，精密称定，置具塞锥形瓶中，精密加入甲醇 50mL，密塞，称定重量，超声处理（功率 250W，频率 35kHz）30 分钟，放冷，再称定重量，用甲醇补足减失的重量，摇匀，滤过，精密量取续滤液 25mL，蒸至近干，加中性氧化铝 0.5g 拌匀，加在中性氧化铝柱（100～200 目，1g，内径为 1～1.5cm）上，用 70％乙醇 80mL 洗脱，收集洗脱液，浓缩至干，残渣加 50％甲醇适量使溶解，转移至 10mL 量瓶中，并稀释至刻度，摇匀，滤过，取续滤液，即得。

（4）测定法 分别精密吸取对照品溶液与供试品溶液各注入液相色谱仪，测定，即得。

（5）本品每片含连翘以连翘苷（$C_{27}H_{34}O_{11}$）计，不得少于 0.10mg。

保和丸

【处方】焦山楂 300g 六神曲（炒）100g 半夏（制）100g 茯苓 100g 陈皮 50g 连翘 50g 炒莱菔子 50g 炒麦芽 50g

【含量测定】照高效液相色谱法（通则 0512）测定。

（1）色谱条件与系统适用性试验 以十八烷基硅烷键合硅胶为填充剂；以甲醇-乙酸-水（42：4：54）为流动相；柱温为 40℃；检测波长为 283nm。理论板数按橙皮苷峰计算应不低于 2000。

（2）对照品溶液的制备 取橙皮苷对照品约 10mg，精密称定，置 50mL 量瓶中，用甲醇溶解（必要时超声处理）并稀释至刻度，摇匀，精密量取 2mL，置 10mL 量瓶中，用流动相稀释至刻度，摇匀，即得（每 1mL 含橙皮苷 $40\mu g$）。

（3）供试品溶液的制备 取重量差异项下的本品，剪碎，混匀，取约 5g，精密称定，加硅藻土适量，研匀，置索氏提取器中，加石油醚（60～90℃）80mL，加热回流 2～3 小时，弃去石油醚，药渣挥干，加甲醇 80mL，加热回流至提取液无色，放冷，滤过，滤液置 100mL 量瓶中，用少量甲醇分次洗涤容器，洗液滤入同一量瓶中，加甲醇至刻度，摇匀，精密量取 5mL，置 10mL 量瓶中，加流动相至刻度，摇匀，即得。

（4）测定法 分别精密吸取对照品溶液与供试品溶液各 $10\mu L$，注入液相色谱仪，测定，即得。

（5）本品含陈皮以橙皮苷（$C_{28}H_{34}O_{15}$）计，小蜜丸每 1g 不得少于 0.78mg，大蜜丸每丸不得少于 7.0mg。

第 7 章
中成药介绍

7.1　中成药介绍考核要求、技术要求

考核要求：在规定时间内，完成常见病的辩证用药和常用中成药介绍。要求如下。

（1）根据患者临床症状及表现，辩证分型，推荐 1 种常用中成药，并按要求给出注意事项。范围为 90 种，具体品种如下。

感冒用药（11 种）：感冒清热颗粒、四季感冒片、川芎茶调丸、银翘解毒片、双黄连颗粒、感冒退热颗粒、感冒灵颗粒、连花清瘟胶囊、藿香正气口服液、六合定中丸、玉屏风口服液。

咳嗽用药（7 种）：通宣理肺丸、桂龙咳喘宁、川贝枇杷糖浆、急支糖浆、百合固金丸、养阴清肺膏、苏子降气丸。

胃脘痛用药（6 种）：左金丸、气滞胃痛颗粒、香砂养胃丸、三九胃泰、小建中合剂、越鞠丸。

伤食用药（5 种）：枳术丸、大山楂丸、小儿化食丸、保和丸、香砂枳术丸。

泄泻用药（3 种）：固本益肠片、复方黄连素片、保济口服液。

便秘用药（3 种）：通便灵胶囊、麻仁丸、当归龙荟丸。

实火证用药（6 种）：三黄片、黄连上清丸、牛黄解毒片、板蓝根颗粒、六应丸、安宫牛黄丸。

不寐用药（3 种）：天王补心丸、归脾丸、柏子养心丸。

胸痹用药（5 种）：复方丹参滴丸、麝香保心丸、速效救心丸、生脉饮、稳心颗粒。

痹证用药（4 种）：再造丸、天麻丸、大活络丸、小活络丸。

淋证用药（3 种）：三金片、癃闭舒胶囊、三清片。

虚证用药（11 种）：六味地黄丸、左归丸、大补阴丸、知柏地黄丸、二至丸、桂附地黄丸、补中益气丸、人参健脾丸、十全大补丸、首乌丸、八珍丸。

妇科用药（7 种）：乌鸡白凤丸、逍遥丸、香附丸、艾附暖宫丸、妇科千金片、妇炎康片、固经丸。

儿科用药（6 种）：小儿感冒颗粒、小儿豉翘清热颗粒、安儿宁颗粒、小儿热速清口服液、小儿清热止咳口服液、启脾丸。

五官科用药（6 种）：杞菊地黄丸、明目上清丸、明目地黄丸、龙胆泻肝丸、鼻窦炎口服液、清咽丸。

其他（4 种）：三黄膏、二妙丸、七厘散、云南白药。

（2）常用中成药的功能主治，范围同（1）。

（3）根据方中药物组成，分析该方适用于何种证型，并按要求给出该中成药的名称（或方名）及功能。范围为 35 种，分别是：银翘解毒片、川芎茶调丸、藿香正气口服液、养阴清肺膏、通宣理肺丸、百合固金丸、苏子降气丸、越鞠丸、黄连上清丸、保和丸、麻仁丸、牛黄解毒片、天王补心丸、安宫牛黄丸、十全大补丸、归脾丸、大补阴丸、左归丸、八珍丸、补中益气丸、六味地黄丸、桂附地黄丸、杞菊地黄丸、知柏地黄丸、小活络丸、防风通圣丸、逍遥丸、加味逍遥丸、龙胆泻肝丸、九味羌活丸、玉屏风颗粒、右归丸、生脉饮、左金丸、小建中合剂。

技术要求：①通过了解患者症状，作出辨证、介绍合适的中成药，并写出使用注意事项。②根据所给中成药名称，介绍功效和主治。③对于给定的药方，分析适用于何种证型，写出该中成药的名称（或方名）及功能。

7.2 中成药组成、功效主治归纳

中成药组成介绍及功效主治等内容归纳见表 7-1；其中部分中成药的记忆歌诀、证型归纳见表 7-2。

表 7-1　90 种中成药组成、功效主治、注意事项

（1）感冒用药

序号	中成药名称	组成	功效	主治	规格	用法用量	注意事项
1	感冒清热颗粒	荆芥穗、薄荷、防风、柴胡、紫苏叶、葛根、桔梗、苦杏仁、白芷、苦地丁、芦根	疏风散寒，解表清热	用于风寒感冒，头痛发热，恶寒身痛，鼻流清涕，咳嗽咽干	每袋装①2g；②6g(无蔗糖)；③4g(无蔗糖)；④3g(含乳糖)	开水冲服。一次 1 袋，一日 2 次	【中药成方制剂卷】 1. 服药期间忌食辛辣、油腻食物。 2. 与环孢素 A 同用，可能引起环孢素 A 血药浓度提高
2	四季感冒片	紫苏叶、荆芥、连翘、大青叶、防风、桔梗、陈皮、香附(炒)、炙甘草	清热解表	用于四季风寒感冒引起的发热头痛，鼻流清涕，咳嗽口干，咽喉疼痛，恶心厌食	每片重 0.35g	口服。一次 3～5 片，一日 3 次	1. 可引起皮疹、瘙痒、嗜睡、呕吐、腹痛、腹泻、胸闷、心悸等。 2. 忌烟、酒及辛辣、生冷、油腻食物。 3. 不宜在服药期间同时服用滋补性中成药。 4. 对本品过敏者禁用，过敏体质者慎用
3	川芎茶调丸	川芎、羌活、白芷、荆芥、薄荷、防风、细辛、甘草	疏风止痛	用于外感风邪所致的头痛，或有恶寒、发热、鼻塞	—	饭后清茶送服。一次 3～6g，一日 2 次	【中药成方制剂卷】 1. 久病气虚、血虚，肝肾不足、肝阳上亢，头痛者慎用。 2. 服药期间忌食辛辣、油腻食物。 3. 孕妇禁用

序号	中成药名称	组成	功效	主治	规格	用法用量	注意事项
4	银翘解毒片	金银花、连翘、荆芥、薄荷脑、淡豆豉、淡竹叶、牛蒡子、桔梗、甘草	疏风解表,清热解毒	用于风热感冒,症见发热头痛,咳嗽口干、咽喉疼痛	①素片:每片重 0.5g;②薄膜衣片:每片重 0.52g	口服。一次 4 片,一日 2~3 次	【药典】对本品过敏禁用。 【中药成方制剂卷】 1. 本品疏风解表,清热解毒,风寒感冒者慎用。 2. 孕妇慎用。 3. 服药期间忌烟酒及辛辣、生冷、油腻食物
5	双黄连颗粒	金银花、黄芩、连翘	疏风解表,清热解毒	用于外感风热所致的感冒,症见发热,咳嗽,咽痛	每袋装 5g。①相当于净饮片 15g;②相当于净饮片 30g(无蔗糖)	口服或开水冲服。一次 10g,一日 3 次;6 个月以下,一次 2~3g;6 个月至一岁,一次 3~4g;一岁至三岁,一次 4~5g;三岁以上儿童酌量或遵医嘱。无蔗糖颗粒服用量减半	【中药成方制剂卷】 1. 风寒感冒慎用。 2. 服药期间忌服滋补性中药,饮食宜清淡,忌食辛辣食物
6	感冒退热颗粒	大青叶、板蓝根、连翘、拳参	清热解毒,疏风解表	用于上呼吸道感染、急性扁桃体炎、咽喉炎属外感风热、热毒壅盛证,症见发热、咽喉肿痛	每袋装①18g;②4.5g(无蔗糖)	开水冲服。一次 1~2 袋,一日 3 次	【中药成方制剂卷】 1. 风寒外感者慎用。 2. 服药期间忌食辛辣、油腻食物
7	感冒灵颗粒	三叉苦、金盏银盘、野菊花、岗梅、咖啡因、对乙酰氨基酚、马来酸氯苯那敏、薄荷油	辛凉解表,清热解毒	用于风热感冒及温病之发热,微恶风寒,头身痛,口干而渴,鼻塞涕浊,咽喉红肿疼痛,咳嗽,痰黄黏稠	每袋装 10g	开水冲服。1 次 10g(1 袋),一日 3 次	1. 偶见皮疹、荨麻疹、药热及粒细胞减少。可见困倦、嗜睡、口渴、虚弱感;长期大量用药会导致肝肾功能异常。 2. 严重肝肾功能不全者禁用
8	连花清瘟胶囊	连翘、金银花、炙麻黄、炒苦杏仁、石膏、板蓝根、绵马贯众、鱼腥草、广藿香、大黄、红景天、薄荷脑、甘草	清瘟解毒,宣肺泄热	用于治疗流行性感冒属热毒袭肺证,症见发热,恶寒,肌肉酸痛,鼻塞流涕,咳嗽,头痛,咽干咽痛,舌偏红,苔黄或黄腻	每粒装 0.35g	口服。一次 4 粒,一日 3 次	【中药成方制剂卷】 1. 风寒感冒者慎用。 2. 服药期间忌食辛辣、油腻食物。 3. 运动员禁用
9	藿香正气口服液	苍术、陈皮、厚朴(姜制)、白芷、茯苓、大腹皮、生半夏、甘草浸膏、广藿香油、紫苏叶油	解表化湿,理气和中	用于外感风寒,内伤湿滞或夏伤暑湿所致感冒,症见头痛昏重,胸膈痞闷,脘腹胀痛,呕吐泄泻;胃肠型感冒见上述证候者	每支装 10mL	口服。一次 5~10mL,一日 2 次,用时摇匀	【中药成方制剂卷】 1. 风热感冒者慎用。 2. 孕妇慎用。 3. 服药期间饮食宜清淡

序号	中成药名称	组成	功效	主治	规格	用法用量	注意事项
10	六合定中丸	广藿香、香薷、陈皮、姜厚朴、枳壳(炒)、木香、檀香、炒山楂、炒六神曲、炒麦芽、炒稻芽、茯苓、木瓜、炒白扁豆、紫苏叶、桔梗、甘草	祛暑除湿,和中消食	用于夏伤暑湿,宿食停滞,寒热头痛,胸闷恶心,吐泻腹痛	—	口服。一次3～6g,一日2～3次	【中药成方制剂卷】 1. 湿热泄泻、实热积滞胃痛者慎服。 2. 服药期间饮食宜清淡,忌用滋补性中成药及辛辣、油腻食物。 3. 肠炎脱水严重者可以配合适当补液
11	玉屏风口服液	黄芪、白术(炒)、防风	益气,固表,止汗	用于表虚不固,自汗恶风,面色㿠白,或体虚易感风邪者	每支装10mL	口服。一次10mL,一日3次	【中药成方制剂卷】 1. 热病汗出者慎用。 2. 阴虚盗汗者慎用。 3. 服药期间饮食宜选清淡食品

(2)咳嗽用药

序号	中成药名称	组成	功效	主治	规格	用法用量	注意事项
1	通宣理肺丸	紫苏叶、麻黄、前胡、苦杏仁、桔梗、陈皮、半夏(制)、茯苓、黄芩、枳壳、甘草	解表散寒,宣肺止嗽	用于风寒束肺,肺气不宣所致感冒咳嗽,症见发热、恶寒、咳嗽、鼻塞流涕、头痛、无汗、肢体酸痛	①水蜜丸:每100丸重10g;②大蜜丸:每丸重6g	口服。水蜜丸一次7g,大蜜丸一次2丸,一日2～3次	【中药成方制剂卷】 1. 运动员禁用。 2. 风热或痰热咳嗽、阴虚干咳者慎用。 3. 孕妇慎用。 4. 服药期间,饮食宜清淡,忌烟、酒及辛辣食物。 5. 本方含有麻黄,心脏病、高血压病患者慎用
2	桂龙咳喘宁颗粒	桂枝、白芍、大枣、龙骨、生姜、炙甘草、牡蛎、黄连、法半夏、瓜蒌皮、炒苦杏仁	止咳化痰,降气平喘	用于外感风寒,痰湿阻肺引起的咳嗽、气喘、痰涎壅盛;急、慢性支气管炎见上述证候者	每袋装6g	开水冲服。一次1袋,一日3次	【药典】用药期间忌烟、酒、猪肉及生冷食物。 【中药成方制剂卷】 1. 外感风热慎用。 2. 孕妇慎用。 3. 服药期间戒烟忌酒、油腻生冷食物
3	川贝枇杷糖浆	川贝母流浸膏、桔梗、枇杷叶、薄荷脑	清热宣肺,化痰止咳	用于风热犯肺、痰热内阻所致的咳嗽痰黄或咯痰不爽、咽喉肿痛、胸闷胀痛;感冒、支气管炎见上述证候者	—	口服。一次10mL,一日3次	【中药成方制剂卷】 1. 外感风寒者慎用。 2. 服药期间饮食宜清淡,忌食辛辣食物

续表

序号	中成药名称	组成	功效	主治	规格	用法用量	注意事项
4	急支糖浆	鱼腥草、金荞麦、四季青、麻黄、紫菀、前胡、枳壳、甘草	清热化痰,宣肺止咳	用于外感风热所致的咳嗽,症见发热、恶寒、胸膈满闷、咳嗽咽痛;急性支气管炎、慢性支气管炎急性发作见上述证候者	①每瓶装100mL;②每瓶装200mL	口服。一次20~30mL,一日3~4次儿童一岁以内一次5mL,一岁至三岁一次7mL,三岁至七岁一次10mL,七岁以上一次15mL,一日3~4次	【中药成方制剂卷】1. 运动员禁用。2. 寒证者慎用。3. 孕妇慎用。4. 服药期间饮食宜清淡,忌食辛辣食物。5. 心脏病、高血压病者慎用
5	百合固金丸	百合、熟地黄、麦冬、川贝母、玄参、地黄、当归、白芍、桔梗、甘草	养阴润肺,化痰止咳	用于肺肾阴虚,燥咳少痰,痰中带血,咽干喉痛	①小蜜丸:每100丸重20g;②大蜜丸:每丸重9g	口服。水蜜丸一次6g,小蜜丸一次9g,大蜜丸一次1丸,一日2次	【中药成方制剂卷】1. 本品为阴虚燥咳所设,外感咳嗽,寒湿痰喘者慎用。2. 本品滋阴碍脾,脾虚便溏,食欲不振者慎用。3. 服药期间忌食辛辣燥热、生冷油腻食物
6	养阴清肺膏	地黄、玄参、麦冬、白芍、牡丹皮、川贝母、薄荷、甘草	养阴润燥,清肺利咽	用于阴虚肺燥,咽喉干痛,干咳少痰。或痰中带血	—	口服。一次10~20mL,一日2~3次	【中药成方制剂卷】1. 脾虚便溏,痰多湿盛,咳嗽慎用。2. 孕妇慎用。3. 服药期间忌食辛辣、生冷、油腻食物
7	苏子降气丸	炒紫苏子、姜半夏、厚朴、前胡、陈皮、沉香、当归、甘草	降气化痰,温肾纳气	用于上盛下虚,气逆痰壅所致咳嗽喘息、胸膈痞塞	每13粒重1g	口服。一次6g,一日1~2次	【药典】阴虚,舌红无苔者忌服。【中药成方制剂卷】1. 外感痰热咳喘者慎用。2. 服药期间忌食生冷、油腻食物,忌烟酒。3. 孕妇慎用

（3）胃脘痛用药

序号	中成药名称	组成	功效	主治	规格	用法用量	注意事项
1	左金丸	黄连、吴茱萸	泻火,疏肝,和胃,止痛	用于肝火犯胃,脘胁疼痛,口苦嘈杂,呕吐酸水,不喜热饮	—	口服。一次3~6g,一日2次	【中药成方制剂卷】1. 脾胃虚寒型胃痛及肝阴不足型胁痛者慎用。2. 保持心情舒畅,以免加重病情
2	气滞胃痛颗粒	柴胡、醋延胡索、枳壳、醋香附、白芍、炙甘草	疏肝理气,和胃止痛	用于肝郁气滞,胸胁胀满,胃脘疼痛	每袋装5g	开水冲服。一次1袋,一日3次	【药典】孕妇慎用。【中药成方制剂卷】1. 肝胃郁火、胃阴不足所致胃痛者慎用。2. 孕妇慎用

续表

序号	中成药名称	组成	功效	主治	规格	用法用量	注意事项
3	香砂养胃丸	白术、木香、砂仁、豆蔻（去皮）、广藿香、陈皮、姜厚朴、醋香附、茯苓、枳实（炒）、半夏（制）、甘草、生姜、大枣	温中和胃	用于胃阳不足、湿阻气滞所致胃痛、痞满，症见胃痛隐隐、脘闷不舒、呕吐酸水、不思饮食、四肢倦怠	—	口服。一次9g，一日2次	【中药成方制剂卷】 1.胃阴不足或湿热中阻所致痞满、胃痛、呕吐者不宜使用。 2.饮食宜清淡易消化，忌食生冷、油腻及酸性食物
4	三九胃泰	三丫苦、九里香、两面针、木香、黄芩、茯苓、地黄、白芍	清热燥湿、行气活血、柔肝止痛	用于湿热内蕴、气滞血瘀所致的胃痛，症见脘腹隐痛、饱胀反酸、恶心呕吐、嘈杂纳减；浅表性胃炎、糜烂性胃炎、萎缩性胃炎见上述证候者	每粒装0.5g	口服。一次2~4粒，一日2次	【药典】 1.胃寒患者慎用。 2.忌食油腻生冷难消化食物。 【中药成方制剂卷】 1.虚寒性胃痛及寒凝血瘀胃痛者慎用。 2.忌食油腻生冷难消化食物
5	小建中合剂	桂枝、白芍、炙甘草、生姜、大枣	温中补虚，缓急止痛	用于脾胃虚寒，脘腹疼痛，喜温喜按，嘈杂吞酸，食少；胃及十二指肠见上述证候者	—	口服。一次20~30mL，一日3次。用时摇匀	【中药成方制剂卷】 阴虚内热胃痛者不宜使用
6	越鞠丸	醋香附、川芎、炒栀子、苍术（炒）、六神曲（炒）	理气解郁，宽中除满	用于胸脘痞闷，腹中胀满，饮食停滞，嗳气吞酸	—	口服。一次6~9g，一日2次	【中药成方制剂卷】 1.阴虚火旺者慎用。 2.久服易伤正气。 3.忌忧思恼怒，避免情志刺激

（4）伤食用药

序号	中成药名称	组成	功效	主治	规格	用法用量	注意事项
1	枳术丸	枳实（炒）、麸炒白术	健脾消食，行气化湿	用于脾胃虚弱，食少不化，脘腹痞满	—	口服。一次6g，一日2次	【中药成方制剂卷】 1.湿热中阻痞满者慎用。 2.忌食生冷辛辣油腻及不易消化食物
2	大山楂丸	山楂、六神曲、炒麦芽	开胃消食	用于食积内停所致的食欲不振，消化不良，脘腹胀闷	每丸重9g	口服。一次1~2丸，一日1~3次，小儿酌减	【中药成方制剂卷】 1.脾胃虚弱，无积滞而食欲不振者慎用。 2.宜清淡易消化食物，忌食生冷油腻之品。 3.纠正偏食及暴饮暴食不良习惯。 4.空腹时不要大量服用大山楂丸，尤其是胃溃疡、十二指肠溃疡的患者更应注意

续表

序号	中成药名称	组成	功效	主治	规格	用法用量	注意事项
3	小儿化食丸	焦山楂、六神曲(炒焦)、焦麦芽、焦槟榔、醋莪术、三棱(制)、牵牛子(炒焦)、大黄	消食化滞,泻火通便	用于食滞化热所致积滞,症见厌食、烦躁、恶心呕吐、口渴、脘腹胀满、大便干燥	每丸重1.5g	口服。周岁以内一次1丸,周岁以上一次2丸,一日2次	【药典】忌食辛辣油腻。 【中药成方制剂卷】 1. 脾虚夹积者慎用。 2. 中病即止,不宜长期服用。 3. 不宜过食生冷、肥腻食物
4	保和丸	焦山楂、六神曲(炒)、炒莱菔子、炒麦芽、半夏、陈皮、茯苓、连翘	消食,导滞,和胃	用于食积停滞、脘腹胀满、嗳腐吞酸、不欲饮食	①小蜜丸:每100丸重20g;②大蜜丸:每丸重9g	口服。小蜜丸一次9～18g,大蜜丸一次1～2丸,一日2次;小儿酌减	【中药成方制剂卷】 服药期间饮食宜清淡易消化,忌暴饮暴食及油腻食物
5	香砂枳术丸	白术(麸炒)、木香、砂仁、麸炒枳实	健脾开胃、行气消痞	用于脾虚气滞、脘腹痞满、食欲不振、大便溏软	每袋装10g	口服。一次10g,一日2次	【药典】忌食生冷食物。 【中药成方制剂卷】 1. 湿热中阻痞满、胃痛者慎用。 2. 服药期间,饮食宜清淡易消化,忌生冷辛辣、厚味食物。 3. 孕妇慎用

（5）泄泻用药

序号	中成药名称	组成	功效	主治	规格	用法用量	注意事项
1	固本益肠片	党参、麸炒白术、补骨脂、麸炒山药、黄芪、炮姜、酒当归、炒白芍、醋延胡索、煨木香、地榆炭、煨赤石脂、儿茶、炙甘草	健脾温肾、涩肠止泻	用于脾肾阳虚所致的泄泻,症见腹痛绵绵、大便清稀或有黏液及黏液血便、食少腹胀、腰疾乏力、形寒肢冷、舌淡苔白、脉虚;慢性肠炎见上述证候者	①素片(小片):每片重0.32g；②素片(大片):每片重0.60g；③薄膜衣片(大片):每片重0.62g	口服。一次小片8片,大片4片,一日3次	【药典】服药期间忌食生冷、辛辣、油腻食物。湿热下痢亦非本方所宜。 【中药成方制剂卷】 1. 湿热痢疾、泄泻者不宜使用。 2. 服药期间宜选清淡饮食,忌食生冷、辛辣、油腻食物
2	复方黄连素片	盐酸小檗碱、木香、吴茱萸、白芍	清热燥湿,行气止痛,止痢止泻	用于大肠湿热,赤白下痢,里急后重或暴注下泻,肛门灼热;肠炎、痢疾见上述证候者	每片含盐酸小檗碱30mg	口服。一次4片,一日3次	【中药成方制剂卷】 1. 虚寒性泻痢者慎用。 2. 服药期间饮食宜清淡,忌食辛辣、油腻食物。 3. 本品苦寒,易伤胃气,不可过服、久服。 4. 严重脱水者则应采取相应的治疗措施

续表

序号	中成药名称	组成	功效	主治	规格	用法用量	注意事项
3	保济口服液	钩藤、蒺藜、木香、天花粉、葛根、菊花、厚朴、苍术、广藿香、化橘红、白芷、薏苡仁、稻芽、薄荷、茯苓、广东神曲	解表,祛湿,和中	用于暑湿感冒,症见发热头痛、腹痛腹泻、恶心呕吐、肠胃不适;亦可用于晕车晕船	每支装 10mL	口服。一次10~20mL,一日3次;儿童酌减	【药典】孕妇忌服。【中药成方制剂卷】孕妇禁用。服药期间忌食辛辣,油腻食物

（6）便秘用药

序号	中成药名称	组成	功效	主治	规格	用法用量	注意事项
1	通便灵胶囊	麸炒白术、肉苁蓉、当归、桑椹、枳实、芦荟	健脾益肾,润肠通便	用于脾肾不足,肠腑气滞所致的便秘。症见大便秘结或排便乏力,神疲气短、头晕目眩、腰膝酸软;习惯性便秘,肛周疾病见上述证候者	每粒装 0.35g	口服。一次3粒,一日2次	【中药成方制剂卷】1. 孕妇哺乳期、月经期妇女禁用。2. 脾胃虚寒者慎用。3. 忌食辛辣、油腻及不易消化食物
2	麻仁丸	火麻仁、苦杏仁、大黄、枳实（炒）、姜厚朴、炒白芍	润肠通便	用于肠热津亏所致的便秘,症见大便干结难下、腹部胀满不舒;习惯性便秘见上述症候者	大蜜丸:每丸重 9g	口服。水蜜丸一次 6g,小蜜丸一次 9g,大蜜丸一次 1 丸,一日1~2次	【中药成方制剂卷】1. 虚寒性便秘慎服。2. 孕妇慎用。3. 忌食辛辣香燥刺激性食物
3	当归龙荟丸	酒龙胆、酒大黄、芦荟、酒黄连、黄芩、黄柏、栀子、青黛、酒当归、木香、人工麝香	泻火通便	用于肝胆火旺,心烦不宁,头晕目眩,耳鸣耳聋,胁肋疼痛,脘腹胀痛,大便秘结	—	口服。一次6g,一日2次	【药典】孕妇禁用。【中药成方制剂卷】1. 冷积便秘,阴虚阳亢之眩晕慎用。2. 素体脾虚、年迈体弱及孕妇禁用。3. 忌食辛辣、油腻食物

（7）实火证用药

序号	中成药名称	组成	功效	主治	规格	用法用量	注意事项
1	三黄片	大黄、盐酸小檗碱、黄芩浸膏	清热解毒、泻火通便	用于三焦热盛所致的目赤肿痛、口鼻生疮、咽喉肿痛、牙龈肿痛、心烦口渴、尿黄、便秘;亦用于急性胃肠炎,痢疾	①薄膜衣(小片):每片重 0.26g;②薄膜衣(大片):每片重 0.52g	口服。小片一次 4 片,大片一次 2 片,一日 2 次;小儿酌减	【药典】孕妇慎用。【中药成方制剂卷】1. 冷积便秘,寒湿泻利,虚火口疮,喉痹者慎用。2. 服药期间忌食荤腥,油腻食物

续表

序号	中成药名称	组成	功效	主治	规格	用法用量	注意事项
2	黄连上清丸	黄连、栀子(姜制)、连翘、炒蔓荆子、防风、荆芥穗、白芷、黄芩、菊花、薄荷、酒大黄、黄柏(酒炒)、桔梗、川芎、石膏、旋覆花、甘草	散风清热,泻火止痛	用于风热上攻,肺胃热盛所致的头晕目眩,暴发火眼,牙齿疼痛,口舌生疮,咽喉肿痛,耳痛耳鸣,大便秘结,小便短赤	水丸:每袋装6g;水蜜丸:每40丸重3g;大蜜丸:每丸重6g	口服。水丸或水蜜丸一次3～6g,小蜜丸一次6～12g(30～60丸),大蜜丸一次1～2丸,一日2次	【药典】忌食辛辣食物;孕妇慎用;脾胃虚寒者禁用。 【中药成方制剂卷】 1. 阴虚火旺者慎用。 2. 服药期间忌食辛辣、油腻食物。 3. 老人、儿童慎用
3	牛黄解毒片	人工牛黄、石膏、黄芩、大黄、雄黄、冰片、桔梗、甘草	清热解毒	用于火热内盛,咽喉肿痛,牙龈肿痛,口舌生疮,目赤肿痛	①水蜜丸:每100丸重5g。②大蜜丸:每丸重3g	口服。小片一次3片,大片一次2片,一日2～3次	【药典】孕妇禁用。 【中药成方制剂卷】 1. 虚火上炎所致口疮、牙痛、喉痹者慎用。 2. 脾胃虚弱者慎用。 3. 含有雄黄,不宜过量、久服
4	板蓝根颗粒	板蓝根	清热解毒、凉血利咽	用于肺胃热盛所致的咽喉肿痛、口咽干燥、腮部肿胀;急性扁桃体炎、腮腺炎见上述证候者	①每袋装5g(相当于饮片7g);②每袋装10g(相当于饮片14g);③每袋装3g(无蔗糖,相当于饮片7g);④每袋装1g(无蔗糖,相当于饮片7g)	开水冲服。一次5～10g[规格①、②],或一次1～2袋[规格③、④],一日3～4次	【中药成方制剂卷】 1. 阴虚火旺者慎用。 2. 服药期间忌食辛辣、油腻食物。 3. 老人及素体脾胃虚弱者慎用。 4. 用于腮腺炎时,应隔离治疗
5	六应丸	丁香、蟾酥、雄黄、牛黄、珍珠、冰片	清热,解毒,消肿,止痛	用于火毒内盛所致的喉痹,乳蛾,症见咽喉肿痛、口苦咽干、喉核红肿,咽喉炎、扁桃体炎见上述证候者。亦可用于疖痈疮疡及虫咬肿痛等	每5丸重19mg	饭后服。一次10丸,儿童一次5丸,婴儿一次2丸,一日3次;外用,以冷开水或醋调敷患处	【中药成方制剂卷】 1. 孕妇禁用。 2. 阴虚火旺者慎用。 3. 老人、儿童及素体脾胃虚弱者慎用。 4. 服药期间忌食辛辣油腻食物。 5. 本品含蟾酥、雄黄,有毒,不宜过量久用
6	安宫牛黄丸	牛黄或人工牛黄、水牛角浓缩粉、麝香或人工麝香、黄连、黄芩、栀子、雄黄、冰片、郁金、朱砂、珍珠	清热解毒,镇惊开窍	用于热病,邪入心包,高热惊厥,神昏谵语;中风昏迷,脑炎,脑膜炎,中毒性脑病,脑出血,败血症见上述症候者	①每丸重1.5g;②每丸重3g	口服。规格①一次2丸,规格②一次1丸,一日1次;小儿三岁以内规格①一次1/2丸,规格②一次1/4丸,四岁至六岁①一次1丸,规格②一次1/2丸,一日1次;或遵医嘱	【药典】孕妇慎用。 【中药成方制剂卷】 1. 寒闭神昏者不宜使用。 2. 服药期间饮食宜清淡,忌食辛辣食物。 3. 含朱砂、雄黄,不宜过量、久用,肝肾功能不全者慎用。 4. 治疗期间如出现肢寒畏冷,面色苍白,冷汗不止,脉微欲绝应立即停药,采用应急综合疗法。 5. 高热神昏、中风昏迷口服本品困难者,当鼻饲给药

（8）不寐用药

序号	中成药名称	组成	功效	主治	规格	用法用量	注意事项
1	天王补心丸	地黄、天冬、麦冬、炒酸枣仁、柏子仁、当归、党参、五味子、茯苓、制远志、石菖蒲、玄参、丹参、朱砂、桔梗、甘草	滋阴养血，补心安神	用于心阴不足，心悸健忘，失眠多梦，大便干燥	大蜜丸，每丸重9g	口服。水蜜丸一次6g，小蜜丸一次9g，大蜜丸一次1丸，一日2次	【中药成方制剂卷】 1. 肝肾功能不全者禁用。 2. 含有朱砂，不宜长期服用。 3. 不宜饮用浓茶、咖啡等刺激性饮品。 4. 严重心律失常者，需急诊观察治疗。 5. 孕妇慎用
2	归脾丸	党参、炒白术、炙黄芪、炙甘草、茯苓、制远志、炒酸枣仁、龙眼肉、当归、木香、大枣	益气健脾，养血安神	用于心脾两虚，气短心悸，失眠多梦，头昏头晕，肢倦乏力，食欲不振，崩漏便血	大蜜丸每丸重9g	用温开水或生姜汤送服。水蜜丸一次6g，小蜜丸一次9g，大蜜丸一次1丸，一日3次	【中药成方制剂卷】 1. 阴虚火旺者慎用。 2. 服药期间，宜食清淡易消化食物，忌食辛辣、生冷、油腻食物，以免加重病情
3	柏子养心丸	柏子仁、炙黄芪、党参、川芎	补气，养血，安神	用于心气虚寒，心悸易惊，失眠多梦，健忘	大蜜丸每丸重9g	口服。水蜜丸一次6g，小蜜丸一次9g，大蜜丸一次1丸，一日2次	【中药成方制剂卷】 1. 肝肾功能不全者禁用。 2. 保持精神舒畅，劳逸适度。 3. 不宜饮用浓茶、咖啡等兴奋性饮品。 4. 宜饭后服用。 5. 本品含有朱砂，不可过量、久用；不可与溴化物、碘化物同服。 6. 孕妇慎用

（9）胸痹用药

序号	中成药名称	组成	功效	主治	规格	用法用量	注意事项
1	复方丹参滴丸	丹参、三七、冰片	活血化瘀，理气止痛	用于气滞血瘀所致的胸痹，症见胸闷、心前区刺痛；冠心病心绞痛见上述证候者	① 每丸重25mg；② 薄膜衣滴丸：每丸重27mg	吞服或舌下含服。一次10丸，一日3次。28天为一个疗程；或遵医嘱	【药典】孕妇慎用。 【中药成方制剂卷】 1. 寒凝血瘀胸痹心痛者慎用。 2. 脾胃虚寒者慎用。 3. 忌食生冷、辛辣、油腻食物，忌烟酒、浓茶。 4. 服药后胃脘不适者，宜饭后服用。 5. 治疗期间，心绞痛持续发作，宜加用硝酸酯类药。如果出现剧烈心绞痛、心肌梗死，应及时救治

序号	中成药名称	组成	功效	主治	规格	用法用量	注意事项
2	麝香保心丸	人工麝香、人参提取物、人工牛黄、肉桂、苏合香、蟾酥、冰片	芳香温通,益气强心	用于气滞血瘀所致胸痹。症见心前区疼痛、固定不移;心肌缺血所致的心绞痛、心肌梗死见上述证候者	每丸重22.5mg	口服。一次1~2丸,一日3次;或症状发作时服用	【药典】孕妇禁用。 【中药成方制剂卷】 1. 不宜与洋地黄类药物同用。 2. 心绞痛持续发作,服药后不能缓解时应加用硝酸酯类药物。如出现剧烈心绞痛、心肌梗死,应及时救治。 3. 忌食生冷、辛辣、油腻食物。食勿过饱,忌烟酒
3	速效救心丸	川芎、冰片	行气活血,祛瘀止痛,增加冠脉血流量,缓解心绞痛	用于气滞血瘀型冠心病,心绞痛	每丸重40mg	含服。一次4~6丸,一日3次;急性发作时,一次10~15丸	【药典】孕妇禁用。寒凝血瘀、阴虚血瘀胸痹心痛不宜单用。有过敏史者慎用。伴有中重度心力衰竭的心肌缺血者慎用。在治疗期间,心绞痛持续发作,宜加用硝酸酯类药。 【中药成方制剂卷】 1. 气阴两虚、心肾阴虚之胸痹心痛者慎用。 2. 有过敏史者慎用。 3. 忌食生冷、辛辣、油腻食物,忌烟酒、浓茶。 4. 伴中重度心力衰竭的心肌缺血者慎用。 5. 在治疗期间,心绞痛持续发作宜加用硝酸酯类药。如果出现剧烈心绞痛、心肌梗死应及时救治
4	生脉饮	红参、麦冬、五味子	益气复脉、养阴生津	用于气阴两亏、心悸气短、脉微自汗	每支装10mL	口服。一次10mL,一日3次	【中药成方制剂卷】 1. 热邪尚盛者,咳而尚有表证未解者慎用。 2. 服用期间,忌食辛辣、油腻食物。 3. 在治疗期间,心绞痛持续发作,宜加用硝酸酯类药。若出现剧烈心绞痛、心肌梗死,见有气促、汗出、面色苍白者,应及时急诊救治

续表

序号	中成药名称	组成	功效	主治	规格	用法用量	注意事项
5	稳心颗粒	党参、三七、黄精、琥珀、甘松	益气养阴,活血化瘀	用于气阴两虚,心脉瘀阻所致的心悸不宁、气短乏力、胸闷胸痛;室性早搏、房性早搏见上述证候者	①每袋装9g;②每袋装5g(无蔗糖)	开水冲服。一次1袋,一日3次,或遵医嘱	【药典】孕妇慎用。缓慢性心律失常禁用。【中药成方制剂卷】1. 孕妇慎用。2. 忌食生冷食物,忌烟酒、浓茶。3. 用药时应将药液充分搅匀,勿将杯底药粉丢弃。4. 危重病人应采取综合治疗方法

(10) 痹证用药

序号	中成药名称	组成	功效	主治	规格	用法用量	注意事项
1	再造丸	蕲蛇肉、全蝎、地龙、人工麝香、水牛角浓缩粉、人工牛黄、醋龟甲、朱砂、天麻、麻黄、肉桂、附子(附片)、威灵仙、血竭、三七等58种	祛风化痰,活血通络	用于风痰阻络所致的中风,症见半身不遂、口舌歪斜、手足麻木、疼痛痉挛、言语謇涩	每丸重9g	口服。一次1丸,一日2次	【中药成方制剂卷】1. 孕妇禁用。2. 感冒期间停用。
2	天麻丸	天麻、羌活、独活、粉萆薢、杜仲、牛膝、附子、地黄、玄参、当归	祛风除湿,通络止痛,补益肝肾	用于风湿瘀阻,肝肾不足所致的痹病,症见肢体拘挛、手足麻木、腰腿酸痛	①小蜜丸;每100丸重20g;②大蜜丸;每丸重9g	口服。水蜜丸一次6g,小蜜丸一次9g,大蜜丸一次1丸,一日2~3次	【药典】孕妇慎用。【中药成方制剂卷】1. 本品湿热痹病慎用。2. 服药期间,忌食生冷、油腻食物
3	大活络丸	蕲蛇、乌梢蛇、全蝎、地龙、天麻、威灵仙、制草乌、肉桂、细辛、麻黄、羌活、防风、松香、广藿香、豆蔻、僵蚕(炒)、天南星(制)、牛黄、乌药、木香、沉香、丁香、青皮、香附(醋制)、安息香、冰片、两头尖、赤芍、没药(制)、乳香(制)、血竭、黄连、黄芩、贯众、葛根、水牛角、大黄、玄参、红参、白术(麸炒)、甘草、熟地黄、当归、何首乌、骨碎补(烫、去毛)、龟甲(醋淬)、狗骨(油酥)	祛风散寒,除湿化痰,活络止痛	用于风痰瘀阻所致的中风,症见半身不遂、肢体麻木、足软无力;或寒湿瘀阻之痹病,筋脉拘急、腰腿疼痛;亦用于跌打损伤、行走不利及胸痹心痛	每丸重3.5g	温黄酒或温开水送服。一次1丸,一日1~2次	【中药成方制剂卷】【禁忌】孕妇禁用。1. 阴虚火旺者慎用。2. 脾胃虚寒慎用。3. 缺血性中风急性期不宜单纯使用,应配合其他治疗方法。4. 服药期间忌食油腻食物,戒酒

续表

序号	中成药名称	组成	功效	主治	规格	用法用量	注意事项
4	小活络丸	制川乌、制草乌、胆南星、乳香（制）、没药（制）、地龙	祛风散寒、化痰除湿、活血止痛	用于风寒湿邪闭阻、痰瘀阻络之痹病,症见肢体关节疼痛,或冷痛,或刺痛,或疼痛夜甚,关节屈伸不利,麻木拘挛	①小蜜丸:每100丸重20g;②大蜜丸:每丸重3g	黄酒或温开水送服。小蜜丸一次3g(15丸);大蜜丸一次1丸,一日2次	【药典】孕妇禁用。 【中药成方制剂卷】 1. 湿热瘀阻或阴虚有热者慎用。 2. 脾胃虚弱者慎用。 3. 不可过量服用

（11）淋证用药

序号	中成药名称	组成	功效	主治	规格	用法用量	注意事项
1	三金片	金樱根、菝葜、羊开口、金沙藤、积雪草	清热解毒,利湿通淋,益肾	用于下焦湿热所致的热淋、小便短赤、淋漓涩痛、尿急频数;急慢性肾盂肾炎、膀胱炎、尿路感染见上述证候者;慢性非细菌性前列腺炎肾虚湿热下注证	①薄膜衣小片:每片重0.18g(相当于饮片2.1g);②薄膜衣大片:每片重0.29g(相当于饮片3.5g);③糖衣小片:片心重0.17g(相当于饮片2.1g);④糖衣大片:片心重0.28g(相当于饮片3.5g)	口服。①慢性非细菌性前列腺炎:大片一次3片,一日3次。疗程为4周。②其他适应证:小片一次5片,大片一次3片,一日3～4次	【药典】 1. 偶见血清丙氨酸氨基转移酶(ALT)、血清门冬氨酸氨基转移酶(AST)轻度升高,血尿素氮(BUN)轻度升高,血白细胞(WBC)轻度降低。 2. 用药期间请注意肝、肾功能的监测。 【中药成方制剂卷】 1. 淋痛属于肝郁气滞或脾肾两虚者慎用。 2. 服药期间注意多饮水,避免劳累。 3. 服药期间忌烟酒及辛辣油腻食物
2	癃闭舒胶囊	补骨脂、金钱草、益母草、海金沙、琥珀、山慈菇	益肾活血,清热通淋	用于肾气不足、湿热瘀阻所致的癃闭,症见腰膝酸软、尿频、尿急、尿痛、尿线细,伴小腹拘急疼痛;前列腺增生症见上述证候者	①每粒装0.3g;②每粒装0.45g	口服。一次3粒(规格①)或一次2粒(规格②),一日2次	【中药成方制剂卷】 1. 肺热壅盛,肝郁气滞,脾虚气陷证癃闭皆慎用。 2. 服药期间,忌食辛辣、生冷、油腻食物及饮酒
3	三清片	猪苓、茯苓、泽泻、地黄、枸杞子、车前子、白茅根、白术、陈皮、桑白皮、大腹皮、金银花、连翘、续断、藕节(炒炭)	清热利湿,凉血止血	用于下焦湿热所致急、慢性肾盂肾炎,泌尿系感染引起的小便不利,恶寒发热,尿频、尿急,小腹疼痛等	每片0.4g	口服。一次5～8片,一日3次	孕妇在医生指导下使用

（12）虚证用药

序号	中成药名称	组成	功效	主治	规格	用法用量	注意事项
1	六味地黄丸	熟地黄、酒黄肉、山药、茯苓、泽泻、牡丹皮	滋阴补肾	用于肾阴亏损，头晕耳鸣，腰膝酸软，骨蒸潮热，盗汗遗精，消渴	大蜜丸:每丸重9g;水丸:每袋装5g	口服。水丸一次5g,水蜜丸一次6g,小蜜丸一次9g,大蜜丸一次1丸,一日2次	【中药成方制剂卷】 1. 体实及阳虚者慎服。 2. 感冒者慎用。 3. 脾虚、气滞、食少纳呆者慎服。 4. 服药期间,忌食辛辣、油腻食物
2	左归丸	熟地黄、龟甲胶、鹿角胶、枸杞子、菟丝子、山茱萸、山药、牛膝	滋肾补阴	用于真阴不足,腰酸膝软,盗汗遗精,神疲口燥	每10粒重1g	口服。一次9g,一日2次	【中药成方制剂卷】 1. 肾阳亏虚、命门火衰、阳虚腰痛者慎用。 2. 外感寒湿、跌扑外伤、气滞血瘀所致腰痛者慎用。 3. 治疗期间不宜食用辛辣、油腻食物。 4. 孕妇慎用
3	大补阴丸	熟地黄、盐知母、盐黄柏、醋龟甲、猪脊髓	滋阴降火	用于阴虚火旺,潮热盗汗,咳嗽咯血,耳鸣遗精	大蜜丸:每丸重9g	口服。水蜜丸一次6g,一日2~3次;大蜜丸一次1丸,一日2次	【中药成方制剂卷】 1. 为阴虚火旺证而设,气虚发热者及火热实证者慎服。 2. 感冒者慎服。 3. 脾胃虚弱、痰湿内阻、脘腹胀满、食少便溏者慎服。 4. 服药期间,忌食辛辣、油腻食物
4	知柏地黄丸	熟地黄、山茱萸（制）、山药、知母、黄柏、茯苓、泽泻、牡丹皮	滋阴降火	用于阴虚火旺,潮热盗汗,口干咽痛,耳鸣遗精,小便短赤	大蜜丸:每丸重9g	口服。水蜜丸一次6g,小蜜丸一次9g,大蜜丸一次1丸,一日2次	【中药成方制剂卷】 1. 气虚发热及实热者慎服。 2. 感冒者慎服。 3. 脾虚便溏、气滞中满者慎服。 4. 服药期间,忌食辛辣、油腻食物
5	二至丸	酒女贞子、墨旱莲	补益肝肾,滋阴止血	用于肝肾阴虚,眩晕耳鸣,咽干鼻燥,腰膝酸痛,月经量多	—	口服。一次9g,一日2次	【中药成方制剂卷】 1. 肝火上炎所致的头晕、耳鸣慎用。 2. 实热内盛所致月经过多,色泽鲜红者慎用。 3. 服药期间,忌食辛辣、油腻食物。 4. 脾胃虚寒腹泻者慎用

序号	中成药名称	组成	功效	主治	规格	用法用量	注意事项
6	桂附地黄丸	肉桂、附子（制）、熟地黄、酒萸肉、山药、茯苓、泽泻、牡丹皮	温补肾阳	用于肾阳不足，腰膝酸冷，肢体浮肿，小便不利或反多，痰饮喘咳，消渴	大蜜丸：每丸重9g	口服。水蜜丸一次6g，小蜜丸一次9g，大蜜丸一次1丸，一日2次	【中药成方制剂卷】1. 肺热津伤、胃热炽盛、阴虚内热消渴者慎用。2. 治疗期间宜节制房事。3. 本品药性温热，中病即可，不可过量服用。4. 孕妇慎用。5. 本品含附子有毒，不可过服、久服。6. 服药期间忌食生冷、油腻食物
7	补中益气丸	炙黄芪、党参、炙甘草、炒白术、当归、升麻、柴胡、陈皮	补中益气，升阳举陷	用于脾胃虚弱，中气下陷证所致的泄泻、脱肛、阴挺，症见体倦乏力，食少腹胀，便溏久泻，肛门下坠或脱肛，子宫脱垂	大蜜丸：每丸重9g	口服。小蜜丸一次9g，大蜜丸一次1丸，一日2~3次	【中药成方制剂卷】1. 阴虚内热者慎用。2. 不宜与感冒药同时使用。3. 有高血压、心脏病、肝病、糖尿病、肾病等慢性病严重者应在医师指导下服用。4. 忌食生冷、油腻、不易消化食物
8	人参健脾丸	人参、白术（麸炒）、茯苓、山药、陈皮、砂仁、炙黄芪、当归、远志（制）、木香、酸枣仁（炒）	健脾益气，和胃止泻	用于脾胃虚弱所致饮食不化、脘闷嘈杂、恶心呕吐、腹痛便溏、不思饮食、体弱倦怠	大蜜丸每丸重6g	口服。水蜜丸一次8g，大蜜丸一次2丸，一日2次	【中药成方制剂卷】1. 湿热积滞泄泻、痞满、纳呆不宜使用。2. 感冒发热病人不宜服用。3. 有高血压、心脏病、肝病、糖尿病、肾病等慢性病严重者应在医师指导下服用。4. 孕妇、哺乳期妇女应在医师指导下服用。5. 忌食荤腥、油腻、黏滑，不易消化食物。6. 忌恼怒、忧郁、劳累过度，保持心情舒畅
9	十全大补丸	熟地黄、党参、炒白术、茯苓、炙黄芪、当归、酒白芍、肉桂、川芎、炙甘草	温补气血	用于气血两虚，面色苍白，气短心悸，头晕自汗，体倦乏力，四肢不温，月经量多	①小蜜丸：每100粒重20g；②大蜜丸：每丸重9g	口服。水蜜丸一次6g，小蜜丸一次9g，大蜜丸一次1丸，一日2~3次	【中药成方制剂卷】1. 体实有热者慎服。2. 感冒者慎服。3. 含有肉桂，孕妇慎服。4. 服药期间饮食宜选清淡易消化食物，忌食辛辣、油腻、生冷食物

序号	中成药名称	组成	功效	主治	规格	用法用量	注意事项
10	首乌丸	制何首乌、桑椹、墨旱莲、酒女贞子、黑芝麻、酒牛膝、菟丝子、盐补骨脂、熟地黄、金樱子、豨莶草（制）、桑叶（制）、金银花（制）	补肝肾、强筋骨、乌须发	用于肝肾两虚，头晕眼花，耳鸣，腰酸肢麻，须发早白，亦用于高脂血症	—	口服。一次6g，一日2次	【中药成方制剂卷】1. 实证、热证慎用。2. 感冒者慎用。3. 孕妇慎用。4. 服药期间，忌食辛辣、油腻、生冷食物
11	八珍丸	党参、炒白术、茯苓、当归、白芍、川芎、熟地黄、甘草	补气益血	用于气血两虚，面色萎黄，食欲不振，四肢乏力，月经过多	大蜜丸每丸重9g	口服。水蜜丸一次6g，大蜜丸一次1丸，一日2次	【中药成方制剂卷】1. 体实有热者慎服。2. 感冒者慎服。3. 服药期间饮食宜选清淡易消化食物，忌食辛辣、油腻、生冷食物

（13）妇科用药

序号	中成药名称	组成	功效	主治	规格	用法用量	注意事项
1	乌鸡白凤丸	乌鸡(去毛爪肠)、人参、黄芪、山药、熟地黄、当归、白芍、川芎、丹参、鹿角霜、鹿角胶、醋鳖甲、地黄、天冬、醋香附、银柴胡、芡实（炒）、桑螵蛸、煅牡蛎、甘草	补气养血、调经止带	用于气血两虚，身体瘦弱，腰膝酸软、月经不调、崩漏带下	大蜜丸每丸重9g	口服。水蜜丸一次6g，小蜜丸一次9g，大蜜丸一次1丸，一日2次	【中药成方制剂卷】1. 月经不调或崩漏属血热实证者不宜使用。2. 服药期间少食辛辣刺激食物。3. 服药后出血不减，或带下量仍多者请医生诊治
2	逍遥丸	柴胡、当归、白芍、炒白术、茯苓、炙甘草、根、薄荷	疏肝健脾、养血调经	用于肝郁血虚所致郁闷不舒、胸胁胀痛、头晕目眩、食欲减退、月经不调	①小蜜丸：每100丸重20g；②大蜜丸：每丸重9g	口服。小蜜丸一次9g，大蜜丸一次1丸，一日2次	【中药成方制剂卷】1. 肝肾阴虚所致胁肋胀痛，咽干口燥，舌红少津者慎用。2. 忌辛辣生冷食物，饮食宜清淡
3	香附丸	醋香附、当归、川芎、炒白芍、炒白术、熟地黄、陈皮、砂仁、黄芩	舒肝健脾、养血调经	用于肝郁血虚、脾失健运所致月经不调、月经前后诸症，症见月经前后不定期、经量或多或少、心烦、乳胀、食欲不振	①水蜜丸：每10丸重1g；②大蜜丸：每丸重9g	用黄酒或温开水送服，水蜜丸一次9～13g，大蜜丸一次1～2丸，一日2次	【中药成方制剂卷】【禁忌】孕妇禁用。1. 湿热蕴结所致月经失调者慎用。2. 用药期间宜少食辛辣刺激食物，保持心情舒畅

续表

序号	中成药名称	组成	功效	主治	规格	用法用量	注意事项
4	艾附暖宫丸	艾叶(炭)、制吴茱萸、醋香附、当归、地黄、白芍、川芎、炙黄芪、肉桂、续断	理气养血,暖宫调经	用于血虚气滞、下焦虚寒所致的月经不调、痛经,症见行经后错、经量少、有血块、小腹疼痛、经行小腹冷痛喜热、腰膝酸痛	大蜜丸每丸重9g	口服。小蜜丸一次9g,大蜜丸一次1丸,一日2～3次。	【中药成方制剂卷】【禁忌】孕妇禁用。1. 热证、实证者不宜使用。2. 忌食生冷食物
5	妇科千金片	千斤拔、穿心莲、单面针、金樱根、功劳木、当归、鸡血藤、党参	清热除湿,益气化瘀	湿热瘀阻所致的带下病,腹痛,症见带下量多、色黄质稠、臭秽、小腹疼痛、腰骶酸痛、神疲乏力;慢性盆腔炎、子宫内膜炎、慢性宫颈炎见上述证候者	—	口服。一次6片,一日3次	【药典】片剂未记载。胶囊:孕妇禁用;忌食辛辣。【中药成方制剂卷】1. 气滞血瘀证、寒凝血瘀证者慎用。2. 孕妇慎用。3. 饮食宜清淡,忌辛辣食物。4. 糖尿病患者慎用
6	妇炎康片	赤芍、土茯苓、醋三棱、炒川楝子、醋莪术、醋延胡索、炒芡实、当归、苦参、醋香附、黄柏、丹参、山药	清热利湿,理气活血,散结消肿	用于湿热下注、毒瘀互阻所致带下病,症见带下量多、色黄、气臭、少腹痛、腰骶痛、口苦咽干;阴道炎、慢性盆腔炎见上述证候者	①薄膜衣片:每片重0.25g;②薄膜衣片:每片重0.52g;③糖衣片:片心重0.25g	口服。一次6片(规格①、规格③)或一次3片(规格②)。一日3次	【药典】孕妇禁用。【中药成方制剂卷】【禁忌】孕妇禁用。1. 气血虚弱、脾肾阳虚者慎用。2. 饮食宜营养丰富,忌食生冷、辛辣食物
7	固经丸	醋龟甲、炒白芍、盐关黄柏、酒黄芩、麸炒椿皮、醋香附	滋阴清热,固经止带	用于阴虚血热,月经先期,经血量多,色紫黑,赤白带下	—	口服。一次6g,一日2次	【中药成方制剂卷】1. 脾胃虚寒者慎用;有瘀者不宜使用。2. 服药期间饮食宜清淡,忌食辛辣、油腻食物。3. 孕妇服用,请向医生咨询

（14）儿科用药

序号	中成药名称	组成	功效	主治	规格	用法用量	注意事项
1	小儿感冒颗粒	广藿香、菊花、连翘、大青叶、板蓝根、地黄、地骨皮、白薇、薄荷、石膏	疏风解表,清热解毒	用于小儿风热感冒,症见发热重、头胀痛、咳嗽痰黏、咽喉肿痛;流感见上述证候者	每袋装12g	开水冲服。周岁以内一次6g,一岁至三岁一次6～12g,四岁至七岁一次12～18g,八岁至十二岁一次24g,一日2次	【中药成方制剂卷】1. 忌辛辣、生冷、油腻食物。2. 不宜在服药期间同时服用滋补性中药。3. 风寒感冒者不适用。4. 若高热不退、咳喘加剧者应及时到医院就诊

序号	中成药名称	组成	功效	主治	规格	用法用量	注意事项
2	小儿豉翘清热颗粒	连翘、淡豆豉、薄荷、荆芥、炒栀子、大黄、青蒿、赤芍、槟榔、厚朴、黄芩、半夏、柴胡、甘草	疏风解表,清热导滞	用于小儿风热感冒夹滞证,症见发热咳嗽、鼻塞流涕、咽红肿痛、纳呆口渴、脘腹胀满、便秘或大便酸臭、溲黄	①每袋装2g;②每袋装4g;③每袋装2g(无蔗糖);④每袋装4g(无蔗糖)	开水冲服。六个月至一岁,一次1~2g;一至三岁,一次2~3g;四至六岁,一次3~4g;七至九岁,一次4~5g;十岁以上,一次6g,一日3次	【中药成方制剂卷】尚不明确
3	安儿宁颗粒	天竺黄、人工牛黄、甘草、红花、岩白菜、高山辣根菜、洪连、檀香、唐古特乌头	清热祛风,化痰止咳	用于小儿风热感冒,咳嗽有痰,发热咽痛,上呼吸道感染见上述证候者	每袋装3g	开水冲服。周岁以内一次1.5g,一至五岁一次3g,五岁以上一次6g,一日3次	【中药成方制剂卷】尚不明确
4	小儿热速清口服液	柴胡、黄芩、金银花、连翘、葛根、板蓝根、水牛角、大黄	清热解毒,泻火利咽	用于小儿外感风热之感冒,症见高热、头痛、咽喉疼痛、鼻塞流涕、咳嗽、大便干结	每支装10mL	口服。周岁以内一次2.5~5mL,一岁至三岁一次5~10mL,三岁至七岁一次10~15mL,七岁至十二岁一次15~20mL,一日3~4次	【药典】如病情较重或服药24小时后疗效不明显者,可酌情增加剂量。【中药成方制剂卷】1.风寒感冒或脾虚、大便稀溏者慎用。2.使用本品4小时后热仍不退者,可酌情增加剂量。若高热持续不退者应去医院诊治。3.忌食生冷、油腻、辛辣食物
5	小儿清热止咳口服液	麻黄、石膏、黄芩、北豆根、炒苦杏仁、甘草、板蓝根	清热宣肺,平喘,利咽	用于小儿外感风热所致的感冒,症见发热恶寒、咳嗽痰黄、气促喘息、口干音哑、咽喉肿痛	①每支装10mL;②每瓶装100mL;③每瓶装120mL	口服。一至二岁一次3~5mL,三至五岁一次5~10mL,六至十四岁一次10~15mL,一日3次。用时摇匀	【中药成方制剂卷】1.风寒感冒者慎用。2.咳喘加重应及时到医院就诊。3.忌食生冷、辛辣、油腻食物
6	启脾丸	人参、麸炒白术、茯苓、山药、莲子、陈皮、山楂、六神曲、麦芽、泽泻、甘草	健脾和胃	用于脾胃虚弱,消化不良,腹胀便溏	小蜜丸每100丸重20g;大蜜丸每丸重3g	口服。小蜜丸一次3g(15丸),大蜜丸一次1丸,一日2~3次;三岁以内小儿酌减	【中药成方制剂卷】1.湿热泄泻不宜使用。2.感冒时不宜服用。3.忌食生冷、油腻等不易消化食物。4.建立良好饮食习惯,防止偏食

（15）五官科用药

序号	中成药名称	组成	功效	主治	规格	用法用量	注意事项
1	杞菊地黄丸	枸杞子、菊花、熟地黄、酒萸肉、山药、茯苓、泽泻、牡丹皮	滋肾养肝	用于肝肾阴亏,眩晕耳鸣,羞明畏光,迎风流泪,视物昏花	大蜜丸每丸重9g。	口服。水蜜丸一次6g,小蜜丸一次9g,大蜜丸一次1丸,一日2次	【中药成方制剂卷】 1. 实火亢盛所致头晕、耳鸣慎用。 2. 服药期间,忌酸冷食物。 3. 平素脾虚便溏者慎用
2	明目上清丸	熟大黄、石膏、天花粉、黄芩、黄连、桔梗、菊花、麦冬、玄参、蒺藜、栀子、蝉蜕、陈皮、甘草、车前子、当归、赤芍、枳壳、薄荷脑、连翘、荆芥油	清热散风,明目止痛	用于外感风热所致的暴发火眼,红肿作痛,头晕目眩,眼边刺痒,大便燥结,小便赤黄	①素片:每片重0.60g;②薄膜衣片:每片重0.63g	口服。一次4片,一日2次	【药典】孕妇慎用。 【中药成方制剂卷】 【禁忌】孕妇禁用。 1. 脾胃虚寒者慎用。 2. 服药期间忌食辛辣燥热、油腻黏滞食物
3	明目地黄丸	熟地黄、酒萸肉、牡丹皮、山药、茯苓、泽泻、枸杞子、菊花、当归、白芍、蒺藜、煅石决明	滋肾,养肝,明目	用于肝肾阴虚,目涩畏光,视物模糊,迎风流泪	大蜜丸:每丸重9g	口服。水蜜丸一次6g,小蜜丸一次9g,大蜜丸一次1丸,一日2次	【中药成方制剂卷】 1. 肝经风热、肝胆湿热、肝火上扰者慎用。 2. 脾胃虚弱,运化失调者宜慎用。 3. 服药期间,忌用油腻肥甘、辛辣燥热食物
4	龙胆泻肝丸	龙胆、柴胡、黄芩、栀子(炒)、泽泻、木通、盐车前子、酒当归、地黄、炙甘草	清肝胆,利湿热	用于肝胆湿热,头晕目赤,耳鸣耳聋,耳肿疼痛,胁痛口苦,尿赤涩痛,湿热带下	①小蜜丸每100丸重20g;②大蜜丸每丸重6g	口服。小蜜丸一次6～12g(30～60丸),大蜜丸一次1～2丸,一日2次	【药典】孕妇慎用。 【中药成方制剂卷】 【禁忌】孕妇禁用。 1. 脾胃虚寒者慎用。 2. 服药期间饮食宜用清淡,忌食辛辣油腻之品。 3. 体弱年老者慎用;对于体质壮实者,亦应中病即止,不可久服。 4. 高血压剧烈头痛,服药后头痛不见减轻,伴有呕吐、神志不清或口眼歪斜、瞳仁不等等症状的高血压危象者,应立即停药并采取相应急救措施。 5. 用本品治疗急性结膜炎时,可配合使用外滴眼药;治疗化脓性中耳炎时,服药期间宜配合清洗耳道;治疗阴道炎时,亦可使用清洗剂冲洗阴道,以增强疗效

续表

序号	中成药名称	组成	功效	主治	规格	用法用量	注意事项
5	鼻窦炎口服液	辛夷、荆芥、薄荷、白芷、苍耳子、桔梗、竹叶柴胡、川芎、黄芩、栀子、茯苓、川木通、黄芪、龙胆	疏散风热,清热利湿,宣通鼻窍	用于风热犯肺、湿热内蕴所致的鼻塞不通、流黄稠涕,急慢性鼻炎、鼻窦炎见上述症状者	每支 10mL	口服。一次10mL,一日3次。20日为一疗程	【中药成方制剂卷】 1. 外感风寒、肺脾气虚及气滞血瘀者慎用。 2. 服药期间戒烟酒,忌辛辣食物。 3. 含苍耳子,不宜过量、久用。 4. 孕妇慎用
6	清咽丸	桔梗、北寒水石、薄荷、诃子肉、甘草、乌梅肉、青黛、硼砂、冰片	清热利咽、生津止渴	用于肺胃热盛所致咽喉肿痛、声音嘶哑、口干舌燥、咽下不利	小蜜丸:每30丸重 6g;大蜜丸:每丸重 6g	口服或含化。小蜜丸一次 6g,大蜜丸一次 1 丸,一日 2~3 次	【药典】忌食烟酒辛辣食物。 【中药成方制剂卷】 1. 虚火喉痹者慎用。 2. 药期间忌食辛辣油腻食物。 3. 本品老人、儿童及素体脾胃虚弱者慎用。 4. 孕妇慎用

(16) 其他

序号	中成药名称	组成	功效	主治	规格	用法用量	注意事项
1	三黄膏	黄柏、黄芩、黄连、栀子	清热解毒,消肿止痛	用于痈疡肿毒,红热掀痛,烫火烧伤	—	摊于纱布上贴于患处或直接涂患处。每隔一至二日换药 1 次	1. 孕妇慎用。 2. 为外用药,禁止内服;忌食辛辣食物;重度烧伤或皮肤破溃患者
2	二妙丸	黄柏、苍术	燥湿清热	用于湿热下注,足膝红肿热痛,下肢丹毒,白带,阴囊湿痒	—	口服。一次6~9g,一日2次	【中药成方制剂卷】 服药期间,宜食用清淡易消化食物。忌食辛辣
3	七厘散	血竭、乳香、没药(制)、红花、儿茶、冰片、人工麝香、朱砂	化瘀消肿,止痛止血	用于跌扑损伤,血瘀疼痛,外伤出血	每瓶装:①1.5g、②3g	口服。一次1~1.5g,一日1~3次;外用,调敷患处	【药典】孕妇禁用。 【中药成方制剂卷】 【禁忌】孕妇禁用。皮肤过敏者禁用。 1. 骨折、脱臼者宜手法复位后,再用药物治疗。 2. 应在医生指导下使用,不宜过量、长期服用。 3. 宜饭后服用

续表

序号	中成药名称	组成	功效	主治	规格	用法用量	注意事项
4	云南白药	三七等	化瘀止血,活血止痛,解毒消肿	用于跌打损伤,瘀血肿痛,吐血、咳血、便血、痔血、崩漏下血,手术出血,疮疡肿毒及软组织挫伤,闭合性骨折,支气管扩张及肺结核咳血,溃疡病出血,以及皮肤感染性疾病	散剂:每瓶装4g,保险子1粒;胶囊剂:每粒装0.25g,保险子1粒	散剂:刀、枪、跌打诸伤,无论轻重,出血者用温开水送服;瘀血肿痛与未流血者用酒送服;妇科各症,用酒送服;但月经过多、红崩,用温水送服。毒疮初起,服0.25g,另取药粉,用酒调匀,敷患处,如已化脓,只需内服。其他内出血各症均可内服。 口服。一次0.25~0.5g,一日4次(二至五岁按1/4剂量服用;六至十二岁按1/2剂量服)。 凡遇较重的跌打损伤可先服保险子一粒,轻伤及其他病症不必服。 胶囊剂:口服。一次1~2粒,一日4次(2至5岁按1/4剂量服用;6至12岁按1/2剂量服用)	【药典】孕妇忌用;服药一日内,忌食蚕豆、鱼类及酸冷食物。 【中药成方制剂卷】 【禁忌】孕妇禁用。 1. 经期及哺乳期妇女慎用。 2. 服药1日内,忌食蚕豆、鱼类及酸冷食物

注:【中药成方制剂卷】是指《中华人民共和国药典临床用药须知:中药成方制剂卷(2015年版)》。

表7-2　35种中成药的名称、组成、记忆歌诀、证型及功能简介

序号	中成药名称	组成	记忆歌诀	证型(症状)	功能
1	银翘解毒片	金银花、连翘、荆芥、薄荷脑、淡豆豉、淡竹叶、牛蒡子、桔梗、甘草	银翘散主上焦疴,竹叶荆牛豉薄荷,甘桔芦根凉解法,清疏风热煮无过。 【趣味记忆:猪吃金,牛喝银,草根更俏,荷牛豉草,连根梗叶花穗(都吃了)】	风热感冒(发热头痛,咳嗽口干、咽喉疼痛)	疏风解表,清热解毒
2	川芎茶调丸	川芎、羌活、白芷、荆芥、薄荷、防风、细辛、甘草	川芎茶调有荆防,辛芷薄荷甘草羌。目昏鼻塞风攻上,偏正头痛悉能康。 【趣味记忆:景辛穹,草房纸墙薄】	外感风邪(头痛,或有恶寒、发热、鼻塞)	疏风止痛

续表

序号	中成药名称	组成	记忆歌诀	证型(症状)	功能
3	藿香正气口服液	苍术、陈皮、厚朴(姜制)、白芷、茯苓、大腹皮、生半夏、甘草浸膏、广藿香油、紫苏叶油	藿香正气陈皮苏,甘桔陈苓朴白术;夏曲白芷加姜枣,风寒暑湿岚瘴除。 【趣味记忆:二陈姐想找江苏白蜘蛛,补大腹皮】	外感风寒,内伤湿滞或夏伤暑湿所致感冒(头痛昏重,胸膈痞闷,脘腹胀痛,呕吐泄泻;胃肠型感冒见上述证候者)	解表化湿,理气和中
4	养阴清肺膏	地黄、玄参、麦冬、白芍、牡丹皮、川贝母、薄荷、甘草	养阴清肺是妙方,玄参芍冬地黄。薄荷贝母丹皮人,时疫白喉急煎尝。 【趣味记忆:荷玄母药丹麦草地】	阴虚肺燥(咽喉干痛,干咳少痰,或痰中带血)	养阴润燥,清肺利咽
5	通宣理肺丸	紫苏叶、麻黄、前胡、苦杏仁、桔梗、陈皮、半夏(制)、茯苓、黄芩、枳壳、甘草	通宣理肺倍苏叶,麻黄杏半陈结,前苓壳芩加甘草,风寒咳嗽痰白清。 【趣味记忆:苏麻指二陈勤服桔梗苦杏仁】	风寒束肺,肺气不宣所致感冒咳嗽(发热、恶寒、咳嗽、鼻塞流涕、头痛、无汗、肢体酸痛)	解表散寒,宣肺止嗽
6	百合固金丸	百合、熟地黄、麦冬、川贝母、玄参、地黄、当归、白芍、桔梗、甘草	百合固金二地黄,玄参贝母桔草藏,麦冬芍药当归配,喘咳痰血肺家伤。 【趣味记忆:二弟(地)(卖)草药,百元桔归母】	肺肾阴虚(燥咳少痰,痰中带血,咽干喉痛)	养阴润肺,化痰止咳
7	苏子降气丸	炒紫苏子、姜半夏、厚朴、前胡、陈皮、沉香、当归、甘草	苏子降气化痰方,夏朴前苏甘草煎;沉香纳气归调血,上实下虚痰喘康。 【趣味记忆:半前甘肉归子厚】	上盛下虚,气逆痰壅所致咳嗽喘息、胸膈痞塞	降气化痰、温肾纳气
8	越鞠丸	醋香附、川芎、炒栀子、苍术(炒)、六神曲(炒)	行气解郁越鞠丸,香附芎苍栀曲研,气血痰火湿食郁,随证易君并加减。 【趣味记忆:熊父制苍神】	六郁证(气血痰火湿食)(胸脘痞闷,腹中胀满,饮食停滞,嗳气吞酸)	理气解郁,宽中除满
9	黄连上清丸	黄连、栀子(姜制)、连翘、炒蔓荆子、防风、荆芥穗、白芷、黄芩、菊花、薄荷、酒大黄、黄柏(酒炒)、桔梗、川芎、石膏、旋覆花、甘草	黄连上清三黄全,薄荷芷菊蔓荆宣,荆防旋覆翘草桔,石膏芎栀大黄齐。 【趣味记忆:三黄防止敲栀子】	风热上攻,肺胃热盛(头晕目眩,暴发火眼,牙齿疼痛,口舌生疮,咽喉肿痛,耳痛耳鸣,大便秘结,小便短赤)	散风清热,泻火止痛
10	保和丸	焦山楂、六神曲(炒)、炒莱菔子、炒麦芽、半夏、陈皮、茯苓、连翘	保和山楂莱菔曲,夏陈茯苓连翘取,炊饼为丸白汤下,消食和胃食积去。 【趣味记忆:翘,山神茯半萝卜皮/神父下山敲陈罗】	食积证(脘腹胀满,嗳腐吞酸,不欲饮食)	消食,导滞,和胃
11	麻仁丸	火麻仁、苦杏仁、大黄、枳实(炒)、姜厚朴、炒白芍	麻子仁丸脾约治,杏芍大黄枳朴蜜,润肠泻热又行气,胃热肠燥便秘施。 【趣味记忆:麻子朴黄杏枳白药】	肠热津亏所致的便秘	润肠通便
12	牛黄解毒片	人工牛黄、石膏、黄芩、大黄、雄黄、冰片、桔梗、甘草	牛黄解毒加黄芩,大雄冰膏甘桔清。价格便宜常使用,孕妇禁用要知晓。 【趣味记忆:雄大黄携(拮)甘草冰片擒石牛】	火热内盛(咽喉肿痛,牙龈肿痛,口舌生疮,目赤肿痛)	清热解毒

续表

序号	中成药名称	组成	记忆歌诀	证型（症状）	功能
13	天王补心丸	地黄、天冬、麦冬、炒酸枣仁、柏子仁、当归、党参、五味子、茯苓、制远志、石菖蒲、玄参、丹参、朱砂、桔梗、甘草	补心地归二冬仁，远茯味砂桔三参，阴亏血少生内热，滋阴养血安心神。【趣味记忆：冬至，二仁地桔当味朱茯三参麦】	心阴不足（心悸健忘，失眠多梦，大便干燥）	滋阴养血，补心安神
14	安宫牛黄丸	牛黄或人工牛黄、水牛角浓缩粉、麝香或人工麝香、黄连、黄芩、栀子、雄黄、冰片、郁金、朱砂、珍珠	安宫牛黄凉开剂，芩连栀郁朱雄黄；牛角珍珠冰麝香，热闭心包功用良。【趣味记忆：雄兵勤练射水牛，只欲珍珠金箔衣】	热邪内陷心包证（高热惊厥，神昏谵语；中风昏迷，脑炎，脑膜炎，中毒性脑病，脑出血，败血症见上述症候者）	清热解毒，镇惊开窍
15	十全大补丸	熟地黄、党参、炒白术、茯苓、炙黄芪、当归、酒白芍、肉桂、川芎、炙甘草	四君四物加枣姜，八珍双补气血方。再加黄芪与肉桂，十全大补效增强。【趣味记忆：白老夫人归芍弟兄，齐贵】	气血两虚（面色苍白、气短心悸，头晕自汗，体倦乏力，四肢不温，月经量多）	温补气血
16	归脾丸	党参、炒白术、炙黄芪、炙甘草、茯苓、制远志、炒酸枣仁、龙眼肉、当归、木香、大枣	归脾汤用术参芪，归草茯神远志齐。酸枣木香龙眼肉，煎加姜枣益心脾。【趣味记忆：大龙草原牧猪，奇人神算将归（白将神芪远，草人早归龙眼香）】	心脾两虚（气短心悸，失眠多梦，头昏头晕，肢倦乏力，食欲不振，崩漏便血）	益气健脾，养血安神
17	大补阴丸	熟地黄、盐知母、盐黄柏、醋龟甲、猪脊髓	大补阴丸知柏黄，龟板脊髓蜜丸方。咳嗽咯血骨蒸热，阴虚火旺制亢阳。【趣味记忆：黄母龟（来）摆脊熟】	阴虚火旺（潮热盗汗，咳嗽咯血，耳鸣遗精）	滋阴降火
18	左归丸	熟地黄、山药、菟丝子、川牛膝、龟板胶、鹿角胶、山茱萸、枸杞子	左归丸内山药地，萸肉枸杞与牛膝；菟丝龟鹿二胶合，壮水之主方第一。【趣味记忆：萸山子杞牛熟鹿龟】	真阴不足（腰膝酸软，头晕眼花，耳聋失眠，遗精滑泄，自汗盗汗，口燥舌干，舌红少苔，脉细）	滋阴补肾，填精益髓
19	八珍丸	党参、炒白术、茯苓、当归、白芍、川芎、熟地黄、甘草	四君四物加枣姜，八珍双补气血方。【趣味记忆：白老夫人兄归弟芍】	气血两虚（面色萎黄，食欲不振，四肢乏力，月经过多）	补气益血
20	补中益气丸	炙黄芪、党参、炙甘草、炒白术、当归、升麻、柴胡、陈皮	补中益气芪参术，炙草生柴归陈助；气虚下陷能升举，气虚发热甘温除。【趣味记忆：陈麻人芪术胡甘——当归】	脾胃虚弱，中气下陷（泄泻、脱肛、阴挺，症见体倦乏力，食少腹胀，便溏久泻，肛门下坠或脱肛，子宫脱垂）	补中益气，升阳举陷
21	六味地黄丸	熟地黄、酒萸肉、山药、茯苓、泽泻、牡丹皮	六味地黄山药萸，泽泻芩丹三泻侣；三阴并补重滋肾，肾阴不足效可居；滋阴降火知柏需，养肝明目加杞菊；都气五味纳肾气，滋补肺肾麦味续。【趣味记忆：两座高山一块地，茯苓泽泻牡丹皮/于某地，腹泻药】	肾阴亏损（头晕耳鸣，腰膝酸软，骨蒸潮热，盗汗遗精，消渴）	滋阴补肾
22	桂附地黄丸	肉桂、附子（制）、熟地黄、酒萸肉、山药、茯苓、泽泻、牡丹皮	大热桂附助阳火，熟地黄药并补阴；芩泽丹皮利清寒，补中寓泻治肾虚。【趣味记忆：于某地，腹泻药，父子归】	肾阳不足（腰膝酸冷，肢体浮肿，小便不利或反多，痰饮喘咳，消渴）	温补肾阳

序号	中成药名称	组成	记忆歌诀	证型（症状）	功能
23	杞菊地黄丸	枸杞子、菊花、熟地黄、酒萸肉、山药、茯苓、泽泻、牡丹皮	六味地黄山药萸，泽泻苓丹三泻侣；三阴并补重滋肾，养肝明目加杞菊。 【趣味记忆：于某地，腹泻药，喝杞菊茶】	肝肾阴亏（眩晕耳鸣，羞明畏光，迎风，视物昏花）	滋肾养肝
24	知柏地黄丸	熟地黄、山茱萸（制）、山药、知母、黄柏、茯苓、泽泻、牡丹皮	六味地黄山药萸，泽泻苓丹三泻侣；三阴并补重滋肾，滋阴降火知柏需。 【趣味记忆：于某地，腹泻药，知黄柏】	阴虚火旺（潮热盗汗，口干咽痛，耳鸣遗精，小便短赤）	滋阴降火
25	小活络丸	制川乌、制草乌、胆南星、乳香（制）、没药（制）、地龙	小活络丸治中风，风寒湿痹肢体痛。川乌草乌地龙配，乳香没药制南星。 【趣味记忆：乳地药南二乌】	风寒湿邪闭阻、痰瘀阻络之痹病（肢体关节疼痛，或冷痛，或刺痛，或疼痛夜甚，关节屈伸不利，麻木拘挛）	祛风散寒、化痰除湿、活血止痛
26	防风通圣丸	防风、荆芥穗、薄荷、麻黄、大黄、芒硝、栀子、滑石、桔梗、石膏、川芎、当归、白芍、黄芩、连翘、甘草、白术（炒）	防风通圣大黄硝，荆芥麻黄栀芍翘，甘桔芎归膏滑石，薄荷芩术力偏饶，表里交攻阳热盛，外科疡毒总能消。 【趣味记忆：黄妈石河值勤住草房，忙借船摆渡归金石桥】	外寒内热，表里俱实（恶寒壮热，头痛咽干，小便短赤，大便秘结，瘰疬初起，风疹湿疮）	解表通里，清热解毒
27	逍遥丸	柴胡、当归、白芍、炒白术、茯苓、炙甘草、薄荷	逍遥散用当归芍，柴苓术草加姜薄。肝郁血虚脾气弱，调和肝脾功效卓。 【趣味记忆：姜胡荷草，药归白苓】	肝郁血虚（郁闷不舒、胸胁胀痛、头晕目眩、食欲减退、月经不调）	疏肝健脾、养血调经
28	加味逍遥丸	当归、白芍、茯苓、白术（炒）、柴胡、牡丹皮、山栀（炒）、炙甘草	又名丹栀逍遥散，疏肝清热疗效佳。 【趣味记忆：姜胡荷草，药归白苓牡丹山栀子】	肝郁血虚，内有郁热（症见烦躁易怒，或自汗盗汗，少腹胀痛，月经不调，舌红苔薄黄，脉弦虚数）	养血健脾，疏肝清热
29	龙胆泻肝丸	龙胆、柴胡、黄芩、栀子（炒）、泽泻、木通、盐车前子、酒当归、地黄、炙甘草	龙胆栀芩酒拌炒，木通泽泻车柴草；当归生地益阴血，肝胆实火湿热消。 【趣味记忆：黄龙子通木车，当地泻柴草】	肝胆湿热（头晕目赤，耳鸣耳聋，耳肿疼痛，胁痛口苦，尿赤涩痛，湿热带下）	清肝胆，利湿热
30	九味羌活丸	羌活、防风、苍术、细辛、川芎、白芷、黄芩、甘草、地黄	九味羌活防风苍，辛芷芎草芩地黄；发汗祛湿兼清热，分经论治变通良。 【趣味记忆：苍芷地防芎，辛芩甘活】	外感风寒湿邪，内有蕴热（恶寒发热，无汗，头痛项强，肢体酸楚疼痛，口苦微渴，舌苔白或微黄，脉浮）	疏风解表，散寒除湿
31	玉屏风颗粒	黄芪、白术（炒）、防风	玉屏风粒主自汗，芪气固表兼止汗；白术补脾为臣药，芪风二者常相随。 【趣味记忆：玉屏住黄房】	表虚不固（自汗恶风，面色㿠白，或体虚易感风邪者）	益气，固表，止汗
32	右归丸	熟地黄、炮附片、肉桂、山药、酒萸肉、菟丝子、鹿角胶、枸杞子、当归、盐杜仲	右归丸中地附桂，山药萸萸菟丝归；杜仲鹿胶枸杞子，益火之源此方魁。 【趣味记忆：附子二山仲地归，菟枸鹿肉（微火煨）】	肾阳不足，命门火衰（腰膝酸冷，精神不振，怯寒畏冷，阳痿遗精，大便溏薄，尿频清而清，舌淡苔白，脉沉迟）	温补肾阳，填精止遗

续表

序号	中成药名称	组成	记忆歌诀	证型(症状)	功能
33	生脉饮	红参、麦冬、五味子	生脉麦味与人参,保肺清心治暑淫,气少汗多兼口渴,病危脉绝急煎斟。 【趣味记忆:人无脉/生脉为人脉】	气阴两亏(心悸气短、脉微自汗)	益气复脉、养阴生津
34	左金丸	黄连、吴茱萸	左金连萸六比一,胁痛吞酸悉能医,再加芍药名戊己,专治泻痢痛在脐。 【趣味记忆:左金黄鱼六比一】	肝火犯胃证(脘胁疼痛,口苦嘈杂,呕吐酸水,不喜热饮)	泻火,疏肝,和胃,止痛
35	小建中合剂	桂枝、白芍、炙甘草、生姜、大枣	小建中剂君饴糖,方含桂枝加芍药;温中补虚和缓急,虚劳里急腹痛康;生姜温中大枣补,甘草补气调药性。 【趣味记忆:桂枝(汤)倍芍加麻糖】	脾胃虚寒(脘腹疼痛,喜温喜按,嘈杂吞酸,食少;胃及十二指肠见上述证候者)	温中补虚,缓急止痛

7.3　类方比较举例

有关类方比较,在 2020 年的方案没有此类题目。

涉及到相似成药的比较问题,一般是从药物的组成、功效、主治和临床应用等比较。

如:比较四君子汤与补中益气丸的异同。

同:均用人参、白术、甘草,均可治疗脾胃虚弱证,同具有补气健脾之功。

异:

项目	四君子汤	补中益气丸
配伍	以补气健脾的人参、白术、茯苓为主,为治脾胃气虚的基础方	在补气健脾的基础上配伍升阳举陷之黄芪、升麻等
功用	益气健脾	健脾升阳
主治	脾胃气虚证	脾虚下陷证
临床表现	面色㿠白,语音低微,气短乏力,食少便溏,舌淡苔白,脉虚弱	脾胃气虚证。症见食少便溏,体倦肢软,少气懒言,面色萎黄,脉虚。或中气下陷证。症见脱肛,子宫脱垂,久泻、久痢,崩漏等,伴气短乏力,舌淡脉虚软。或气虚发热证。症见身热,自汗,渴喜热饮,气短乏力,舌淡,脉虚大无力

附 录

附录 I 《中国药典》(2020 年版) 中药功效及部分考核组合表

序号	正名	科名	入药部位	功效
			根及根茎类	
1	细辛	马兜铃科	根和根茎	解表散寒,祛风止痛,通窍,温肺化饮
2	狗脊	蚌壳蕨科	根茎	祛风湿,补肝肾,强腰膝
3	绵马贯众	鳞毛蕨科	根茎和叶柄残基	清热解毒,驱虫
4	绵马贯众炭	鳞毛蕨科	绵马贯众的炮制加工品	收涩止血
5	大黄	蓼科	根和根茎	泻下攻积,清热泻火,凉血解毒,逐瘀通经,利湿退黄
6	何首乌	蓼科	块根	解毒,消痈,截疟,润肠通便
7	制何首乌	蓼科	块根	补肝肾,益精血,乌须发,强筋骨,化浊降脂
8	牛膝	苋科	根	逐瘀通经,补肝肾,强筋骨,利尿通淋,引血下行
9	太子参	石竹科	块根	益气健脾,生津润肺
10	威灵仙	毛茛科	根和根茎	祛风湿,通经络
11	川乌*	毛茛科	母根	祛风除湿,温经止痛
12	制川乌	毛茛科	母根	祛风除湿,温经止痛
13	附子	毛茛科	子根的加工品	回阳救逆,补火助阳,散寒止痛
14	白附片*	毛茛科	子根的加工品	回阳救逆,补火助阳,散寒止痛
15	黑顺片*	毛茛科	子根的加工品	回阳救逆,补火助阳,散寒止痛
16	白芍	毛茛科	根	养血调经,敛阴止汗,柔肝止痛,平抑肝阳
17	黄连	毛茛科	根茎	清热燥湿,泻火解毒
18	防己	防己科	根	祛风止痛,利水消肿
19	延胡索	罂粟科	块茎	活血,行气,止痛
20	板蓝根	十字花科	根	清热解毒,凉血利咽
21	甘草	豆科	根和根茎	补脾益气,清热解毒,祛痰止咳,缓急止痛,调和诸药

序号	正名	科名	入药部位	功效
			根及根茎类	
22	炙甘草	豆科	甘草的炮制加工品	补脾和胃,益气复脉
23	黄芪	豆科	根	补气升阳,固表止汗,利水消肿,生津养血,行滞通痹,托毒排脓,敛疮生肌
24	炙黄芪	豆科	黄芪的炮制加工品	益气补中
25	人参	五加科	根	大补元气,复脉固脱,补脾益肺,生津养血,安神益智
26	红参	五加科	根和根茎	补元气,复脉固脱,益气摄血
27	西洋参	五加科	根	补气养阴,清热生津
28	三七	五加科	根和根茎	散瘀止血,消肿定痛
29	白芷	伞形科	根	解表散寒,祛风止痛,宣通鼻窍,燥湿止带,消肿排脓
30	当归	伞形科	根	补血活血,调经止痛,润肠通便
31	前胡	伞形科	根	降气化痰,散风清热
32	川芎	伞形科	根茎	活血行气,祛风止痛
33	防风	伞形科	根	祛风解表,胜湿止痛,止痉
34	柴胡	伞形科	根	疏散退热,疏肝解郁,升举阳气
35	龙胆	龙胆科	根和根茎	清热燥湿,泻肝胆火
36	紫草	紫草科	根	清热凉血,活血解毒,透疹消斑
37	丹参	唇形科	根和根茎	活血祛瘀,通经止痛,清心除烦,凉血消痈
38	黄芩	唇形科	根	清热燥湿,泻火解毒,止血,安胎
39	玄参	玄参科	根	清热凉血,滋阴降火,解毒散结
40	地黄	玄参科	块根	清热凉血,养阴生津
41	熟地黄	玄参科	块根	补血滋阴,益精填髓
42	巴戟天	茜草科	根	补肾阳,强筋骨,祛风湿
43	桔梗	桔梗科	根	宣肺,利咽,祛痰,排脓
44	党参	桔梗科	根	健脾益肺,养血生津
45	木香	菊科	根	行气止痛,健脾消食
46	白术	菊科	根茎	健脾益气,燥湿利水,止汗,安胎
47	苍术	菊科	根茎	燥湿健脾,祛风散寒,明目
48	泽泻	泽泻科	块茎	利水渗湿,泄热,化浊降脂
49	法半夏	天南星科	块茎	燥湿化痰
50	清半夏*	天南星科	块茎	燥湿化痰
51	姜半夏	天南星科	块茎	温中化痰,降逆止呕
52	石菖蒲	天南星科	根茎	开窍豁痰,醒神益智,化湿开胃
53	百部	百部科	块根	润肺下气止咳,杀虫灭虱
54	川贝母	百合科	鳞茎	清热润肺,化痰止咳,散结消痈
55	郁金	姜科	块根	活血止痛,行气解郁,清心凉血,利胆退黄
56	天麻	兰科	块茎	息风止痉,平抑肝阳,祛风通络

序号	正名	科名	入药部位	功效
			根及根茎类	
57	虎杖	蓼科	根和根茎	利湿退黄,清热解毒,散瘀止痛,止咳化痰
58	川牛膝	苋科	根	逐瘀通经,通利关节,利尿通淋
59	银柴胡	石竹科	根	清虚热,除疳热
60	白头翁	毛茛科	根	清热解毒,凉血止痢
61	草乌*	毛茛科	块根	祛风除湿,温经止痛
62	制草乌	毛茛科	块根	祛风除湿,温经止痛
63	赤芍	毛茛科	根	清热凉血,散瘀止痛
64	升麻	毛茛科	根茎	发表透疹,清热解毒,升举阳气
65	北豆根	防己科	根茎	清热解毒,祛风止痛
66	苦参	豆科	根	清热燥湿,杀虫,利尿
67	山豆根	豆科	根和根茎	清热解毒,消肿利咽
68	葛根	豆科	根	解肌退热,生津止渴,透疹,升阳止泻,通经活络,解酒毒
69	北沙参	伞形科	根	养阴清肺,益胃生津
70	白薇	萝藦科	根和根茎	清热凉血,利尿通淋,解毒疗疮
71	天花粉	葫芦科	根	清热泻火,生津止渴,消肿排脓
72	南沙参	桔梗科	根	养阴清肺,益胃生津,化痰,益气
73	紫菀	菊科	根和根茎	润肺下气,消痰止咳
74	三棱	黑三棱科	块茎	破血行气,消积止痛
75	天南星*	天南星科	块茎	散结消肿
76	制天南星	天南星科	块茎	燥湿化痰,祛风止痉,散结消肿
77	胆南星*	天南星科	块茎	清热化痰,息风定惊
78	浙贝母	百合科	鳞茎	清热化痰止咳,解毒散结消痈
79	黄精	百合科	根茎	补气养阴,健脾,润肺,益肾
80	玉竹	百合科	根茎	养阴润燥,生津止渴
81	天冬	百合科	块根	养阴润燥,清肺生津
82	麦冬	百合科	块根	养阴生津,润肺清心
83	知母	百合科	根茎	清热泻火,滋阴润燥
84	山药	薯蓣科	根茎	补脾养胃,生津益肺,补肾涩精
85	仙茅	石蒜科	根茎	补肾阳,强筋骨,祛寒湿
86	莪术	姜科	根茎	行气破血,消积止痛
87	姜黄	姜科	根茎	破血行气,通经止痛
88	远志	远志科	根	安神益智,交通心肾,祛痰,消肿
89	拳参	蓼科	根茎	清热解毒,消肿,止血
90	白蔹	葡萄科	块根	清热解毒,消痈散结,敛疮生肌
91	独活	伞形科	根	祛风除湿,通痹止痛

续表

序号	正名	科名	入药部位	功效
			根及根茎类	
92	羌活	伞形科	根茎和根	解表散寒,祛风除湿,止痛
93	藁本	伞形科	根和根茎	祛风,散寒,除湿,止痛
94	秦艽	龙胆科	根	祛风湿,清湿热,止痹痛,退虚热
95	漏芦	菊科	根	清热解毒,消痈,下乳,舒筋通脉
96	香附	莎草科	根茎	疏肝解郁,理气宽中,调经止痛
97	千年健	天南星科	根茎	祛风湿,壮筋骨
98	高良姜	姜科	根茎	温胃止呕,散寒止痛
99	胡黄连	玄参科	根茎	退虚热,除疳热,清湿热
100	茜草	茜草科	根和根茎	凉血,祛瘀,止血,通经
101	续断	川续断科	根	补肝肾,强筋骨,续折伤,止崩漏
102	射干	鸢尾科	根茎	清热解毒,消痰,利咽
103	芦根	禾本科	根茎	清热泻火,生津止渴,除烦,止呕,利尿
104	干姜	姜科	根茎	温中散寒,回阳通脉,温肺化饮
105	重楼	百合科	根茎	清热解毒,消肿止痛,凉肝定惊
106	土茯苓	百合科	根茎	解毒,除湿,通利关节
107	骨碎补	水龙骨科	根茎	疗伤止痛,补肾强骨,外用消风祛斑
108	白附子	天南星科	块茎	祛风痰,定惊搐,解毒散结,止痛
109	乌药	樟科	块根	行气止痛,温肾散寒
110	白前	萝藦科	根和根茎	降气,消痰,止咳
111	徐长卿	萝藦科	根和根茎	祛风,化湿,止痛,止痒
112	商陆	商陆科	根	逐水消肿,通利二便,外用解毒散结
113	山慈菇	兰科	假鳞茎	清热解毒,化痰散结
114	白及	兰科	块茎	收敛止血,消肿生肌
115	金果榄	防己科	块根	清热解毒,利咽,止痛
116	红景天	景天科	根和根茎	益气活血,通脉平喘
117	白茅根	禾本科	根茎	凉血止血,清热利尿
118	百合	百合科	鳞叶	养阴润肺,清心安神
119	薤白	百合科	鳞茎	通阳散结,行气导滞
120	甘遂	大戟科	块根	泻水逐饮,消肿散结
121	地榆	蔷薇科	根	凉血止血,解毒敛疮
122	麻黄根	麻黄科	根和根茎	固表止汗
123	粉草薢*	薯蓣科	根茎	利湿去浊,祛风除痹。
124	绵草薢*	薯蓣科	根茎	利湿去浊,祛风除痹。
125	金荞麦*	蓼科	根茎	清热解毒,排脓祛瘀
126	伊贝母*	百合科	鳞茎	清热润肺,化痰止咳
127	平贝母*	百合科	鳞茎	清热润肺,化痰止咳

续表

序号	正名	科名	入药部位	功效
茎木及皮类				
128	苏木	豆科	心材	活血祛瘀,消肿止痛
129	钩藤	茜草科	带钩茎枝	息风定惊,清热平肝
130	槲寄生	桑寄生科	带叶茎枝	祛风湿,补肝肾,强筋骨,安胎元
131	川木通	毛茛科	藤茎	利尿通淋,清心除烦,通经下乳
132	降香	豆科	心材	化瘀止血,理气止痛
133	通草	五加科	茎髓	清热利尿,通气下乳
134	大血藤	木通科	藤茎	清热解毒,活血,祛风止痛
135	鸡血藤	豆科	藤茎	活血补血,调经止痛,舒筋活络
136	忍冬藤	忍冬科	茎枝	清热解毒,疏风通络
137	海风藤	胡椒科	藤茎	祛风湿,通经络,止痹痛
138	青风藤	防己科	藤茎	祛风湿,通经络,利小便
139	桂枝	樟科	嫩枝	发汗解肌,温通经脉,助阳化气,平冲降气
140	桑枝	桑科	嫩枝	祛风湿,利关节
141	牡丹皮	毛茛科	根皮	清热凉血,活血化瘀
142	厚朴	木兰科	干皮、根皮、枝皮	燥湿消痰,下气除满
143	肉桂	樟科	树皮	补火助阳,引火归元,散寒止痛,温通经脉
144	杜仲	杜仲科	树皮	补肝肾,强筋骨,安胎
145	黄柏	芸香科	树皮	清热燥湿,泻火除蒸,解毒疗疮
146	白鲜皮	芸香科	根皮	清热燥湿,祛风解毒
147	秦皮	木犀科	枝皮或干皮	清热燥湿,收涩止痢,止带,明目
148	香加皮	萝藦科	根皮	利水消肿,祛风湿,强筋骨
149	地骨皮	茄科	根皮	凉血除蒸,清肺降火
150	合欢皮	豆科	树皮	解郁安神,活血消肿
151	桑白皮	桑科	根皮	泻肺平喘,利水消肿
152	首乌藤	蓼科	藤茎	养血安神,祛风通络
153	皂角刺	豆科	棘刺	消肿托毒,排脓,杀虫
154	木通	木通科	藤茎	利尿通淋,清心除烦,通经下乳
155	络石藤	夹竹桃科	藤茎	祛风通络,凉血消肿
156	灯心草	灯心草科	茎髓	清心火,利小便
157	竹茹	禾本科	茎秆的中间层	清热化痰,除烦,止呕
158	苦楝皮	楝科	树皮和根皮	杀虫,疗癣
159	五加皮	五加科	根皮	祛风除湿,补益肝肾,强筋壮骨,利水消肿
花、叶类中药				
160	淫羊藿	小檗科	叶	补肾阳,强筋骨,祛风湿
161	大青叶	十字花科	叶	清热解毒,凉血消斑
162	番泻叶	豆科	叶	泻热行滞,通便,利水

续表

序号	正名	科名	入药部位	功效
花、叶类中药				
163	石韦	水龙骨科	叶	利尿通淋,清肺止咳,凉血止血
164	枇杷叶	蔷薇科	叶	清肺止咳,降逆止呕
165	紫苏叶	唇形科	叶	解表散寒,行气和胃
166	罗布麻叶	夹竹桃科	叶	平肝安神,清热利水
167	桑叶	桑科	叶	疏散风热,清肺润燥,清肝明目
168	辛夷	木兰科	花蕾	散风寒,通鼻窍
169	丁香	桃金娘科	花蕾	温中降逆,补肾助阳
170	金银花	忍冬科	花蕾	清热解毒,疏散风热
171	款冬花	菊科	花蕾	润肺下气,止咳化痰
172	红花	菊科	花	活血通经,散瘀止痛
173	合欢花	豆科	花序或花蕾	解郁安神
174	旋覆花	菊科	花序	降气,消痰,行水,止呕
175	菊花	菊科	头状花序	散风清热,平肝明目,清热解毒
176	蒲黄	香蒲科	花粉	止血,化瘀,通淋
177	密蒙花	马钱科	花蕾和花序	清热泻火,养肝明目,退翳
178	荷叶	睡莲科	叶	清暑化湿,升发清阳,凉血止血。
179	侧柏叶	柏科	枝梢和叶	凉血止血,化痰止咳,生发乌发
180	艾叶	菊科	叶	温经止血,散寒止痛
181	玫瑰花	蔷薇科	花蕾	行气解郁,和血,止痛
182	野菊花	菊科	头状花序	清热解毒,泻火平肝
183	谷精草	谷精草科	花序	疏散风热,明目退翳
184	槐花	豆科	花及花蕾	凉血止血,清肝泻火
185	月季花	蔷薇科	花	活血调经,疏肝解郁
186	鸡冠花*	苋科	花序	收敛止血,止带,止痢
果实及种子类				
187	五味子	木兰科	果实	收敛固涩,益气生津,补肾宁心
188	木瓜	蔷薇科	近成熟果实	舒筋活络,和胃化湿
189	山楂	蔷薇科	果实	消食健胃,行气散瘀,化浊降脂
190	苦杏仁	蔷薇科	种子	降气止咳平喘,润肠通便
191	决明子	豆科	种子	清热明目,润肠通便
192	补骨脂	豆科	果实	温肾助阳,纳气平喘,温脾止泻
193	枳壳	芸香科	未成熟果实	理气宽中,行滞消胀
194	吴茱萸	芸香科	近成熟果实	散寒止痛,降逆止呕,助阳止泻
195	小茴香	伞形科	果实	散寒止痛,理气和胃
196	山茱萸	山茱萸科	果肉	补益肝肾,收涩固脱
197	连翘	木犀科	果实	清热解毒,消肿散结,疏散风热

序号	正名	科名	入药部位	功效
果实及种子类				
198	枸杞子	茄科	果实	滋补肝肾,益精明目
199	栀子	茜草科	果实	泻火除烦,清热利湿,凉血解毒
200	焦栀子	茜草科	果实	凉血止血
201	瓜蒌	葫芦科	果实	清热涤痰,宽胸散结,润燥滑肠
202	槟榔	棕榈科	种子	杀虫,消积,行气,利水,截疟
203	焦槟榔	棕榈科	槟榔的炮制加工品	消食导滞
204	砂仁	姜科	果实	化湿开胃,温脾止泻,理气安胎
205	豆蔻	姜科	果实	化湿行气,温中止呕,开胃消食
206	葶苈子	十字花科	种子	泻肺平喘,行水消肿
207	桃仁	蔷薇科	种子	活血祛瘀,润肠通便,止咳平喘
208	火麻仁	桑科	种子	润肠通便
209	郁李仁	蔷薇科	种子	润肠通便,下气利水
210	乌梅	蔷薇科	近成熟果实	敛肺,涩肠,生津,安蛔
211	金樱子	蔷薇科	果实	固精缩尿,固崩止带,涩肠止泻
212	沙苑子	豆科	种子	补肾助阳,固精缩尿,养肝明目
213	枳实	芸香科	幼果	破气消积,化痰散痞
214	陈皮	芸香科	果皮	理气健脾,燥湿化痰
215	酸枣仁	鼠李科	种子	养心补肝,宁心安神,敛汗,生津
216	使君子	使君子科	果实	杀虫消积
217	蛇床子	伞形科	果实	燥湿祛风,杀虫止痒,温肾壮阳
218	菟丝子	旋花科	种子	补益肝肾,固精缩尿,安胎,明目,止泻
219	牵牛子	旋花科	种子	泻水通便,消痰涤饮,杀虫攻积
220	夏枯草	唇形科	果穗	清肝泻火,明目,散结消肿
221	鹤虱	菊科	成熟果实	杀虫消积
222	王不留行	石竹科	种子	活血通经,下乳消肿,利尿通淋
223	肉豆蔻	肉豆蔻科	种仁	温中行气,涩肠止泻
224	芥子	十字花科	种子	温肺豁痰利气,散结通络止痛
225	覆盆子	蔷薇科	果实	益肾固精缩尿,养肝明目
226	槐角	豆科	果实	清热泻火,凉血止血
227	马兜铃	马兜铃科	果实	清肺降气,止咳平喘,清肠消痔
228	地肤子	藜科	果实	清热利湿,祛风止痒
229	化橘红	芸香科	未成熟外果皮	理气宽中,燥湿化痰
230	鸦胆子	苦木科	果实	清热解毒,截疟,止痢;外用腐蚀赘疣
231	胡芦巴	豆科	种子	温肾助阳,祛寒止痛
232	白果	银杏科	种子	敛肺定喘,止带缩尿
233	柏子仁	柏科	种仁	养心安神,润肠通便,止汗

序号	正名	科名	入药部位	功效
				果实及种子类
234	女贞子	木犀科	果实	滋补肝肾,明目乌发
235	蔓荆子	马鞭草科	果实	疏散风热,清利头目
236	韭菜子	百合科	种子	温补肝肾,壮阳固精
237	牛蒡子	菊科	果实	疏散风热,宣肺透疹,解毒利咽
238	大腹皮	棕榈科	果皮	行气宽中,行水消肿
239	草果	姜科	果实	燥湿温中,截疟除痰
240	草豆蔻	姜科	种子	燥湿行气,温中止呕
241	益智	姜科	果实	暖肾固精缩尿,温脾止泻摄唾
242	胡椒	胡椒科	果实	温中散寒,下气,消痰
243	蒺藜	蒺藜科	果实	平肝解郁,活血祛风,明目,止痒
244	佛手	芸香科	果实	疏肝理气,和胃止痛,燥湿化痰
245	胖大海	梧桐科	种子	清热润肺,利咽开音,润肠通便
246	薏苡仁	禾本科	种仁	利水渗湿,健脾止泻,除痹,排脓,解毒散结
247	青葙子	苋科	种子	清肝泻火,明目退翳
248	车前子	车前草科	种子	清热利尿通淋,渗湿止泻,明目,祛痰
249	莱菔子	十字花科	成熟种子	消食除胀,降气化痰
250	紫苏子	唇形科	成熟果实	降气化痰,止咳平喘,润肠通便
251	青皮	芸香科	幼果或未成熟果实的果皮	疏肝破气,消积化滞
252	川楝子	楝科	果实	疏肝泄热,行气止痛,杀虫
253	千金子	大戟科	成熟种子	泻下逐水,破血消癥;外用疗癣蚀疣
254	诃子	使君子科	果实	涩肠止泻,敛肺止咳,降火利咽
255	瓜蒌皮	葫芦科	果皮	清热化痰,利气宽胸
256	瓜蒌子	葫芦科	种子	润肺化痰,滑肠通便
257	炒瓜蒌子	葫芦科	瓜蒌子的炮制加工品	润肺化痰,滑肠通便
258	苍耳子	菊科	带总苞果实	散风寒,通鼻窍,祛风湿
259	芡实	睡莲科	种仁	益肾固精,补脾止泻,除湿止带
260	罗汉果	葫芦科	果实	清热润肺,利咽开音,滑肠通便
261	丝瓜络	葫芦科	维管束	祛风,通络,活血,下乳
262	莲子	睡莲科	种子	补脾止泻,止带,益肾涩精,养心安神
263	白扁豆	豆科	种子	健脾化湿,和中消暑
264	木鳖子	葫芦科	种子	散结消肿,攻毒疗疮
265	青果	橄榄科	成熟果实	清热解毒,利咽,生津
266	母丁香*	桃金娘科	果实	温中降逆,补肾助阳。
267	红豆蔻*	姜科	成熟果实	散寒燥湿,醒脾消食
268	淡豆豉*	豆科	种子	解表,除烦,宣发郁热

序号	正名	科名	入药部位	功效
果实及种子类				
269	榧子*	红豆杉科	种子	杀虫消积,润肺止咳,润燥通便。
270	南鹤虱*	伞形科	成熟果实	杀虫消积
271	路路通*	金缕梅科	果序	祛风活络,利水,通经
272	石榴皮*	石榴科	果皮	涩肠止泻,止血,驱虫
273	锦灯笼*	茄科	宿萼	清热解毒,利咽化痰,利尿通淋
274	木蝴蝶*	紫薇科	种子	清肺利咽,疏肝和胃,养血安神
275	橘核*	芸香科	种子	理气,散结,止痛
全草类中药				
276	麻黄	麻黄科	草质茎	发汗散寒,宣肺平喘,利水消肿
277	金钱草	报春花科	全草	利湿退黄,利尿通淋,解毒消肿
278	广藿香	唇形科	地上部分	芳香化浊,和中止呕,发表解暑
279	荆芥	唇形科	地上部分	解表散风,透疹,消疮
280	荆芥炭*	唇形科	地上部分	收敛止血
281	车前草	车前草科	全草	清热利尿通淋,祛痰,凉血,解毒
282	薄荷	唇形科	地上部分	疏散风热,清利头目,利咽,透疹,疏肝行气
283	穿心莲	爵床科	地上部分	清热解毒,凉血,消肿
284	青蒿	菊科	地上部分	清虚热,除骨蒸,解暑热,截疟
285	石斛	兰科	茎	益胃生津,滋阴清热
286	伸筋草	石松科	全草	祛风除湿,舒筋活络
287	木贼	木贼科	地上部分	疏散风热,明目退翳
288	紫花地丁	堇菜科	全草	清热解毒,凉血消肿
289	半枝莲	唇形科	全草	清热解毒,化瘀利尿
290	益母草	唇形科	地上部分	活血调经,利尿消肿,清热解毒
291	泽兰	唇形科	地上部分	活血调经,祛瘀消痈,利水消肿
292	香薷	唇形科	地上部分	发汗解表,化湿和中
293	肉苁蓉	列当科	肉质茎	补肾阳,益精血,润肠通便
294	茵陈	菊科	地上部分	清利湿热,利胆退黄
295	淡竹叶	禾本科	茎叶	清热泻火,除烦止渴,利尿通淋
296	佩兰	菊科	地上部分	芳香化湿,醒脾开胃,发表解暑
297	豨莶草	菊科	地上部分	祛风湿,利关节,解毒
298	瞿麦	石竹科	地上部分	利尿通淋,活血通经
299	半边莲	桔梗科	全草	清热解毒,利尿消肿
300	锁阳	锁阳科	肉质茎	补肾阳,益精血,润肠通便
301	蒲公英	菊科	全草	清热解毒,消肿散结,利尿通淋
302	马齿苋	马齿苋科	地上部分	清热解毒,凉血止血,止痢
303	小蓟	菊科	地上部分	凉血止血,散瘀解毒消痈
304	紫苏梗	唇形科	茎	理气宽中,止痛,安胎
305	垂盆草	景天科	全草	利湿退黄,清热解毒

序号	正名	科名	入药部位	功效
			全草类中药	
306	萹蓄	蓼科	地上部分	利尿通淋,杀虫,止痒
307	鱼腥草	三白草科	新鲜全草或地上部分	清热解毒,消痈排脓,利尿通淋
308	仙鹤草	蔷薇科	地上部分	收敛止血,截疟,止痢,解毒,补虚
309	广金钱草	豆科	地上部分	利湿退黄,利尿通淋
310	墨旱莲	菊科	地上部分	滋补肝肾,凉血止血
311	荆芥穗	唇形科	花穗	解表散风,透疹,消疮
312	马鞭草	马鞭草科	地上部分	活血散瘀,解毒,利水,退黄,截疟
313	地锦草	大戟科	全草	清热解毒,凉血止血,利湿退黄
314	荆芥穗炭*	唇形科	花穗	收涩止血
			其他类中药	
315	茯苓	多孔菌科	菌核	利水渗湿,健脾,宁心
316	猪苓	多孔菌科	菌核	利水渗湿
317	雷丸	白蘑科	菌核	杀虫消积
318	灵芝	多孔菌科	子实体	补气安神,止咳平喘
319	海藻	马尾藻科	藻体	消痰软坚散结,利水消肿
320	乳香	橄榄科	树脂	活血定痛,消肿生肌
321	没药	橄榄科	树脂	散瘀定痛,消肿生肌
322	血竭	棕榈科	树脂经加工品	活血定痛,化瘀止血,生肌敛疮
323	青黛	—	叶或茎叶加工品	清热解毒,凉血消斑,泻火定惊
324	儿茶	豆科	煎膏	活血止痛,止血生肌,收湿敛疮,清肺化痰
325	五倍子	漆树科	虫瘿	敛肺降火,涩肠止泻,敛汗,止血,收湿敛疮
326	海金沙	海金沙科	孢子	清利湿热,通淋止痛
327	芦荟	百合科	叶汁干燥物	泻下通便,清肝泻火,杀虫疗疳
328	冰片	—	结晶	开窍醒神,清热止痛
329	昆布	海带科或翅藻科	叶状体	消痰软坚散结,利水消肿
330	马勃	灰包科	子实体	清肺利咽,止血
331	冬虫夏草	—	子座和幼虫尸体的干燥复合体	补肾益肺,止血化痰
332	茯苓皮	多孔菌科	外皮	利水消肿
333	天竺黄*	禾本科	分泌液干燥物	清热豁痰,凉心定惊
334	安息香*	安息香科	树脂	开窍醒神,行气活血,止痛
			动物药类	
335	石决明	鲍科	贝壳	平肝潜阳,清肝明目
336	珍珠	—	刺激产物	安神定惊,明目消翳,解毒生肌,润肤祛斑
337	全蝎	钳蝎科	动物全体	息风镇痉,通络止痛,攻毒散结
338	土鳖虫	鳖蠊科	雌虫体	破血逐瘀,续筋接骨
339	蛤蚧	壁虎科	动物全体	补肺益肾,纳气定喘,助阳益精
340	金钱白花蛇	眼镜蛇科	幼蛇	祛风,通络,止痉
341	蕲蛇	蝰科	动物全体	祛风,通络,止痉

序号	正名	科名	入药部位	功效
动物药类				
342	乌梢蛇	游蛇科	动物全体	祛风,通络,止痉
343	鹿茸	鹿科	幼角	壮肾阳,益精血,强筋骨,调冲任,托疮毒
344	羚羊角	牛科	角	平肝息风,清肝明目,散血解毒
345	地龙	距蚓科	动物全体	清热定惊,通络,平喘,利尿
346	水蛭	水蛭科	动物全体	破血通经,逐瘀消癥
347	牡蛎	牡蛎科	贝壳	重镇安神,潜阳补阴,软坚散结
348	瓦楞子	蚶科	贝壳	消痰化瘀,软坚散结,制酸止痛
349	蛤壳	帘蛤科	贝壳	清热化痰,软坚散结,制酸止痛;外用收湿敛疮
350	僵蚕	蚕蛾科	动物全体	息风止痉,祛风止痛,化痰散结
351	龟甲	龟科	背甲及腹甲	滋阴潜阳,益肾强骨,养血补心,固经止崩
352	鳖甲	鳖科	背甲	滋阴潜阳,退热除蒸,软坚散结
353	海螵蛸	乌贼科	内壳	收敛止血,涩精止带,制酸止痛,收湿敛疮
354	蜈蚣	蜈蚣科	动物全体	息风镇痉,通络止痛,攻毒散结
355	桑螵蛸	螳螂科	卵鞘	固精缩尿,补肾助阳
356	鹿角	鹿科	角或角基	温肾阳,强筋骨,行血消肿
357	水牛角	牛科	角	清热凉血,解毒,定惊
358	珍珠母	蚌科	贝壳	平肝潜阳,安神定惊,明目退翳
359	蝉蜕	蝉科	皮壳	疏散风热,利咽,透疹,明目退翳,解痉
360	蜂房	胡蜂科	巢	攻毒杀虫,祛风止痛
361	鸡内金	雉科	沙囊内壁	健胃消食,涩精止遗,通淋化石
362	穿山甲	鲮鲤科	鳞甲	活血消癥,通经下乳,消肿排脓,疏风通络
363	阿胶	马科	固体胶	补血滋阴,润燥,止血
364	海马*	海龙科	动物全体	温肾壮阳,散结消肿
矿物药类				
365	自然铜	—	矿物	散瘀止痛,续筋接骨
366	滑石	—	矿物	利尿通淋,清热解暑;外用祛湿敛疮
367	滑石粉	—	矿物	利尿通淋,清热解暑;外用祛湿敛疮
368	石膏	—	矿物	清热泻火,除烦止渴
369	煅石膏	—	矿物	收湿,生肌,敛疮,止血
370	磁石	—	矿物	镇惊安神,平肝潜阳,聪耳明目,纳气平喘
371	赭石	—	矿物	平肝潜阳,重镇降逆,凉血止血
372	芒硝	—	矿物	泻下通便,润燥软坚,清火消肿
373	玄明粉	—	矿物	泻下通便,润燥软坚,清火消肿
374	白矾	—	矿物	外用解毒杀虫,燥湿止痒;内服止血止泻,祛除风痰
375	朱砂	—	矿物	清心镇惊,安神,明目,解毒
376	赤石脂	—	矿物	涩肠,止血,生肌敛疮
377	青礞石	—	矿物	坠痰下气,平肝镇惊
378	硫黄	—	矿物	外用解毒杀虫疗疮;内服补火助阳通便

注：＊表示中药传统技能大赛最新方案里未收载的品种或炮制品。

中药功效考核组合，举例如下表。

姓名：_____ 专业及班级：_____

1. 请写出下列中药的主要功效（以 2020 年版《中国药典》记载该药的功效为准，功效较多时，只写出其中两个功效即可）

编号	饮片名称	主要功效（1.0 分）	得分	编号	饮片名称	主要功效（1.0 分）	得分
1	柴胡			21	土茯苓		
2	北豆根			22	浙贝母		
3	黄芪			23	苦参		
4	薤白			24	乌药		
5	地黄			25	桔梗		
6	肉苁蓉			26	锁阳		
7	泽兰			27	半枝莲		
8	广藿香			28	大血藤		
9	香加皮			29	黄柏		
10	桑白皮			30	忍冬藤		
11	海风藤			31	山茱萸		
12	五味子			32	枳实		
13	桃仁			33	鹤虱		
14	苦楝皮			34	胡椒		
15	蒲			35	覆盆子		
16	玫瑰花			36	合欢花		
17	大青叶			37	昆布		
18	儿茶			38	猪苓		
19	土鳖虫			39	僵蚕		
20	赭石			40	蛤壳		

2. 请写出下列中药的主要功效

编号	饮片名称	主要功效（1.0 分）	得分	编号	饮片名称	主要功效（1.0 分）	得分
1	山药			21	焦槟榔		
2	防己			22	胖大海		
3	延胡索			23	薏苡仁		
4	板蓝根			24	青葙子		
5	甘草			25	马兜铃		
6	黄芪			26	车前子		
7	人参			27	川楝子		
8	川芎			28	麻黄		
9	防风			29	金钱草		
10	柴胡			30	广藿香		
11	钩藤			31	荆芥		
12	槲寄生			32	车前草		
13	川木通			33	薄荷		
14	淫羊藿			34	灵芝		
15	大青叶			35	海藻		
16	番泻叶			36	乳香		
17	丁香			37	乌梢蛇		
18	金银花			38	鹿茸		
19	款冬花			39	羚羊角		
20	红景天			40	硫黄		

3. 请写出下列中药的主要功效

编号	饮片名称	主要功效(1.0分)	得分	编号	饮片名称	主要功效(1.0分)	得分
1	法半夏			21	苍耳子		
2	石菖蒲			22	地肤子		
3	百部			23	五加皮		
4	川贝母			24	芡实		
5	郁金			25	瓜蒌子		
6	天麻			26	罗汉果		
7	虎杖			27	丝瓜络		
8	川牛膝			28	穿心莲		
9	银柴胡			29	青蒿		
10	三棱			30	石斛		
11	降香			31	伸筋草		
12	通草			32	木贼		
13	大血藤			33	紫花地丁		
14	大青叶			34	没药		
15	番泻叶			35	血竭		
16	石韦			36	青黛		
17	红花			37	地龙		
18	合欢花			38	磁石		
19	旋覆花			39	牡蛎		
20	金果榄			40	瓦楞子		

4. 请写出下列中药的主要功效

编号	饮片名称	主要功效(1.0分)	得分	编号	饮片名称	主要功效(1.0分)	得分
1	郁金			21	蛇床子		
2	天麻			22	菟丝子		
3	虎杖			23	牵牛子		
4	川牛膝			24	夏枯草		
5	银柴胡			25	鹤虱		
6	白芍			26	萹蓄		
7	黄连			27	鱼腥草		
8	防己			28	仙鹤草		
9	延胡索			29	广金钱草		
10	板蓝根			30	墨旱莲		
11	鸡血藤			31	鹿茸		
12	忍冬藤			32	冰片		
13	海风藤			33	马勃		
14	蒲黄			34	昆布		
15	密蒙花			35	蜂房		
16	侧柏叶			36	鸡内金		
17	艾叶			37	穿山甲		
18	玫瑰花			38	阿胶		
19	丁香			39	赭石		
20	白附子			40	芒硝		

5. 请写出下列中药的主要功效

编号	饮片名称	主要功效(1.0 分)	得分	编号	饮片名称	主要功效(1.0 分)	得分
1	知母			21	郁李仁		
2	山药			22	乌梅		
3	仙茅			23	金樱子		
4	莪术			24	沙苑子		
5	姜黄			25	枳实		
6	白茅根			26	陈皮		
7	百合			27	肉苁蓉		
8	薤白			28	茵陈		
9	甘遂			29	淡竹叶		
10	地榆			30	佩兰		
11	桑枝			31	豨莶草		
12	牡丹皮			32	鹿角		
13	厚朴			33	海金沙		
14	野菊花			34	芦荟		
15	谷精草			35	珍珠		
16	槐花			36	地龙		
17	紫苏叶			37	瓦楞子		
18	罗布麻叶			38	蛤蚧		
19	桑叶			39	白矾		
20	重楼			40	煅石膏		

6. 请写出下列中药的主要功效

编号	饮片名称	主要功效(1.0 分)	得分	编号	饮片名称	主要功效(1.0 分)	得分
1	千年健			21	瓜蒌		
2	高良姜			22	槟榔		
3	胡黄连			23	砂仁		
4	茜草			24	豆蔻		
5	续断			25	葶苈子		
6	桔梗			26	桃仁		
7	党参			27	薄荷		
8	木香			28	穿心莲		
9	白术			29	青蒿		
10	苍术			30	半边莲		
11	灯心草			31	锁阳		
12	竹茹			32	没药		
13	苦楝皮			33	血竭		
14	玫瑰花			34	蛤壳		
15	野菊花			35	僵蚕		
16	谷精草			36	鳖甲		
17	番泻叶			37	蜈蚣		
18	石韦			38	自然铜		
19	枇杷叶			39	滑石		
20	秦艽			40	玄明粉		

附录Ⅱ 《中国药典》(2020年版)中药炮制品单列品种

序号	品种	炮制品种	序号	品种	炮制品种
1	干姜	炮姜	11	地黄	熟地黄
2	大蓟	大蓟炭	12	红芪	炙红芪
3	千金子	千金子霜	13	何首乌	制何首乌
4	川乌	制川乌	14	荆芥	荆芥炭
5	天南星	胆南星	15	荆芥穗	荆芥穗炭
6	巴豆	巴豆霜	16	草乌	制草乌
7	甘草	炙甘草	17	栀子	焦栀子
8	石膏	煅石膏	18	黄芪	炙黄芪
9	瓜蒌子	炒瓜蒌子	19	绵马贯众	绵马贯众炭
10	半夏	法半夏、姜半夏、清半夏	20	槟榔	焦槟榔

附录Ⅲ 2021年全国职业院校技能竞赛高职组"中药传统技能"赛项规程（节选）

一、赛项名称

赛项编号：GZ-2021044

赛项名称：中药传统技能

英文名称：Traditional Chinese medicine skills

赛项组别：高职组

赛项归属：医药卫生大类

二、竞赛目的

本赛项是为了贯彻落实《国务院关于加快发展现代职业教育的决定》，传承发展中医药事业，引领全国高职院校中药学及相关专业建设与课程改革，促进产教融合、校企合作、产业发展，培育新时代中医药领域的大国工匠、能工巧匠。通过竞赛，能为师生搭建交流与学习的平台，完善"赛教融合"机制，强化实践教学，培养学生在中药性状鉴别、中药显微鉴别、中药调剂、中药炮制、中药制剂分析等方面的知识与技能，检验参赛院校学生从事中药生产、流通、服务等岗位的综合职业素质和职业能力，展示全国职业院校中药学及相关专业建设与教学改革成果及师生良好精神面貌，搭建校企合作培养高素质人才的平台，激发行业企业关注和参与教学改革的主动性和积极性，实现专业与产业对接、课程内容与职业标准对接、教学过程与生产过程对接，推进中医药高职教育又好又快地发展。

三、竞赛内容

本赛项为个人赛，竞赛内容包括中药性状鉴别（中药识别、真伪鉴别）、中药显微鉴别、中药调剂（含审方理论考试）、中药炮制（含炮制理论考试）、中药制剂分析五个项目。各个项目涵盖的知识与技能、比赛时限及成绩比例见表1。

表1　竞赛项目、知识与技能、时限及成绩比例

序号	竞赛项目	涵盖的知识与技能	比赛时限	成绩比例
1	中药性状鉴别（中药识别、真伪鉴别）	中药鉴定学知识中药性状鉴别技能	13分钟	20％
2	中药显微鉴别	中药鉴定学知识　中药显微鉴别技能	45分钟	20％
3	中药调剂（含审方理论考试）	中药学、中药药剂学知识　中药调剂操作技能	操作15分钟 审方10分钟	25％
4	中药炮制（含炮制理论考试）	中药炮制学知识饮片炒法、炙法操作技能	20分钟 机考炮制理论5分钟	25％
5	中药制剂分析	中药制剂分析知识与操作技能	120分钟	10％
总计				100％

本赛项考察的职业能力：中药性状和粉末鉴别能力、中药处方审查及调剂能力、中药炮制操作能力、中药制剂分析的前处理操作能力等高水平技艺技能与扎实的理论知识。

本赛项体现的职业精神：精益求精、一丝不苟、追求卓越的工匠精神；爱岗敬业、创新创业、依法执业、开拓进取的责任感和使命感。

（一）中药性状鉴别

本项目包括中药识别、真伪鉴别两部分内容。比赛时，参赛选手须对给出的20味中药材或饮片进行识别，并写出品名及主要功效；同时，须对给出的10味中药材或饮片进行真伪鉴别，判断是真品还伪品。比赛规定时限13分钟。

1. 中药识别品种

竞赛品种范围为《中国药典》（2020年版）一部收载的常用中药材及饮片350种，见表2。

表2　中药识别品种范围

类别	品　　种
根及根茎类中药（115种）	细辛、狗脊、绵马贯众、大黄、何首乌、牛膝、太子参、威灵仙、制川乌、附子、白芍、黄连、防己、延胡索、板蓝根、甘草、黄芪、人参、红参、西洋参、三七、白芷、当归、前胡、川芎、防风、柴胡、龙胆、紫草、丹参、黄芩、玄参、地黄、熟地黄、巴戟天、桔梗、党参、木香、白术、苍术、泽泻、法半夏、姜半夏、石菖蒲、百部、川贝母、郁金、天麻、虎杖、川牛膝、银柴胡、白头翁、制草乌、赤芍、升麻、北豆根、苦参、山豆根、葛根、北沙参、白薇、天花粉、南沙参、紫菀、三棱、制天南星、浙贝母、黄精、玉竹、天冬、麦冬、知母、山药、仙茅、莪术、姜黄、远志、拳参、白蔹、独活、羌活、藁本、秦艽、漏芦、香附、千年健、高良姜、胡黄连、茜草、续断、射干、芦根、干姜、重楼、土茯苓、骨碎补、白附子、乌药、白前、徐长卿、商陆、山慈菇、白及、金果榄、红景天、白茅根、百合、薤白、甘遂、地榆、麻黄根、制何首乌、炙黄芪、绵马贯众炭、炙甘草
皮类、茎木类中药（32种）	苏木、钩藤、槲寄生、川木通、降香、通草、大血藤、鸡血藤、忍冬藤、海风藤、青风藤、桂枝、桑枝、牡丹皮、厚朴、肉桂、杜仲、黄柏、白鲜皮、秦皮、香加皮、地骨皮、合欢皮、桑白皮、首乌藤、皂角刺、木通、络石藤、灯心草、竹茹、苦楝皮、五加皮
花、叶类中药（26种）	淫羊藿、大青叶、番泻叶、石韦、枇杷叶、紫苏叶、罗布麻叶、桑叶、辛夷、丁香、金银花、款冬花、红花、合欢花、旋覆花、菊花、蒲黄、密蒙花、荷叶、侧柏叶、艾叶、玫瑰花、野菊花、谷精草、槐花、月季花

类别	品　种
果实、种子类中药（79种）	五味子、木瓜、山楂、苦杏仁、决明子、补骨脂、枳壳、吴茱萸、小茴香、山茱萸、连翘、枸杞子、栀子、瓜蒌、槟榔、砂仁、豆蔻、葶苈子、桃仁、火麻仁、郁李仁、乌梅、金樱子、沙苑子、枳实、陈皮、酸枣仁、使君子、蛇床子、菟丝子、牵牛子、夏枯草、鹤虱、王不留行、肉豆蔻、芥子、覆盆子、槐角、马兜铃、地肤子、化橘红、鸦胆子、胡芦巴、白果、柏子仁、女贞子、蔓荆子、韭菜子、牛蒡子、大腹皮、草果、草豆蔻、益智、胡椒、蒺藜、佛手、胖大海、薏苡仁、青葙子、车前子、莱菔子、紫苏子、青皮、川楝子、千金子、诃子、瓜蒌皮、瓜蒌子、苍耳子、芡实、罗汉果、丝瓜络、莲子、白扁豆、木鳖子、青果、焦槟榔、炒瓜蒌子、焦栀子
全草类中药（37种）	麻黄、金钱草、广藿香、荆芥、车前草、薄荷、穿心莲、青蒿、石斛、伸筋草、木贼、紫花地丁、半枝莲、益母草、泽兰、香薷、肉苁蓉、茵陈、淡竹叶、佩兰、豨莶草、瞿麦、半边莲、锁阳、蒲公英、马齿苋、小蓟、紫苏梗、垂盆草、萹蓄、鱼腥草、仙鹤草、广金钱草、墨旱莲、荆芥穗、马鞭草、地锦草
其他类中药（18种）	茯苓、猪苓、雷丸、灵芝、海藻、乳香、没药、血竭、青黛、儿茶、五倍子、海金沙、芦荟、冰片、昆布、马勃、冬虫夏草、茯苓皮
动物药类（29种）	石决明、珍珠、全蝎、土鳖虫、蛤蚧、金钱白花蛇、蕲蛇、乌梢蛇、鹿茸、羚羊角、地龙、水蛭、牡蛎、瓦楞子、蛤壳、僵蚕、龟甲、鳖甲、海螵蛸、蜈蚣、桑螵蛸、鹿角、水牛角、珍珠母、蝉蜕、蜂房、鸡内金、穿山甲、阿胶
矿物药类（14种）	自然铜、滑石、石膏、磁石、赭石、芒硝、玄明粉、白矾、朱砂、赤石脂、青礞石、硫黄、滑石粉、煅石膏

2. 中药真伪鉴别品种

竞赛品种范围为80味中药材及其饮片，见表3。

表3　中药真伪鉴别品种范围

序号	品种	序号	品种	序号	品种
1	人参与伪品	28	天麻与伪品	55	川贝母与伪品
2	大黄与伪品	29	黄芪与伪品	56	柴胡与伪品
3	西洋参与伪品	30	延胡索与伪品	57	山药与伪品
4	半夏与伪品	31	羌活与伪品	58	牛膝与伪品
5	黄精与伪品	32	木香与伪品	59	龙胆与伪品
6	当归与伪品	33	白术与伪品	60	制川乌与伪品
7	天花粉与伪品	34	附子与伪品	61	桔梗与伪品
8	葛根与伪品	35	防风与伪品	62	苍术与伪品
9	鸡血藤与伪品	36	槲寄生与伪品	63	海风藤与伪品
10	皂角刺与伪品	37	通草与伪品	64	地骨皮与伪品
11	厚朴与伪品	38	防己与伪品	65	金银花与伪品
12	酸枣仁与伪品	39	小茴香与伪品	66	紫苏子与伪品
13	桃仁与伪品	40	菟丝子与伪品	67	五味子与伪品
14	枳实与伪品	41	车前子与伪品	68	吴茱萸与伪品
15	枳壳与伪品	42	化橘红与伪品	69	麻黄与伪品
16	广藿香与伪品	43	石斛与伪品	70	泽兰与伪品
17	金钱草与伪品	44	茯苓与伪品	71	猪苓与伪品
18	海金沙与伪品	45	冬虫夏草与伪品	72	补骨脂与伪品
19	沙苑子与伪品	46	土鳖虫与伪品	73	绵马贯众与伪品
20	威灵仙与伪品	47	山豆根与伪品	74	银柴胡与伪品
21	麦冬与伪品	48	茜草与伪品	75	石菖蒲与伪品
22	乌药与伪品	49	白及与伪品	76	仙茅与伪品
23	川牛膝与伪品	50	黄柏与伪品	77	肉桂与伪品
24	五加皮与伪品	51	砂仁与伪品	78	雷丸与伪品
25	罗布麻叶与伪品	52	蛤蚧与伪品	79	丹参与伪品
26	石决明与伪品	53	金钱白花蛇与伪品	80	升麻与伪品
27	西红花与伪品	54	鹿茸与伪品		

（二）中药显微鉴别

本项目取 2 味常用中药粉末，等量混合在一起，参赛选手须用显微镜鉴别出此混合粉末具体是哪两种中药。比赛时，要求参赛选手按规定操作进行显微制片、显微观察、绘出主要的显微鉴别特征图，描述其特征，写出 2 味粉末药的鉴定结论及鉴定理由。比赛规定时限45 分钟。

中药显微鉴别品种范围为 35 味常用中药，见表 4。

表 4　中药显微鉴别品种范围

序号	品种	序号	品种	序号	品种
1	大黄	13	牡丹皮	25	五味子
2	黄连(味连)	14	厚朴	26	补骨脂
3	甘草	15	肉桂	27	小茴香
4	人参	16	黄柏	28	槟榔
5	当归	17	大青叶	29	麻黄
6	黄芩	18	番泻叶	30	薄荷
7	白术	19	丁香	31	穿心莲
8	半夏	20	洋金花	32	猪苓
9	浙贝母	21	金银花	33	茯苓
10	天花粉	22	红花	34	珍珠
11	黄芪	23	山茱萸	35	石膏
12	川贝母(松贝或青贝)	24	砂仁		

（三）中药调剂

本项目包括中药调剂操作、审方理论考试两部分内容。

1. 中药调剂操作

本项目采取无药斗抓药方式进行，处方饮片分别装在相同规格的不同药盒内，随机摆放在调剂台正前方，药盒上不标注饮片名称。比赛时，参赛选手须在规定时间内，按照处方笺上的饮片名，从摆放的 12 味中药饮片（其中 2 味是易混淆的干扰品）中，调配 10 味×3 付处方中药。要求调配操作规范，剂量准确，脚注处理合理，包装美观牢固、整齐规范，剂量准确是指中药调剂操作结束后的称重数据计算称量误差率，包括三剂总量误差率和单剂重量最大误差率。考虑到比赛时间所限，计价与捣碎两项操作由工作人员完成，参赛选手可忽略此两个操作步骤。比赛规定时限 15 分钟。

调配时，参赛选手可使用自己携带的戥秤，也可使用赛项执委会统一准备的戥秤。处方中的饮片范围，与中药性状鉴别—中药识别品种见表 2。

2. 审方理论考试

本项目要求对 2 张中药处方进行审核。所有参赛选手须在同一时间和地点，在计算机上单人单机考试。参赛选手根据调剂审方要求（《中国药典》2020 版一部的中药饮片品名、用法用量和注意事项中的相关规定），在规定时间内，根据计算机给出的界面和指令，找出每张方中存在的 5 项不规范或错误之处，在相应的位置选择和标注。提交、确认后，计算机自动阅卷评分。比赛规定时限 10 分钟。

（四）中药炮制

1. 炮制理论考试

考察选手对中药炮制辅料和清炒法的理论知识。

2. 中药炮制操作

本项目要求选手完成 2 种待炮制饮片的炮制操作。参赛选手须根据比赛时规定的重量和炮制要求,在规定时间内,按标准操作规程完成炮制操作。比赛时器具的准备以及饮片的净制、分档、炙法的拌润、炒炙、清场等各项操作,均需选手自己完成。比赛规定时限 20 分钟。由于比赛时间的限制,液体辅料拌匀后稍润即可。竞赛中,砂炒法的辅料用河砂不用油砂;麸炒法的辅料用麦麸不用蜜炙麸皮,所有辅料均不需选手进行特殊处理。

炮制方法从《中国药典》2020 年版一部收载的方法中选取炒黄、炒焦、炒炭、麸炒、砂炒、蛤粉炒、酒炙、醋炙、盐炙、蜜炙 10 类方法。炮炙品种范围为 37 种中药、40 种饮片规格。竞赛用饮片重量范围,一般为 50～200g(具体用量竞赛试卷有明确标示)。竞赛所涉及的炮制方法及待炮制饮片品种见表 5。

表 5　炮制方法及待炮制饮片品种

序号	炮制方法	待炮制饮片名称
1	炒黄(5 味)	王不留行、槐花、酸枣仁、麦芽、槟榔
2	炒焦(4 味)	麦芽、山楂、槟榔、栀子
3	炒炭(4 味)	荆芥、白茅根、茜草、槐花
4	麸炒(5 味)	薏苡仁、山药、白术、枳壳、僵蚕
5	砂炒(4 味)	鳖甲、骨碎补、干姜、鸡内金
6	蛤粉炒(1 味)	阿胶
7	酒炙(4 味)	白芍、当归、丹参、川牛膝
8	醋炙(3 味)	三棱、青皮、香附
9	盐炙(4 味)	泽泻、小茴香、橘核、知母
10	蜜炙(6 味内)	黄芪、甘草、麻黄、前胡、百合、百部

(五) 中药制剂分析前处理操作

本项目取 1 种常用中成药,参赛选手须根据《中国药典》2020 年版收载的测定方法与通则,做好该药品的色谱定量分析测定的仪器操作前的所有工作。主要包括仪器准备、样品称量、溶液配制、供试品溶液的制备、文明操作与职业素养等方面。比赛时,要求参赛选手按规定操作进行仪器准备、样品称量、溶液配制、供试品溶液的制备、原始记录、文明操作与职业素养。比赛规定时限 120 分钟。

中药制剂分析品种范围为 10 种中成药,见表 6。

表 6　中药制剂分析品种范围

序号	品种	序号	品种
1	三黄片	6	连花清瘟胶囊
2	小柴胡颗粒	7	黄连上清片
3	六味地黄丸(浓缩丸)	8	保和丸
4	补中益气丸(水丸)	9	银翘解毒片
5	复方丹参片	10	三妙丸

四、成绩评定

(一) 评分标准制订原则

竞赛评分本着"公平、公正、公开、科学、规范"的原则,应符合《全国职业院校技能大赛成绩管理办法》的相关规定。最终得分按百分制计。

(二) 评分标准

1. 中药性状鉴别

比赛按组进行,每组 8 名选手抽签确定竞赛工位,在 13 分钟内完成中药性状鉴别。其中,中药性状鉴别—识别与功效评分标准见表 7;中药性状鉴别—真伪鉴别评分标准见表 8。

按《中华人民共和国药品管理法》及《中国药典》2020 年版一部的有关规定界定"正品"和"伪品"。凡符合国家药品标准规定的品种及其特定的部位者为"正品";不符合国家药品标准规定的品种及其特定的部位,或有掺杂、变质等现象者为"伪品"。

表 7 中药性状鉴别——识别与功效评分标准

工位号:_____ 组别号:_____ 竞赛用时:_____ 成绩:_____

项目	评分标准细则(50 分)	扣分	得分
药名及功效分书写	每位选手识别 20 种中药材或饮片,每种 2.5 分。其中,中药名称 1.5 分,主要功效 1 分。中药名称写对,每错写一个功效,扣 0.5 分。		
	中药名称写错,不得分(扣 2.5 分)		
	中药名称以《中国药典》2020 年版一部为准。同一中药不同炮制品写出中药名称即可。但药典作为单一品种收载的中药炮制品,必须按单列的名称书写		
	书写药名时,字迹必须清晰,整个药名或一个字太潦草,导致评委无法辨认,视为答错		
	中药的主要功效为《中国药典》2020 年版一部收载的该药项下记载的功效。如果记载有两个以上功效,只写出其中的任意两个即可。每个功效 0.5 分		

表 8 中药性状鉴别——真伪鉴别评分标准

工位号:_____ 组别号:_____ 竞赛用时:_____ 成绩:_____

项目	评分标准细则(50 分)			扣分	得分
编号	标注药名	正品	伪品		
1	按编号上标注的药名填写				
2	同上				
3	同上				
4	同上				
5	同上				
6	同上				
7	同上				
8	同上				
9	同上				
10	同上				
总计					
注:根据判断结果,在相应栏内打√。判断正确得 5 分,错误扣 5 分					

2. 中药显微鉴别

中药显微鉴别评分标准见表 9。

表 9 中药显微鉴别评分标准

工位号:_____ 组别号:_____ 竞赛用时:_____ 成绩:_____

项目	评分标准细则	扣分	得分
粉末制片 (5 分)	酒精灯使用:正确点火,用完后及时灭火,得 1 分。用完后不灭火就离开,扣 1 分		
	水合氯醛加热制片:取少量混合粉末,置洁净的载玻片上,加水合氯醛试液适量,用食指与大拇指拎住载玻片,透化,加 1~2 滴稀甘油,加盖洁净的盖玻片,用吸水纸吸去多余的试液,得 2 分。如粉末焦化,扣 1 分;盖玻片表面污染,扣 1 分		
	水制片:取少量的混合粉末,置洁净的载玻片上,加 1 滴水,加盖洁净的盖玻片,用吸水纸吸去多余的水,得 1 分。未做者,扣 1 分		
	乙醇或水合氯醛不加热制片:取少量混合粉末,置洁净的载玻片上,加 1 滴乙醇或水合氯醛试液,加盖洁净的盖玻片,用吸水纸吸去多余的试液,得 1 分。未做者,扣 1 分		
显微镜使用(5 分)	在低倍镜下,将制片放置在显微镜载物台上,得 1 分,如在高倍镜下放入,扣 1 分;正确的使用光源,得 1 分;正确使用粗、细调节器,得 2 分。如在高倍镜下使用粗调节器,扣 2 分;造成盖玻片、载玻片被镜头压碎,扣 5 分。使用完毕时,及时清理工位,显微镜复原回位,得 1 分,未做者扣 1 分		

续表

项目	评分标准细则	扣分	得分
显微特征绘制 （50分）	绘制混合中药粉末的主要显微特征或具有鉴别意义的专属性特征图；并写出显微特征名称。鉴别报告中中药的每一显微特征绘制正确且标注正确，得10分；错误者，不得分。关键的显微特征总数不少于5个，总分50分。显微特征图绘制一般要求：显微特征绘制正确；显微特征能反映该药材的特点；线条清晰，图版整齐、清楚。如显微特征绘制不正确或不能反映该药材的特点，该特征图不得分		
显微特征描述 （20分）	描述混合中药粉末的主要显微特征或具有鉴别意义的专属性特征。每一显微特征描述正确，得4分。错误不得分，总分20分		
鉴别结论及鉴别理由（20分）	写出混合粉末的中药名称，并将显微特征归属，写出1味中药名并归属正确，得10分；写出2味中药名并归属正确，得20分。中药名称错误，不得分；显微特征归属错误或不全面，每错漏1个，扣2分。书写潦草导致无法辨认的，视为答错		
竞赛用时	总分数相同情况下，可作为排名的依据		

3. 中药调剂

中药调剂审方理论考试由计算机自动阅卷评分，专业技术人员在监督仲裁员的监督下进行复核并登记成绩。评分标准见表10。

表10　中药调剂审方考试评分标准

工位号：＿＿＿＿＿　组别号：＿＿＿＿＿　竞赛用时：＿＿＿＿＿　成绩：＿＿＿＿＿

项目	审方要求细则	扣分	得分
处方格式	处方前记从科别、日期、性别、年龄等是否符合《处方管理办法》中相关规定，找出处方中不规范之处		
	处方后记从医师签名、剂数、取药号等是否符合《处方管理办法》中相关规定，找出处方中不规范之处		
	处方类别从普通处方、儿科处方、急诊处方、外用处方等是否符合《处方管理办法》中相关规定，找出处方中不规范之处		
饮片用名	处方饮片用名以《中国药典》2020版一部为依据，正确书写饮片名和炮制品名，找出不规范处方用名		
配伍禁忌	妊娠禁忌、十九畏、十八反等配伍禁忌以《中国药典》2020版一部为依据，找出处方中不规范之处		
有毒中药	有毒中药饮片的限量以《中国药典》2020版一部为准。找出处方中有毒中药用量不规范之处		
煎法服法用量	找出处方中煎法服法用量的不规范之处		
特殊用法	先煎、后下等特殊处理方法，以《中国药典》2020版一部为准		

每位选手的中药调剂操作过程每一步骤由2位裁判进行评分；中药调剂操作完毕，每2位裁判员对同一选手的中药调剂的准确度和熟练程度（调配用时）进行结果评分。两位裁判的过程评分与结果评分相加，再取平均分值作为参赛选手得分。评分标准见表11。

表11　中药调剂操作比赛评分标准

工位号：＿＿＿＿＿　组别号：＿＿＿＿＿　竞赛用时：＿＿＿＿＿　成绩：＿＿＿＿＿

项目	评分标准细则	扣分	得分
1. 审核处方 （10分）	单独进行审方考试，计算机系统阅卷评分		
2. 验戥准备（5分）	着装（束紧袖口）戴帽（前面不漏头发），衣帽清洁、双手清洁、指甲合格，得1分。否则扣1分		
	检查戥秤是否洁净、药袋、包装纸整齐放置，得1分，否则扣1分		
	持戥（左手持戥，手心向上），查戥、校戥（面向顾客，左手不挨戥），得3分。否则扣3分		

项目	评分标准细则	扣分	得分
3. 分戥称量(5分)	调配时逐剂减戥称量,得5分。一次未减戥称量或大把抓药或总量称定后凭经验估分,扣1分		
4. 按序调配、单味分列(10分)	按序调配、单味分列、无混杂、无散落、无遗漏、无错配等现象,得10分。称量排放顺序混乱,扣1分;药物混杂,扣1分;药物撒在台面上未拣回或撒在地上,扣1分;每缺1味,扣5分;抓错一味药,调配不得分(扣10分)		
5. 单包注明(5分)	需先煎、后下等特殊处理的药物按规定单包并注明,得5分。脚注处理错误或未单包,扣5分;单包后未注明或标注错误,每错一项,扣1分		
6. 复核装袋(10分)	处方调配完毕后看方对药,认真核对,确认无误后装袋折口,处方签字,药袋上注明工位号,得10分。核对不认真,没有看方对药,扣1分;存在缺味、错配现象没有发现,扣5分;装袋后未折口,扣1分;处方签字不合要求,扣1分;药袋未标注工位号,扣1分。每个药袋均需写明患者姓名、性别、年龄,不合要求,扣1分		
7. 发药交代(5分)	发药交代的内容(煎煮器具、加水量、浸泡时间、煎药时间、饮食禁忌等)按要求在药袋上注明,得5分。未注明,扣5分;标注有漏项,每项扣1分。只需标注1个药袋		
8. 及时清场(5分)	调配工作完成后及时清场,做到物归原处、清洁戥盘、戥称复原、工作台整洁,得5分。戥盘未清洁,扣1分;戥称未复原,扣1分;工作台不整洁,扣2分;饮片洒落不清理,扣1分		
9. 总量误差率(15分)	低于±1.00%,得15分;±1.01%～2.00%,扣3分(得12分);±2.01%～3.00%,扣6分(得9分);±3.01%～4.00%,扣9分(得6分);±4.01%～5.00%,扣12分(得3分);超过±5.00%,不得分		
10. 单剂最大误差率(15分)	低于±1.00%的,得15分;±1.01%～2.00%的,扣3分(得12分);±2.01%～3.00%的,扣6分(得9分);±3.01%～4.00%的,扣9分(得6分);±4.01%～5.00%的,扣12分(得3分);超过±5.00%的不得分		
11. 调配时间(15分)	在9′内完成的,得15分;在9′01″～10′内完成的,得14分;在10′01″～11′内完成的,得13分;在11′01″～12′分钟内完成的,得12分;在12′01″～13′内完成的,得11分;在13′01″～14′内完成的,得10分;在14′01″～15′内完成的,得8分;超过15′,调配不得分		
合计			

中药调剂操作比赛称重记录及称重误差率见表12。

表12 中药调剂操作比赛称重记录及称量误差率记录表

工位号:_____ 组别号:_____ 竞赛用时:_____ 成绩:_____

项目	毛重/g	药袋重/g	单包纸重/g	包煎袋重/g	净重/g
第1剂					
第2剂					
第3剂					
三剂总净重/g					
三剂总量误差率/%					
单剂重量最大误差率/%					

裁判员签名:_____ 2021 年___月___日

裁判长签名:_____ 2021 年___月___日

4. 中药炮制

比赛按组进行,每组8名选手抽签确定竞赛工位,在规定时间内完成中药炮制操作。由2位裁判同时监考2位选手,并对其操作过程逐项评分,取其平均值(保留小数点后两位数)作为参赛选手操作得分(满分40分);赛场的所有8位裁判共同对所有选手炮制的成品质量进行比较评分，去掉一个最高分，去掉一个最低分，取其平均值（保留小数点后两位数）作为参赛选手炮制程度得分（满分 50 分）。操作得分与炮制程度得分相加即为参赛选手的总分（保留小数点后两位数）。计时员记录对应选手的操作时间。评分标准见表 13。

表 13 中药炮制比赛评分标准

工位号：＿＿＿＿＿ 组别号：＿＿＿＿＿ 竞赛用时：＿＿＿＿ 成绩：＿＿＿＿

项目	评分标准细则 （整个炮制操作 40 分，成品质量 50 分）	扣分	得分
理论考试准备	单独进行计算机平台考试，系统阅卷评分。10 分 器具准备齐全、洁净、摆放合理。①器具要洁净，炒前未清洁所用器具，扣 1 分；②器具要一次准备齐全，操作过程中，每再准备一种器具，扣 0.5 分；③器具摆放不合理或摆放杂乱，扣 1 分		
净制	净制操作规范，饮片净度符合《中国药典》2020 年版一部及《中药饮片质量标准通则（试行）》之规定。 ①若有明显杂质，未净制，扣 1 分，称量后再挑选去杂质，扣 3 分；②饮片散落到台面上未拣回，扣 1 分；③散落到地面上，视量多少扣 1～2 分；④净制操作不规范，扣 1 分；⑤净制使用器具明显不合理，扣 2 分		
称量	待炮制品及辅料称取规范。①称量前不归零，扣 1 分；②称量后称盘不放回原位置，或操作完毕后不关电源，扣 0.5 分；③称量的质量差异超过±5%，扣 1 分；超过±5%～10%，扣 3 分；超过±10%，扣 5 分		
拌润	拌润手法娴熟，操作规范。 ①未拌润，扣 5 分；②拌制不均匀，扣 1 分；③拌制后不润，扣 1 分；④操作时散落，视量多少扣 1～2 分		
预热	火力控制适宜，投药时间恰当。 ①不预热，或违反操作规程造成事故，扣 2 分；②中途熄火，扣 1 分；③投药前，未用合适的判断方法预测锅温，扣 1 分		
投药	生饮片及辅料投放操作规范。 ①投药前，未调节至适宜火力，扣 3 分；②投药操作严重失误，扣 3 分；③投药操作过慢，扣 1 分；④麸炒时，撒麸不均匀，扣 1 分，锅温未达到麸下烟起，扣 2 分；蛤粉未预热到合适程度，扣 2 分；砂炒时，河砂用量过少，扣 2 分；⑤投药时，饮片散落到台面上未拣回，扣 1 分；⑥投药时，散落到地面上，视量多少扣 1～2 分		
翻炒	翻炒动作娴熟，操作规范。 ①操作严重失误，扣 10 分；②中途熄火，扣 1 分；③翻炒明显不熟练、不均匀，扣 3～5 分；④翻炒时，饮片散落到台面上未拣回，扣 1 分；先炒药后加辅料，地面，视量多少扣 1～2 分；炙法因加水量或取量等原因，造成润后辅料仍剩余太多，扣 3 分		
出锅	出锅及时，药屑及辅料处理规范；炮制品存放得当。①操作严重失误，故意除去不合格饮片，扣 5 分；②未先熄火就出锅，扣 1 分；③出锅太慢，扣 1 分；④出锅后，未及时摊开晾凉，扣 1 分；炊帚等易燃物品放在铁锅内，扣 1 分；⑤未除辅料，扣 3 分，辅料未除尽，扣 1 分；⑥淬法操作不规范，扣 1 分；⑦出锅时，饮片散落到台面上未拣回，扣 1 分；⑧出锅时，饮片散落到地面上，视量多少扣 1～2 分		
清场	按规程清洁器具，清理现场；饮片和器具归类放置。 ①操作严重失误，扣 5 分；②器具未清洁，扣 1 分清洁不彻底，扣 0.5 分；③器具未放回原始位置或放杂乱，扣 1 分；④操作台面不整洁，扣 1 分；地面未清洁，扣 1 分；⑤未关闭煤气罐阀门，扣 1 分		
成品质量（50 分）	炮制后饮片质量应符合《中国药典》2020 年版一部及《中药饮片质量标准通则（试行）》之规定。适中率 95% 以上，50 分；适中率 80%～95%，40 分；适中率 70%～80%，30 分；适中率 60%～70%，20 分；适中率 50% 以下（不及或太过），不超过 15 分		
合计			

注：1. 选用辅料错误或操作程序错误，即为方法错误，只计准备和清场分数，成品质量计 0 分。

2. 操作环节按评分细则扣分，总扣分最多 40 分。

5. 中药制剂分析

比赛按组进行，每组 8 名选手抽签确定竞赛工位，在规定时间内完成中药制剂分析操作。由 1 位裁判对应监考 1 位选手，并对其操作过程逐项评分。计时员记录对应选手的操作时间。评分标准见表 14。

表 14　中药制剂分析操作评分标准

序号	作业项目	操作要求	配分	扣分说明	扣分	得分
一	仪器准备 （2 分）	玻璃仪器的清洗	1	未清洗，扣 1 分		
		容量瓶的试漏	1	未试漏，扣 1 分		
二	称量 （22 分）	检查精密天平水平	1	未检查，扣 1 分		
		清扫天平	1	未清扫，扣 1 分		
		复原天平	1	未复原，扣 1 分		
		放回凳子	1	未放回，扣 1 分		
		样品称量总重	3	错误，扣 1 分		
		样品处理	5	未去糖衣、胶囊壳、蜡等，扣 5 分		
		样品研成规定要求粉末	5	错误，扣 1 分		
		取样用具选择	1	错误，扣 1 分		
		敲样方法	1	敲样方法不正确，扣 1 分		
		在规定量±5%		不扣分		
		在规定量±5%～10%	3	扣 1 分		
		超过规定量±10%		扣 2 分		
三	溶液的配制 （20 分）	试剂选用正确	2	试剂选用品名、规格等级，每错误 1 项，扣 1 分		
		移取溶液不吸空	2	错误 1 项，扣 2 分		
		调刻线前擦干外壁	2	错误 1 项，扣 2 分		
		调节液面操作熟练	2	错误 1 项，扣 2 分		
		移液管竖直	2	每错误 1 项，扣 2 分		
		移液管尖靠壁	2			
		放液后停留约 15 秒	2			
		三分之二处水平摇动	2			
		准确稀释至刻线	2			
		摇匀动作正确	2			
四	供试液的制备 （36 分）	选用仪器正确	2	按照规定，选用品名，规格正确，每错误 1 项扣 1 分，扣完为止		
		选用试剂正确	2	按照规定，选用品名，规格正确，每错误 1 项扣 1 分，扣完为止		
		溶解操作正确	3	冲洗前，取下漏斗，塞上瓶塞		
		加热回流操作正确	5	装置组装正确，加热、水冷却、止爆操作顺序正确。每错误 1 项，扣 2 分		
		过滤操作正确	5	初滤液不弃去，取续滤液操作正确。每错误 1 项，扣 2 分		
		移液操作正确	5	移液操作熟练自如，每错误 1 项，扣 1 分		
		称重操作正确	2	称重操作熟练自如，每错误 1 项，扣 1 分		
		水浴蒸干操作正确	5	水浴蒸干操作正确，每错误 1 项，扣 1 分		
		超声震荡选用功率、频率正确	2	每错误 1 项，扣 1 分		
		定容操作正确	5	每错误 1 项，扣 1 分		

续表

序号	作业项目	操作要求	配分	扣分说明	扣分	得分
五	原始记录 （6分）	原始数据记录不用其他纸张记录、记录及时准确	6	每缺少1个数据，扣1分，扣完为止		
六	结束工作 （10分）	清洗玻璃仪器	2	每错误一项，扣2分		
		关闭仪器电源	2			
		按规定处理废物和废液	2			
		整理工作台	2			
		填写仪器使用记录	2			
七	文明操作 （4分）	正确穿戴工作服	1	每错误一项，扣1分		
		正确佩戴口罩	1			
		正确佩戴手套	1			
		正确佩戴护目镜	1			
八	重大失误倒扣分项 （20分）	称量	5	称重失败，重新称重		
		溶液配制	5	溶液配制失败，重新配制		
		移取溶液	5	移取溶液出现失误，重新移取		
		供试液制备	5	制备过程中出现重大失误，重新制备		

附录Ⅳ　2020年全国行业职业技能竞赛——全国医药行业特有职业技能竞赛大纲（中药调剂员）

　　2020年全国行业职业技能大赛——全国医药行业特有职业技能竞赛设中药调剂员、药品购销员、医药商品储运员三个职业（工种）。中药调剂员、药品购销员、医药商品储运员三个职业（工种）竞赛均设技术理论和实际操作两部分。技术理论竞赛采用百分制闭卷方式上机考试，时间为60分钟，题型为单项选择题、配伍选择题和多项选择题，成绩按15％计入选手总成绩；实际操作竞赛根据各职业（工种）特点采用现场操作及演示、实操答卷、上机操作相结合的方式，现场实际操作选手随机抽题签或工位，按照要求在规定时间内完成竞赛项目，裁判员现场实时评分，各项目总分为100分，成绩按85％计入选手总成绩。

一、竞赛范围

（一）职业道德和安全知识

1. 职业道德
2. 安全知识

（二）法律法规基础知识

1.《中华人民共和国药品管理法》（2019年修订版）

2.《药品经营质量管理规范》（总局令第28号）

3.《麻醉药品和精神药品管理条例》（2016修订版）

4.《处方管理办法》（卫生部令第53号）

5.《处方药与非处方药分类管理办法》（局令第10号）

6.《医疗用毒性药品管理办法》（国务院令第23号）

7. 《药品不良反应报告和监测管理办法》（卫生部令第 81 号）

8. 《药品说明书和标签管理规定》（局令第 24 号）

9. 《中华人民共和国中医药法》（中华人民共和国主席令第 59 号）

10. 《关于整治药品流通领域违法经营行为的公告》（2016 年第 94 号）

11. 中共中央国务院关于促进中医药传承创新发展的意见（2019 年 10 月 20 日）

（三）专业基础知识

1. 中药饮片基础知识

（1）中药饮片的鉴别

（2）中药饮片的质量标准

（3）中药饮片的性能及应用

（4）中药炮制的目的及对药物的影响

（5）中药炮制标准基本知识

2. 中医基础知识

（1）阴阳五行学说、脏腑学说、病因病机学说、气血津液学说

（2）八纲辨证、中医治则

3. 中成药基础知识

（1）中成药的处方来源与组方原则

（2）中成药的剂型及特点

（3）药品的标识和说明书

（4）中成药的合理应用

（5）常用中成药的功能、主治、注意事项

4. 中药储藏与养护基础知识

（1）中药调剂室的设备与环境

（2）中药饮片的摆放

（3）中药饮片的保管与养护

5. 中药饮片调剂基本知识

（1）中药饮片处方

（2）计量工具与使用方法

（3）调剂步骤与要求

（4）处方应付

（5）配伍禁忌及毒性饮片使用要求

（6）中药煎煮及使用方法

6. 药学服务知识

（四）操作技能

1. 中药识别技能

2. 中药真伪鉴别技能

3. 中药饮片调剂技能

4. 中成药合理应用技能

（1）对证荐药。根据患者临床症状及表现，辨证并推荐治疗中成药；

（2）介绍常用中成药的功能、主治及注意事项。

二、竞赛方式

(一) 技术理论

中药调剂员技术理论竞赛共计 100 题,包括单项选择题 60 题,配伍选择题 30 题,多项选择题 10 题,每题 1 分,共计 100 分。

(二) 实际操作

中药调剂员实际操作分五个项目,指标体系见表 1。

表 1　中药调剂员实际操作指标体系表

序号	项目	配分	时间(分钟)	竞赛方式
1	中药饮片识别	30	15	操作＋笔试
2	中药真伪鉴别	10	15	操作＋笔试
3	中药处方审核	10	15	笔试
4	中药处方调配	35	15	操作
5	中成药介绍	15	20	上机
	合计	100	80	

1. 中药饮片识别

在规定时间内,完成一组中药饮片的识别,并按序号写出正名、科名、入药、部位和主要功能。

评分要点:(1) 中药饮片正名正字(按药典名称,如系炮制品,应写炮制品名称,如炙甘草、炙黄芪、焦栀子、熟地黄、制何首乌等);(2) 中药饮片功能以《中华人民共和国药典》(2015 年版) 为准。中药饮片识别评分表见附表 1。中药饮片品种共计 260 种,选自《中药调剂技术》,新增部分源于《中华人民共和国药典》。

根及根茎类中药(共 93 种)(与《中药调剂技术》顺序一致,以下同):细辛、狗脊、绵马贯众、大黄、何首乌(含制何首乌)、牛膝、太子参、白芍、黄连、防己、甘草、黄芪(含炙黄芪)、人参(含红参)、西洋参、三七、延胡索、板蓝根、白芷、当归、前胡、川芎、防风、柴胡、龙胆、紫草、丹参、黄芩、玄参、地黄(含熟地黄)、巴戟天、桔梗、党参、木香、白术、苍术、泽泻、半夏(含法半夏、姜半夏、清半夏)、石菖蒲、百部、川贝母、浙贝母、郁金、天麻、川牛膝、银柴胡、白头翁、赤芍、升麻、北豆根、苦参、山豆根、葛根、北沙参、天花粉、南沙参、紫菀、三棱、黄精、玉竹、天冬、麦冬、知母、山药、莪术、姜黄、远志、独活、羌活、秦艽、香附、高良姜、胡黄连、茜草、续断、射干、芦根、干姜、土茯苓、骨碎补、白前、徐长卿、白及、白茅根、百合、薤白、地榆、川乌、附子、草乌、威灵仙、粉萆薢、仙茅、川木香。

茎木类(共 16 种):苏木、钩藤、槲寄生、桑寄生、首乌藤、川木通、降香、沉香、通草、大血藤、鸡血藤、桂枝、桑枝、皂角刺、木通、络石藤。

皮类(共 14 种):牡丹皮、厚朴、肉桂、杜仲、合欢皮、黄柏、白鲜皮、秦皮、香加皮、地骨皮、五加皮、桑白皮、苦楝皮、土荆皮。

花类(共 13 种):辛夷、金银花、款冬花、红花、西红花、合欢花、旋覆花、菊花、蒲黄、玫瑰花、野菊花、槐花、月季花。

叶类(共 8 种):淫羊藿、大青叶、番泻叶、枇杷叶、紫苏叶、罗布麻叶、桑叶、侧柏叶。

果实、种子类中药(共 48 种):五味子、木瓜、苦杏仁、决明子、补骨脂、吴茱萸、小茴香、山茱萸、连翘、枸杞子、栀子、瓜蒌、槟榔、砂仁、豆蔻、葶苈子、桃仁、火麻仁、郁李仁、沙苑子、枳实、枳壳、青皮、陈皮、酸枣仁、菟丝子、牵牛子、夏枯草、王不留行、肉豆蔻、覆盆子、马兜铃、化橘红、鸦胆子、柏子仁、女贞子、牛蒡子、益智、胖大海、薏苡仁、车前子、莱菔子、紫苏子、川楝子、苍耳子、芡实、佛手、香橼。

全草类中药（共25种）：伸筋草、麻黄、鱼腥草、瞿麦、紫花地丁、金钱草、广藿香、半枝莲、薄荷、荆芥、益母草、泽兰、香薷、肉苁蓉、锁阳、穿心莲、半边莲、佩兰、青蒿、茵陈、蒲公英、淡竹叶、垂盆草、石斛、铁皮石斛。

动物类中药（共23种）：石决明、牡蛎、珍珠、珍珠母、地龙、水蛭、海螵蛸、全蝎、蜈蚣、土鳖虫、桑螵蛸、蝉蜕、僵蚕、龟甲、鳖甲、蛤蚧、金钱白花蛇、蕲蛇、乌梢蛇、阿胶、麝香、鹿茸、羚羊角。

矿物类中药（共9种）：自然铜、磁石、赭石、石膏、芒硝、玄明粉、滑石、白矾、硫黄。

其他类中药（共11种）：冬虫夏草、茯苓、猪苓、灵芝、乳香、没药、血竭、青黛、苏合香、海金沙、天竺黄。

2. 中药真伪鉴别

在规定时间内，按要求完成所给中药样品的真伪鉴别，写出中药样品的真伪及鉴别方法和主要鉴别特征。鉴别方法主要包括：性状鉴别（观、嗅、尝）、理化鉴别（水试、火试、化学反应）等方法。根据现场条件合理选择具体方法。

评分要点：（1）确定中药样品的真伪；（2）写出鉴别方法及鉴别特征。鉴别方法及鉴别特征不正确不得分。（3）操作方法正确（正确使用酒精灯及化学试剂等）。中药真伪鉴别评分表见附表2。

中药真伪鉴别品种范围为40味中药材及其饮片。

人参、红参、西洋参、三七（含三七粉）、川贝母、浙贝母、天麻、大黄、何首乌、黄连、黄芪、杜仲、秦皮、苏木、沉香、大血藤、鸡血藤、红花、西红花、玫瑰花、苦杏仁、菟丝子、胖大海、车前子、山茱萸、石斛、冬虫夏草、茯苓、乳香、没药、血竭、青黛、海金沙、珍珠、蛤蚧、麝香、鹿茸、羚羊角、蒲黄、阿胶。

3. 中药处方审核

根据《处方管理办法》和审方原则进行处方审查。

评分要点：（1）处方前记、正文、后记内容是否完整；（2）中药别名改成正名、注明并开药物、有无配伍禁忌、妊娠禁忌、有无重复用药；（3）处方应付常规，中药特殊煎煮，特殊处理等；（4）毒性中药用法用量是否正确。中药处方审核评分表见附表3。

毒性中药品种包括：《医疗用毒性药品管理办法》中规定的品种和制川乌、制草乌、附子、制半夏、制天南星、制马钱子。

4. 中药处方调配

在规定时间内，按照中药处方调配操作规程，调配3剂中药（每剂中药不超过12味）。参赛选手自带戥秤。具体要求见附表4《中药处方调配评分表》。

评分要点：操作规范，调配正确，剂量准确，调配速度。

（1）准备有序：调剂前准备，包括着装、验戥、检查戥秤及冲筒是否洁净、台面清洁等；

（2）规范操作：包括审方、上台纸、分剂量、调配、药物特殊处理、复核、签名、包包、捆扎、清场等；

（3）准确称量：称量要求准确，包括单剂和三剂总重量误差；

（4）熟练快捷：包括动作熟练、饮片摆放标准、完成时间等；

（5）发药交代：核对患者姓名，双手递药，礼貌用语，交代清楚煎煮方法，重点介绍需特殊处理中药的煎煮方法及注意事项。

程序： 熟悉药斗→调剂前准备→抽取处方（开始计时）→调配→包包、捆扎→报告完毕（计时结束）→发药→清场。开始计时以裁判口令为准。

5. 中成药介绍

在规定时间内，完成常见病的辩证用药和常用中成药介绍。

评分要点：

（1）根据患者临床症状及表现，辨证分型，推荐1种常用中成药，并按要求给出注意事项。中成药品种范围为以下90种：

感冒用药（11种）：感冒清热颗粒、四季感冒片、川芎茶调丸、银翘解毒片、双黄连颗粒、感冒退热颗粒、感冒灵颗粒、连花清瘟胶囊、藿香正气口服液、六合定中丸、玉屏风口服液。

咳嗽用药（7种）：通宣理肺丸、桂龙咳喘宁、川贝枇杷糖浆、急支糖浆、百合固金丸、养阴清肺膏、苏子降气丸。

胃脘痛用药（6种）：左金丸、气滞胃痛颗粒、香砂养胃丸、三九胃泰、小建中合剂、越鞠丸。

伤食用药（5种）：枳术丸、大山楂丸、小儿化食丸、保和丸、香砂枳术丸。

泄泻用药（3种）：固本益肠片、复方黄连素片、保济口服液。

便秘用药（3种）：通便灵胶囊、麻仁丸、当归龙荟丸。

实火证用药（6种）：三黄片、黄连上清丸、牛黄解毒片、板蓝根颗粒、六应丸、安宫牛黄丸。

不寐用药（3种）：天王补心丸、归脾丸、柏子养心丸。

胸痹用药（5种）：复方丹参滴丸、麝香保心丸、速效救心丸、生脉饮、稳心颗粒。

痹证用药（4种）：再造丸、天麻丸、大活络丸、小活络丸。

淋证用药（3种）：三金片、癃闭舒胶囊、三清片。

虚证用药（11种）：六味地黄丸、左归丸、大补阴丸、知柏地黄丸、二至丸、桂附地黄丸、补中益气丸、人参健脾丸、十全大补丸、首乌丸、八珍丸。

妇科用药（7种）：乌鸡白凤丸、逍遥丸、香附丸、艾附暖宫丸、妇科千金片、妇炎康片、固经丸。

儿科用药（6种）：小儿感冒颗粒、小儿豉翘清热颗粒、安儿宁颗粒、小儿热速清口服液、小儿清热止咳口服液、启脾丸。

五官科用药（6种）：杞菊地黄丸、明目上清丸、明目地黄丸、龙胆泻肝丸、鼻窦炎口服液、清咽丸。

其他（4种）：三黄膏、二妙丸、七厘散、云南白药。

（2）常用中成药的功能主治。中成药品种范围同（1）。

（3）根据方中药物组成，分析该方适用于何种证型，并按要求给出该中成药的名称（或方名）及功能。中成药品种范围为以下35种：

银翘解毒片、川芎茶调丸、藿香正气口服液、养阴清肺膏、通宣理肺丸、百合固金丸、苏子降气丸、越鞠丸、黄连上清丸、保和丸、麻仁丸、牛黄解毒片、天王补心丸、安宫牛黄丸、十全大补丸、归脾丸、大补阴丸、左归丸、八珍丸、补中益气丸、六味地黄丸、桂附地黄丸、杞菊地黄丸、知柏地黄丸、小活络丸、防风通圣丸、逍遥丸、加味逍遥丸、龙胆泻肝丸、九味羌活丸、玉屏风颗粒、右归丸、生脉饮、左金丸、小建中合剂。

表1

中药调剂员实际操作（中药饮片识别）评分表

题号：_____　姓名：_____　组别：_____　准考证号：_____　成绩：_____

序号	正名(0.25分)	科名(0.25分)	入药部位(0.25分)	主要功能(0.25分)	得分
1					
2					
3					
…					
29					
28					
30					

裁判员签字：_____　　　　　　　　　　　　　　　　年　　月　　日

表2

中药调剂员实际操作（中药真伪鉴别）评分表

姓名：_____　题号：_____　组别：_____　准考证号：_____　成绩：_____

鉴别样品×××的真伪

一、性状鉴别

1. 写出正品×××的主要鉴别特征。（2.5分）

2. 样品×××的鉴别结果为（　　）。（2.5分）

A. 正品　　B. 伪品

二、请在下列方法中选择合适的鉴别方法。（　　）（方法选错0分）

A. 水试　　B. 火试　　C. 化学反应

1. 写出操作过程及正品应有的主要现象（鉴别特征）。（4.5分）

2. 样品是否符合正品特征？（　　）（答错本小题0分）

A. 符合　　B. 不符合

3. 操作方法是否正确？（　　）（0.5分，由裁判员评判）

A. 正确　　B. 不正确

三、结论为（　　）。（答错0分）

A. 正品　　B. 伪品

表3

中药调剂员实际操作（处方审核）评分表

题号：_____　姓名：_____　组别：_____　准考证号：_____

题号	审核项目	审核结果	得分	
处方1	并开药物应付			
	重味			
	配伍禁忌			
	妊娠禁忌			
	毒性中药用量			
	特殊处理药物			

续表

题号	审核项目	审核结果	得分
处方2	并开药物应付		
	重味		
	配伍禁忌		
	妊娠禁忌		
	毒性中药用量		
	特殊处理药物		
合计			

注:总分10分。每项分值=应审出项目数/10

裁判员签字:_____ 　　　　　　年　　月　　日

表4

中药调剂员实际操作（中药处方调配）评分表

题号:_____ 姓名:_____ 准考证号:_____ 成绩:_____

项目	考核要求与评分标准				分值	得分
准备	衣帽洁净,双手洁净不留长指甲。检查戥秤,冲筒等工具是否洁净,清洁调剂台。(每项1分)				5	
调配	收方,计时开始(以裁判口令为准)。校对戥秤(可在准备时完成。3分)				3	
	审方(审方过程明显2分)、审方后上台纸1分				3	
	持戥姿势正确(3分)。逐剂回戥(5分)				8	
	按序调配、单味分列、无混杂、无散落、无遗漏、无错配。(不按序调配扣5分;称量排放顺序混乱扣4分;药物混杂扣2分;药物撒在台面上未拣回扣2分;药物撒在地上扣2分)				15	
	正确处理"需特殊处理的中药"。(特殊处理错误或未单包;未注明或标注错误,每个扣5分)				10	
	逐味复查:逐味看方对药,认真核对				4	
	处方签名:签名正确				3	
包装捆扎	动作熟练,包扎牢固无漏药,包形美观,捆扎结实,患者姓名朝上将处方捆于包上。(每项2分)。报告调配完毕,计时结束				10	
清场	清洁戥秤复原(戥砣放戥盘内),清洁冲筒,清洁调剂台,工具摆放整齐。(每项1分)				4	
发药介绍	核对患者姓名(1分),双手递药,礼貌服务(2分);交代清楚(重点交代需特殊处理中药的煎煮方法。(2分)				5	
三剂总量误差率	≤±1.0%	10分	±1.1%~2.0%	8分	10	
	±2.1%~3.0%	6分	±3.1%~4.0%	4分		
	±4.1%~5.0%	2分	>±5.0%	0分		
单剂最大误差率	≤±1.0%	10分	±1.1%~2.0%	8分	10	
	±2.1%~3.0%	6分	±3.1%~4.0%	4分		
	±4.1%~5.0%	2分	>±5.0%	0分		
调配时间	≤13分钟	10分	13.1~14分钟	6分	10	
	14.1~15分钟	3分	>15分钟	0分		
注:按35%计入成绩				合计	100	
否决项	配错药、缺味或多配药,整个"中药处方调剂"操作0分					

裁判员签字:_____ 　　　　　　年　　月　　日

参考文献

［1］　国家药典委员会．中华人民共和国药典（一部）［M］．北京：中国医药科技出版社，2020.

［2］　赵珍东．实用方剂与中成药［M］．2版．重庆：重庆大学出版社，2019.

［3］　赵珍东．中药调剂综合技能训练［M］．北京：化学工业出版社，2018.

［4］　国家药典委员会．中华人民共和国药典临床用药须知．中药成方制剂卷［M］．北京：中国医药科技出版社，2015.

［5］　国家药品监督管理局执业药师资格认证中心．中药综合知识与技能［M］．北京：中国医药科技出版社，2020.

［6］　国家中医药管理局职业技能鉴定指导中心、国家中医药行业特有工种职业技能鉴定工作中药调剂员职业专家委员会．中药调剂员［M］．北京：中国中医药出版社，2009.

［7］　全国中医药职业教育教学指导委员会．2021年全国职业院校技能竞赛高职组"中药传统技能"赛项规程，2021.

［8］　中国医药教育协会职业技术教育委员会．2020年第三届全国医药行业特有职业技能竞赛中药调剂员技能竞赛大纲，2020.

［9］　全国职业院校技能大赛网站：http://www.chinaskills-jsw.org/

中药炮制品彩色插页(共计 16 味)

1. 炒黄(2 味):王不留行、酸枣仁。
2. 炒焦(4 味):麦芽、山楂、槟榔、栀子。
3. 炒炭(3 味):荆芥、白茅根、茜草。
4. 麸炒(4 味):薏苡仁、山药、白术、枳壳。
5. 砂炒(3 味):骨碎补、干姜、鸡内金。

1. 炒黄

1.1　王不留行

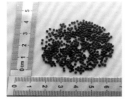 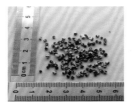 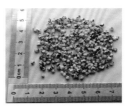 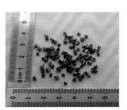

生品　　　　　　　不及　　　　　　　适中　　　　　　　太过

1.2　酸枣仁

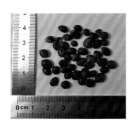 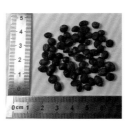 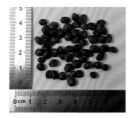 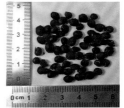

生品　　　　　　　不及　　　　　　　适中　　　　　　　太过

2. 炒焦

2.1　麦芽

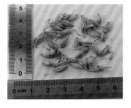 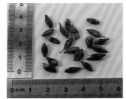 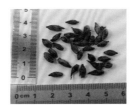 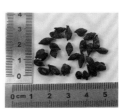

生品　　　　　　　不及　　　　　　　适中　　　　　　　太过

2.2 山楂

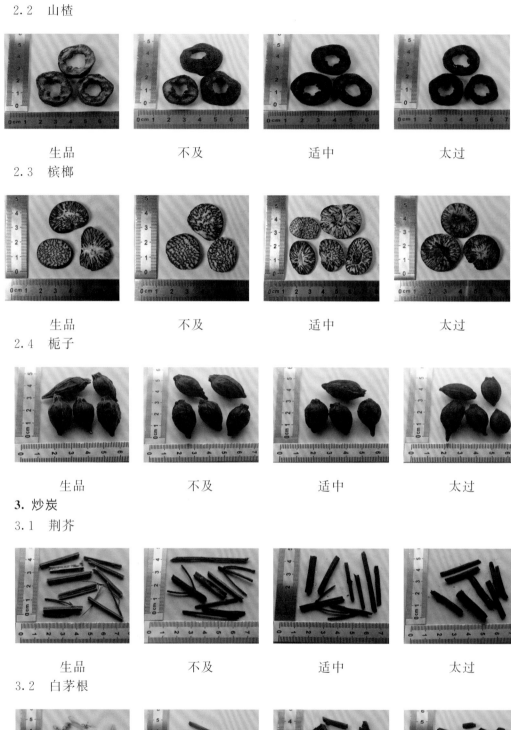

生品　　　　　　不及　　　　　　适中　　　　　　太过

2.3 槟榔

生品　　　　　　不及　　　　　　适中　　　　　　太过

2.4 栀子

生品　　　　　　不及　　　　　　适中　　　　　　太过

3. 炒炭

3.1 荆芥

生品　　　　　　不及　　　　　　适中　　　　　　太过

3.2 白茅根

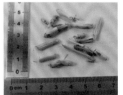　　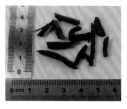　　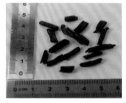

生品　　　　　　不及　　　　　　适中　　　　　　太过

3.3 茜草

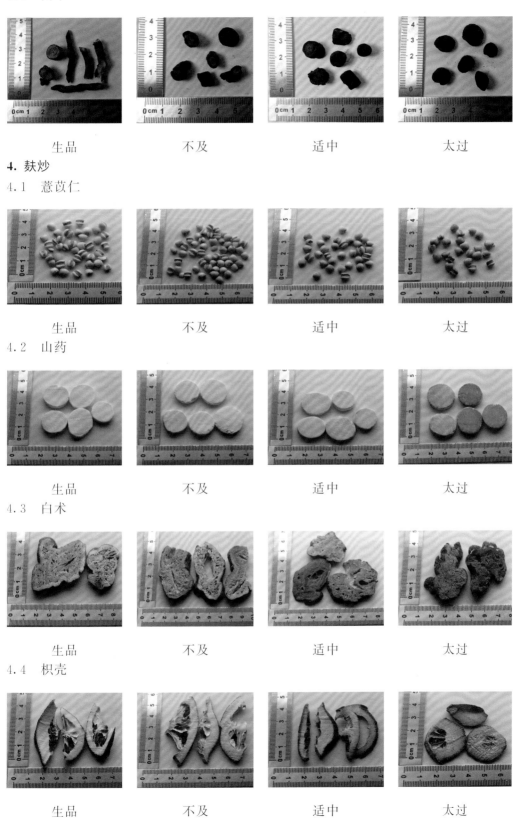

生品　　　　　　不及　　　　　　适中　　　　　　太过

4. 麸炒
4.1 薏苡仁

生品　　　　　　不及　　　　　　适中　　　　　　太过

4.2 山药

生品　　　　　　不及　　　　　　适中　　　　　　太过

4.3 白术

生品　　　　　　不及　　　　　　适中　　　　　　太过

4.4 枳壳

生品　　　　　　不及　　　　　　适中　　　　　　太过

5. 砂炒

5.1　骨碎补

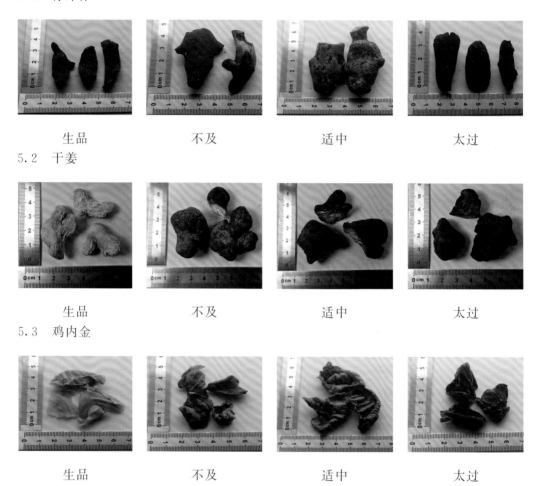

生品　　　　　　不及　　　　　　适中　　　　　　太过

5.2　干姜

生品　　　　　　不及　　　　　　适中　　　　　　太过

5.3　鸡内金

生品　　　　　　不及　　　　　　适中　　　　　　太过